赵建成 编著 段凤舞 审订

肿瘤积验方

中国中医药出版社
·北京·

图书在版编目（CIP）数据

段凤舞肿瘤积验方/赵建成编著；段凤舞审订. —北京：中国中医药出版社，2013.2（2020.7 重印）
ISBN 978 - 7 - 5132 - 1282 - 3

Ⅰ. ①段…　Ⅱ. ①赵…　②段…　Ⅲ. ①肿瘤 - 验方 - 汇编
Ⅳ. ①R289. 5

中国版本图书馆 CIP 数据核字（2012）第 304547 号

中 国 中 医 药 出 版 社 出 版
北京经济技术开发区科创十三街31号院二区8号楼
邮政编码　100176
传真　010 64405750
三河市同力彩印有限公司印刷
各地新华书店经销
＊
开本 880×1230　1/32　印张 20.25　彩插 0.25　字数 528 千字
2013 年 2 月第 1 版　2020 年 7 月第 3 次印刷
书　号　ISBN 978 - 7 - 5132 - 1282 - 3
＊
定价　78.00 元
网址　www. cptcm. com

总结临床经验用现代科
学技术对中医进行研究
提高学术水平和理论水
平为发展我国的医药事
业不断作出贡献

崔月犁

国庆〇十周年

序

国医大师朱良春为本书亲笔书写的序言

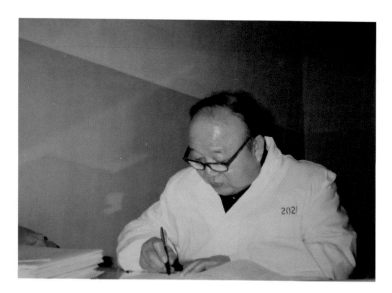

段凤舞先生在工作中

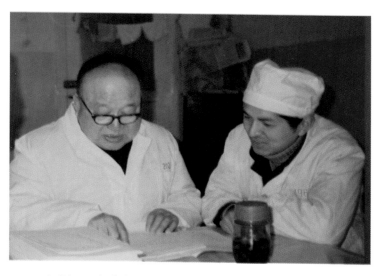

上世纪 80 年代本书作者赵建成师从段凤舞先生学习中医

再版说明

　　本书是段凤舞（1920—1996 年）先生治疗肿瘤之验方荟萃。

　　段先生生于七代中医世家，其父段馥亭为老北京中医外科三大名医之一。段先生继承祖传之治疗疮疡肿毒等病的经验，并师从祁振华等中医内科名医，勤求博采，师古创新。作为我国最早的肿瘤专科中国中医科学院广安门医院肿瘤科的奠基人之一，段先生在几十年里运用中医中药治疗了无数的肿瘤病人，在中医治疗肿瘤的理法方药方面积累了丰富的经验，培养了许多国内外肿瘤医生，成为我国著名的中医肿瘤内科专家，在国内外肿瘤医学界享有很高的声誉。

　　本书由段先生亲传弟子赵建成整理编著而成，收录了段先生家传秘方、临床摸索出的经验方和其他中医名家的肿瘤名方验方，对提高病人生存质量，延长肿瘤病人的生存期，减轻病人的痛苦，确有良效。曾于上世纪 90 年代初出版，颇受好评。

　　在肿瘤发病率和死亡率居高不下的今天，为免于名家经验湮灭于时间的长河，我们再版了本书。此次再版，对原书中的错漏进行了修订，同时还增补了相关的内容。希望本书能使段先生的肿瘤验方为更多肿瘤患者造福。

出版者

2012 年 12 月

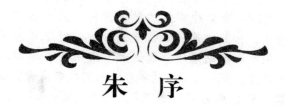

朱 序

　　癌症乃广大人民健康之大敌，正以让人无法躲避之速度，逼近我们的生活，其死亡率已超越心脑血管病，成为单病种疾病死亡率第一位。因此，谈癌色变，渴望灵丹妙药之出现，早日攻克癌症，以保障人民健康，实为迫切。

　　癌症之治疗，贵在早期发现，合理治疗。但临床所见，多为中晚期患者，部分已丧失手术机会，或难以接受放化疗者，则中医药将发挥其辨证论治的独特优势，成为综合治疗不可缺少的组成部分，有时也可成为主打，为攻克癌症作出卓越的贡献。

　　谈到中医药治疗癌症的理论和经验，可谓源远流长，内涵丰硕。前贤已早有诸多论述，散在于历代医籍中，可以继承弘扬，以指导临床实践。

　　新中国建立后，中医药获得新生，多地中医院校相继成立，欣欣向荣，一片大好形势，令人鼓舞。而中医肿瘤专科的建立，则推中国中医科学院广安门医院为最早。1962 年在毛主席、周总理提议下，由著名中医专家段凤舞先生与余桂清、张代钊等专家共同创建，成为中医药攻克肿瘤的一面鲜艳的旗帜，救治无数患者，培养千余名专业人才，为攻克肿瘤作出巨大贡献。

　　段凤舞先生出生于七代祖传的中医世家，其尊翁段馥亭先生乃北京外科三大名医之一，曾与施今墨先生等创办华北国医学院并任教，擅长疮疡和肿瘤外科，名扬中外。凤舞先生继承家学，勤奋钻研，勇于实践，医理精深，经验宏富，乃一代宗师也。他认为"癌非常病，治疗不能用常法"，提出不少独到的见解，创建一套治疗癌症的显效方药，总结出"外痰、内痰"的理论，指导临床，取得显著疗效。对于不能手术，也不宜放、化疗的晚期患者，他认为"用中药可以调动病人体内的抗病能力，抵制癌细胞的扩散，从而减轻患者的痛苦，延长生存期，部分患者可以趋愈"。段老还潜心研究，创制了"加味犀黄丸"、"扶正冲剂"等抗癌药物，具有较好的疗效，获得了部级科技成果奖。更值得一提的是段老的医德医风，尤令人钦敬。他对病人，体贴亲切，细心认真，使病人心理上得到极大的安慰，我认为，这对癌症患者的调护，是十分重要的一环，甚至是首要的。段老对求诊病人，不论来者名气大小，职位高低，都一视同仁，精心治疗，仁慈为怀，博施济众，实乃精诚大医也！

段老是一位求真务实的专家，他宅心仁厚，为中医药攻克癌症作出了卓越的贡献，是新中国成立以来中医肿瘤专科的奠基人，其理论精湛，经验宏富，是名驰四海、众望所归的专家。其治癌之实践经验十分可贵，早年已由其亲授高足赵建成教授搜集整理编成《段凤舞肿瘤积验方》一书，由安徽科技出版社印行，深受医林同道之欢迎，一经问世，不胫而走，现脱销已久，渴求者甚众，因此有增订再版之议，以应广大读者需求。建成同志不愧为"名师出高徒"。他跟随段老侍诊，深得厚爱，口传心授，继承精髓，卓然成家，对肿瘤治疗，颇多卓识，曾编著《肿瘤方剂大辞典》一巨册，搜集治癌方达万余首之多，成为中医界诊治肿瘤的重要参考书之一。其整理段老治疗肿瘤的积验方，多为长期实践显效之经验方，如实和盘托出，便于读者临床运用，诚仁者之心也，令人钦佩。余与建成同志相交多年，对其精研肿瘤，连续撰写文稿，答疑解惑，并积极采风访贤，不耻下问，为弘扬中医药学术，攻克肿瘤，而作不懈之努力，余甚赞赏，难得之忘年交也！今由其整理之

《段凤舞肿瘤积验方》增订再版，尊师重道，嘉惠医林，令人感动，乐而为之序，并为同道介也。

辛卯虚度九五

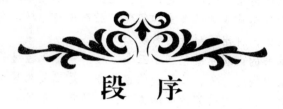

段 序

　　恶性肿瘤是严重危害人类生命的疾病，是世界医学界亟待攻克的难关之一。因恶性肿瘤迄今尚无特效的治疗方法，致使我们每一个医务工作者，自觉肩头担子沉重。为此，我们必须努力工作，去探求攻克这一难关的良方妙法，为人类造福。

　　我出生于七代中医世家。父亲段馥亭为老北京中医外科三大名医之一。他在治疗疮疡肿毒等病方面有丰富的医疗经验，在当时，他所诊治的外科疾病中，有些恶疮阴疽很可能就是现在所称的恶性肿瘤之类。我从青年时代起就跟随父亲学习中医外科，继承祖传医术，并通过自己的工作实践，逐渐积累了一些诊治经验。此外，我还跟随已故北京中医内科名医祁振华临床学习三年，并阅读了大量的医学名著，这对我一生用纯中医的方法，从事攻癌的医务工作奠定了很好的基础。我认为，中医治癌，仍是大有可为的。1962 年，我同其他三位医生在中医研究院广安门医院组建了肿瘤科。近三十年来，我运用中医中药治疗了无数的肿瘤病人，并在治病的过程中，通过不断地观察和研究，摸索出了一些中医治疗肿瘤的基本法则和有效方药。这些验方，对于延长肿瘤病人的生命，减轻病人的痛苦，起到了良好的作用。

　　今年我已 70 岁了，几十年来，我除了培养本院医生外，还培养了许多来自祖国各地甚至国外进修学习的医生。这项工作，使我投入了大量的精力。我深深地感到，攻克癌症并不仅仅是我们这一代人所能完成的任务，我们的晚辈有望会干得比我们更好。寄于这点希望，现试图将我积累多年的经验做一些总结，以便传给后人。为此，我将这些经验方全部献出来，并由我的学生赵建成帮助搜集和整理，汇集成册。赵建成在搜集整理过程中，付出了艰苦的劳动。

这本书的内容主要包括了三个方面：一是我经过长期临床实践摸索出的经验方；二是我的家传方，是我父辈甚至更前辈人长期临床运用有较好疗效的方子；三是我日积月累吸取其他医学前辈或同辈的，并经临床验证、行之有效的方子。当然，这些方子在中医辨证论治的基础上运用，才有较好的效果。我希望将这些方子推荐给同行们，在防治肿瘤的工作中起到一些积极作用。由于攻克癌症是一项艰苦的任务，其涉及面广，内容复杂，非个人力量所能完成，故书中的不妥之处还请广大医务工作者给予批评指正。

段凤舞

1990 年 1 月于北京市

中国中医研究院广安门医院肿瘤科

编写说明

一、段凤舞先生是我国著名的中医肿瘤内科专家，在国内外肿瘤医学界享有很高的声誉。《段凤舞肿瘤积验方》主要是他在长期临床医疗实践中积累的经验方。其中有他自己的方子，也有别人的方子；有他的家传方，也有同辈的方；有古方，也有今方。因此，本书容量较大，共载方近两千首，当时属于搜集方子最多的中医肿瘤方书，一定程度地反映了中医治疗肿瘤病的经验，现在看来仍有很高的临床实用价值。由于各医家的用药特点和临床经验不同，在遣方用药上就显得五花八门，药量也悬殊很大，其中一些剧毒药物的用量偏大，为了保持各方原貌，本书一般不改动药味和剂量，望读者在临床运用时，结合病人机体的耐药性、敏感性、体质强弱、病情轻重、用药时间长短和药物炮制方法、药品质量等级诸多因素，慎重掌握药量和服用方法，并同时参照本书末之"抗癌中药毒性一览表"综合考虑，以免引起不良后果。一些方名相同而药味不同的方子，为了避免混淆，特在方名右上角加注①、②、③等阿拉伯数码以示区别。

二、本书介绍的方药，大都经过多人次的实践验证有一定的疗效，有的方子，从古迄今屡用屡效，而段凤舞先生的经验方在运用时更是得心应手。但因肿瘤病古今均被视为疑难大症，群医对此搔首皱眉，故在治疗时万万不可疏忽大意，仍须遵循中医的辨证施治方法，不能拘于一方一病，因为每种病都有不同的几个证型。一张经验方,并非对每个病人都适用,它只能是对某种疾病中某个或某些证型有较好疗效,而这些证型在此类疾病中较为常见罢了。我认为,在运用经验方时还应先辨清病人的寒热虚实和病变部位,以灵活加减运用为妥。因此,再好的经验方离开了病人的具体情况,都不会有好的疗效。值得提出的是,经验方不是一成不变的,它应在医疗实践中加以验证,并不断得到补充和完善。

三、恶性肿瘤的治疗目前仍是世界范围内尚未彻底解决的难题之一。中医在治疗该类疾病方面虽有其独到的见解和方法,但还应屏除门户之见,汲取各家之长,以多学科综合治疗为好。在当前的医疗水平和条件下,除中医药治疗外,在病人条件许可的情况下还不能完全排除运用手术、放射线、化学药物和免疫等方法治疗。并应注意适当运动、气功锻炼、心态调理和饮食调养,重视精神因素、环境因素和遗传因素等对肿瘤发生发展的影响。以提高治愈率和有效率。

四、段凤舞先生生前积累的治疗肿瘤的方子很多,由于他本人精力和体力有限,并未将方子全部搜集整理出来。现有处方也因多种原因难免挂一漏万,错误之处也一定不少,希同道们给予指正。

五、本书收集的多个验方中包含毒药、剧毒药,并用量较大,在使用中应特别注意。

另外,对向该书提供方子的各位前辈和同道,一并表示感谢。

本书初版时是 1991 年,当时的中华人民共和国卫生部部长崔月犁同志(已故)曾亲笔为本书题词。时间如白驹过隙,转眼十余年已过去,今日我们仍深深地怀念当时鼎立支持我们中医事业的老部长。本次再版又邀请中医界泰斗、国医大师朱良春前辈亲笔写序,使本书增辉不少,感激之情难以言表!

赵建成

2012 年 12 月于北京京城名医馆

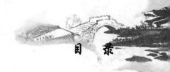

目　录

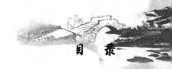

第一章 治脑及神经系统肿瘤方

发生在头颅内的肿瘤，统称为"脑肿瘤"。脑肿瘤有良性和恶性两种，约各占一半。根据肿瘤的来源又可分为原发性和继发性两大类。脑肿瘤可发生于任何年龄，但以 10 岁左右和 30～40 岁为两个发病高峰。

脑肿瘤归属中医"头痛"、"眩晕"、"痫证"、"癫狂"、"痉证"、"痿证"、"呕吐"等病的范畴。临床上常见的证候类型有肝郁气滞、瘀血阻窍、痰浊上蒙、精亏血虚等。在治疗上，既要针对病因、临床表现进行辨证，又要注意其病灶的部位和肿瘤的恶性程度，选加一些经现代科学研究证实具有抑制肿瘤生长作用的中草药，以收到较好的疗效。

方 一

组成：龙胆草 3 克　清半夏 10 克　云苓 10 克　陈皮 7 克磁石 30 克　蜈蚣 5 条　海浮石 10 克　乌梢蛇 10 克　天麻 10 克　钩藤 15 克　夏枯草 15 克　昆布 10 克　海藻 10 克　丝瓜络 10 克　浙贝母 10 克　焦三仙各 10 克　生黄芪 30 克　枸杞 30 克

加减：头痛剧烈加细辛 3 克，花椒 10 克；肢体麻木加桂枝 7 克，牛膝 10 克；神识不清另加服局方至宝丹，每日 1 丸。

用法：水煎服，每日 1 剂。

适应证：脑肿瘤。症见头痛时作，或剧烈作痛；或肢体麻木，运动失灵；或记忆力减退，甚至神志模糊不清。

附注：此方为段凤舞先生临床上常用的经验方。对改善脑

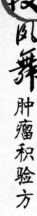

肿瘤患者的自觉症状有较好疗效。

▌方二　鱼耳汤▐

组成：夜关门 50 克　苍耳草 50 克　薏苡根 50 克　蒟蒻 30 克　蚤休 30 克　钩藤 12 克

加减：若头痛加全蝎、僵蚕、石决明，呕吐加姜半夏、旋覆花、代赭石，视物不清加决明子、墨旱莲。

用法：水煎，每日 1 剂，2 次分服。

适应证：脑肿瘤。

▌方　三▐

组成：石斛 120 克　瓦楞子 180 克　紫草 90 克　青黛 12 克　海藻 60 克　昆布 60 克　生地 60 克　白芷 60 克　牡蛎 60 克　石决明 60 克　夏枯草 120 克　玄参 120 克　旱莲草 120 克　苍耳子 30 克　辛夷 30 克　全蝎 30 克　桃仁 30 克　橘络 30 克　金银花 90 克　蜈蚣 20 克　蜂蜜 1.25 千克

制法：浓煎取汁加蜂蜜熬成膏。

用法：每服 6 克，每日 3 次。

适应证：脑肿瘤。

附注：上海群力草药店方。

▌方　四▐

组成：豨莶草 9 克　当归 9 克　山药 9 克　薏苡仁 9 克　牛膝 9 克　白芍 9 克　桑枝 9 克　伸筋草 6 克　川断 15 克　甘草 6 克

用法：水煎，日服 3 次，每日 1 剂。

适应证：脑肿瘤。

▌方五　消瘤丸①▐

组成：制首乌 120 克　金银花 120 克　地丁 120 克　蒲公

英 120 克　夏枯草 120 克　煅龙骨 120 克　煅牡蛎 120 克　炙龟板 120 克　女贞子 120 克　海藻 90 克　昆布 90 克　天葵子 90 克　菊花 90 克　煨三棱 90 克　煨莪术 90 克　杭白芍 90 克　关蒺藜 90 克　白花蛇舌 草 500 克　仙鹤草 250 克　苏木 90 克　葛根 100 克　丹参 120 克

制法：上药共炒后研极细末，炼蜜为丸如梧桐子大，收贮备用。

用法：每次 50 丸，每日 2 次，早晚空腹，用白茅根 120 克煎水送下。

适应证：脑肿瘤。

▋ 方六 ▋

组成：地龙 10 克　蜈蚣 2 条　全蝎 6 克　僵蚕 10 克　苍耳子 10 克　黄药子 15 克　昆布 30 克　海藻 30 克

用法：水煎服。

适应证：脑肿瘤。

▋ 方七　麝香牛黄散 ▋

组成：麝香 0.9 克　乳香 9 克　没药 9 克　雄黄 9 克　陈胆星 9 克　穿心莲 9 克　赤芍 10 克　白芷 9 克　葛根 12 克

制法：以上各药研细末后混合均匀，贮瓶备用。

用法：每次 4.5 克，每日 3 次，开水送服。

适应证：脑肿瘤。

▋ 方八 ▋

组成：枳实 5 克　白芍 5 克　桔梗 2 克　山豆根末 2 克　鸡蛋黄 1 个

用法：上药为细末，合蛋黄搅拌混合，每日分 2 次用白开水送服。

适应证：脑肿瘤。

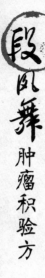

附注：日本名医、东亚医学协会理事长矢数道明方。

▌方九　小金丹▐

方见第 146 页。

▌方十▐

组成：龙葵 45～60 克　蛇莓 45～60 克　白英 45～60 克　蒟蒻 30 克　蚤休 30 克　贯众 30 克　苍耳草 45 克　也可加蒲黄根 15 克

用法：水煎服，每日 1 剂。

适应证：脑肿瘤。

附注：上海群力草药店方。

▌方十一　脑瘤丸（原圭丹）▐

组成：红粉 240 克　郁金 240 克　血竭 120 克　蛤粉 120 克　雄黄 120 克　硇砂 30 克　芥穗 30 克　急性子 30 克　川芎 30 克　乳香 30 克　没药 30 克　朱砂 30 克　杜仲 30 克　山甲 30 克　蜗牛 30 克　槐米 30 克　全蝎 30 克　黑芝麻 30 克　丁香 30 克　天麻 15 克　白及 15 克　煅金礞石 15 克　炒巴豆仁 150 克　苍术 60 克　银朱 60 克　琥珀 60 克　炮姜 60 克　白芷 90 克　大黄 90 克　蝉蜕 9 克　麝香 9 克　蜈蚣 10 条　斑蝥 30 个

制法：以上各药共研细末，枣肉为丸，每丸约重 3 克。

用法：每服 2～4 丸，每日 1 次。

适应证：脑肿瘤。

附注：服药后如有恶心、腹泻等反应，属正常现象，可不停药。该方为天津市和平区东兴市场卫生院提供，对脑肿瘤有较好的临床疗效。

▌ 方十二　安庆消瘤散（雄姜散）▌

组成：老生姜、雄黄各等分

制法：取老生姜除杈枝，挖一洞掏空，姜的四周留约半厘米厚，然后装进雄黄粉末，再用挖出的生姜末把洞口封紧，放陈瓦上，炭火慢慢焙干，约7~8小时，焙至金黄色，脆而不焦，一捏就碎时，即可研粉，80目筛筛过后装瓶密闭备用。

用法：每服3克，每日3次。

适应证：见下方。

▌ 方十三　安庆膏药 ▌

组成：铅粉2.25千克　芝麻油6.3千克

制法：将麻油武火加烧至起泡，不停搅动，扇风降温，至满锅都是黄泡时，即取下稍放片刻，再至火上加热，约300℃。在冷水中能使麻油滴水成球时，取下稍冷片刻，再放火上。将铅粉均匀缓缓倒下，以木棍搅动数分钟，取冷水1碗，沿锅沿倒下，去毒拢膏。用大小不同的纸摊贴即成。

用法：外用。外贴时将膏药烘软，均匀薄薄地再撒上一层安庆消瘤散粉（约1张白光纸厚），膏药周围至边缘应留下0.4厘米，以利敷贴在胸腹部较平坦位置，亦可在身上摊好药粉，再用膏药贴上。具体敷贴位置结合病变部位、痛点、近端有关穴位选定。取贴药粉的范围应略大于病变及痛点范围，敷贴2日换药1次，一般以1~3个月为一疗程。

适应证：以上两方配合运用，治疗颅内占位性病变以及肝癌、骨肿瘤、胰腺癌、肺癌、淋巴癌等。

附注：雄黄加热后变成砒霜，因此，内服雄姜散时应注意中毒反应。

▌ 方十四 ▌

组成：茯苓30克　薏苡仁30克　半枝莲30克　生南星

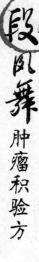

（先煎）24 克　瓜蒌 24 克　甲珠 15 克　法半夏 12 克　陈皮 12 克　天麻 12 克　白芷 12 克

用法：水煎服。

适应证：脑肿瘤，属痰浊阻滞型。症见头痛较轻，呕吐痰涎，睡卧不安、恶梦多，胸脘痞闷，苔黄厚腻，脉缓或滑数。

▌ 方十五 ▌

组成：威灵仙、蚤休各 30 克　木瓜 9 克　三七粉 3 克

用法：上药前三味水煎冲服三七粉，每日 1 剂。

适应证：脑肿瘤。

▌ 方十六　脑瘤汤 ▌

组成：夏枯草 30 克　海藻 30 克　石见穿 30 克　野菊花 30 克　生牡蛎 30 克　昆布 15 克　赤芍 15 克　桃仁 9 克　白芷 9 克　生南星 9 克　蜈蚣 9 克　王不留行子 12 克　露蜂房 12 克　全蝎 6 克　天龙片 15 片

用法：水煎服，每日 1 剂，煎 2 次分服。天龙片（中成药）分 3 次随汤药吞服。

适应证：脑肿瘤。

附注：上海中医学院方。

▌ 方十七 ▌

组成：蒟蒻 30 克　蚤休 9 克　生甘草 6 克

加减：呕加姜半夏 9 克，鼻塞加石胡荽 9 克，出血加黑山栀 15 克。

用法：蒟蒻先煎 2 小时，再加入他药共煎服。

适应证：脑肿瘤。

▌ 方十八 ▌

组成：当归 12 克　川芎 12 克　赤芍 12 克　桃仁 12 克

红花 12 克　土鳖虫 12 克　生地 15 克　莪术 15 克　甲珠
15 克

加减： 头痛剧烈加蔓荆子、藁本、柴胡、白芷、葛根；耳
鸣、眩晕、复视加杞菊地黄丸；耳聋加柴胡、黄芩、石菖蒲、
远志；癫痫样发作加天麻、石决明、生龙牡、全蝎、地龙、僵
蚕、钩藤、磁石；喷射性呕吐加夏枯草、车前草、半边莲、白
花蛇舌草、大黄。

用法： 水煎服。

适应证： 脑肿瘤。头痛较剧，固定不移，进行性加剧，或
同时伴发喷射性呕吐、偏盲、复视或一侧耳聋等。

▌方十九▌

组成： 地龙 10 克　僵蚕 10 克　苍耳子 10 克　蜈蚣 2 条
全蝎 6 克　黄药子 15 克　昆布 30 克　海藻 30 克

用法： 水煎服，每日 1 剂。

适应证： 脑肿瘤。

▌方二十▌

组成： 葵树子 30 克　鱼脑石 15 克　白僵蚕 15 克

用法： 共为细末，每服 6 克，每日 2 次。

适应证： 脑肿瘤。

▌方二十一▌

组成： 金剪刀根适量　食盐少许

制法： 将金剪刀根洗净，同食盐共捣烂。

用法： 外用，敷贴于肿瘤患处，24 ~ 36 小时取下，如局
部皮肤起泡，可用消毒针挑破。一般敷 1 ~ 2 次即可。

适应证： 颅内肿瘤。

附注： 杭州市肿瘤医院方。对缓解或改善症状疗效明显，
远期效果尚待观察。

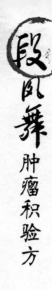

▌方二十二▐

组成： 苍耳草 15 克　香白芷 15 克　夏枯草 15 克　生地黄 15 克　石决明（先煎）15 克　炙鳖甲 15 克　茯苓 12 克　枣仁 10 克　当归 10 克　白芍 10 克　龙胆草 6 克　白花蛇舌草 30 克　牡蛎（先煎）30 克

用法： 水煎服。

适应证： 脑肿瘤。

▌方二十三▐

组成： 蜈蚣 1 条　冰片 0.6 克

用法： 共为细末，每日吸入适量。

适应证： 对转移性脑肿瘤及部分脑瘤出现鼻塞、头痛者尤为适宜。

附注： 此方为段凤舞先生经验方。

▌方二十四▐

组成： 苍耳子 30 克　蒟蒻 30 克　贯众 30 克　蒲黄根 20 克　蚤休 20 克

用法： 先煎蒟蒻 2 小时，再加入其他药同煎，滤取汁液内服。每日分 2 次服。

适应证： 颅内肿瘤。

▌方二十五▐

组成： 马钱子 120 克（去毒后用）　全蝎 30 克　明天麻、麻黄（均酒泡 24 小时）各 15 克　木香 15 克　陈皮 15 克　羌活 15 克　杜仲 15 克　乳香 15 克　没药 15 克　巴戟天 15 克　甘草 15 克

制法： 共为细末，陈醋、面粉作糊为丸如绿豆大。

用法： 每于饭后服 0.3～0.5 克，每日 3 次，白开水送下。

每服 6 天停药 1 天。

适应证：脑肿瘤。

附注：方中有马钱子，毒性较大，故应严格控制剂量。

▍方二十六　平肝息风汤 ▍

组成：生赭石 30 克　珍珠母 20 克（均先煎）　首乌 15 克　生地 15 克　丹参 15 克　白芍 15 克　女贞子 15 克　旱莲草 12 克　竹茹 10 克　天葵子 10 克　牛膝 10 克　紫草 10 克　陈皮 5 克　蛇蜕（焙）3 克　黄连 3 克　蜈蚣 1 条

加减：若痛缓，呕吐轻，大便润者，去赭石、竹茹、黄连，加龟板、鳖甲、茺蔚子、石决明。

用法：水煎服。

适应证：脑部肿瘤。症见头痛剧烈，恶心、呕吐（与进食无明显关系），眼睛视向一侧则见物为二，烦躁不眠，大便干结，口干喜饮，舌质红、苔黄白而干，脉弦劲细数等属肝风上扰、肝邪犯胃之证。

附注：刘炳凡经验方。

▍方二十七 ▍

组成：蒟蒻（先煎）30 克　猪殃殃 30 克　石决明 30 克　十大功劳叶 15 克　僵蚕 9 克　钩藤 9 克　全蝎 6 克

用法：水煎服，每日 1 剂，2 次分服。

适应证：肺癌脑转移。

▍方二十八 ▍

组成：荸荠 60 克　天葵子 30 克　半枝莲 30 克　白花蛇舌草 30 克　石决明 30 克　蚤休 15 克　半夏 15 克　白术 15 克　三七 10 克　白僵蚕 10 克　天麻 10 克　全蝎 3 克

用法：水煎服。每日 1 剂。

适应证：脑恶性星型细胞瘤。

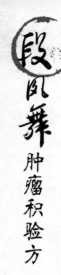

▋ 方二十九　仙脑丸 ▋

组成：鱼脑石 60 克　石决明 60 克　生牡蛎 60 克　蜂房 60 克　蛇蜕 60 克　全蝎 60 克　威灵仙 120 克

制法：上药共研为细末，水泛为丸，如绿豆大小。

用法：每次服 3～6 克，每日 3 次，黄芪煎水送下，或用开水送下。

适应证：脑瘤，出现头痛、呕吐之时。

▋ 方三十　蚕菊汤 ▋

组成：生石决明 15 克　僵蚕 9 克　蝉蜕 9 克　木贼 15 克　生鳖甲 15 克　钩藤 9 克　蜂房 9 克　牡蛎 15 克　丝瓜络 15 克　全蝎 9 克　晚蚕砂 9 克　甘菊花 30 克　地龙 12 克

用法：1 剂药煎 2 遍，混匀，2 次分服。

适应证：脑癌瘤头疼剧烈、呕吐、视力减退。

▋ 方三十一　菊代丸 ▋

组成：木贼 12 克　牡蛎 15 克　甘菊花 30 克　石决明 18 克　夜明砂 9 克　蜂房 9 克　全蝎 9 克　蛇蜕 9 克　山豆根 9 克　青黛 18 克

制法：上药共研为细末，水泛为丸，如绿豆大小。

用法：每次服 3～6 克，每日 3 次，黄芪煎汤送下，或开水送下。

适应证：脑瘤头痛严重，呕吐，抽搐，视力减退或痴呆之时。

▋ 方三十二　磁龙丸 ▋

组成：蜂房 30 克　全蝎 30 克　蛇蜕 30 克　菊花 90 克　木贼 30 克　牡蛎 60 克　石决明 60 克　僵蚕 30 克　地龙 30 克　瓦楞子 60 克　磁石 60 克　朱砂 30 克　山豆根 60 克　杭

白芍 30 克　白矾 30 克　郁金 60 克

制法：上药共研细末，水泛为丸，如绿豆大小。

用法：每次服 3～6 克，每日 3 次。黄芪煎水送下，或开水送下。

适应证：脑瘤出现肢体感觉异常或感觉消失，走路不稳，眩晕欲倒，精神错乱，或情绪淡漠，或进行性痴呆，睡眠不安等。

附注：以上四方均为贾堃提供。

▌ 方三十三 ▌

组成：夏枯草 9 克　白芷 15 克　白鲜皮 15 克　白花蛇舌草 15 克　莪术 15 克　山豆根 9 克　赤、白茯苓各 9 克　生薏苡仁 30 克　马齿苋 30 克　败酱草 30 克　露蜂房 3 克

加减：若眼胀视物模糊加野菊花、枸杞、桑葚、杜仲；头疼胀麻加蜈蚣、全蝎、乌蛇、僵蚕、牛膝、泽泻、细辛、木瓜；眩晕呕吐加清半夏、陈皮、云苓；肢端肥大体胖加荷叶 30 克、山楂、赤小豆、草决明；身麻不利加赤芍、川芎、当归、地龙、黄芪。

用法：水煎服。

适应证：脑垂体瘤。

附注：脑下垂体位于颅骨蝶鞍窝内，分为前部腺垂体与后部神经垂体。腺垂体含有三种腺细胞，即嫌色、嗜酸、嗜碱细胞。嗜酸细胞分泌生长激素；嗜碱细胞分泌促肾上腺皮质激素、促甲状腺激素、促性腺激素；嫌色细胞为储备细胞，无分泌功能。

嫌色细胞形成的肿瘤为嫌色性细胞腺瘤，嗜酸细胞形成的肿瘤为嗜酸性细胞腺瘤，嗜碱细胞形成的肿瘤为嗜碱性细胞腺瘤。垂体腺瘤为良性肿瘤，偶见局部侵犯，不发生远位转移。

垂体腺瘤在颅内肿瘤中占第三位。其中以嫌色性腺瘤最多见。

由于垂体腺瘤生长于颅骨内，故在瘤体增大时，必造成颅内压迫症状，如头痛、呕吐等。肿瘤压迫视神经可出现视力、视野障碍，多为双颞侧偏盲。颅骨 X 线拍片，嗜酸及嫌色性细胞腺瘤可见蝶鞍扩大、破坏。

▌方三十四▐

组成： 海金砂 15 克　灯心草 15 克、土茯苓、白英、蛇莓各 9~30 克　蟾蜍 2 只

用法： 水煎服。蟾蜍另煎水兑服。

适应证： 脑垂体瘤。

附注： 蟾蜍有毒，服用时应从少量开始。

▌方三十五▐

组成： 小川芎 5 克　枸杞 15 克　当归 9 克　枳椇子 9 克 丹参 15 克　炙远志 9 克　红花 9 克　桃仁 9 克　淫羊藿 30 克 太子参 24 克　川贝 9 克　半夏曲 9 克　炙蜈蚣 5 克　制豨莶 15 克

用法： 水煎长期服用。

适应证： 脑垂体肿瘤，证属风痰瘀滞型。

附注： 为邹云翔治该病基础方，可随证加减运用。

▌方三十六　白头翁黄酒汤▐

组成： 白头翁 12 克　黄酒 12 毫升

制法： 将白头翁浸于黄酒中，4 小时后，加水 800 毫升，煎约 40 分钟，余约 600 毫升。

用法： 每次服 200 毫升，每日 2~3 次。

适应证： 脑垂体瘤因风湿搏结，郁火化热所致者。

▌方三十七　蟾酥解毒丸（蟾酥丸）▐

组成： 活蜗牛 60 克　寒水石 15 克　朱砂 10 克　雄黄 6

克 蟾酥 6 克 轻粉 3 克 铜绿 3 克 醋炙没药 3 克 醋炙乳香 3 克 胆矾 3 克

制法： 除蜗牛、蟾酥外，其余药物共为细末。然后将蜗牛捣烂，再同蟾酥合研调黏，加入药末，共捣匀后为丸。如绿豆大小，阴干，贮存。

用法： 每次服 3 丸，每日服 2 次，温开水送下，忌用热开水服用，以免致恶心。

适应证： 脑垂体瘤及各种肿瘤。

附注： 以上两方均为郭文灿提供，因都有一定的毒性，故不能服用过量。过量则有头晕、恶心等反应，停药 1 日即可消失。

▌ 方三十八 ▌

组成： 白茅根 15 克 白英 15 克 徐长卿 9 克 海藻 9 克 白僵蚕 9 克 白蒺藜 9 克 藁本 9 克 合欢花 4.5 克 制马钱子 1.5 克

用法： 水煎服。

适应证： 颅内蝶鞍内肿瘤。

▌ 方三十九 ▌

组成： 苦丁茶 9 克 女贞子 9 克 夏枯草 9 克 川断 9 克 白僵蚕 9 克 藁本 15 克 桑叶 6 克 姜半夏 6 克 野菊花 6 克 蜈蚣 1 条 全蝎 4 只

可随症加减运用。

用法： 水煎服。

适应证： 鞍内肿瘤。

▌ 方四十 ▌

组成： 土茯苓 75 克 全虫 10 克 黄药子 10 克 菊花 10 克 炮山甲 10 克 川芎 10 克 天麻 10 克 首乌 25 克 海藻

25 克　磁石（先煎）25 克　车前子 25 克　生石决明 30 克
半枝莲 40 克　另用胆星 5 克（研末分 2 次冲服）

用法：水煎服，每日 1 剂。

适应证：颅咽管瘤。

附注：颅咽管瘤是先天性肿瘤，起于胎生期垂体蒂的遗迹，在颅内肿瘤中并非少见，有其特定的发病部位。肿瘤多位于鞍上部，占据脚间窝，部分或全部封闭第三脑室而居视丘之间。颅咽管瘤可以呈囊肿样嵌入额叶、颞叶和顶叶，当阻塞室间孔时可发生梗阻性脑积水。该肿瘤常发生钙斑（70%）。

可发生在任何年龄，但多见于 11～20 岁之间。肿瘤生长较大时，可对周围器官产生压迫，如垂体、视交叉和下视丘受压以及室间孔梗阻，产生颅内压力升高的各种症状。

垂体前叶受压迫则发生垂体前叶功能减低症、侏儒症等；压迫视交叉后方则发生双颞侧偏盲；压迫视束则有同侧偏盲，还可引起原发性视神经萎缩；压迫视丘时产生碳水化合物及水代谢障碍、尿崩症等；当肿瘤压迫室间孔时，可产生颅内压升高的表现，出现头痛、呕吐等。

▌ 方四十一 ▌

组成：土茯苓 75 克　当归 50 克　首乌 25 克　钩藤 25 克
草决明 20 克　菊花 15 克　桃仁 15 克　川芎 10 克

用法：水煎服，每日 1 剂。

适应证：脑膜瘤。

附注：以上方为基础方，可据病情随症加减运用。

▌ 方四十二 ▌

组成：蝉蜕 100 克　全虫 100 克　磁石 100 克　蜈蚣
50 克

用法：共为细末，每次 7.5 克，每日 2～3 次，白开水
送服。

适应证：脑膜瘤。

附注：脑膜瘤主要起源于蛛网膜，特别是颅内静脉窦附近的蛛网膜颗粒，故又称为蛛网膜内皮瘤。该肿瘤是颅内良性肿瘤，好发于 20～50 岁间成人，发生率居脑肿瘤中的第二位。

肿瘤生长缓慢，有包膜，不侵入脑实质，对脑组织造成进行性压迫。因其接近颅骨，可引起局部骨质增生或吸收。脑膜也可有钙化和血管增生。其好发部位为大脑半球凸面、上矢状窦，其次为颅底部如嗅沟、蝶骨嵴和蝶鞍附近，后颅凹常见于桥小脑角处。

病程一般为 3～8 年。早期肿瘤对皮质功能区产生刺激症状（如出现局限性癫痫），以后引起功能障碍症状，首发症状多为颅内压增高。

方四十三

组成：生半夏 30 克　天南星 30 克　苍耳草 15 克　白蒺藜 15 克　生姜适量

用法：水煎服。

适应证：神经系统恶性肿瘤。

方四十四

组成：生穿山甲 9 片　三棱 4.5 克　莪术 4.5 克　浙贝 6 克　赤芍 9 克　生甘草 3 克

用法：共研末，每服 1.5 克，每日 2 次，连服 3 个月。

适应证：小儿大头瘤。

附注：忌食猪牛羊肉 100 日。

方四十五

组成：生黄芪 30 克　海龙 15～24 克　当归 15 克　川芎 9 克　牛膝 12 克　红花 6 克　赤芍 9 克

用法：水煎，每日 1 剂，分 3 次服。亦可用上药各 150

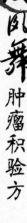

克，煎成浓液加红糖 1 千克搅匀成膏，每次 2 汤匙，日服 3 次。

适应证：脊髓肿瘤。

附注：应与手术、放疗配合运用。此类疾病用药多为活血化瘀之品，促使神经功能恢复。

脊髓肿瘤泛指椎管内肿瘤，除生长于脊髓本身的肿瘤外，还包括椎管内与脊髓相邻近的组织结构（如神经根、硬脊膜、脂肪组织、血管等）所发生的肿瘤及转移瘤。脊髓肿瘤可发生于任何节段，以胸段最多，颈段和腰段次之，脊髓圆椎最少。多见于 20 ~ 40 岁间青壮年，男性较为多见。脊髓肿瘤的症状可因肿瘤生长的部位不同而不同。一般有神经根疼痛，痛、温觉减退，肌力减退，甚至大小便失禁、瘫痪等。

第二章　治眼部肿瘤方

　　治疗发生在眼部的肿瘤是较困难的，此类肿瘤对人的危害也是巨大的，良性者可造成视力减退、眼球增大凸出、眼压增高，甚至失明。恶性者常常危及生命。

　　视网膜母细胞瘤最多见，同时也是高度恶性的肿瘤。主要见于婴幼儿。组织病理学分为分化型和未分化型两类，生长方式有内生型和外生型两种。可发生血行转移和淋巴转移，死亡率约占一半，如不治疗，平均寿命只有一年半。视网膜神经胶质瘤和眼部恶性黑色素瘤均少见。

　　眼部肿瘤的早期不易觉察，斜视和视力不良为早期症状，继之瞳孔稍扩大，瞳孔内可见黄白色光反射，俗称猫眼。肿瘤继续发展就出现以上的局部表现，中晚期肿瘤可浸润邻近组织和远处转移，出现相应症状。治疗应配合手术和放射线照射。

▌ 方一　泻脑汤 ▌

　　组成： 车前子6克　茺蔚子6克　玄参6克　怀牛膝6克　木通2.4克　炒黄芩、防风各2.4克　茯苓9克　熟大黄4.5克　桔梗4.5克　元明粉3克　郁金3克

　　用法： 水煎，每日1剂，分3次饭后温服。上药也可共研末，每服1.5克，每日2次。

　　适应证： 视网膜神经胶质瘤和母细胞瘤。

　　附注： 此病多发于1~5岁儿童，故本方药量为小儿剂量。下则潜供方。

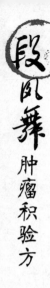

▌方 二▐

组成： 牛膝 15 克　茺蔚子 15 克　川贝 10 克　茯苓 10 克　玄参 10 克　桔梗 10 克　元胡 10 克　黄芩 10 克　木通 10 克　郁金 10 克　绿豆 20 克　防风 6 克　大黄 6 克　车前子 30 克

用法： 水煎服。

适应证： 眼部恶性肿瘤，如视网膜母细胞瘤。

▌方 三▐

组成： 白蛇蜕 1 条　生绿豆 30 克　白糖 120 克

制法： 先将蛇蜕剪碎，香油炸黄存性为末，绿豆炒香为末，加白糖，用水调匀，放锅内蒸熟。

用法： 内服，每次 1～2 克，每日 2 次。服完 1 剂药后，停 3 天可继续服用。

适应证： 眼部恶性肿瘤，如视网膜母细胞瘤。

▌方 四▐

组成： 猕猴桃 250 克　猕猴桃根 120 克　狗肉 500 克　鸡蛋 2 个或猪肉适量

用法： 每天用猕猴桃和狗肉共炖汤服。服后，再用猕猴桃根和鸡蛋或猪肉炖服。30 天为一疗程。

适应证： 眼部恶性黑色素瘤。

附：治眼睑癌方

眼睑癌即眼睑上皮癌，是发生在眼睑及其附属件的恶性肿瘤，多发年龄为 50～75 岁。眼睑癌常呈多形性，临床上按病理类型可分为：基底细胞癌、鳞状细胞癌、睑板腺癌。

本病在中医临床根据五轮学说，认为其病机为心经有火、脾肺有热，火毒壅阻于眼睑皮肤之间，气血凝滞所致。

▌方 一▐

组成：半枝莲、半边莲、白花蛇舌草、仙鹤草各 90 克
龙瓜叶、猕猴桃根各 45 克　白英、玄参、山豆根各 30 克

用法：水煎服。

适应证：眼睑睑板隙癌。

附注：周跃曾方。

▌方 二▐

组成：菊花、海藻、三棱、莪术、党参、黄芪、银花、山
豆根、山慈菇、漏芦、黄连各 100 克　蚤休、马蔺子各 75 克
制马钱子、制蜈蚣各 50 克　紫草 25 克　熟大黄 15 克　紫石
英 1 千克　黄醋 2 升

制法：除石英、醋外，上药共研细末，用紫石英煅红置于
黄醋水中，冷却后将其过滤，以此醋为丸，如梧桐子大。

用法：每服 25 ~ 30 粒，每日 2 ~ 3 次。

适应证：眼睑基底细胞癌。

附注：尚梓荣方。

▌方三　改良皮癌净▐

方见第 395 页。

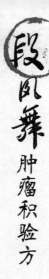

第三章　治鼻腔及副鼻窦肿瘤方

　　鼻腔位于颅底和口腔之间，是位于外鼻内的空腔。鼻腔肿瘤的症状表现为持续性一侧鼻腔分泌物增多，黏液或黏液性脓涕带有臭味，经常小量鼻血，进行性鼻塞等。

　　副鼻窦是与鼻腔相通的位于几个不同部位的空腔。包括上颌窦、筛窦、额窦和蝶窦。副鼻窦的肿瘤因其解剖部位和组织结构等不同而表现出不同的症状。上颌窦肿瘤早期症状多不明显，或出现面颊部疼痛、流涕等上颌窦炎症状。癌肿向邻近器官侵犯则产生相应的症状和体征。筛窦癌的常见症状有单侧性鼻塞、分泌物多可带血丝或鼻衄，一侧鼻根部、眼或额部痛，流泪、眼球向前外方突出。额窦癌原发性者很少见，早期症状少而模糊，可能为半侧前额部痛；当肿瘤发展至相当程度时可出现同侧眼球突出，向下移位，因眼球移位而引起复视；同侧鼻腔内有脓性分泌物或带血，同侧鼻塞或鼻根部增宽、隆起；同侧内眦肿胀。原发性蝶窦癌少见，初期症状模糊，可能有头痛，眼底深部疼痛，或鼻腔及咽部排出脓性分泌物，当肿瘤发展累及蝶鞍、颅内时，可出现复视、失明等颅底症状及颅内压增高的表现，可按脑肿瘤治疗。

　　鼻腔和副鼻窦良性肿瘤有血管瘤、纤维瘤、乳头状瘤、软骨瘤等。恶性肿瘤大多是上皮癌，以鳞状细胞癌占多数。其次为未分化癌、淋巴上皮癌、腺癌及圆柱型腺癌等。

　　鼻腔和副鼻窦肿瘤证属于中医的"鼻痔"、"脑泻"、"鼻漏"、"鼻衄"等范畴。治以芳香通窍、燥湿祛痰、活血理气、软坚散结、清解热毒。

▌方一　普济消毒饮合苍耳子散加减方 ▌

组成： 生石膏 30 克　银花 30 克　生牡蛎 30 克　龟板 30 克　大青叶 12 克　连翘 12 克　白芍 12 克　女贞子 12 克　苍耳子 12 克　马勃 6 克　薄荷 6 克　谷精草 6 克　川贝母 6 克　桔梗 6 克　甘草 6 克

用法： 水煎服，每日 1 剂。

适应证： 额窦瘤属痰热相搏、结聚空窍者。

附注： 董阴庭方。

▌方二　血竭散 ▌

组成： 麝香 0.6 克　血竭 6 克　牛胆或羊胆（干品）30 克

用法： 共为细末，装 100 个胶囊，每服 1 粒，每日 2 次。

适应证： 颌窦癌，卵巢癌。

▌方三　血竭膏 ▌

组成： 香油 150 克　血竭 10 克　松香 12 克　羊胆 5 个　冰片 3 克　麝香 3 克　乳香 20 克　没药 20 克

制法： 香油煎沸，加松香熔化后离火，均匀撒血竭粉于液面，以深赤色为度，再下羊胆汁，加至起黄色泡沫为止，待冷却加入冰片、麝香即成。

用法： 用时取药膏摊于胶布上贴痛处即可。

适应证： 上颌窦癌。

▌方四　攻坚散 ▌

组成： 夏枯草 30 克　玄参 30 克　生牡蛎 30 克　昆布 15 克　姜半夏 12 克　海藻 12 克　青皮 9 克　陈皮 9 克　三棱 6 克　莪术 6 克

用法： 水煎服或研末开水送服。

适应证：用于治疗筛窦囊肿、鼻腔肿瘤、颈淋巴结核、慢性颌下腺炎、甲状腺肿大、甲状腺瘤、乳腺小叶增生、乳腺纤维瘤、乳房异常发育等肿块性疾病。

▌方　五▌

组成：鲜黄毛耳草60克

用法：捣汁服，每日2次。

适应证：副鼻窦癌，鼻腔癌。

▌方　六▌

组成：石见穿30克（鲜者60克）

用法：水煎服，日服3次，鲜者可捣汁服。

适应证：鼻腔癌。

▌方　七▌

组成：全蝎、蜈蚣各等量为末

用法：口服，每次3克，每日3次。

适应证：鼻腔癌，脑肿瘤。

▌方　八▌

组成：金银花粉末适量

用法：从患侧鼻孔吸入，每2小时1次。

适应证：鼻腔腺癌。

▌方　九▌

组成：白矾适量

制法：烧后研末，用猪脂调和。

用法：上药用棉花粘少许塞鼻内。

适应证：鼻腔肉瘤。

▌方 十 ▌

组成：桃叶或山桃叶嫩心适量

用法：杵烂塞鼻，经常更换。

适应证：鼻腔癌，萎缩性鼻炎。

▌方十一 ▌

组成：鲜老颧草 60 克　半边莲 60 克

用法：水煎服，每日 1 剂。

适应证：鼻腔癌。

▌方十二 ▌

组成：鲜天胡荽适量

用法：上药捣烂，塞鼻。

适应证：鼻腔癌衄血。

附：治鼻息肉方

鼻腔或鼻窦黏膜高度水肿向下坠垂所形成的肿物，称鼻息肉。简单地说，也就是生长在鼻腔中的小的良性瘤。其特征是鼻孔内可见到灰白色或粉红色的半透明新生物，表面光滑柔软，触之无感觉，不易出血。巨大的鼻息肉可使鼻梁变宽，外形膨大饱满如蛙形，称蛙形鼻。患者常有鼻塞涕多、嗅觉减退、头昏、头胀等表现。中医又称鼻息肉为鼻痔，病因多是由肺经风湿，热邪凝滞引起。治疗以宣肺行气、除瘰散结为主。

▌方 一 ▌

组成：杏仁 7 粒　甘遂 3 克　枯矾 4.5 克　草乌 4.5 克
轻粉 6 克

用法：上药共研细末，另以小棉团浸透甘油，蘸上药末后敷患处，约1小时后息肉可如擤鼻涕样自行擤除。每日1次，以愈为度。

适应证：鼻息肉，鼻炎。

方 二

组成：生地胆10个　细辛1.5克　白芷1.5克（后二者均为细末）

用法：将地胆压出汁，合药末，涂息肉上，以消为度。无生地胆者，用干品以酒煮汁调药末用也可。

适应证：鼻息肉，气息闭塞不通。

方 三

组成：陈皮12克　法半夏12克　茯苓12克　莱菔子12克　枳壳12克　白芷12克　辛夷12克　车前子12克　菖蒲6克

用法：水煎服。

适应证：鼻息肉。症见鼻塞不通，不闻香臭，常流腥臭脓涕。检查可见鼻腔顶部悬挂葡萄样赘生物，表面光滑，呈淡红色，触之柔软。

附注：同时可外用石榴皮、苍术、白术各12克，煎水熏鼻，具体用法可参照下方。

方 四

组成：苍术20克　白芷20克　乌梅15克　五味子15克

用法：蒸气吸入法。先用厚纸做成一个漏斗样物，然后将上药煎煮，煮沸后将纸漏斗的大口罩在煎药器的口上，漏斗小口靠近鼻孔部，每次熏半小时，每日熏1~2次，连续熏1~2个月。

适应证：鼻息肉较小者效果较好。

附注：药液过热时距鼻远些，以免烫伤；蒸气不大时距鼻近些或加温后再用。患者每次熏后有鼻腔舒适、通气改善感，但须坚持熏 30 余剂后方能收到治疗效果。

方 五

组成： 广木香 30 克　藿香梗 9 克　乌药 9 克　枳壳 9 克泽泻 9 克　制香附 9 克　焦山栀 9 克　龙须草 9 克　陈皮 3 克厚朴 3 克　炙甘草 3 克

用法： 水煎，每日 1 剂，2 次分服。

适应证： 鼻息肉。

附注： 服药 7 日后鼻塞好转，长期服用本方可使鼻息肉缩小或消失。

方 六

组成： 紫花地丁 30 克　蒲公英 30 克　白果 20 个　桔梗10 克　知母 10 克　苍耳子 10 克　薄荷 10 克　辛夷 10 克　白芷 10 克　甘草 10 克　黄芩 10 克　赤芍 10 克　生姜 10 克

用法： 水煎服。

适应证： 鼻息肉，鼻塞不通，流黄脓样鼻涕，口渴喜冷饮。

方 七

组成： 黄芪、百合各 15 克　枇杷叶 12 克　辛夷花、黄芩、山栀子各 10 克　升麻、桃仁、红花各 6 克　甘草 3 克

用法： 水煎服，1 日 1 剂，2 次分服。

适应证： 鼻息肉。

附注： 伴有对花粉过敏的鼻炎患者，应去辛夷花，加细辛3 克。

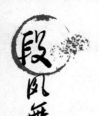
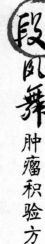

▌方　八▐

组成： 雄黄 15 克　冰片 6 克　硇砂 15 克　鹅不食草 15 克

用法： 上药研粉，另将棉球蘸湿拧干，再蘸药粉塞入鼻孔内，左右交替塞，塞后 5 分钟可流涕、打喷嚏。然后配合桑叶 9 克，甘菊 9 克，龙芽草 15 克，水煎内服。

适应证： 鼻息肉。

附注： 马长福供秘方。

▌方　九▐

组成： 连须藕节若干

用法： 瓦上焙枯研末吹鼻内息肉上，每天 5～6 次，鼻息肉自落。

适应证： 鼻息肉。

附注： 陈德馨师传秘方。

▌方　十▐

组成： 铜绿粉适量

用法： 用棉球蘸铜绿粉少许，塞入有息肉一侧鼻孔，每日换药 2～3 次。

适应证： 鼻息肉。

附注： 王爱华供方。

第四章 治鼻咽癌方

鼻咽是连接鼻腔和口咽的一个近似立方体的腔道，属于上呼吸道的一部分。鼻咽癌系较常见的一种恶性肿瘤，病理分型以低分化鳞状细胞癌最多见，未分化癌次之，较高分化癌较少见。本病大多发生在 30~50 岁之间，男性多于女性。

临床上表现为早期症状往往不明显，常被一般疾病症状所掩盖。常见的症状有鼻塞、流血性分泌物、同侧耳鸣、耳聋、头痛、咽部肿块、颈部淋巴结肿大等。中医历代医籍中记载的"鼻渊"、"鼻衄"、"耳鸣"、"真头痛"、"上石疽"、"喉岩"、"控脑砂"、"失荣"、"瘰疬"等与鼻咽癌的临床表现多有类似之处。中医辨证常分为痰浊结聚、气血凝结、火毒困结等，治疗上多从化痰祛浊散结、理气活血、去瘀消积、清热解毒、软坚消肿等。但应注意配合西医治疗。放射线治疗应为首选方法。

▌ 方 一 ▌

组成：沙参 15 克　麦门冬 15 克　五味子 10 克　苍耳 10 克　辛夷（包煎）10 克　夏枯草 15 克　生黄芪 30 克　枸杞 30 克　六神曲 30 克　焦山楂 30 克　龙葵 15 克　石上柏 30 克　白英 15 克

用法：水煎服。

适应证：鼻咽癌，经放疗而致口鼻干燥，鼻塞不通，肢体乏力，饮食欠佳者。

附注：此方为段凤舞先生临床上常用的经验方。方中攻补兼施，养阴益气与解毒消癥散结融为一体，使之补不滞满，攻不伤正，配伍精妙，恰到好处。故临床效果较为满意。

▌ 方二　生津解毒饮 ▌

组成： 白茅根 30 克　麦门冬 15 克　天门冬 15 克　玄参 15 克　生地 15 克　白石英 30 克　藕片 30 克　白花蛇舌草 30 克　银花 9 克　黄芩 9 克　沙参 9 克　党参 9 克　茯苓 9 克　生黄芪 9 克　紫草根 15 克　甘草 3 克

用法： 水煎，每日 1 剂，2 次分服。

适应证： 鼻咽癌。病人偏于热毒伤阴者。

▌ 方　三 ▌

组成： 石上柏 100 克　生南星 50～150 克　瓜蒌 15 克　苍耳 12 克　沙参 15～50 克

用法： 水煎沸 2 小时以上，每日 1 剂，2 次分服。

适应证： 鼻咽癌。

▌ 方四　鼻上方 ▌

组成： 葵树子 500 克　莪术 15 克　桑寄生 15 克　半枝莲 15 克　山慈菇 12 克　钩藤 12 克　走马胎 12 克　蜂房 9 克　蜈蚣 3 条

用法： 水煎，每日 1 剂，2 次分服。

适应证： 鼻咽癌，鼻咽处肿块明显，属于血热型者。

▌ 方五　鼻下方 ▌

组成： 生牡蛎 30 克　夏枯草 30 克　皂角刺 15 克　瓜蒌 15 克　白芍 12 克　玄参 12 克　川楝子 9 克　石菖蒲 9 克　硼砂（冲服）1.5 克

用法： 水煎，每日 1 剂，2 次分服。

适应证： 鼻咽癌以颈淋巴结转移为主，属于肝郁型者。

▌方 六▐

组成：党参24克　生地24克　石上柏24克　半枝莲24克　玄参15克　麦门冬15克　云苓30克　天花粉30克　茅莓30克　山豆根30克　白茅根30克　牡蛎30克　玉竹21克　白花蛇舌草18克

制法：上药共为细末，炼蜜为丸，每丸重9克。

用法：每次1丸，每日2次，白开水送服。

适应证：鼻咽癌。

▌方 七▐

组成：生南星50～150克　茅莓100克　蚤休50～150克　泽泻50克　龙胆草15克　钩藤15克　夏枯草15克　太子参15克

用法：水煎沸2小时以上，内服。

适应证：鼻咽癌。

▌方八　三虫汤▐

组成：夏枯草30克　海藻30克　昆布24克　礞石30克　钩藤24克　赤芍15克　蜂房12克　苍术12克　桃仁9克　白芷9克　生南星（先煎）9克　制远志9克　石菖蒲9克　地龙9克　蜈蚣9条　全蝎6克

用法：生南星先入水煎2小时后，再放入其他药物共煎。每日1剂，煎2次分服。

适应证：鼻咽癌。

附注：该方对缓解鼻咽癌患者症状有较明显疗效。

▌方九　复方半枝莲汤①▐

组成：半枝莲30克　夏枯草15克　旱莲草15克　昆布12克　海藻12克　玄参12克，生地12克　川楝子9克　白

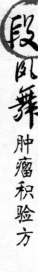

芍9克　青黛3克

用法：水煎服，每日1剂。

适应证：鼻咽癌。

▌方　十▐

组成：扛板归30克　两面针30克　白茅根30克　徐长卿15克　山药15克　川芎15克　葵树子90克　生地24克茅莓60克

用法：水煎，每日1剂，2次分服。

适应证：鼻咽癌。

▌方十一　鼻一方▐

组成：蚤休30克　入地金牛30克　茅莓30克　夏枯草15克　苍耳子15克　野菊花15克　玄参15克　太子参15克龙胆草15克

加减：上方可酌加生南星、红娘子。

用法：水煎服，每日1剂，2次分服。

适应证：鼻咽癌。

▌方十二▐

组成：独角莲50克　半枝莲50克

用法：水煎服，每日1剂。

适应证：鼻咽癌。

▌方十三　蜜制鼻癌饮▐

组成：韩信草60克　白花蛇舌草60克　青蒿60克　算盘子60克　两面针60克　蜂蜜适量

制法：以上各药均取鲜品捣烂，加入浓茶绞汁，再用蜂蜜调制，即成。

用法：口服，每日1剂，顿服。

▌方十四 ▌

组成： 干卷柏 30～60 克（鲜品 90～120 克） 瘦猪肉 50～100 克

用法： 上药加清水 6～8 碗。煎至 1 碗至 1 碗半，分 1～2 次服。每天 1 剂，一般以 15～20 天为一疗程，用药量可酌情增减。也可用葵树子 60 克加瘦猪肉煎服。

适应证： 鼻咽癌。

附注： 本方为食疗法，寓抗癌和支持疗法于一体，体虚患者最宜用之。

▌方十五 复方大功劳汤 ▌

组成： 鲜石黄皮 120 克 十大功劳 60 克 夏枯草 45 克 甘草 9 克

用法： 水煎，每日 1 剂，2 次分服。

适应证： 鼻咽癌有颈淋巴结转移者。

▌方十六 复方野荞麦汤 ▌

组成： 鲜野荞麦 30 克 鲜汉防己 30 克 鲜土牛膝 30 克

用法： 水煎，每日 1 剂，2 次分服。另取灯心草捣碎口含，用时用垂盆草捣烂外敷。

适应证： 鼻咽癌。

▌方十七 ▌

组成： 人工牛黄 0.3～0.6 克 夏枯草 30 克

用法： 水煎夏枯草取汁冲服牛黄粉，每日 3 次。

适应证： 鼻咽癌痰热盛者。

▌方十八 ▌

组成： 山豆根 15 克 山慈菇 15 克 夏枯草 30 克 茅根

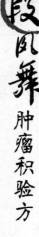

30 克　苍耳子 9 克　杏仁 6 克

用法：水煎服。

适应证：鼻咽癌有鼻塞、涕中带血者。

▌方十九　蜈蚣地龙散 ▌

组成：蜈蚣 3 条　地龙 3 克　炮甲 3 克　土鳖 3 克　田三七 3 克

用法：上方各药先行焙干，再共研细末，加适量米酒，口服。每日 3 次，1 日内服完。

适应证：鼻咽癌。

▌方二十　山苦瓜滴鼻液 ▌

组成：山苦瓜 10 克　甘油 20 克　75% 酒精 25 毫升

制法：先将山苦瓜切碎，浸泡于酒精中，添加蒸馏水 25 毫升，3 天后再补充蒸馏水 50 毫升，搅匀后用纱布滤除药渣，加入甘油即成。

用法：用所配制成的药液滴鼻，每次数滴，滴时取仰卧姿势，将枕头垫在肩部，头后仰，滴后卧床 10 分钟。每日用 3 ~ 6 次。

适应证：鼻咽癌，鼻腔癌。

▌方二十一　鼻咽癌吹药 ▌

组成：甘遂 3 克　甜瓜蒂 3 克　硼砂 1.5 克　飞辰砂 1.5 克

用法：共研细末，每用少许，吹入鼻内，切勿入口，以免引起呕吐。

适应证：鼻咽癌。

附注：张赞臣方。

▌ 方二十二 吹鼻散 ▌

组成： 陈葫芦（烧灰存性）适量 麝香、冰片少许

用法： 上药共研细末，混匀，每日以少许吹入鼻中，1 日数次。

适应证： 鼻咽癌咯血、鼻衄严重者。

▌ 方二十三 防风辛夷汤 ▌

组成： 防风 6 克 辛夷 9 克 菊花 9 克 连翘 9 克 当归 9 克 生地 9 克 炒蒺藜 9 克 黄芩 9 克 苍耳子 12 克 生石膏 12 克

用法： 水煎，每日 1 剂，2 次分服。

适应证： 鼻咽癌。

附注： 在服汤药同时，可配合针刺治疗。针刺主穴：风池（双）、下关（双）、听宫（双）、攒竹（双）、上星、百会、合谷（双）。配穴：列缺（双）、外关（双）、太冲（双）。

▌ 方二十四 ▌

组成： 辛夷 12 克 苍耳子 12 克 连翘 12 克 蒲公英 12 克 夏枯草 12 克 白芷 3 克 川芎 3 克 淡黄芩 3 克 牡蛎 60 克 半枝莲 30 克 白英 15 克 另用木鳖子 0.3 克、全蝎粉（吞服）1.5 克

加减： 若头痛加僵蚕；鼻塞加苦丁茶、鹅不食草；鼻衄加鲜茅根、藕节炭、茜草炭；口干阴虚加玄参、麦门冬、沙参。

用法： 水煎服。

适应证： 鼻咽癌。

▌ 方二十五 ▌

组成： 黄芪 15～30 克 赤芍 10 克 川芎 10 克 桃仁 10 克 红花 10 克 葛根 10 克 当归 10～12 克 鸡血藤 15～24

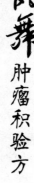

克　丹参 15～24 克　陈皮 9 克

用法：水煎服。可随症加减。

适应证：鼻咽癌。

▌方二十六　豆果丸 ▌

组成：山豆根 90 克　鱼脑石 60 克　射干 120 克　茜草 90 克　青果 60 克　蝉蜕 60 克　蜂房 60 克　辛夷 90 克　苍耳子 60 克　料姜石 120 克

制法：上药共研细末，水泛为丸，如绿豆大小。

用法：每次服 6～9 克，每日 3 次，黄芪煎水送下，或开水送下。

适应证：鼻咽癌，发生鼻塞、鼻涕、鼻血，并伴耳鸣、耳聋或听力减退时。

▌方二十七　苍辛银豆汤 ▌

组成：苍耳子 12 克　金银花 30 克　辛夷 12 克　山豆根 9 克　连翘 30 克　射干 9 克　山慈菇 15 克　桑寄生 12 克　夏枯草 30 克　蜂房 9 克　蛇蜕 9 克　全蝎 9 克

用法：1 剂药煎 2 次，合在一起，分 2 次服。

适应证：鼻咽癌，病情较重，发生一侧固定的、持续性头疼时。

▌方二十八　硼脑膏 ▌

组成：金银花 9 克　鱼脑石 9 克　黄柏 6 克　硼砂 6 克　冰片 0.6 克

用法：上药共研为细末，用香油、凡士林调成软膏，用棉球蘸药膏塞鼻孔内；或将药粉吹入鼻孔内，每日 3 次。

适应证：鼻咽癌分泌物较多且有腐败气味者。

附注：应配合内服药物。

▌ 方二十九 辛石散 ▌

组成: 辛夷6克 鱼脑石4块 白芷3克 鹅不食草3克 细辛3克 冰片4.5克

用法: 上药各研为细粉,合在一起,研匀,吹入鼻孔内,每日2~3次。

适应证: 鼻咽癌分泌物腐臭者。

▌ 方三十 干慈丸 ▌

组成: 干漆(炒)30克 千金子9克 郁金30克 山慈菇30克 全蝎30克 苍耳子30克 料姜石30克 五倍子9克 辛夷30克 蜂房30克

制法: 上药共研细粉,水泛为丸,如绿豆大小。

用法: 每次服3~6克,每日3次。黄芪煎水送下或开水送下。

适应证: 鼻咽癌症状严重,头疼剧烈,耳鸣、耳聋较甚时。

附注: 应配服苍辛银豆汤等。

▌ 方三十一 菊明汤加减方 ▌

组成: 菊花30克 夜明砂9克 木贼12克 牡蛎15克 黄芪30克 山豆根9克 瓦楞子15克 白芍15克 海浮石30克 蜂房9克 全蝎9克

用法: 1剂药煎2次,合在一起,分2次服。每日1剂。

适应证: 鼻咽癌出现眩晕、耳鸣、耳聋时。

附注: 以上六方均为贾堃供方,均可配服平消丹(方见第488页)。

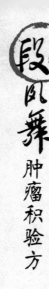

▌方三十二　复方紫草根汤 ▌

组成：

方一：紫草根 15 克　浙贝 9 克　野菊花 9 克　连翘 9 克
党参 12 克　藁本 12 克　木通 12 克　黄芩 12 克　白芍 15 克

方二：紫草根 15 克　银花 30 克　连翘 6 克　天花粉 6 克
赤芍 6 克　黄芩 6 克　薄荷 6 克　当归 15 克　乳香 15 克　桃
仁 15 克　大黄 15 克　知母 3 克　蒲公英 12 克　野菊花 9 克

用法：水煎，每日 1 剂，2 次分服，两方可交替服用。

适应证：鼻咽癌。

附注：可配合放疗、化疗同时进行。

▌方三十三 ▌

组成：蒟蒻（先煎 2 小时）30 克　枸杞根 30 克　鸭跖草
30 克　蚤休 15 克

用法：水煎服，每日 1 剂。

适应证：鼻咽癌。

▌方三十四 ▌

组成：黄芪 30 克　银花 30 克　当归 15 克　乳香 15 克
蒲公英 12 克　天花粉 10 克　熟地 10 克　茯苓 10 克　杜仲 10
克　黄芩、麦门冬各 3 克　甘草 3 克

用法：水煎服。

适应证：鼻咽癌。

▌方三十五　地柏汤 ▌

组成：生地 30 克　石上柏 30 克　紫草根 30 克　牡蛎 30
克　天花粉 24 克　苍耳草 15 克　海藻 15 克　玄参 12 克　山
豆根 12 克　夏枯草 12 克　白芷 9 克　天龙丸 15 粒

用法：水煎，每日 1 剂，2 次分服。

适应证：鼻咽癌。

附注：可以本方为基本方辨证加减，结合养阴生津与清热解毒等法以提高疗效。

▌方三十六▐

组成：蜣螂9克　苍耳草15克　鱼脑石15克　铁树叶30克　蚤休30克

用法：水煎服，每日1剂。

适应证：鼻咽癌。

▌方三十七▐

组成：土鳖虫、酢浆草各适量

用法：共捣烂外敷。

适应证：鼻咽癌。

附注：应配合内服药运用。

▌方三十八▐

组成：天葵子500克　高粱酒或谷酒5千克　硇砂粉25克

制法：紫硇砂放瓷器内研末，天葵子泡酒中7日后启用。

用法：每次饮酒30～50毫升，冲服硇砂粉末0.9～1.2克，每日3次。

适应证：鼻咽癌，食管癌。

▌方三十九▐

组成：山慈菇15克　肿节风30克　半枝莲30克　白花蛇舌草30克　黄芪30克　蜈蚣2条　全蝎6克　苍耳子12克

用法：水煎服。

适应证：鼻咽癌。

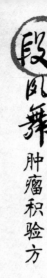

▌ 方四十　蛇莲两参汤 ▌

组成：

方一：白花蛇舌草 15 克　半枝莲 15 克　党参 15 克　玄参 15 克　石斛 30 克　生地 24 克　熟地 24 克　麦门冬 24 克　天门冬 24 克　刺蒺藜 18 克　连翘 18 克　玉竹 12 克　山药 12 克　赤芍 12 克　黄芩 9 克　白芷 9 克　山豆根 9 克

方二：白花蛇舌草 30 克　半枝莲 30 克　石斛 30 克　生地 24 克　熟地 24 克　天门冬 24 克　麦门冬 24 克　连翘 18 克　党参 15 克　玄参 15 克　山栀 15 克　阿胶 12 克　熟大黄 9 克　山豆根 9 克　白芷 9 克　赤芍 9 克　甘草 6 克

用法：水煎服，每日 1 剂，两方可交替服用。

适应证：鼻咽癌。

▌ 方四十一 ▌

组成：皂刺和皂角树枝共 360 克

用法：煎汤呈黄酒色，每日服 3 次，2 日服完。

适应证：鼻咽癌。

▌ 方四十二　661 鼻癌方 ▌

组成：茅莓 30 克　丹参 30 克　钩藤 30 克　起马胎 30 克　老鼠簕 15 克　铁包金 15 克　入地金牛 15 克　茜草根 15 克　刺蒺藜 15 克　细叶七星剑 15 克　穿破石 15 克　山慈菇 15 克　大枣 60 克

用法：水煎服，每日 1 剂。

适应证：鼻咽癌。

▌ 方四十三　713 鼻癌方 ▌

组成：茅莓 30 克　白茅根 30 克　野菊花 30 克　铁包金 30 克　入地金牛 15 克　土鳖虫 15 克　钩藤 15 克　大蓟 21 克

甘草 9 克

　　加减：热毒重另加龙胆草、连翘、黄芩。

　　用法：水煎服。

　　适应证：鼻咽癌。

▌ 方四十四　三生汤 ▐

　　组成：生半夏 30 克　生川乌 30 克　生南星 30 克

　　用法：加水久煎，每日 1 剂，2 次分服。

　　适应证：鼻咽癌证属痰湿或寒痰型。

　　附注：服药后若出现舌麻现象，可用红糖解除。

▌ 方四十五 ▐

　　组成：蒟蒻（先煎 2 小时）30 克　石见穿 30 克　苍耳草 30 克　蒲公英 30 克　白英 30 克　夏枯草 15 克　黄药子 15 克　辛夷花 10 克

　　用法：水煎服。

　　适应证：鼻咽癌。

▌ 方四十六　地玄汤 ▐

　　组成：生地 30 克　玄参 24 克　麦门冬 18 克　象贝 12 克　丹皮 12 克　白芍 12 克　薄荷 7.5 克　甘草 6 克

　　用法：水煎服，每日 1 剂，2 次分服，连服 7 ~ 9 剂为一疗程。

　　适应证：鼻咽癌证属阴虚者。

　　附注：本方有清润咽喉作用。

▌ 方四十七　枸骨血藤汤 ▐

　　组成：枸骨 60 克　鸡血藤 30 克　穿破石 30 克　贯众 15 克　九节龙 30 克　猴头 3 ~ 5 个

　　加减：口渴加麦门冬、生地、银花；淋巴结肿大加山豆

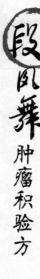

根、夏枯草；发烧加银花、大青叶。

用法：水煎服，每日 1 剂，至痊愈为止。

适应证：鼻咽癌肿块明显、体质较差者。

附注：本方有软坚散结、补益气血作用。

方四十八　雄黄解毒丸

组成：雄黄 18 克　郁金 9 克　巴豆 7.5 克

制法：上药共研细末，以醋泛丸，如绿豆大小。

用法：每服 2 丸，2 小时 1 次，浓茶送下，服至吐泻时停用。

适应证：鼻咽癌鼻塞不通、痰涎壅盛者。

附注：本方具有通关开窍作用。

方四十九

组成：白花蛇舌草 30 克　白英 30 克　白茅根 12 克　党参 12 克　天门冬 12 克　麦门冬 12 克　沙参 10 克　生地 10克　白术 10 克　茯苓 10 克　玄参 9 克　银花 9 克　玉竹 9 克丹参 12～15 克　甘草 3 克

用法：水煎服，每日 1 剂，每剂煎 3 次，代茶饮用。

适应证：鼻咽癌。

方五十　攻瘤丸

组成：

方一：灵药 3 克　金丹 3 克　银翠 3 克

方二：蜈蚣 15 条　全蝎 20 个　穿山甲 20 片　僵蚕 20 条朱砂 6 克　雄黄 6 克　大黄 9 克

制法：

方一：各药共研细末，面糊为丸，铜绿为衣，如黄豆大小。

方二：先将蜈蚣去头足后微火炒枯，僵蚕去丝后微炒，全蝎去头，再共研成细末，用黄酒与面糊制丸，朱砂为衣，如绿豆大小。

用法：口服。

方一：每晚1丸。

方二：每晨20～30丸。

两方服至症状基本缓解。

适应证：鼻咽癌等多种肿瘤。

附注：

灵药制法：取水银、白砒、火硝、食盐、皂矾各30克，共研细末，置小铁锅内，上盖瓷碗，用石棉灰将碗锅连接处封严，先用文火约炼半小时，改用武火炼2～3小时，离火取下，升华附于碗内者即为灵药。

金丹制法：取锌10克，置铁锅内于火上熔融后，称取樟丹60克，徐徐撒布于熔铅上，待蒸熏至四周发黄，即得。

银翠制法：取碎银30克，用铁锅熔化后，取石青末18～20克，投入已熔化的银上，至银色发透呈翠色，冷后研细，即得。

石青末制法：取白砒60克与硫黄120克，共研细末，混合均匀，置铁锅内，上覆瓷碗，用石棉灰封固，煅烧3～4小时，取出待冷，升华附于碗内呈黄色者为烟硫，沉于锅底而呈暗绿色者即为石青，研末备用。

▌ 方五十一 ▌

组成：麝香0.15～0.2克　皂角3个　鲜鹅不食草6～9克　葱白3根

制法：捣烂绞汁加麝香即成。

用法：以脱脂消毒棉球蘸药汁塞耳，如鼻、耳出血者，可将药液直接滴入。

适应证：鼻咽癌耳鸣耳聋、耳鼻出血者。

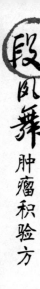

▌方五十二 ▌

组成：刺桐树寄生 30 克　葱白 30 克　辛夷 15 克　黄柏 15 克　生地 15 克　苍耳子 15 克　白芷 9 克　细辛 3 克　猪鼻 1 个

加减：上方另加黄皮树寄生、苦楝树寄生各 30 克。若鼻血鼻塞及耳聋加海棠果（去外皮）7 个、花生壳 20 个、水母蟹壳 3～5 个。耳边有肿块及耳聋加鹅不食草 30 克。

用法：水煎，每日 1 剂，连服 7～8 剂后加入黄皮树寄生、苦楝树寄生，再隔日服 1 剂，连服 5～7 剂。海棠果、花生壳及水母蟹壳晒干研末，随主方冲服，隔 3 日 1 剂，连服 6～12 剂。

适应证：鼻咽癌。

第五章　治中耳及外耳癌方

中耳是介于外耳道与内耳之间的部分，它包括鼓室、咽鼓管、鼓窦及乳突小房等，中耳向外与外耳道借鼓膜相隔。

外耳道癌较少见，而中耳癌较多见。因中耳癌常向外侵犯外耳道，外耳癌常向内侵犯中耳，故有时不易确定其原发的部位。耳癌的早期表现为外耳道流出带血丝分泌物，感染时可流恶臭分泌物；患侧耳痛呈持续性，常反射到乳突部和头部，以夜间为重，向患侧卧时疼痛加剧，单侧听力减退和耳鸣，若癌组织侵犯邻近器官可出现面神经麻痹、张口困难、眩晕、恶心、呕吐、眼球震颤、走路不稳以及乳突下淋巴结肿大。

30～50 岁间的男性患者多见此病，中医学中的"耳鸣"、"耳聋"、"耳菌"、"耳痔"、"耳挺"、"耳蕈"、"耳痛"可为该病的表现。治以清解热毒、祛痰散结等法。

▌方　一▌

组成：草花蛇或白花蛇蛇衣 9 克　小蜘蛛 3 克　梅片 0.3 克

制用法：将上药前两味煅存性，研为细末，再与梅片混合，研细，将药粉吹入耳内，每日 1 次。

适应证：中耳癌。

▌方　二▌

组成：黄连 30 克　明矾 15 克　猪胆汁 30 克

用法：上药混合，阴干后再研为细粉，每取适量吹入耳

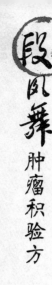

内，每日 1~2 次。

适应证：中耳癌，外耳道癌。

▌方三　曾青散 ▌

组成：雄黄 22.5 克　曾青 15 克　黄芩 7.5 克

用法：共为细末，每用少许吹入耳内。

适应证：外耳道癌，中耳癌。

▌方四　黄白散① ▌

组成：轻粉 3 克　杏仁（去皮尖）3 克　白矾 3 克　雄黄 3 克　麝香少许

制法：上五味，用乳钵先研杏仁如泥，后入雄黄、白矾、麝香同研极细，瓷器收贮。

用法：患者取卧位，用筷子头蘸米粒大小药散点患处，1 日点 1 次。

适应证：外耳道癌，耳门息肉。

▌方五　硇砂散 ▌

组成：硇砂 3 克　轻粉 0.9 克　冰片 0.15 克　雄黄 0.6 克

用法：上共为细末，用草菊咬毛蘸药，勤点患处，每日 5~6 次。

适应证：外耳道肿瘤。

▌方　六 ▌

组成：鸦胆子仁适量。

用法：

内服：第一周每次 9 粒、第二周 10 粒、第三周 11 粒、第四周 12 粒、第五周 15 粒，均为日服 3 次。用桂圆肉包裹，于饭后吞服。

外用：鸦胆子仁捣碎，与凡士林混合拌匀，外敷患处，每日 1 次。

适应证：外耳道皮肤鳞状上皮癌。

外耳道癌实际上是皮肤癌的一部分，只是病发在外耳道皮肤上而已。在治疗上可以参考治皮肤癌方适用。但应注意外耳的皮肤较薄而细嫩，皮下肌肉组织较少，不宜用腐蚀性、刺激性较强的外用药物。

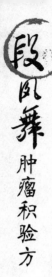

第六章　治扁桃体恶性肿瘤方

扁桃体恶性肿瘤是咽部常见的恶性肿瘤。扁桃体癌比扁桃体肉瘤多见。癌多发生于中年人，肉瘤多见于青、壮年人。男性发病率较女性为高。

扁桃体癌中，鳞状细胞癌最多见，次为未分化癌、基底细胞癌及淋巴上皮癌。扁桃体肉瘤中，可分为网状细胞肉瘤、淋巴肉瘤及纤维肉瘤，后者很少见。

扁桃体恶性肿瘤的临床表现：常有咽部不适，但往往由于症状轻微而易被忽略，以后可逐渐出现吞咽时异物感、梗阻感，可见扁桃体呈进行性肿大。常为结节样肿块，其次为菜花样；亦可发生溃疡出血。局部疼痛，有时可伴有耳痛。病情发展后可侵犯口腔、舌、齿龈及口咽、鼻咽部，并出现相应的症状。中医学中的"石蛾"、"喉菌"与扁桃体肿瘤很类似。中医认为，扁桃体恶性肿瘤多因心胃伏火、痰毒夹火上冲咽喉；或郁怒忧思致气滞血凝；或肝肾虚亏、虚火上炎熏灼咽喉而成。常用泻火解毒、化痰散结、舒肝解郁、滋肾培元等治疗方法。

▌方一　牛蒡解毒汤 ▌

组成： 牛蒡子 10 克　天花粉 15 克　升麻 10 克　连翘 10 克　白术 10 克　黄芩 10 克　桔梗 10 克　防风 10 克　青皮 10 克　葛根 10 克　生地 15 克　元参 15 克　山栀 9 克　黄连 6 克　甘草 6 克

用法： 水煎分服。

适应证：扁桃体癌、喉癌、舌癌、癌症颈部淋巴结转移，热毒症状明显者。

▌方 二▐

组成：地苦胆 6~9 克

用法：泡水，每日 2 次口服。

适应证：扁桃体淋巴肉瘤、淋巴上皮癌。

▌方 三▐

组成：忍冬藤 15 克　蒲公英 15 克　土茯苓 15 克　京玄参 12 克　人中黄 10 克　桔梗 10 克　象贝母 10 克　生地 10 克　荆芥穗 6 克　牛蒡子 6 克　天花粉 6 克

用法：水煎服。

适应证：扁桃体恶性肿瘤。

▌方 四▐

组成：赤、白芍各 10 克　僵蚕 10 克　山豆根 10 克　夏枯草 10 克　京玄参 10 克　牛蒡子 6 克　山慈菇 6 克　老硼砂（冲）6 克　皂角刺 3 克　桔梗 3 克　嫩射干 5 克　西川连 2.5 克　土牛膝 12 克

用法：水煎服。

适应证：扁桃体恶性肿瘤。

附注：上方可配合用青橄榄（打碎）5 只，白萝卜子 60 克，煎汤常服。冰硼散吹咽部患处每日 3~4 次。

▌方 五▐

组成：熟地 24 克　生地 24 克　山药 12 克　山茱萸 12 克　泽泻 9 克　茯苓 9 克　牡丹皮 9 克　贝母 12 克　牛蒡子 12 克　麦门冬 12 克　木通 12 克

用法：水煎服。

适应证：石蛾（扁桃体肿瘤）初期，因肝火老痰结成恶血所致者。

附注：病初忌用凉药。

方六　黄芩解毒汤

组成：黄芩6克　黄连9克　黄柏6克　栀子9克

用法：水煎服。

适应证：喉菌（扁桃体恶性肿瘤）因心胃伏火所致者。

附注：用药前，先用金丹0.3克、碧丹1.5克吹喉。金丹、碧丹的配制方法如下：

金丹（又名七味僵蚕散）：制僵蚕0.3克，白芷0.3克，牛黄少许，牙硝5.4克，生蒲黄1.2克，硼砂2.4克，冰片0.6克，加玉丹少许亦可。共为细末即成，装瓶备用。

碧丹（又名八味薄荷散）：薄荷1.8克，玉丹1.2克，甘草0.3克，冰片0.3克，牛黄多用，百草霜0.9克，灯草灰0.15克，制牙皂少许。共为细末即成，装瓶备用。

玉丹：明矾（指头大）一块入罐内，放枹木炭火上熔化，用筷子试看罐底无块时，随投火硝、硼砂（每矾30克，各下9克为度）。少等一会儿又投明矾，化尽再下硝、硼如前法，逐层投完。待至罐口如馒头样，方用武火炼至干枯。用净瓦覆罐口一个时辰后取起。将研细牛黄少许，用水五六匙调和，以匙挑滴丹上，将罐仍入火内烘干，即连罐覆于洁净地上，下衬以纸，上盖以瓦，7日之后，收贮备用。

第七章　治舌癌和口腔其他良恶性肿瘤方

　　口腔恶性肿瘤中以舌癌为最多见，其次为颊黏膜、硬腭、软腭、齿龈、口底等处的恶性肿瘤，大多发生于男性。

　　口腔内恶性肿瘤最初表现只是一片稍有增厚的黏膜，或有或无溃疡，无自觉症状。随后，即形成一块稍高起的硬结区，如硬结区增大，可发生溃疡和感染。可有口臭、出血或产生疼痛。剧烈的疼痛可放射到面部或耳根部。肿块继续增大，可造成吞咽、呼吸及说话困难；如侵犯翼窝可产生牙关紧闭。并经常伴见颈淋巴结肿大。

　　舌癌症状与中医学中描述的"舌疳"、"舌菌"、"舌岩"、"瘰疬风"、"莲花风"很相似。其原因多由七情郁结心脾二经，化火化毒所致。口腔的其他癌症与中医学中的"口菌"、"口内恶疮"、"岩症"和"肿块"相似。多因上焦实热、下焦阴火、中焦虚寒、脾经湿热郁久化热毒等引起。治疗上常采用清泻心脾湿热、清热解毒、养阴泻火、温运脾阳等方法辨证治疗。

▌ 方一　北庭丹 ▌

　　组成： 番硇砂1.5克　人中白1.5克　瓦上青苔3克　瓦松3克　溏鸡屎3克　麝香0.3克　冰片0.3克

　　制法： 将药装于倾银罐内，将口封严，外用盐泥封固，以炭火煅红约1小时，候冷开罐，将药取出。入麝香、冰片，共研成细末。

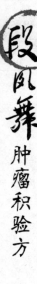

用法：用磁针刺破肿瘤，以丹少许点上，以蒲黄盖之。

适应证：舌癌，舌疼痛红烂无皮。

附注：外用上药的同时还可用蜘蛛丝搓作线，套在癌肿根部，其丝自渐收紧，至极痛，须忍耐片刻，肿瘤脱落后，局部出血，用百草霜或蒲黄末敷之。此方为清溪秘传方。

方　二

组成：龙葵30克　山豆根20克　山慈菇20克　白花蛇舌草20克　土贝母20克　半枝莲20克　蚤休10克　木芙蓉10克　霹雳果10克

用法：水煎服。

方　三

组成：山豆根10克　冰片1克

用法：共为细末，外敷患处。

适应证：以上两方均适于舌癌。

附注：方二、方三可配合运用。两方均为耿鉴庭提供。

方四　赴筵散

组成：白矾3克　铜绿3克

用法：共研为末，掺于患处，并以温醋漱口。

适应证：舌癌。

方五　水澄膏

组成：朱砂（水飞）6克　白及30克　白蔹30克　五倍子30克　郁金30克　雄黄15克　乳香15克

制法：共研成细末，米醋调浓膏，以厚纸摊贴。

用法：将膏药贴敷患处。

适应证：舌癌，颌下肿核溃后。

▌方 六▐

组成： 麝香 1 克　牛黄 1 克　猴枣 1 克　白蜡 0.5 克　珍珠 2 克　凤凰衣 3 克　朱砂 3 克

用法： 共为细末，每次 0.5 克，每日 3 次冲服。

适应证： 舌癌。

▌方七　龙蛇点舌汤▐

组成： 白花蛇舌草 30 克　野菊花 9 克　蒲公英 9 克　海藻 9 克　象贝 9 克　车前子 9 克　生大黄 9 克　生牡蛎 12 克　龙葵 15 克　梅花点舌丹（方见 434 页）2 粒

用法： 水煎服。每日 1 剂，2 次分服。梅花点舌丹每次 1 粒，每日 2 次，随汤药吞服。

适应证： 舌癌。

▌方 八▐

组成： 50% 酒精浸渍升麻根，制成流浸膏　白英、天葵子各 30 克压粉

用法： 上药混合，用适量碘化钾和水口服。每次 3~5 克。

适应证： 舌癌。

▌方 九▐

组成： 一枝黄花 15 克

用法： 上药加水 500 毫升，煮沸，日日漱口。

适应证： 舌癌，喉癌。

▌方 十▐

组成： 漏芦 150 克　藜芦 150 克　95% 酒精 500 毫升

制法： 将上两味药浸泡入酒精中 72 小时后过滤即成，装瓶备用。

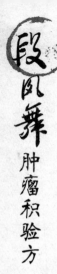

用法：用棉花球或软布浸药液后涂洗疮面。

适应证：舌癌。

▌方十一▌

组成：土鳖虫（微炒）7只　盐45克

用法：水煎煮五七沸，含口中，不要咽下。每日3~5次。

适应证：舌癌，重舌满口。

▌方十二　柳花散▌

组成：黄柏30克　青黛9克　肉桂3克　冰片0.6克

制法：各为细末，共再研，瓷罐收贮备用。

用法：每用少许敷患处。

适应证：舌体癌。

▌方十三　搜风解毒汤▌

组成：土茯苓30克　薏苡仁6克　银花6克　白鲜皮3克　槐米3克　防风2.1克　木瓜2.1克　木通1.5克

用法：水煎服，另用猪肉200克，炒服。

适应证：舌癌。

附注：应坚持长期服用。

▌方十四▌

组成：半夏10克　黄连10克　刀豆子60克　赤小豆60克

用法：水煎服。

适应证：舌体肿瘤。

▌方十五▌

组成：夏枯草30克　野菊花30克　土茯苓30克　生薏苡仁30克　山豆根20克

加减：心烦口渴、小便短赤、舌尖红苔黄、脉数者加生地15克，木通10克，黄连10克，生甘草6克；烦躁易怒、口苦臭、舌缘赤烂、苔黄、脉弦数者加玄参24克，生地15克，银花15克，蒲公英30克，紫花地丁30克，白花蛇舌草30克，龙胆草10克，柴胡10克，青皮10克，白茅根30克；胃灼痛、口臭干渴、舌龈肿烂红赤、苔黄燥、脉弦数者加生地20克，丹皮15克，丹参30克，当归10克，升麻3克。

用法：水煎服。

适应证：舌癌。

方十六　加味二陈汤

组成：清半夏12克　茯苓9克　陈皮9克　贝母9克　玄参15克　生牡蛎15克　制川乌4.5克　制草乌4.5克

用法：水煎服，每日1剂。

适应证：舌体肿物因痰郁气滞、流注经络而致者。

附注：席梁丞方。

方十七　二陈加芩连薄荷汤

组成：陈皮6克　半夏6克　茯苓6克　甘草3克　黄芩3克　黄连1.5克　薄荷4.5克

用法：用消毒小剪刀将肿物剪破，流出黏液，拭净，搽珍珠散，然后服以上汤药。汤药宜饭后服，水煎2次。

适应证：舌下囊肿。

附注：忌煎炒火酒等食物。

附：珍珠散：硼砂、雄精、川连、儿茶、人中白、冰片、薄荷叶、黄柏各末等分，大破珠子研末减半，共归一处，加研匀细，瓷瓶密贮备用。

方十八

组成：昆布15克　海藻15克　土茯苓15克　赤芍12克

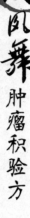

陈皮9克　法夏9克　大贝母9克　炮山甲9克　白芷9克
甘草9克

用法：上方水煎2次约400毫升，每日早、晚饭后各服200毫升，同时外用轻樟膏。

适应证：舌骨囊肿，甲状腺囊肿。

附注：轻樟膏的配法如下：轻粉少许，樟脑适量，镇江膏药或伤湿止痛膏一张。先将膏药按囊肿大小剪好，撕掉塑料膜，先撒轻粉，再撒上樟脑一层，然后用火柴点燃樟脑，随即吹熄，如此3次，趁热贴于患处，3～5次日换1次。

▌方十九　青黄散① ▌

组成：人工牛黄10克　青黛10克　冰硼散10克　皮硝9克

加减：鼻咽癌、扁桃体癌加辛夷3克，苍耳子3克，山豆根10克，蚤休10克；上腭癌、腮腺癌加连翘10克，玄参10克；喉癌加麦门冬10克，马勃1.5克，冰片1.5克；唾液腺癌加生地10克，玄参10克，花粉10克。

用法：上药研成细粉过筛，每次用器具或卷纸筒将少许药面吹撒在患处，每日可用多次。

适应证：口腔、咽喉部位的肿瘤或红肿、或溃破、或流血水均可适用。

附注：此方为段凤舞先生经验方。

▌方二十　犀羚琥珀散 ▌

组成：羚羊角粉3克　琥珀粉3克　水牛角粉4.5克（犀角更好）　冰片1克

用法：共为细末，每次用卷纸筒将少许药面吹撒患处，每日可多用几次。

适应证：口咽部肿瘤，局部红甚，疼痛明显，血热毒盛用此方。

附注：此方可与段凤舞先生经验方"青黄散①"交替使用。

▌ 方二十一　锡类散 ▌

组成：西瓜霜　生硼砂各6克　硇砂（炙）6克　生寒水石9克　珍珠（豆腐制）9克　青黛18克　冰片1.5克　牛黄2.4克

用法：共研细末，用时吹入少许至患处。

适应证：口腔、舌、喉部溃疡糜烂及肿瘤溃烂。现用以治疗胃溃疡、溃疡性结肠炎。

▌ 方二十二　清刷消毒膏 ▌

组成：佛甲草汁12克　玫瑰蜜30克　没药6克　龙脑15克

用法：研和，摊棉纱布上，贴患处，常常替换。

适应证：口腔、唇、舌癌，对癌性溃疡尤为适宜。

▌ 方二十三 ▌

组成：蒲公英30克　银花30克　山慈菇30克　连翘15克　土茯苓15克　花粉9克

用法：水煎服。

适应证：硬腭肿瘤。

附注：硬腭肿瘤来源于小唾腺和黏膜上皮。有良、恶性之分，常见的有硬腭黏膜乳头状瘤、唾腺混合瘤、唾腺恶性肿瘤（恶性混合瘤、腺样囊性癌及黏液表皮样癌等较多见）和鳞状上皮癌。从临床表现上看，前二者为良性肿瘤，一般无疼痛感觉，肿瘤生长较慢。后二者为恶性肿瘤，病变发展较快，癌肿可破溃形成溃疡，并可破坏骨质，发生颌下或颈部淋巴结转移。

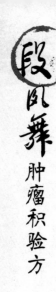

▌ 方二十四 ▐

组成：蒲公英 30 克　夏枯草 30 克　白石英 30 克　白花蛇舌草 30 克　地丁 15 克

用法：水煎服，每日 1 剂。

适应证：牙龈癌。

▌ 方二十五　加味甘桔汤 ▐

组成：生甘草 9 克　桔梗 4.5 克　荆芥 4.5 克　炒牛蒡子 4.5 克　贝母 4.5 克　薄荷 4.5 克

加减：内热盛或饮食入口即吐者，加黄连 3 克；门渴唇焦舌燥便秘尿赤者，加生地 12 克，黄芩 9 克，山栀仁 12 克；如有肿处加银花 15 克。

用法：水煎服，外吹珍珠散（方见 53 页）。

适应证：口菌（牙龈癌）。

附注：牙龈癌是发生在上、下颌骨牙槽上的黏膜部分的恶性肿瘤。可以原发于牙龈黏膜，也可由舌癌、口底癌、上颌窦癌蔓延而来。好发生在 50 ~ 70 岁的老年人，以下颌的磨牙区最多。约占口腔癌的 1/6 ~ 1/3。病理学检查，绝大部分为鳞癌。

早期症状为牙龈肿物，呈乳头型、结节型突起，或有溃疡。侵犯牙槽骨后引起牙齿松动、脱落。侵犯神经后有颊部皮肤麻木。晚期还会破坏下颌骨。大约有 1/3 ~ 1/2 的病人有颌下淋巴结转移。

▌ 方二十六 ▐

组成：

外用方：芙蓉叶（晒干）30 克　生明矾 9 克　麝香 0.9 克　五倍子 30 克　大黄 30 克　藤黄 9 克　冰片 0.6 克

内服方：桑叶 9 克　杭菊 9 克　僵蚕 9 克　青蒿 9 克　连

翘 9 克　赤芍 9 克　归尾 9 克　泽兰 9 克　地丁 9 克　荆芥 4.5 克　防风 4.5 克　白芷 3 克　桃仁 3 克　银花 12 克　生石膏 18 克　地骨皮 6 克　南红花 6 克　公英 6 克　贝母 6 克　丹皮 6 克

用法：外用方，共为细末，用醋调成糊状涂患处，中央留孔如豆大，药干再涂醋。内服方，以水煎服，每日 1 剂。

适应证：造釉细胞瘤。

附注：外用方名曰消毒散。

方二十七

组成：蛇蜕 9 克　连翘 9 克　蜂房 9 克　当归 9 克　红花 9 克　玄参 15 克　沙参 15 克　银花 15 克　石斛 15 克　紫花地丁 15 克　甘草 1 克

用法：水煎服。

适应证：造釉细胞瘤。

附注：造釉细胞瘤旧称牙釉质瘤，约占口腔肿瘤的 2%，占牙源性肿瘤的 60%。患者以青中年为主，就诊时平均年龄为 35 岁，发生于下颌磨牙部者尤多见，生长很缓慢，应属有潜在或低度恶性倾向的交界性肿瘤范畴。主要表现为局部膨隆形成球形肿块。其边缘分明、表面光滑、体积不一，在就诊时肿块往往已相当大，平均直径 8 厘米，大者可如小儿头。由于骨质被逐渐压迫萎缩，骨皮质常薄如羊皮纸，扣诊有乒乓球感。

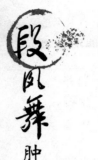

第八章　治唇癌方

唇癌是口腔癌瘤较常见的一种，占口腔恶性肿瘤的7.1%~15.0%，下唇癌的发生率远远超过上唇癌。男性多见，高发年龄为50~70岁，约20%~25%的患者发生颈淋巴结转移。口唇癌的表现主要有唇红黏膜的角化增生（肿大）、糜烂等，或原有肿物生长，表面坏死溃破，或同时有颌下、颈部淋巴结肿大。经一般治疗无效，又经活组织检查发现癌细胞即可确诊。

中医学对"茧唇"、"唇菌"等唇部疾患的描述与现代医学的唇癌表现类似。其多由思虑伤脾，心火内炽，脾胃积热；或水亏火旺，火毒蕴结唇部所致。治疗时，早期治宜润燥生津为主，中、后期则应根据不同情况对症治疗。

▌方一　泻火散加味 ▌

组成：生石膏12克　防风12克　藿香9克　炒栀子9克全蝎6克　蜈蚣2条　甘草9克（还可加僵蚕9克）

用法：水煎服，或研末分服。

适应证：唇鳞状上皮癌，属脾经蕴热型。

▌方　二 ▌

组成：蛇蜕、蜂房、乱发、六畜毛、蛴螬各等分

制、用法：上药共烧灰，猪脂油调擦患处。

适应证：唇癌。

方三 蟾酥饼

组成：蟾酥 1.5 克　乳香 15 克　没药 15 克　雄黄 15 克　樟脑 3 克　朱砂 6 克　轻粉 9 克　麝香 0.3 克　巴豆霜 6 克

制法：共为细末，以陈醋调匀为饼。

用法：用时润敷癌瘤处。

适应证：唇癌。

方 四

组成：生石膏 20 克　知母 10 克　黄芩 15 克　栀子 9 克　生甘草 9 克　芒硝少量　大黄 6 克　竹叶 10 克　山豆根 15 克

加减：口渴加天花粉、石斛、玉竹；五心烦热、两颧潮红、唇燥者加服六味地黄丸（方见 538 页）。

用法：水煎服。

适应证：唇癌初起肿块较小，可有溃疡、干裂脱皮、舌暗红、苔厚、脉弦滑者。

附注：郁仁存方。

方五 清凉甘露饮

组成：犀角 3 克　银柴胡 3 克　茵陈 3 克　石斛 3 克　枳壳 3 克　麦门冬 3 克　生地 3 克　黄芩 3 克　知母 3 克　甘草 3 克　淡竹叶 20 片　灯心草 20 根

用法：水煎食后服。

适应证：唇癌，舌癌，齿龈癌，喉癌等。

方六 黄柏散

组成：黄柏皮 60 克　五倍子 6 克　密陀僧 6 克　甘草 6 克

用法：后三味药共为末涂黄柏皮上，炙干，刮片贴在患处。

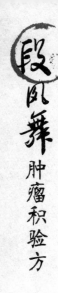

适应证：唇癌。

▌方七　紫归油▌

组成： 紫草、当归各等分
制法： 上药入芝麻油中熬，去渣出火气，装瓶备用。
用法： 用棉签蘸药少许，频频擦润患处，不拘次数。
适应证： 唇癌。

▌方八　樟乳散▌

组成： 樟丹 30 克　乳香 10 克
制法： 上药按比例混合后，共研细末，装瓶备用。
用法： 每次取适量，以小磨香油调制成糊状，涂敷于癌肿患处，每日 1 次。
适应证： 唇癌，皮肤癌。

▌方九　皮肤癌药膏（蚀癌膏）▌

组成： 马钱子 30 克　蜈蚣 30 克　紫草 30 克　艾麻 30 克
制法： 以上各药焙干后研成细末，加蜂蜜熬成软膏。
用法： 外涂癌患处，每日 3~4 次。
适应证： 唇癌，皮肤癌。

第九章　治唾液腺肿瘤方

　　唾液腺分两大类：一类为大唾液腺，有腮腺、颌下腺和舌下腺三对；另一类为小唾液腺，数量很多，分布很广，主要在唇、舌、软腭颊黏膜等处。

　　唾液腺肿瘤是头颈部较常见的肿瘤。发病部位最多见于腮腺，约占全部唾液腺肿瘤的70%，其次是颌下腺，舌下腺肿瘤极少见。发病年龄以21~40岁最多见，性别不明显。

　　良性唾液腺肿瘤生长缓慢，病程较长，多为数年，个别长达数十年；唾液腺恶性肿瘤较少见，生长快，病程短，局部病变严重明显，并多发生邻近淋巴结转移或远处转移。最常见的腮腺肿瘤良性者，以混合瘤最多，多于无意中发现以耳垂为中心的下方有生长缓慢的无痛性肿块，多呈结节状，表面平整或略圆，质地软硬不一，常有局部酸胀感。腮腺癌常表现在以上部位的肿块迅速增大，较硬、疼痛、麻木不适，活动性差，张口困难，甚至肿块溃破、创口不愈合，分泌物恶臭，或者颈部淋巴结肿大等症状。

　　腮腺肿瘤与中医学中描述的"上石疽"、"失荣"等相似，多因寒凝气滞或气郁化火，灼津为痰，痰凝结聚或热毒瘀血久积而成。治疗以虚实区分，体实者治宜和营行瘀，软坚散结；体虚或局部溃破者治宜温补气血，托里透发；若兼有寒、热、痰、瘀等证者当随证施治。

▌方　一▌

　　组成： 蛇蜕30克　全蝎30克　蜂房30克

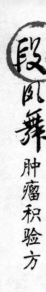

用法：共为细末，每服 3 克，每日 2 次。

适应证：唾液腺肿瘤。

▌方　二▌

组成：夏枯草 30 克　王不留行 30 克　生鳖甲 30 克　石见穿 30 克　牡蛎 30 克　天花粉 24 克　海藻 15 克　丹参 15 克　瓜蒌仁 15 克　苦参 15 克　昆布 12 克　桃仁 12 克　生地 12 克　蜂房 12 克　干蟾皮 9 克　天龙片（研冲）15 片

用法：每日 1 剂，煎 2 次分 3 次服。天龙片每次 5 片，每日 3 次，随汤药吞服。

适应证：腮腺癌。

▌方　三▌

组成：海藻 30 克　牡蛎 30 克　黄药子 30 克　昆布 15 克　猫爪草 15 克

用法：水煎服。每日 1 剂。

适应证：腮腺癌。

▌方　四▌

组成：马兰草根、野胡葱头各适量

用法：捣烂外敷。

适应证：腮腺癌。

▌方　五▌

组成：八角莲 30 克　山豆根 30 克　青黛 60 克　雄黄 6 克

用法：共为细末，蜂蜜调和外敷。

适应证：腮腺肿瘤。

▌方 六▐

组成： 半枝莲60克　牛蒡子30克　蚤休30克

用法： 共入水煎服。

适应证： 腮腺肿瘤。

▌方七　巴蜡丸▐

方见325页。每次5~6粒，每日2~3次，口服。

▌方八　没药丸▐

组成： 没药15克　乳香15克　川芎15克　川椒（去目及合口者）15克　赤芍15克　当归15克　自然铜（火烧醋淬7次）7.5克　炒桃仁30克

制法： 研为细末，黄蜡60克化开，入药末，不住手搅匀，丸如弹子大。

用法： 每服1丸，好酒1盅化开，煎至一半，乘热服下，随痛处卧。

适应证： 石疽、腮腺肿瘤属体质壮实者。

▌方九　内托千金散▐

组成： 白芍3克　黄芪3克　川芎3克　当归3克　防风3克　桔梗3克　天花粉3克　银花3克　人参3克　肉桂1.5克　白芷1.5克　甘草1.5克

加减： 痛甚加乳香、没药。

用法： 水煎至8/10，临服时入酒1小杯，食远服。

适应证： 恶症、诸毒、石疽、腮腺肿瘤等溃后或体虚者。

附注： 可配合阳和汤（方见498页）或十全大补汤（方见296页）服用。

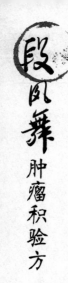

▌方 十▌

组成：商陆（鲜品）不拘量

用法：捣烂如泥，外敷患处。

适应证：腮腺肿瘤。

▌方十一 阳和解凝膏▌

方见第 396 页。外敷患处。

▌方十二 舒肝溃坚汤▌

方见 89 页。水煎服，每日 1 剂。

▌方十三▌

组成：柴胡、赤芍、象贝、炙僵蚕、陈皮、甘草各 10 克
花粉、当归、二花、白头翁各 15 克　蒲公英、猫爪草、夏枯
草各 30 克

用法：水煎服，每日 1 剂。

适应证：上石疽，腮腺混合瘤。

附注：本方是以《医宗金鉴》中舒肝溃坚汤加减而成。

第十章　治甲状腺肿瘤方

甲状腺肿瘤是颈部最常见的肿瘤。大多数为良性肿瘤，称为甲状腺腺瘤。恶性肿瘤也不少见，大多为甲状腺癌，肉瘤极少。发病年龄多在20～50岁，尤多见于青壮年妇女，男性患者较少，男女患者之比为1:2～4。

甲状腺腺瘤，早期表现为颈前区的无痛肿块，大多呈圆形、椭圆形或者结节状，大小不一，多数为乒乓球大小，可随吞咽上下移动，活动度好，有包膜感。肿瘤长到一定程度时，会产生气管压迫症状，出现呼吸窘迫感。甲状腺癌，除未分化癌外，多属于低度恶性肿瘤，同良性肿瘤一样发展很慢，病程很长，其早期与良性腺瘤很相似，但进一步发展，肿块可迅速增大、质硬，表面凹凸不平，和周围黏连而不易推动，较早出现颈淋巴结转移肿大。

中医学认为本病属"瘿瘤"范畴，甲状腺恶性肿瘤部分表现则类似于"石瘿"的描述。中医认为，瘿瘤的发病除与水土有关外，还因忧思郁怒、肝郁不舒、脾失健运致气血痰浊凝滞等所致。治以疏肝理气、健脾化湿、活血化瘀、软坚散结等方法。

▎方　一▎

组成：黄药子10克　昆布10克　海浮石10克　海藻10克　生牡蛎15克　玄参10克　海螵蛸10克　生黄芪30克　枸杞30克　女贞30克　焦山楂30克　夏枯草15克

用法：水煎服，每日1剂。

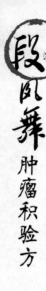

适应证：甲状腺良、恶性肿瘤。

附注：该方为段凤舞先生经验方。经长期临床观察，证实该方对甲状腺肿瘤的疗效较满意，对良性肿瘤的消散明显，对恶性肿瘤有一定的抑制作用。

▌方 二▐

组成：当归 12 克　生地 12 克　青皮 12 克　黄芪 30 克 昆布 30 克　海藻 30 克　夏枯草 30 克　白花蛇舌草 30 克　白芍 15 克　甲珠 15 克　芦荟 9 克　天南星 9 克　龙胆草 9 克

用法：水煎服。

适应证：甲状腺癌。症见甲状腺肿块较软，边界不清，活动性差，急躁易怒，苔薄脉弦。

▌方 三▐

组成：山海螺（四叶参）30 克　夏枯草 9 克　海藻 9 克 昆布 9 克　皂刺 9 克　炮山甲 9 克　丹皮 6 克　山慈菇 6 克 白芥子 2.4 克

用法：水煎服。

适应证：甲状腺癌。

▌方四　海藻软坚丸▐

组成：海藻 30 克　昆布 30 克　白蔹 15 克　白芷 15 克 当归 15 克　川芎 15 克　松罗茶 15 克　官桂 9 克

制法：共为细末，炼蜜为丸，每丸重 9 克。

用法：每服 1 丸，每日服 2 次。

适应证：癌症，以甲状腺癌为宜。

附注：该方有清热化痰、软坚散结的作用。

▌方 五▐

组成：蒟蒻 12 克　黄药子 12 克　海藻 12 克　昆布 12 克

玄参 12 克　地龙 12 克　蛇莓 15 克　夏枯草 30 克　象贝 10 克

　　用法：水煎服。

　　适应证：甲状腺癌。

▌方六　六军丸▐

　　组成：蜈蚣（去头足）、全蝎、僵蚕（炒去丝）、蝉蜕、夜明砂、穿山甲各等分

　　制法：上药共为细末，神曲糊为丸，粟米大，朱砂为衣。

　　用法：每服 4.5 克，每日 2 次，饭后 2 小时水酒送服。

　　适应证：甲状腺癌（未溃破者）。

　　附注：忌大荤、煎炒食物。

▌方　七▐

　　组成：山慈菇 30 克　肿节风 30 克　核桃树枝 30 克　黄药子 15 克

　　用法：水煎服，每日 1 剂。

　　适应证：甲状腺癌。

▌方　八▐

　　组成：山慈菇 4.5 克　陈皮 4.5 克　夏枯草 9 克　海藻 9 克　昆布 9 克　海浮石 9 克　法半夏 9 克　浙贝母 9 克　当归 9 克　制香附 9 克　黄药子 15 克

　　用法：水煎服，每日 1 剂。

　　适应证：甲状腺腺癌。

▌方九　两根一参汤▐

　　组成：银花 30 克　紫草根 30 克　薏苡仁 30 克　山豆根 30 克　白英 30 克　丹参 30 克　鱼腥草 30 克　夏枯草 30 克　生黄芪 15 克　土贝母 12 克　蚤休 12 克　六神丸 45 粒

加减：发烧加黄芩 15 克；胸痛加郁金 15 克；气急加苏子 12 克，沉香 6 克。

用法：水煎，每日 1 剂，2 次分服。六神丸每次 15 粒，每日 3 次，随汤药吞服。

适应证：甲状腺癌。

方 十

组成：蒟蒻（先煎 2 小时）30 克　苍耳草 30 克　贯众 30 克　蒲黄根 15 克　海藻 15 克　玄参 15 克　生牡蛎 60 克

用法：水煎服。

适应证：甲状腺癌。

方十一　补藤汤

组成：女贞子 30 克　旱莲草 30 克　补骨脂 30 克　骨碎补 30 克　透骨草 30 克　鸡血藤 30 克　络石藤 30 克　海藻 30 克　肉苁蓉 30 克　山药 15 克　牛膝 15 克　木瓜 15 克

用法：水煎，每日 1 剂，2 次分服。

适应证：甲状腺癌，甲状腺癌骨转移。

方十二

组成：夏枯草 20 克　夜交藤 20 克　生牡蛎 30 克　郁金 15 克　石菖蒲 15 克　沙参 15 克　柴胡 10 克　三棱 10 克　莪术 10 克　黄药子 9 克

用法：水煎服，每日 1 剂。

适应证：甲状腺腺癌、甲状腺囊肿。

方十三　五海丸

组成：海螺 20 克　海蛤粉 20 克　海藻 15 克　海螵蛸 15 克　昆布 10 克　龙胆草 10 克　青木香 10 克

制法：共研细末，蜂蜜炼为丸，每丸重 6 克。

用法：每次服 2 丸，每日 3 次。

适应证：甲状腺癌，甲状腺瘤。

▌ 方十四　黄蒌汤 ▌

组成： 夏枯草 30 克　海藻 30 克　望江南 30 克　牡蛎 30 克　白花蛇舌草 30 克　野菊花 30 克　白英 30 克　紫丹参 30 克　全瓜蒌 30 克　黄药子 30 克　昆布 15 克　怀山药 15 克　桃仁 9 克　南沙参 12 克　王不留行子 12 克　蜂房 12 克　小金片 10 片　天龙片 15 片。

用法： 每日 1 剂，煎 2 次分服。小金片分 2 次，天龙片分 3 次，随汤药吞服。

适应证： 甲状腺癌。

▌ 方十五 ▌

组成： 土茯苓 15 克　野荞麦 9 克　黄药子 9 克　白英 15 克　乌蔹莓根 12 克　蒲公英 12 克　银花 6 克　甘草 6 克

用法： 水煎服，每日 1 剂。

适应证： 甲状腺腺癌。

▌ 方十六 ▌

组成： 红参 6 克（嚼服）　黄芪 30 克　白花蛇舌草 30 克　半枝莲 30 克　夏枯草 30 克　昆布 30 克　海藻 30 克　山豆根 12 克　莪术 12 克　甲珠 15 克　天门冬 15 克　土鳖虫 9 克

用法： 水煎服。

适应证： 甲状腺癌。肿块坚硬如石，固定不移，或向周围漫延，出现"串疬"，或声音嘶哑，形体消瘦，病灶局部溃烂绵绵，出血不止，饮食少思，气短乏力，苔薄，舌质紫暗，舌有瘀斑，脉细涩。

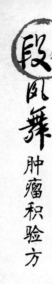

▌方十七　黄独两根汤▐

组成：黄药子 30 ～ 60 克　猕猴桃根 60 ～ 120 克　野葡萄根 60 ～ 120 克　紫草 60 克　马钱子 3 克　天龙 6 克

用法：每日 1 剂，煎 2 次分服。

适应证：甲状腺癌。

▌方十八▐

组成：水红花子鲜品 30 克

用法：水煎内服，同时用鲜品适量，捣烂外敷患处。

适应证：甲状腺癌。

▌方十九▐

组成：

汤剂：青、陈皮各 6 克　元胡 9 克　川芎 9 克　当归 9 克赤茯苓 9 克　乌药 9 克　白芍 9 克　大贝母 9 克　木香 1.5 克甘草 6 克

丸剂：海藻 30 克　蜣螂 30 克　陈皮 30 克　僵蚕 45 克白术 45 克　白芥子 45 克　鼠妇 45 克　牡蛎 60 克　昆布60 克

制、用法：汤剂水煎每日 1 剂内服，丸剂共研末，水泛丸，每次 9 克，每日 3 次口服。另用太乙紫金锭（方见 237页），每日半锭醋浸外涂，分 2 ～ 3 次用。

适应证：石瘿，腺瘤性甲状腺肿。

附注：沈自尹方。

▌方二十　昆布丸▐

组成：昆布（洗去咸汁）60 克　通草 30 克　羊靥（炙）2 具　海蛤壳 30 克　马尾海藻（洗去咸汁）30 克

制法：上药，捣碎研末，炼蜜为丸，如弹子大。

用法：常放 1 丸口中含化，慢慢咽下。

适应证：单纯性甲状腺肿大。

附注：忌食生菜、热面、炙肉、蒜、笋。

▋ 方二十一 ▋

组成：茅莓 45 克　石上柏 15 克　海蛤壳 30 克　木蝴蝶 15 克

加减：虚证加当归、香附；实证加归尾、路路通；痰多加法半夏、陈皮、瓜蒌皮；口苦、口干、睡眠差加柴胡、白芍、麦门冬、五味子、茯苓。

用法：加水浸过药面，文火久煎（沸后再煎 4 小时），每日 1 剂，分 2 次服。

适应证：甲状腺肿瘤。

附注：蔡顺平供方。

▋ 方二十二　瘿瘤神方 ▋

组成：海带 30 克　海藻 30 克　昆布 30 克　海螵蛸 30 克　海浮石 30 克　贝母 30 克　桔梗 30 克　天花粉 30 克　紫背天葵（晒干）60 克　夏枯草（晒干）60 克　带子连翘 60 克　皂刺 15 克

制法：共为细末，炼蜜为丸，梧桐子大。

用法：每服 100 丸，饭后白开水送下。

适应证：瘿瘤、结核、瘰疬等。

▋ 方二十三 ▋

组成：鹿角霜 150 克　当归 150 克　浙贝母 15 克　香附 15 克　陈皮 15 克　莪术 15 克

用法：每日 1 剂，水煎，早晚分服。

适应证：甲状腺瘤。

附注：田玉兰供方。

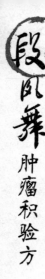

▎方二十四 ▎

组成： 枳壳 50 克　郁金 50 克　三棱 50 克　当归 50 克 丹皮 50 克　白芍 50 克　青皮 50 克　陈皮 50 克　白芥子 50 克　炮山甲 50 克　昆布 100 克　海藻 100 克　夏枯草 100 克 红花 25 克　莪术 150 克　蒲公英 150 克　生牡蛎 150 克

制法： 共为细末，水泛为丸，如绿豆大。

用法： 日服 2 次，每次 9 克。

适应证： 甲状腺腺瘤。

▎方二十五 ▎

组成： 夏枯草 30 克　桔梗 15 克　生牡蛎 15 克　海浮石 15 克　苦参 15 克　黄药子 15 克　橘红 9 克　白芥子 9 克　昆布 12 克　海藻 12 克　川贝 12 克

加减： 以上为基础方。若病情较轻者加银花 30 克，菊花 15 克，加大桔梗、夏枯草用量；病情较重者去牡蛎，加生鳖甲 30 克，当归 9 克，赤芍 12 克；病情严重者加生鳖甲 30 克，全虫 6 克，当归 12 克，沙参 12 克，易海浮石为全瓜蒌 15～30 克。

用法： 水煎服，每日 1 剂。

适应证： 甲状腺腺瘤。

▎方二十六 ▎

组成： 生半夏粉 1 克　橘络 6 克　茯苓 6 克　甘草 3 克

制法： 上药研粉末，用生姜汁冲蜂蜜为丸。

用法： 1 日分 3 次服完，饭后开水送下。

适应证： 甲状腺肿块大、有结节的重度型患者。

▎方二十七 ▎

组成： 海藻 10 克　昆布 10 克　黛蛤粉 10 克　海浮石 10

克 当归 10 克 制香附 10 克 连翘 10 克 黄药子 15 克 法半夏 6 克 青皮 6 克 陈皮 6 克 生甘草 2 克

加减：肿块质硬，无明显虚弱征象者，酌加三棱、莪术、大黄、炮山甲；体胖舌苔白腻者，去连翘、海浮石，加胆星、川朴、茯苓，或间或试用小金片（方见 146 页）；形瘦多火伴舌红口干咽燥心烦者，去半夏、香附、陈皮，加麦门冬、夏枯草、元参、生地、沙参、丹皮；体弱或年岁较高，或久服行气活血、化痰破积药不效者，酌加黄芪、党参、生地、白芍、丹参。

用法：水煎，每日 1 剂，2 次分服。

适应证：各种瘿瘤，如甲状腺腺瘤、甲状腺囊肿、结节性甲状腺肿等。

附注：陈克明方。

▌方二十八▐

组成：土黄芪（蜜炒）30 克 皮硝 9 克 猪眼（新瓦焙去油）15 克

用法：共为细末，炼蜜为丸，每服 9 克，滚水送下。

适应证：甲状腺肿大，气粗喘促，喉中有痰。

附注：土黄芪即冬葵的根，上方服几日后，面部会消瘦。

▌方二十九 消瘿丸▐

组成：夏枯草 60 克 海藻 60 克 三棱 60 克 土贝 60 克 陈皮 60 克 莪术 30 克 赤芍 30 克 石菖蒲 30 克 泽泻 30 克 归尾 90 克 焦三仙各 90 克 川芎 15 克 柴胡 15 克

制法：共研细末，蜜丸，每丸重 6 克。

用法：每日早晚各服 1 丸，白开水送服。

适应证：甲状腺肿瘤。

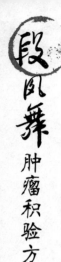

▌ 方三十　消瘿汤 ▌

组成： 牡蛎 30 克　生地 30 克　夏枯草 15 克　昆布 12 克
海藻 12 克　三棱 10 克　莪术 10 克　炒山甲 10 克　甘草 3 克

加减： 有热加牵牛、连翘、紫花地丁、板蓝根；痰多加法
半夏、陈皮、茯苓；热痰加浙贝、冬瓜仁、瓜蒌；口干咽痛加
玄参、花粉；气虚加北黄芪、党参、茯苓；血虚加首乌、归
身、黄精、大枣。

用法： 水煎服，每日 1 剂。

适应证： 甲状腺腺瘤属肝郁脾虚致气滞痰凝。

附注： 李穆堂供方。

▌ 方三十一　甲瘤丸 ▌

组成： 夏枯草 30 克　全当归 30 克　珍珠母 30 克　生牡
蛎 30 克　昆布 15 克　丹参 15 克

制法： 共研细末，加蜜制丸，每丸重 9 克。

用法： 每服 1 丸，每日 2 次。连用 3 个月为一疗程。

适应证： 甲状腺良性肿瘤。

▌ 方三十二　甲瘤汤 ▌

组成： 当归 12 克　夏枯草 12 克　海藻 12 克　柴胡 10 克
甲珠 10 克　皂角刺 10 克　浙贝 10 克　青皮 6 克　僵蚕 6 克
法半夏 6 克

用法： 水煎服，每日 1 剂。

适应证： 甲状腺瘤属痰气结聚型。

附注： 李冠泽供方。

▌ 方三十三　海藻玉壶汤 ▌

组成： 海藻、昆布各 9 克　半夏 9 克　连翘 9 克　贝母 9
克　当归 9 克　独活 9 克　青皮 6 克　川芎 6 克　陈皮 4.5 克

甘草 3 克

用法：水煎，每日 1 剂，2 次分服。

适应证：甲状腺腺瘤，甲状腺肿大，甲状腺机能亢进。

▌ 方三十四　破结散 ▌

组成：海藻（洗）9 克　龙胆草 9 克　海蛤壳 9 克　通草 9 克　昆布（洗）9 克　矾石（枯）9 克　松萝 9 克　麦曲 1.2 克　半夏 10 克

用法：共为末，酒服 1 克．每日 3 次。

适应证：甲状腺肿大，甲状腺腺瘤。

附注：忌鲫鱼、猪肉、五辛、生菜、猪杂毒物。

▌ 方三十五　攻坚散 ▌

方见 21 页。

适应证：甲状腺肿大、甲状腺瘤、乳腺小叶增生、乳腺纤维瘤、乳房异常发育等肿块性疾病。

▌ 方三十六　柴夏莪甲汤 ▌

组成：夏枯草 30 克　鳖甲 30 克　北柴胡 9 克　三棱、莪术各 9 克　煅牡蛎 30 克　赤芍 15 克　栀子 12 克　川郁金 12 克　广木香 9 克　桃仁、红花各 9 克　牡丹皮 9 克

用法：水煎，每日或两日 1 剂，1 剂分 2 次服。

适应证：甲状腺腺瘤属痰气郁结型。

附注：陈宇材供方。

▌ 方三十七　漏芦汤 ▌

组成：漏芦 15 克　白蒺藜（炒、研）15 克　五加皮 9 克　白蔹 9 克　槐白皮 9 克　枳壳 6 克　甘草 6 克

用法：水煎服。

适应证：瘿瘤，症见男女无故脖子粗胀，不痛不痒，皮色

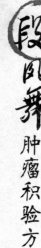

不变。

附注：王修善供方。

▌ 方三十八　灵仙龙草汤 ▌

组成： 威灵仙 30 克　龙葵 30 克　夏枯草 30 克　土茯苓 30 克　瓜蒌 30 克　黄药子 15 克　山慈菇 15 克　了哥王 12 克

用法： 水煎，每日 1 剂，2 次分服。

适应证： 甲状腺瘤；或无名肿毒，不痛不痒；或痰核瘰疬；乳腺包块；喘咳痰鸣、呕吐痰涎；癥瘕积聚，坚硬难化。舌质晦黯、苔腻、脉滑。

附注： 勿服寒凉之品。

▌ 方三十九　内消腺瘤汤 ▌

组成： 土茯苓 30 克　苦参 10 克　天花粉 10 克　角刺 10 克　半夏 10 克　桔梗 10 克　夏枯草 10 克　郁金 10 克　柴胡 10 克　陈皮 6 克　甘草 6 克

加减： 痰多者加川贝 10 克或白芥子 10 克。

用法： 水煎服，每日 1 剂。

适应证： 甲状腺腺瘤、颈部淋巴结炎、乳腺增生症等属痰气郁结型。

附注： 甲状腺瘤一般需服 6～30 剂。黄斯盛供方。

▌ 方四十 ▌

组成： 柴胡 9 克　山栀 9 克　土贝母 9 克　白芍 9 克　玄参 9 克　郁金 9 克　昆布 12 克　海藻 12 克　橘核 15 克　夏枯草 15 克　薄荷 1.5 克　甘草 3 克　牡蛎 12 克　生首乌 24 克

用法： 每日 1 剂，早晚各煎服 1 次。

适应证： 甲状腺肿瘤。

方四十一 琥珀黑龙丹

组成：琥珀 30 克 血竭 60 克 京墨 15 克 南墨 15 克 海藻 15 克 海带 15 克 五灵脂 15 克 木香 10 克 麝香 3 克

制法：共研细末，炼蜜为丸，每丸重 3 克。

用法：每服 1 丸，以热黄酒送下。

适应证：瘿瘤、瘰疬和颈部肿块。

附注：民间流传验方。

方四十二 神效开结散

组成：沉香 6 克 木香 9 克 陈皮 120 克 珍珠（炒，内泥封口）49 颗 海藻 6 克 猪靥肉（生雄猪项，红色瓦上焙干）49 克

制、用法：共研细末，每服 6 克。

适应证：瘿瘤。

方四十三 消痈散结导滞汤

组成：海藻 14 克 昆布 14 克 桔梗 12 克 浙贝 12 克 牡蛎 12 克 半夏 12 克 青皮 12 克 玄参 12 克 茯苓 12 克 当归 12 克 川芎 12 克 夏枯草 15 克 甘草 6 克

加减：痰火郁结所致，兼有便结者上方去川芎、青皮，加柴胡、白术、大黄。

用法：水煎服。

适应证：瘿瘤，瘰疬，痰核。

附注：本方为瘿瘤痰核之专剂，对于湿热蕴结之积聚，并非所宜。林通国供方。

方四十四 芩连二母丸

组成：黄芩 30 克 黄连 30 克 知母 30 克 川芎 30 克 当归 30 克 白芍 30 克 生地 30 克 熟地 30 克 地骨皮 30

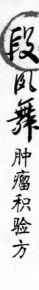

克 羚羊角 30 克 蒲黄 30 克 甘草 15 克

制法：共为末，用侧柏叶煎汤，打寒食为丸，如梧子大。

用法：每服 70 丸（约 9 克），灯心汤送下，或做汤剂内服，药量减少到 1/2 ~ 1/4。

适应证：瘿瘤，毛细血管瘤。

▌ 方四十五 蜡矾丸 ▌

组成：黄蜡 30 克 白矾 40 克

制法：先溶化黄蜡，离火等稍温时，加入白矾末。搅匀乘热搓成条，随烘随做丸，如桐子大。

用法：每服 60 ~ 70 丸，白开水服下，每日 3 次。

适应证：瘿瘤。

▌ 方四十六 陷肿散 ▌

组成：乌贼骨 3 克 白石英 0.6 克 石硫黄 0.6 克 钟乳石 1 克 紫石英 0.6 克 干姜 3 克 丹参 2.4 克 琥珀末 3 克 大黄 3 克 附子 1 克 胡燕屎 3 克 白矾 3 克

用法：上药共研末，以猪油调膏外敷患处。

适应证：瘿瘤。

附注：唐·孙思邈方。

▌ 方四十七 调元肾气丸 ▌

组成：鹿角胶 120 克 人参 30 克 麦门冬（捣膏）30 克 当归身 30 克 龙骨 30 克 地骨皮 30 克 木香 9 克 砂仁 9 克 知柏地黄丸 400 克

制法：上药除鹿角胶外共为细末，以鹿角胶用老酒化开，若稠加蜜 200 克，同煎待滴水成珠时，合入药末，如梧桐子大即成。

用法：每服 80 丸，空腹时温酒送下。

适应证：瘿瘤属肾虚型者。

附注：忌白萝卜、火酒、房事。

▌方四十八▐

组成：牛靥（牛的甲状腺）3个

制法：先将黄牛靥晒干，放入瓷瓶里，用瓦盖盖好，盐泥固封。等泥干后，放火上烧至瓶成红赤之色，撤火待冷却后取出，研为细末。

用法：每次饭后用粥调饮3克。

适应证：甲状腺瘤。

▌方四十九▐

组成：牛蒡根（热水洗净，细切除皮）1升

用法：上药加水3升。煮取1.5升，分温3服，每次间隔约半小时。

适应证：甲状腺肿瘤。

▌方五十▐

组成：野荞麦根30克　公鸡气管1条

用法：水煎，分2次服，每日1剂。

适应证：地方性甲状腺肿大。

▌方五十一▐

组成：星宿菜24克　一枝黄花15克　马兰12克　韩信草12克

用法：水煎，分3次服，每日1剂，20日为一疗程。肿物消退后仍续服1~3个疗程。

适应证：甲状腺肿瘤。

▌方五十二▐

组成：风箱树根60~120克　荔枝干5个

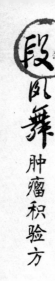

用法：清水煎服。

适应证：甲状腺肿。

▌方五十三▌

组成： 三叶青块根 15 克　猪喉头 1 个

制法： 将三叶青块根塞入猪喉头内，用生菜叶包裹 2~3 层，放入火灰中煨熟。

用法： 上药于晚上 12 点 1 次服完（猪喉头也要吃掉）。

适应证： 地方性甲状腺肿大。

附注： 猪喉头有毒，服用时以少量开始为妥。

▌方五十四▌

组成： 鲜旱柳叶 500 克

用法： 加水 2.5 升，煎至 1 升，每服 200 毫升。

适应证： 甲状腺肿大。

▌方五十五▌

组成： 猪肺（连气管）1 具　海带 100 克

用法： 煮烂，分 3 日服完，每月服 2 次。

适应证： 甲状腺肿。

▌方五十六▌

组成： 黄药子 60 克　白酒 500 毫升

制法： 将黄药子切片，放入广口玻璃瓶中，冲入白酒浸泡。5 日后，取滤液密封备用。

用法： 成人每服 30 毫升，早晚各 1 次。恢复正常后，即停止饮用，如不会饮酒者，可在药酒内酌量加开水服。

适应证： 甲状腺肿大，甲状腺瘤。

附注： 黄药子对肝脏有损害，因此服药期间要定期检查肝功能。此方为湖北潜江曹良举提供。

▌ 方五十七 ▌

组成： 胖大海（水浸泡后去核）1 个　核桃仁适量　大枣（去核）3~5 个　蜂蜜适量

制法： 将上药混合加适量蜂蜜调匀后捣烂即成。

用法： 每晨空腹口服一汤勺，连服 2~3 个月。

适应证： 甲状腺肿瘤。

▌ 方五十八 ▌

组成： 四脚蛇 1 条　鸡蛋 1 个

制法： 将鸡蛋顶端打一孔，把四脚蛇切碎装入蛋内，封固，挂于当风处，冬季经 7 周后，取下，用火炕干研细末备用。

用法： 每次服 0.3 克，兑黄酒吞下。

适应证： 结节性甲状腺肿大，结核性淋巴结肿大。

附注： 四脚蛇为鬣蜥科动物草绿龙蜥。

▌ 方五十九　丝瓜络汤 ▌

组成： 丝瓜络 30 克　夏枯草 30 克　甘草 10 克

用法： 水煎服，每日 1 剂，早晚分服，1 个月为一疗程，共需 2~3 个疗程。

适应证： 甲状腺腺瘤。

附注： 汤新民供方。

▌ 方六十 ▌

组成： 鲜野苋菜根和茎 60 克　猪肉 60 克（或以冰糖 15 克代替）

用法： 水煎饭后温服，日服 2 次，连续服十余天。

适应证： 甲状腺肿大。

附注： 妇女经期及孕期忌服。

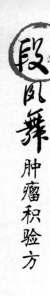

▌方六十一▌

组成：桃树白干的果 7 个　松树节 30 克　野荞麦根 30 克
九龙盘根 30 克　海带 30 克

用法：水煎，分 2 次服，每日 1 剂。另用灯心草蘸茶油点
火烧双手小指掌侧三个关节处各 1 壮。

适应证：地方性甲状腺肿大。

▌方六十二▌

组成：生南星 1 枚　好醋 5～7 滴

制法：南星研烂后，以醋调匀。

用法：贴于患处。

适应证：甲状腺瘤。

附注：严子礼方。

▌方六十三　椒菊糊剂▌

组成：华南胡椒（全株）2 份　野菊花 1 份　生盐少许

制、用法：上药共捣烂，隔水蒸热，待温度降至适中时，
外敷患处。可用多次。

适应证：甲状腺腺瘤、乳痈、乳腺增生、卵巢囊肿、深肌
脓肿等。

附注：个别病人用药后可出现过敏反应，如皮肤发红、起
水泡或局部发痒等现象，去药后可消失，无须特殊治疗。李穆
堂供方。

▌方六十四　芙蓉菊膏▌

组成：芙蓉菊鲜全草 30 克

用法：将上药捣烂加蜂蜜调和，敷在肌肤局部，皮肤有灼
热感即取下，待灼热感消失后再敷上，可重复 3～4 次。

适应证：甲状腺腺瘤。

附注：上方治疗 14 天后肿物逐渐减小，约 2 个月后肿物消失。

▌方六十五 瘿瘤膏 ▌

组成： 蜈蚣、全蝎、天龙尾各 3 克（均炙） 儿茶 3 克 蟾酥 3 克 黄升 1.5 克 凡士林 20 克

制法： 共为细末，以凡士林调和备用。

用法： 每次以适量涂于纱布贴肿块处；贴后皮肤见发红，瘙痒时暂停用，皮肤恢复正常后再用。

适应证： 甲状腺肿瘤。

附注： 肖子伟供方。

▌方六十六 消瘿贴脐膏 ▌

组成：

方一：麻油 500 毫升 象皮 10 克 红花 10 克 蓖麻仁 20 粒 五铢钱 2 个 蜘蛛 6 个 头发 1 小团 红丹 15 克

方二：乳香、没药、儿茶、麝香各 1.2 克

制法： 首先将方一中的红丹另研为细末备用。再将其余药物放入麻油浸泡 1 天，倾入砂锅中，文、武火煎熬，炸药枯黄时滤去药渣。取药油再熬至滴水成珠时，徐徐加入红丹，不断搅拌。继之取方二药物混合研末，把药末掺入方一药油中搅拌均匀，离火冷却，收膏备用。

用法： 临用时取药膏 1 小团，约蚕豆大，摊于一块白布或蜡纸上。然后贴于患者脐窝之上。外以纱布束紧，或加胶布贴紧固定。每 3 天换药 1 次，贴至瘿瘤消失为止。

适应证： 瘿瘤。颈部触及包块，皮色不变，呈漫肿状或有结节。

附注： 如无麝香，可用公丁香代替。

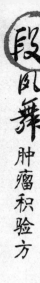

方六十七　消瘿贴脐饼

组成： 昆布、海藻、黄药子、夏枯草、丹参、生牡蛎、二棱、莪术各30克　麝香末3克　面粉适量

制法： 先将麝香另研为细末，另用；继而将诸药（除面粉外）混合研为粗末，把药末加水置于砂锅中煎2次，滤去药渣，取2次药液混合熬成厚膏备用。

用法： 临用时取药膏15克，加面粉适量捏成圆形药饼（约直径1.5厘米），蒸熟；再把麝香0.5克纳入患者脐中，上置药饼，外以胶布固定。2天换药1次，连贴3个月为一疗程。

适应证： 颈粗瘿肿，弥漫对称，边缘不清，质软无痛。

附注： 散瘿饼可在贴脐的同时配合内服，其疗效更佳。服饼法是每天1次，用黄药子10克煎水送下。

方六十八

组成： 黄蜂房、黄药子各等量

用法： 上药共研为细末，每服0.5克，每日服3次，饭后黄酒冲服。

适应证： 甲状腺囊肿。

附注： 服药后应避风，少许发汗即可。也可将上药装胶囊内服用。刘树贤供方。

方六十九

组成：

方一：夏枯草60克　丹参24克　瓜蒌壳24克　昆布24克　海藻24克　香附24克　山慈菇24克　柴胡15克　赤芍18克　白芍18克

方二：夏枯草60克　瘦猪肉60克

用法： 水煎服。方一用于治疗，每日1剂；方二用于巩固疗效，可隔日服 1 剂。

适应证：甲状腺囊肿。

方七十　加减漏芦汤

组成：漏芦 30 克　刘寄奴 30 克　公英 30 克　紫花地丁 30 克　银花 30 克　连翘 30 克　海藻 15 克　柴胡 13 克　玄参 12 克　香附 12 克　大贝 12 克　皂刺 10 克

加减：头痛眩晕者加川芎、菊花；热象不明显去公英、紫花地丁，减漏芦用量；气虚者加黄芪；心悸失眠者加柏子仁、生石膏、生牡蛎；心烦加山栀等。

用法：每日 1 剂，水煎 3 次去渣为 600 毫升，分 4 次服。6 小时 1 次。

适应证：甲状腺囊肿属气结痰凝型。

附注：王法昌供方。

方七十一　消囊汤

组成：控涎丹（分次吞服）2.5 克　昆布 6 克　海藻 6 克　苏子 6 克　夏枯草 6 克　炒蜈蚣 6 克　白芥子 4.5 克　桔梗 2 克　海浮石 9 克　象贝 10 克　陈海蜇 12 克　荸荠 2 枚。

用法：水煎服，每日 1 剂。

适应证：甲状腺囊肿属痰凝型。

附注：方中所用"控涎丹"由甘遂（去心）、大戟（去皮）、白芥子各等分，为末糊丸制成，药性较猛烈，有人初服后可有腹泻或轻度恶心，一般连服数剂后可逐渐消失，而疗效卓著，杨咏仙供方。

方七十二

组成：黄药子 20 克　蟾蜍胆 5 个　米醋适量

制法：将黄药子研为细末，过筛待用；继将活蟾蜍胆穿破取胆汁，加入黄药子末内调均，再加米醋适量，调膏备用。

用法：取药膏分 2 份，分别敷于患者脐中及颈部瘿块上，以纱布覆盖，胶布固定，每天 1 次，10 天为一疗程。

　　适应证：瘿瘤初起。

　　附注：贴药期间可用海带 30 克，加红糖适量煎服。

第十一章 治恶性淋巴瘤及颈部其他 肿瘤方

恶性淋巴瘤是人体淋巴系统恶性肿瘤的总称。它包括恶性淋巴瘤、网织细胞肉瘤、何杰金病和皮肤的蕈样霉菌病等。中医学古籍中记载的"石疽"、"恶核"、"石瘕"、"痰核"、"失荣"、"阴疽"等病证，一部分同恶性淋巴瘤的临床表现很相似。恶性淋巴瘤常发生全身淋巴结肿大，可以触及的表浅淋巴结肿大的病人占 2/3 以上，其中以颈部淋巴结肿大最多见。另外还伴有食欲减退、体重下降、贫血、乏力，部分病人有长期不规则发热，呈周期性或持续性。有的病人会出现肝脾肿大，肿瘤压迫症状和多种皮肤病等。

中医认为该病多属肝气郁结、寒痰凝滞、阴虚内热、肝肾阴虚、气血双亏等，应采取相对应的治疗方法。

▌ 方 一 ▌

组成： 柴胡 7 克　当归 10 克　白芍 10 克　浙贝母 10 克天花粉 15 克　夏枯草 15 克　穿山甲 10 克　丝瓜络 10 克　昆布 10 克　海浮石 10 克　炙鳖甲 15 克　焦三仙各 10 克

加减： 若出现腰酸腿软加桂枝 7 克、杜仲 10 克；纳食不佳加鸡内金 10 克；午后低烧加青蒿 30 克、五味子 10 克。

用法： 水煎服。

适应证： 淋巴系统恶性肿瘤。症见周身淋巴结肿大坚硬、疼痛不明显，甚至活动度差，或伴有低烧。

附注： 此方为段凤舞先生经验方。

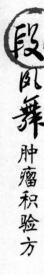

▌ 方二　抗癌 2 号丸 ▌

组成：天花粉 60 克　乳香、没药各 60 克　朱砂 60 克　血竭 30 克　枯矾 30 克　雄黄 30 克　全蝎 30 克　蜈蚣 30 克　生水蛭 30 克　硼砂 15 克　白硇砂 15 克　白及 15 克　苏合香油 15 克　轻粉 2 克

制法：上药共研细末，水泛为丸，如绿豆大小。

用法：每次 2～10 丸，每日 3 次，白开水冲服。3 个月为一疗程。

适应证：淋巴癌。

附注：服药后可稍有恶心，但久服未见肝肾功能损害和血象明显下降。

▌ 方三　抑癌片[①] ▌

组成：半枝莲 50 克　夏枯草 50 克　玄参 50 克　连翘 50 克　山慈菇 50 克　金银花 50 克　生牡蛎 50 克　鹅不食草 25 克　儿茶 25 克　昆布 25 克　海藻 25 克　紫草 25 克

制法：以上各药分别洗净后，加水煎煮，滤液浓缩成流浸膏状，加入辅料适量，制粒，干燥，压片，每片重 0.5 克

用法：口服，每次 2～4 片，每日 3 次，连服 1～3 个月为一疗程。

适应证：淋巴癌。

附注：个别病人服药后有恶心、食欲不振等现象。

▌ 方　四 ▌

组成：蒟蒻（先煎 2 小时）30 克　天葵子 15 克　黄药子 15 克　红木香 15 克　蚤休 15 克

用法：水煎服，每日 1 剂。

适应证：恶性淋巴瘤。

▌ 方五　舒肝溃坚汤 ▐

组成：夏枯草 6 克　炒僵蚕 6 克　香附子（酒炒）4.5 克　煅石决明 4.5 克　当归 3 克　白芍（醋炒）3 克　陈皮 3 克　柴胡 3 克　川芎 3 克　炒穿山甲 3 克　红花 1.5 克　片姜黄 1.5 克　生甘草 1.5 克　灯心草为引

用法：水煎，空腹热服。

适应证：恶性淋巴瘤，乳腺癌，颈部转移性癌肿，腮腺癌，瘰疬，上石疽。

▌ 方　六 ▐

组成：夏枯草 30 克　天门冬 30 克　金银花 24 克　玄参 24 克　昆布 12 克　白蔹 12 克　射干 12 克　蚤休 12 克

用法：水煎服。

适应证：恶性淋巴瘤。

▌ 方七　江南白花汤 ▐

组成：望江南 30 克　白花蛇舌草 30 克　夏枯草 30 克　海藻 30 克　昆布 15 克　牡蛎 30 克　野菊花 30 克　白英 30 克　紫丹参 30 克　桃仁 9 克　全瓜蒌 30 克　怀山药 15 克　南沙参 12 克　王不留行子 12 克　蜂房 12 克　小金片（方见 146 页）10 片　天龙片 15 片

用法：每日 1 剂，水煎 2 次分服。小金片分 2 次服，天龙片分 3 次随汤药吞服。

适应证：淋巴癌。

▌ 方八　白花蛇散 ▐

组成：酒浸白花蛇肉（焙）60 克　生犀角（镑研）45 克　黑牵牛（半生半炒）15 克　青皮 15 克

用法：上药为末混合。每服 6 克　每天 1 次，糯米调饮

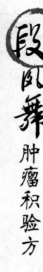

下，清晨服。

适应证：淋巴肉瘤，淋巴腺瘤。

方九　山土合剂

组成：山豆根30克　板蓝根30克　牛蒡子根12克　土茯苓30克　土贝母12克　露蜂房30克　玄参30克　鬼针草30克　地锦花30克　天花粉12克　连翘30克　柴胡9克

用法：水煎服，每日1剂。

适应证：恶性淋巴肉瘤、网状细胞肉瘤属痰热结聚型。

附注：亢海荣供方。

方十　消恶性淋巴瘤方

组成：白花蛇舌草30～90克　僵蚕30克　全蝎（研末冲服）6～12克　夏枯草30克　山慈菇、三棱、莪术、炒白术各15～30克　昆布、煅牡蛎、煅瓦楞子各30～60克　炮山甲、黄药子各9～15克　甘草6克

加减：若偏寒加姜、附、桂；偏热加狗舌草，天葵子；气虚加黄芪、党参；血虚加当归、紫河车；胃阴虚加石斛、麦门冬；肺阴虚加北沙参、天门冬；心阴虚加麦门冬、玉竹；肝肾阴虚加龟板、鳖甲、生地、枸杞；阳虚加附子、肉桂、补骨脂、棉花根；实热加生石膏、知母、黄芩、黄连。

用法：水煎服，1剂3煎，日3次。30剂为一疗程，巩固疗效时，可将上药制成丸剂，每服10克，1日3次。

适应证：恶性淋巴瘤。

附注：陈林才供方。

方十一　舒肝解郁汤及二陈汤加减方

组成：清半夏10克　茯苓10克　陈皮10克　夏枯草15克　昆布10克　黄药子10克　生牡蛎15克　玄参10克　贝母10克　柴胡6克　海藻10克　猫爪草30克

用法：水煎服，每日 1 剂。

适应证：淋巴系统肿瘤。症见：局部或全身淋巴结肿大、质硬、无疼痛感，肿块推之活动或固定，疲乏无力，劳累后症状加重，舌苔薄，脉弦。属肿瘤早期的症状。

方十二 青蒿鳖甲汤及生脉散加减方

组成：青蒿 10 克 鳖甲 10 克 地骨皮 10 克 生地 15 克 玄参 10 克 夏枯草 15 克 丹参 30 克 生牡蛎 10 克 白芍 10 克 党参 15 克 黄芪 15 克 金银花 15 克 黄药子 10 克

用法：水煎服，每日 1 剂。

适应证：晚期淋巴系统肿瘤。症见：全身淋巴结肿大，发热（午后较高），乏力，口干，食欲不振，消瘦，贫血，盗汗，脾脏肿大，胸闷咳嗽，舌苔薄黄，舌质红，脉弦细而数。

附注：以上两方均为张代钊提供。

方十三 消瘤丹

组成：白僵蚕 60 克 蝉衣 60 克 斑蝥 6 只（去头、足、翅及胸甲分别纳入 6 个去核红枣中，焙焦研细）

制法：共研细末，分为 12 份装入胶囊中。

用法：每次 1 个胶囊（即 1 份），每日 2 次口服。

适应证：恶性淋巴瘤。

方十四

组成：党参 12 克 黄芪 24 克 当归 9 克 炙鳖甲 24 克 黄药子 12 克 桃仁 9 克 坎炁 1 条 浙贝母 12 克 薛荔 24 克

用法：水煎，每日 1 剂，分 3 次服。

适应证：恶性淋巴瘤。

附注：钱伯文供方。

▌ 方十五 ▌

组成：川贝母 10 克　炒丹皮 10 克　浙贝母 10 克　炒丹参 10 克　山慈菇 10 克　炮甲珠 10 克　海藻 10 克　昆布 10 克　川郁金 10 克　金银花 10 克　忍冬藤 10 克　小蓟 10 克　桃仁 6 克　杏仁 6 克　大力子 6 克　皂角刺 6 克　桔梗 5 克　酒玄参 12 克　夏枯草 15 克　三七末 3 克（分 2 次冲服）

用法：水煎服。

适应证：淋巴腺瘤。

附注：施今墨方。

▌ 方十六 ▌

组成：蒟蒻 12 克　泽漆 12 克　蒲公英 12 克　蛇莓 12 克　蚤休 12 克　海藻 12 克　昆布 12 克　地龙 12 克　黄药子 30 克　夏枯草 30 克　牡蛎 30 克

用法：水煎服。

适应证：恶性淋巴瘤。

▌ 方十七 ▌

组成：白花蛇舌草 250 克　龙葵 120 克　猪殃殃 60 克

用法：水煎服。

适应证：恶性淋巴瘤。

▌ 方十八　加味解毒散结汤 ▌

组成：板蓝根 30 克　蒲公英 30 克　瓜蒌 15 克　玄参 15 克　生地 12 克　赤芍 12 克　草河车 12 克　薄荷 10 克　苦桔梗 10 克　郁金 10 克　马勃 4.5 克　蜂房 3 克

用法：水煎服，每日 1 剂。

适应证：淋巴肉芽肿，属湿热痰阻型。

附注：关幼波方。

▌ 方十九　蛇莓蚤休汤 ▌

组成： 蛇莓 12 克　蚤休 12 克　黄药子 30 克　泽泻 12 克　蒲公英 15 克　夏枯草 30 克　海藻 12 克　昆布 12 克　牡蛎 30 克　地龙 12 克　穿山甲 9 克　三棱 9 克　莪术 9 克

加减： 发热加银柴胡 9 克，青蒿 30 克；腹水加云苓皮 20 克，车前子 12 克。

用法： 每日 1 剂，早晚煎服。

适应证： 淋巴癌。

▌ 方二十　两根莲花汤 ▌

组成： 藤梨根 30 克　抱石莲 30 克　小春花 30 克　岩珠 12 克　棉花根 12 克　黄芩 12 克

用法： 水煎，每日 1 剂，2 次分服。

适应证： 淋巴癌。

▌ 方二十一 ▌

组成： 制首乌 15 克　炒白术 15 克　象贝母 9 克　僵蚕 12 克　橘叶 9 克　姜半夏 12 克　制南星 12 克　夏枯草 24 克

用法： 水煎，每日 1 剂，分服。

适应证： 恶性淋巴瘤属风痰凝聚者。

▌ 方二十二 ▌

组成： 炒白术 12 克　黄药子 12 克　水红花子 30 克　天龙 3 条　八月扎 12 克　玫瑰花 6 克　制苍术 9 克　橘皮、叶各 9 克

用法： 水煎，每日 1 剂，分 3 次服。

适应证： 恶性淋巴瘤。

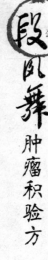

▌方二十三 ▐

组成: 郁金 10 克　枳壳 10 克　白术 10 克　柴胡 10 克　玄胡 10 克　五灵脂 10 克　红花 10 克　鸡内金 10 克　白芍 10 克　茯苓 12 克　丹参 30 克　生牡蛎 30 克　木香 6 克　砂仁壳 6 克　甘草 5 克　鳖甲 15 克

用法: 水煎服。

适应证: 恶性淋巴瘤。

▌方二十四 ▐

组成: 夏枯草 24 克　昆布 24 克　柴胡 9 克　桂枝 6 克　白芍 12 克　炙鳖甲 24 克　天龙 2 条　炒白术 12 克　炙甘草 6 克

用法: 水煎，每日 1 剂，分 3 次服。另外再加小金片（方见 146 页），1 日 3 次，每次 3～4 片。

适应证: 恶性淋巴瘤。

▌方二十五 ▐

组成: 夏枯草 30 克　麦门冬 30 克　金银花 30 克　玄参 24 克　昆布 15 克　白蔹 15 克　射干 15 克　蚤休 15 克

用法: 水煎服，可配合服用犀黄丸（方见 481 页），或牛黄醒消丸（犀黄丸加雄黄即成）。

适应证: 恶性淋巴瘤。

▌方二十六 ▐

组成: 蛇莓 30 克　蒟蒻（先煎 1 小时）30 克　生牡蛎（先煎 15 分钟）30 克　首乌藤 30 克　土贝母 9 克　夏枯草 15 克　白花蛇舌草 30 克　玄参 9 克　山慈菇 9 克　海藻 15 克

用法: 水煎服。

适应证: 恶性淋巴结肿瘤。

▌ 方二十七　恶网净汤 ▌

组成：白花蛇舌草 30 克　薏苡仁 30 克　黄药子 10 克　乌梅 10 克　龙葵 30 克　当归 10 克　丹参 15 克　水牛角 30 克　阿胶（烊化）10 克　党参 10 克　艾叶 3 克　甘草 6 克　三七粉 10 克（分 2～3 次，随汤药吞服）

加减：发热者加大青叶 10 克，知母 10 克，生地 15 克；出血者加大蓟 10 克，小蓟 10 克，仙鹤草 10 克，槐花米 6 克。

用法：水牛角加水先煎 1 小时，再入他药煎 30 分钟，滤过，药渣再加水煎 30 分钟，滤过，合并 2 次滤液。每日 1 剂，分 2～3 次服。

适应证：恶性网状细胞增多症。

附注：冉氏经验方。恶性网状细胞增多症是全身网状内皮组织的一种广泛恶性增生性疾病，异常而大量的网状细胞可浸润所有网状内皮系统，以肝、脾、骨髓及淋巴结最为明显。临床表现，起病多较急骤，病情进展迅速，可有发热、寒战、消瘦、乏力、全身衰竭、肝脾肿大、淋巴结肿大、骨病理性破坏等。

▌ 方二十八　白花蛇舌草汤① ▌

组成：白花蛇舌草 45 克　龙葵 30 克　薏苡仁 30 克　黄药子 10 克　乌梅 6 克　三七 3 克

加减：高热加生石膏 60 克，青蒿 30 克。

用法：每日 1 剂，早晚水煎服。

适应证：恶性网状细胞增生症。

▌ 方二十九　三舌汤 ▌

治疗恶性淋巴瘤。方见 425 页。

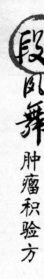

▌ 方三十　复方炉甘石糊 ▌

组成：炉甘石、大黄、猫爪草各 250 克　五倍子、黄丹各 125 克　葎草 500 克　硇砂 37.5 克　马钱子 45 克　蟾酥 15 克　白铅粉、冰片各 60 克　丁香 30 克　黄连 30 克　蜈蚣 15 条

制法：以上各药共研细末，用香油适量调成膏或以少许醋调制成糊剂即成。

用法：外用，涂搽于癌灶局部，每日 1～2 次。

适应证：淋巴瘤。

▌ 方三十一 ▌

组成：白花蛇舌草、半枝莲各 60 克

用法：水煎服。

适应证：大网膜淋巴肉瘤。

▌ 方三十二 ▌

组成：鲜独角莲块茎（去粗皮）适量

用法：捣成泥状敷于肿瘤部位。或用干品磨粉，温水（忌开水）调成糊状贴肿瘤处。

适应证：网状细胞肉瘤。

▌ 方三十三 ▌

组成：薏苡仁 60 克　乌梅 18 克　白花蛇舌草 9 克　天葵 9 克　黄药子 6 克　甘草 6 克

用法：水煎服，每次用水煎液冲服 2.5 毫克强的松。每日 1 剂。

适应证：恶性网状细胞病。

▌ 方三十四 ▌

组成：蚤休 30 克　卷柏 20 克　马鞭草 15 克　板蓝根 15

克 岩球 15 克 农吉利 3 克 羊蹄 10 克 徐长卿 10 克 土黄柏 10 克 木香 5 克

用法：水煎服，每日 1 剂。

适应证：恶性网状细胞病。

▌方三十五▐

组成：煅信石 1.5 克 黑矾 30 克

用法：研成细粉，分为 50 份。以枸杞加红糖适量，水蒸 1 小时，每日服 1 份。

适应证：恶性网状细胞病。

▌方三十六▐

组成：新鲜蒲公英、侧柏叶、生地各等量

制、用法：上药共捣烂与蜂蜜调匀，外敷患处。

适应证：鼻咽癌颈部淋巴结转移。

▌方三十七▐

组成：石榴树上寄生

用法：用醋磨汁，频频涂擦患处。

适应证：颈上肉瘤。

▌方三十八 和荣散坚丸▐

组成：当归身 60 克 熟地 60 克 茯神 60 克 香附 60 克 人参 60 克 白术 60 克 橘红 60 克 贝母 30 克 南星 30 克 酸枣仁 30 克 远志 30 克 柏子仁 30 克 丹皮 30 克 煅龙齿 1 对（无龙齿，鹿角尖 60 克煅代之） 芦荟 24 克 沉香 24 克 朱砂 18 克（为衣）

制法：上药为细末，炼蜜为丸如梧桐子大。

用法：每服 80 丸，饭后用合欢树根皮煎汤送下。

适应证：失荣症坚硬如石，不热不红，逐渐肿大者。现用

于恶性淋巴瘤、颈淋巴转移癌属于气血两虚者。

附注：失荣，又名失营，见于《外科正宗》一书。病因情志所伤，肝郁络阻，痰火凝结而成。病生于颈项，初起微肿，皮色不变；日久渐大，坚硬如石，固定难移；后期破烂紫斑，渗流血水，气血渐衰，形容瘦削，如树木失去荣华，故名。包括颈部部分原发或继发性恶性肿瘤。

方三十九　飞龙阿魏化坚膏

组成： 蟾酥（酒化）6 克　轻粉 1.5 克　枯矾 3 克　寒水石（煅）3 克　铜绿 3 克　乳香、没药各 3 克　胆矾 3 克　麝香 3 克　雄黄 6 克　蜗牛 21 克　朱砂 9 克　金头蜈蚣（去头足炙黄）5 条　乾坤一气膏 720 克

制法： 以上诸药共为细末，同入熬就，乾坤一气膏化开搅和，重汤内顿化。

用法： 上药红煅摊贴患处，半月一换。

适应证： 失荣症、瘿瘤、乳岩、瘰疬、结毒，初起坚硬如石，皮色不红，日久渐大，或疼或不疼，但未破者，俱用此贴。

附注： 敷药后，轻者可渐消，重者亦可停止生长，常贴可防复发。

方四十　内消瘰疬丸①

组成： 当归 72 克　白芍 72 克　胆草 72 克　葛根 72 克　三棱、莪术各 72 克　黄芩 72 克　黄连 72 克　川芎 48 克　桔梗 48 克　升麻 48 克　广陈皮 48 克　花粉 48 克　夏枯草 120 克　连翘 96 克

制法： 共为细末，炼蜜为丸，每丸重 6 克

用法： 每次服 1 丸，每日 1 次。

适应证： 瘰疬结核，颈部肿块。

附注： 忌食螃蟹、无鳞鱼（如黄鳝、黑鲇鱼、带鱼、鲤

鱼）。此方为段凤舞先生家传方。

方四十一 内消瘰疬丸②

组成：夏枯草240克 玄参150克 青盐150克 海藻30克 贝母30克 薄荷30克 天花粉30克 海蛤粉30克 白蔹30克 连翘30克 熟大黄30克 生地30克 桔梗30克 枳壳30克 当归30克 硝石30克 生甘草30克

制法：共研为细末，用夏枯草煎汤，玄胡粉30克化水和匀，泛丸如绿豆大。

用法：每服6~9克，日服2次。

适应证：瘰疬、瘿瘤、痰核或肿或痛。

方四十二 消瘰丸

组成：玄参、煅牡蛎、贝母各等分

制法：共研为细末，炼蜜为丸，每丸重9克。

用法：每服9克，日服2次。

适应证：瘰疬，痰核。

方四十三 内消片

组成：炙甲片240克 蜈蚣60克 斑蝥30克 全蝎120克

制法：共研细面和匀，加糯米糊烘干后压制成片，每片重0.5克。

用法：每次服2片，每日12次。

适应证：瘰疬、骨疽，肿痛坚硬，已溃、未溃均可用。

附注：忌食螃蟹、无鳞鱼。服药期间密切注意尿液的改变，如有异常及时停药。

方四十四

组成：核桃（去壳）50个 穿山甲25克 僵蚕25克

蜈蚣30条　全蝎25克　火硝25克

　　用法： 上药共研为细末，每次5克，每日2次，陈酒送服。

　　适应证： 用于淋巴结结核等。

　　附注： 孕妇、出血或有出血倾向的患者禁服。

▌ 方四十五 ▌

　　组成： 柴胡、香附、夏枯草、僵蚕、昆布、海藻各10克贝母12克　石决明15克　生鳖甲15克　玄参15克　陈皮6克　桔梗4.5克

　　用法： 先将石决明、鳖甲水煎30分钟后，再下诸药煎服。1日1剂，分2次服，连服10剂为一疗程。

　　适应证： 颈淋巴结核等。

　　附注： 本方药量适于6周岁以上儿童。孕妇慎用。

▌ 方四十六 ▌

　　组成： 全蝎6个　七星蜘蛛（即黑色蜘蛛背部有散在白点者，如无，可用一般黑蜘蛛代替。开水烫死、阴干）6个　蝉蜕（剪碎）1克

　　制法： 上药共捣碎后，调入2只去壳生鸡蛋，用芝麻油（或食用植物油）煎成鸡蛋饼。

　　用法： 每晨空腹食用1次。

　　适应证： 用于颈或颌下淋巴结结核等。

▌ 方四十七　夏枯参蛎汤 ▌

　　组成： 夏枯草15克　玄参15克　牡蛎15克　蚤休10克木蝴蝶10克　山慈菇15克　风栗壳15克

　　用法： 清水煎服。

　　适应证： 颈淋巴结结核等。

　　附注： 梁剑波供方。

▓ 方四十八 ▓

组成：麝香 3 克　铅丹 12 克　松香 0.6 克　蓖麻子 24 克
蜂蜜 6 克　葱白 60 克

制法：将前三味药研为细末，混于其余药味中，共捣成膏。

用法：将药膏，摊贴患处。

适应证：淋巴结核等。

▓ 方四十九　夏枯草膏 ▓

组成：夏枯草 720 克　当归 15 克　象贝母 15 克　僵蚕 15
克　白芍 15 克　玄参 15 克　乌药 15 克　香附 30 克　陈皮 9
克　甘草 9 克　昆布 9 克　桔梗 9 克　川芎 9 克　红花 6 克

制法：加水共煎浓汤，布滤去渣。将汤复入砂锅内，小火
熬浓，加红蜜 240 克，再熬成膏，瓷罐收贮。

用法：每次 1～2 匙，滚水冲服。亦可用薄纸摊贴患处。

适应证：瘰疬、腮腺炎等。

附注：忌食鱼腥，勿气怒，感冒时暂停敷用。

▓ 偏方集锦 ▓

以下单、偏方可试治恶性淋巴瘤。

①八角莲 30～60 克，黄酒 60 克。加水适量煎服，每日
1 剂。

②了哥王根 30 克。久煎 4 小时以去毒，然后内服，每日 1
剂。

③土茯苓一味不拘量，切片或为末，水煎服或入粥内食
用，以多食为妙。忌铁器，发热。

④白僵蚕适量，研末，开水送服，每次 1.5 克，1 日
2 次。

⑤半贝丸：半夏 120 克，川贝 180 克，用生姜汁糊为丸。

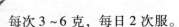

每次 3~6 克，每日 2 次服。

⑥斑蝥 1 个（去翅足），薄荷 120 克。将斑蝥同粟（小米）1 升共炒，待米焦，去米不用。入薄荷为末，乌鸡子清做丸，如绿豆大。空腹时腊茶送服 3 丸，渐增至 5 丸。然后每日减少 1 丸，至减到 1 丸时作为维持量，待肿瘤消失后停药。

⑦蓖麻子仁、紫背天葵各等分，入砂器中加清水煮半日。空腹时予病人嚼下蓖麻仁 15~21 枚。应同时配合其他药物治疗。

⑧大蓟根 90 克、瘦猪肉 150 克。共炖煮，吃肉喝汤，每日 1 次。

⑨乌骨藤 30 克，水煎服，每日 1 剂。

⑩水红花子不拘多少，取一半微炒，另一半生用，共研为末，每用好酒调服药末 6 克，每日 3 次。

⑪水杨梅根为末，炼蜜为丸，每丸重 1.5~3 克，常年服用。或上药 45 克，加水 500 毫升，煎至 250 毫升，去渣，每半小时服一勺。或上药 30 克，浸烧酒 400 毫升，候药气出，饮服一勺，每日 3~4 次。

⑫苦参 120 克，生牛膝适量。共捣为丸如梧桐子大，食后服 10 丸，每日 3 次。

⑬蚯蚓 1 把（炭火上烧红为末），每一匙入乳香、没药、轻粉各 1.5 克，穿山甲 9 片（炙为末），油调敷患处。

⑭漆姑草 15~30 克，煎水服或用鲜草捣烂外敷患处。

⑮神功散：制川乌头、嫩黄柏各等分。共研细末，米醋调稠，温敷患处，每日一换。

⑯痰核方：蓖麻子仁 3 枚，生山药（去皮）1 块。共捣烂如泥，置帛上贴患处。也可用蓖麻子炒熟，睡前服 2~10 粒。

⑰麝香 0.3 克，蟾酥 0.6 克，冰片、青黛各 0.9 克，硼砂 3 克。共为细面，外敷患处。

⑱斑蝥若干只，焙干研粉。取适量贴敷足三里穴（此穴在膝下，胫骨粗隆外侧下 2 寸处），以胶布固定，使其部位发

红出现水泡。然后以消毒针刺破流水，以干净纱布包裹，以免感染。同时内服斑蝥鸡蛋（方见 251 页[20]），每次服 1 个蛋，每天服 3 次。此方除治颈淋巴肉瘤外，还可用于食道癌、胃癌的治疗。

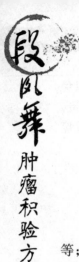

第十二章　治喉肿瘤方

喉肿瘤分恶性和良性两大类。良性的如乳头状瘤、囊肿等；恶性的称为喉癌。本节各方以治疗恶性喉肿瘤为主。喉癌的病理分类，绝大多数是鳞状细胞癌，分化较好，其次为未分化癌，腺癌及圆柱形腺癌均较少见。淋巴肉瘤和浆细胞瘤有时也能见到。

中医学中有许多与喉肿瘤类似的病名，如喉菌、喉岩、音喑、失音、喉疳、喉百叶、锁喉疮、开花疔、单（双）松藁症、破头症等。临床上常见的症状和体征有声音嘶哑，咽喉部异物感，吞咽疼痛困难咳嗽，痰中带血，气急，肺部感染，颈部肿块等。多因心胃伏火、痰毒夹火上冲咽喉；或郁怒忧思致气滞血凝；或肝肾虚亏，虚火上炎熏灼咽喉而成。治以解毒泻火，或疏肝解郁，或滋肾培元等方法。

▌ 方　一 ▌

组成：天门冬 10 克　麦门冬 10 克　五味子 10 克　党参 10 克　广豆根 10 克　射干 10 克　天花粉 15 克　夏枯草 15 克　贝母 10 克　生黄芪 30 克　枸杞 15 克　女贞子 15 克　六神曲 15 克　焦山楂 15 克　龙葵 15 克　蛇莓 15 克　白英 15 克

用法：水煎服，每日 1 剂，2 次分服。连服 1 个月为一疗程。

适应证：喉癌。

附注：此方为段凤舞先生治喉癌的经验方，临床上运用效果较佳。方中攻、补、消、润药配伍运用，寓补中有攻、攻中有补之意。抗癌与扶正相结合，可用于各期喉癌。

方二 豆铃汤

组成：山豆根9克 马兜铃15克 牛蒡子15克 桔梗9克 蜂房9克 蝉蜕9克 连翘30克 黄芩9克 全蝎9克 石斛15克 麦门冬15克 生甘草3克

用法：1剂药煎2次，合在一起，分2次服。

适应证：喉癌。症见声音嘶哑，甚至失音，或咳嗽，咯痰带血，或发生剧烈的呛咳时。

方三 豆干汤

组成：山豆根9克 射干9克 蜂房9克 蛇蜕9克 全蝎9克 桔梗9克 石斛9克 麦门冬15克 北沙参30克 玄参18克 生甘草3克

用法：1剂药煎2次，合在一起，分2次服。

适应证：喉癌晚期出现咯血、咳嗽、呼吸困难，声哑或失音，颈部淋巴结肿大，恶病质表现者。

方四 银硼丸

组成：蜂房、金银花、硼砂、蛇蜕、山豆根、土茯苓、全蝎各等分

制法：上药共研细末，水泛为丸，如绿豆大小。

用法：每次服6～9克，每日3次。黄芪煎水送下，或开水送下。

适应证：喉癌初期发音疲倦、声音嘶哑者。

方五 金马丸

组成：郁金120克 制马钱子60克 火硝30克 山豆根60克 白矾30克 料姜石60克

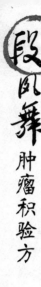

制法：共为细末，水泛为丸，如绿豆大。

用法：每服 1.5～3 克，每日 3 次。

适应证：喉癌呼吸困难，吞咽疼痛者。

附注：以上四方为贾堃提供。

▌ 方 六 ▌

组成：玄参 12 克　山豆根 12 克　僵蚕 12 克　天门冬 15 克　麦门冬 15 克　露蜂房 15 克　金银花 15 克　马勃 10 克　半枝莲 30 克　白花蛇舌草 30 克

用法：水煎服。

适应证：喉癌早期。症见鼻塞，干咳无痰，咽干口燥，声音嘶哑，饮水不多，苔薄黄，脉浮数。

▌ 方 七 ▌

组成：玄参、浙贝各 12 克　马勃 10 克　莪术 15 克　甲珠 15 克　硼砂 6 克　硇砂 3 克　全蝎 3 克　蜈蚣 2 条　蚤休 24 克　半枝莲 30 克　白花蛇舌草 30 克

用法：水煎服。

适应证：喉癌中、晚期。症见声音嘶哑进行性加重，咽喉有异物感、紧迫感，甚则吞咽困难，呼吸困难，颈部肿块，消瘦纳差，舌有瘀斑，苔薄，脉细涩。

▌ 方八　消瘤碧玉散 ▌

组成：硼砂 10 克　冰片 1 克　胆矾 1 克

用法：共研成细末，用以点患处。

适应证：喉部良恶性肿瘤、扁桃体癌等。

▌ 方 九 ▌

组成：开金锁 30 克　大青叶 15 克　山豆根 15 克　玄参 15 克

用法：水煎服，每日 1 剂。

适应证：喉癌。

▌方 十▌

组成：龙葵 30 克　白英 30 克　蛇莓 15 克　蚤休 15 克
开金锁 15 克　灯笼草 10 克

加减：肿瘤溃烂者加蒲公英 30 克，半枝莲 10 克。

用法：水煎服。

适应证：喉癌。

附注：上海群力草药店方。

▌方十一　八宝珍珠散▌

组成：儿茶 4.5 克　川连末 4.5 克　川贝（去心）4.5 克
青黛 4.5 克　红毻（烧灰存性）3 克　官粉 3 克　黄柏末 3 克
鱼脑石（微煅）3 克　琥珀末 3 克　人中白 6 克　硼砂 2.4 克
冰片 1.8 克　京牛黄 1.5 克　珍珠（豆腐煮，研末）1.5 克
麝香 1 克

制法：各研成极细末，掺一处研匀。

用法：用细笔管或纸卷将药吹入喉内烂肉处。

适应证：喉疳（喉癌）腐烂及舌癌、齿龈癌等。

▌方十二▌

组成：黄芪 30 克　半枝莲 30 克　白花蛇舌草 30 克　玉
竹 18 克　甲珠 15 克　莪术 15 克　麦门冬 15 克　天门冬 15
克　玄参 12 克

用法：水煎服。

适应证：喉癌晚期。症见声哑更甚，包块溃烂，口干引
饮，干咳痰少，气短无力，饮食少思，小便黄，大便结燥，舌
红无苔，脉细无力。

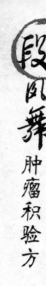

▌ 方十三 青黛牛黄散 ▌

组成：青黛 12 克　人工牛黄 12 克　紫金锭（方见 237 页）6 克　野菊花 60 克

用法：共研细末，每次 3 克，每天服 3 次。

适应证：喉癌。

▌ 方十四 吹喉消肿散 ▌

组成：山西硼砂 3 克　玉丹（制法见 48 页方六）0.2 克 黄柏 0.1 克　蒲黄 0.1 克　白芷 0.1 克　明腰黄 1 克　冰片 1 克　甘草 0.5 克　薄荷 0.2 克

制法：先将腰黄研细，加入玉丹、白芷，研至无声，再入硼砂共研，依次加入黄柏、蒲黄、甘草、薄荷，最后入梅片，研至无声，装瓶备用。

用法：每用少许吹喉部。

适应证：喉癌。

▌ 方十五 ▌

组成：马兰子 1.8 克　牛蒡子 1.8 克

用法：共为末，每空心温水 1 次服下。另以牛蒡子 90 克，盐 60 克，研匀炒热，包熨喉外。

适应证：喉癌。

▌ 方十六 ▌

组成：黄连 6 克　黄芩 6 克　赤芍 6 克　天花粉 10 克 连翘 10 克　玄参 10 克　金银花 15 克　羚羊角粉（另吞）0.3 克

加减：声音嘶哑者加射干 6 克，胖大海 6 克。

用法：水煎服。

适应证：喉癌、扁桃体癌、鼻咽癌、鼻腔癌等。

▌ 方十七 ▌

组成： 老硼砂 30 克　赤练蛇粉 30 克　乌梅肉 15 克　桔梗 15 克　海浮石 15 克　胆星 23 克　薄荷 15 克　饴糖 120 克

制法： 共研细末，炼蜜为丸，每丸重 3 克。

用法： 每次 1 丸，口内含化，每日 3～4 次。

适应证： 喉癌。

▌ 方十八 ▌

组成： 紫雪散 30 克　犀角 30 克　羚羊角 30 克　生石膏 30 克　寒水石 30 克　升麻 30 克　玄参 60 克　甘草 24 克　沉香 15 克　木香 15 克

用法： 共为细末，每次 3 克，每日 2 次，白开水冲服。

适应证： 喉癌初期末溃者。

▌ 方十九 ▌

组成： 射干 9 克　炒天虫 9 克　胖大海 9 克　蝉蜕 6 克　凤凰衣 6 克　板蓝根 6 克　地龙 4.5 克　桔梗 4.5 克　土贝母 9 克　败酱草 12 克　凤尾草 12 克

用法： 水煎服，每日另吞消瘤丸[②]9 克，1 次吞服。

适应证： 喉癌。

附注： 消瘤丸[②]组成：全蝎、蜂房、蛇蜕各等分，研末水泛为丸。此方为胡安邦提供。

▌ 方二十 ▌

组成： 假夜来香 30 克　黄药子 30 克　散血胆 60 克

用法： 水煎，加红糖适量，日服 3 次。

适应证： 咽癌。

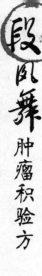

▎方二十一 冰麝散▎

组成：黄柏3克　黄连3克　冰片1.2克　麝香0.3克　玄明粉（风化）3克　明矾1.5克　鹿角霜（刮去皮、髓）15克　硼砂（炒）7.5克　甘草1.5克

制法：先研黄柏、黄连和玄明粉，再入其他药，共研极细末。

用法：取少许吹入患处。

适应证：用于口腔和咽喉疾患。常配合内服药治疗喉癌、口腔溃疡、咽喉炎、扁桃体炎等。

▎方二十二▎

组成：龙葵30克　白英30克　野荞麦根60克

加减：喉痛加板蓝根15克，山豆根30克；咯血加白茅根30，赤芍9克；溃烂加蒲公英30克，紫花地丁30克。

用法：水煎日服3次。

适应证：喉癌。

▎方二十三▎

组成：蟛蜞菊（马兰草）60克　射干9克　诃子6克　山豆根9克　挂金灯9克　桔梗6克　生甘草5克　木蝴蝶4.5克　马勃3克

用法：水煎服，每日1剂。

适应证：喉癌。

▎方二十四▎

组成：板蓝根20克　草河车15克　牛蒡子12克　黄芩10克　桔梗10克　浙贝母10克　麦门冬10克　生栀子10克　山豆根10克　紫苏6克　薄荷6克　金果榄6克

用法：水煎服，每日2次。另服知柏地黄丸每次1丸。

适应证：喉癌。

方二十五　六神丸

组成： 珍珠粉 4.5 克　犀牛黄 4.5 克　麝香 4.5 克　雄黄 3 克　蟾酥 3 克　冰片 3 克

制法： 各研细末，用酒化蟾酥，与前药末调匀为丸，如芥子大，百草霜为衣。

用法： 每服 5～10 丸，每日 2～3 次。亦可研末外用。

适应证： 咽喉肿痛或溃疡，对于喉癌和其他癌症也有一定疗效。

附注： 孕妇慎用。此为雷允上方。

方二十六

组成： 龙葵 40～60 克　蛇莓 40～60 克　白英 40～60 克　石见穿 30 克　金背茶匙 30 克　麦门冬 15 克

用法： 水煎服，每日 1 剂。

适应证： 声带癌。

附注： 上海群力草药店方。

方二十七

组成： 黄毛耳草 30 克　蛇果草 24 克　龙葵 30 克　白英 30 克　野荞麦根 30 克　小石韦 15 克　麦门冬 12 克　也可加玄参 9 克

用法： 水煎服。

适应证： 声带肿瘤。

方二十八　天龙饮

组成： 天名精 9 克　石龙芮 9 克　龙葵 9 克　龙须草 9 克　白英 9 克

加减： 脾气虚加党参 9 克，焦白术 9 克，黄芪 9 克；脾阳

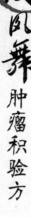

虚加炮附块 9 克，川椒 3 克，干姜 3 克；肾阴虚加枸杞 9 克，生地 9 克，熟地 9 克；气阴两虚加枸杞 9 克，生地 9 克，熟地 9 克，山药 9 克，党参 9 克；痰热内阻加黄连 3 克，半夏 9 克，全瓜蒌 9 克。

用法： 每日 1 剂，水煎服。2 个月为一疗程。

适应证： 顽固性声带息肉。症见声音嘶哑，咽痛，讲话费力，咳嗽痰多等。经声带休息及中西药治疗无效者。

附注： 忌食油腻、生冷，但不强调"声休"。周光英供方。

声带息肉实际上并不是肿瘤，而是结缔组织水肿所致，但在症状上与肿瘤有相同之处，中医治疗上可按良性肿瘤辨治。

‖ 方二十九 ‖

组成： 焦山楂 24～30 克

用法： 上药水煎 2 次，得煎汁 1.5 升，放凉后慢慢服完，每日 1 剂。

适应证： 声带息肉。

附注： 一般需服药半个月，服药期间勿大声喊唱，使声带得到充分休息。张友权供方。

第十三章　治肺癌方

肺癌多发生在 40 岁以上的男性，在恶性肿瘤中发病率占前几位。从部位上大致可分为中央型和周围型。从病理上分类，按巨体分型可为管内型、管壁浸润型、球型、块型和弥漫浸润型；按组织学分型可为鳞状细胞癌、未分化癌、腺癌和细支气管肺泡癌。

中医学无肺癌之病名，但有许多症状可能与当今的肺癌有关，如咳嗽、喘促、胸痛、咳血、胸闷等。一些病名如"息贲"、"肺痿"、"肺花疮"、"声喑"等与肺癌的症候很相似。对此类疾病，中医认为是由痰湿内聚、邪热侵肺、耗伤肺津，或肺气虚弱、脏腑阴阳失调等所致，治疗上应采用祛湿化痰、清热毒、养肺阴、安补五脏、止咳平喘等方法。

方　一

组成：芦根 10 克　杏仁 10 克　生薏苡仁 30 克　冬瓜仁 10 克　浙贝母 10 克　桔梗 10 克　沙参 15 克　百部 10 克　生黄芪 30 克　枸杞 30 克　夏枯草 15 克　六曲 30 克　焦山楂 30 克　半枝莲 30 克　白花蛇舌草 30 克　广郁金 10 克　元胡 10 克　车前草 10 克

加减：咳血加仙鹤草 30 克，小蓟 30 克，白茅根 30 克，五味子 10 克；口干明显加麦门冬 15 克，天花粉 15 克，玉竹 10 克；胸痛剧烈加瓜蒌 15 克，花椒 10 克，荜澄茄 10 克，细辛 3 克；咳喘较重加麻黄 3 克，苏子 7 克，莱菔子 10 克。

用法：水煎服。

段凤舞肿瘤积验方

适应证：肺癌。症见胸闷、胸痛、憋胀、咳嗽、吐痰不利。

附注：此方为段凤舞先生经验方。临床上运用有较好疗效。

▌ 方 二 ▐

组成：三棱 15～30 克　莪术 15～30 克　留行子 15～30 克　大黄䗪虫丸（包）12 克　桃仁 12 克　丹参 15 克　海藻 30 克　石见穿 30 克　大黄 3～9 克　泽兰 15 克　羊蹄根 30 克　葵树子 30 克　铁树叶 30 克　广郁金 12 克　蜈蚣 2～4 条

加减：阴虚加南、北沙参各 12 克，天、麦门冬各 12 克，天花粉 15～30 克，百合 15～30 克；气虚（包括脾虚）加黄芪 12 克，党参 12 克，白术 15～30 克，茯苓 12 克；阳虚加附子 9 克，肉桂 9 克，补骨脂 15 克；痰湿加生半夏 30 克，生南星 30 克，薏苡仁 30 克，杏仁 12 克，瓜蒌 30 克，马钱子 3 克；内热加肺形草 30 克，石豆兰（麦斛）30 克，蚤休 30 克，苦参片 30 克，草河车 30 克，黛蛤散（包）30 克，使用较少的尚有牛黄粉、干蟾皮、山豆根；胸水加龙葵 60 克，葶苈子 60 克，桑白皮 30 克。

用法：水煎服。

适应证：原发性肺癌。

附注：沈丕安供方。

▌ 方三　药液蒸气吸入方 ▐

组成：金银花 15 克　白茅根 15 克　仙鹤草 15 克　夏枯草 15 克　野菊花 10 克　桑叶 10 克　板蓝根 10 克　山豆根 10 克　半枝莲 10 克　紫草 10 克　白芷 10 克　胖大海 10 克　桔梗 10 克　杏仁 10 克　连翘 7 克　薄荷（后下）7 克　锦灯草 7 克　冰片 3 克　雄黄 0.6 克

用法：煮沸后令患者吸入药物之蒸气。最好选用带嘴有盖的药锅，让患者以鼻对药锅嘴吸入。

适应证： 鼻部、咽喉部及肺部癌症患者。症见鼻塞不通，咽干鼻燥，咽喉痛痒，声音嘶哑或咳嗽气喘，痰黏难咯等。

附注： 以上药方，可根据需要，选用其中数味运用即可。

▌方 四 ▌

组成： 徐长卿30克　玉竹30克　甜葶苈30克　羊乳30克　干蟾皮30克　壁虎5条　蜈蚣5条　茯苓皮15克　庵䕡子15克　生甘草10克　蛤蚧1对

用法： 水煎服。

适应证： 肺癌患者，气阴两虚伴水湿停滞泛于肌表，症见面色㿠白、多汗、面浮肢肿、舌红苔剥、脉虚数无力等。

附注： 吕志连方

▌方五　一枝箭方 ▌

组成： 白及4.5克　天花粉3克　牙皂3克　金银花5克白芷3克　穿山甲4克　当归4克　乳香3克　半夏3克　川贝母3克　甘草1.5克

用法： 共为细末，生姜2片，水煎去渣，入黄酒1小杯，分2次服。

适应证： 肺癌、乳腺癌和其他癌症有痰结血瘀的患者。

▌方 六 ▌

组成： 麻油150克　生姜150克　菠萝芯150克　杉木225克，米酒1碗　白公鸡1只

用法： 以上各物和公鸡一起加水5碗，以文火将鸡煮熟，连肉带汤一起吃。

适应证： 肺癌。

附注： 迟钝供方。

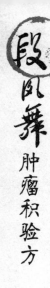

▌ 方七　五叶汤 ▌

组成： 玉荬子（玉米）叶 60 克　枣叶 60 克　桑叶 15 克
大青叶 15 克　竹叶 6 克

用法： 用新鲜玉荬子叶先煎，再和其他药煎，文火煎 10
分钟；或开水泡当茶饮。每日可饮数次，1 日量为 500 毫升。

适应证： 肺癌。

附注： 民间流传方，高允旺提供。

▌ 方　八 ▌

组成： 五倍子 10 克　蚤休 10 克　山慈菇 10 克　大戟 10
克　雄黄 3 克　朱砂 3 克　洋金花 23 克　冰片 0.3 克

用法： 共为粗末，装入烟斗中吸入，每日 4～5 次。

适应证： 肺癌伴咳喘闷痛者。

附注： 洋金花有很好的止痛作用，雄黄对顽固性呼吸系统
疾病有独特的疗效，但均应注意用量，以免引起中毒。此方为
辽宁朝阳县医院提供。

▌ 方　九 ▌

组成： 人参 15 克　百合 30 克　冬虫草 30 克　川贝母 30
克　女贞子 30 克　蛤蚧 1 对　天竺黄 6 克　羚羊角粉 4.5 克

制法： 上药共为细末，装入胶囊中。

用法： 每服 1.5 克，每日 2 次，白开水冲服。

适应证： 肺癌。

▌ 方　十 ▌

组成： 黄连 6 克　制半夏 9 克　瓜蒌 15 克　薤白 9 克
陈皮 12 克　茯苓 12 克

加减： 咳重加川贝、百合、百部、杏仁；关节不利、手脚
麻木加松节、独活、牛膝、川断；腹胀加大腹皮、白术；胸疼

加干蟾皮、郁金；胸闷加苏子、兜铃、杏仁、郁金、麻黄；胸水加葶苈子、大枣；口咽干燥加沙参、麦门冬；头面肿胀加通草、路路通、车前子、商陆、赤芍；血痰加生地、白芍炭、侧柏叶、藕节、白及、旱莲草、仙鹤草、白茅根、银花炭、三七粉、栀子炭；脑转移头痛加花椒、细辛；午后发烧加青蒿、生石膏、黄芩；发烧较高加羚羊角粉、人工牛黄粉、生石膏、知母。

适应证：肺癌。

▌ 方十一　瓜芪豆蜂丸 ▌

组成：北沙参、白前、小蓟、黄芪、山豆根、清半夏、蜂房、蛇蜕、全蝎、瓜蒌各等分

制法：上药共研为细粉。水泛为丸，如绿豆大小。

用法：每次服3~6克，每日3次，开水送下。

适应证：肺癌干咳；或有少量泡沫痰，症状类似伤风感冒之时。

▌ 方十二　瓜芪前桔汤 ▌

组成：北沙参30克　橘络9克　天门冬15克　黄芪30克　前胡12克　小蓟15克　白前12克　仙鹤草30克　瓜蒌30克　桔梗9克　紫草根12克　松香3克　马兜铃12克　鱼腥草30克

用法：1剂药煎2次，合在一起，分2次服，每日1剂。

适应证：肺癌咯痰黏稠者。

▌ 方十三　艾蜂汤 ▌

组成：蜂房9克　蛇蜕9克　全蝎9克　生艾叶18克　陈皮9克　黄芪30克　山豆根9克　清半夏15克　云茯苓9克　生甘草3克　生姜9克

用法：1剂药煎2次，合在一起，分2次服。每日1剂。

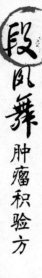

适应证：肺癌，咳嗽，气短，剧烈胸痛，痰为脓样者。

▌方十四　蒜艾汤 ▌

组成：大蒜 20 瓣　木瓜 9 克　百部 9 克　陈皮 9 克　生艾叶 18 克　生姜 9 克　生甘草 9 克

用法：1 剂药煎 2 次，合在一起，分 2 次服。

适应证：肺癌，症见胸痛剧烈、咳吐脓痰、气短胸闷或咯血、痰中带血等。

▌方十五　豆慈丹 ▌

组成：海藻 12 克　昆布 12 克　山慈菇 9 克　川贝母 12 克　百合 12 克　北沙参 12 克　橘络 12 克　山豆根 15 克　蜂房 9 克　蛇蜕 9 克　全蝎 9 克　瓦楞子 15 克

制法：上药共研为细粉，水泛为丸，如绿豆大小。

用法：每次服 4.5～9 克，每日 3 次。开水送下。可配服艾橘汤。

适应证：肺癌咯痰带血。

▌方十六　艾橘汤 ▌

组成：生艾叶 18 克　陈橘皮 9 克　生姜 9 克

用法：1 剂药煎 2 次，合在一起，分 2 次服。

适应证：肺癌偏寒者，症见呕、恶、咳、痰等症。

▌方十七　蓝蜂汤 ▌

组成：板蓝根 30 克　露蜂房 9 克　山豆根 9 克　龙葵 15 克　金银花 30 克　紫花地丁 30 克　十大功劳叶 15 克

用法：1 剂药煎 2 次，合在一起，分 2 次服。

适应证：肺癌伴感染发热时。

▌ 方十八　参芪艾橘汤 ▌

组成： 生黄芪 60 克　白丽参 9 克　生艾叶 18 克　陈皮 9 克　生甘草 9 克　生姜 9 克

用法： 1 剂药煎 2 次，合在一起，分 2 次服。

适应证： 肺癌症见咳嗽，呼吸促迫，气急欲绝时。

▌ 方十九　豆蚣丸 ▌

组成： 山豆根 60 克　蜂房 30 克　蛇蜕 30 克　生艾叶 120 克　陈皮 60 克　蜈蚣 10 条　干姜 60 克　全蝎 30 克　生甘草 30 克

制法： 共研为细粉，水泛为丸，如绿豆大小。

用法： 每次服 3 ~ 6 克，每日 3 次。黄芪煎水送下，或开水送下。

适应证： 肺癌晚期转移，出现尖锐剧烈的胸痛，甚至疼痛闭气时。

▌ 方二十　二莲葶苓汤 ▌

组成： 半边莲 30 克　蜂房 9 克　葶苈子 9 克　半枝莲 30 克　全瓜蒌 30 克　云茯苓 15 克　车前草 30 克　夏枯草 30 克

用法： 1 剂药煎 2 次，合在一起，分 2 次服。

适应证： 肺癌出现胸水或四肢肿胀发绀时。

附注： 以上十方均为贾堃提供。

▌ 方二十一　清金散 ▌

组成： 赤练蛇粉 30 克　天南星 30 克　白及 30 克　凤凰衣 30 克　北沙参 60 克　广陈皮 30 克　炙鳖甲 45 克　瓜蒌 30 克　西洋参 15 克　制乳、没各 20 克　朱砂 12 克

用法： 共为细末，每次 1 克，每日 3 次，白开水冲服。

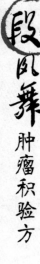

适应证：肺癌。

▌方二十二　莲藤白蛇汤 ▌

组成： 白英 45 克　白花蛇舌草 30 克　半枝莲 45 克　沙参 15 克　党参 9 克　茯苓 9 克　浙贝母 6 克　麦门冬 9 克　怀山药 6 克　金银花 9 克　甘草 4.5 克

加减： 血痰加紫珠草 15 克，侧柏叶 15 克，白茅根 15 克；咳嗽加紫菀 9 克，款冬花 9 克；发烧合并感染加黄芩、韩信草，重用金银花；胃胀加木香 6 克，鸡内金 6 克，麦、谷芽各 30 克，大枣 5 个，减去麦门冬、金银花。

用法： 水煎，每日 1 剂，2 次分服。

适应证： 肺癌。

附注： 可配合小剂量化疗，以增强疗效。

▌方二十三　复方铁树叶汤 ▌

组成： 铁树叶 30 克　白英 30 克　白花蛇舌草 30 克　白英 30 克　紫草根 30 克　半枝莲 60 克　牡蛎 30 克　夏枯草 30 克　海藻 30 克　金银花 30 克　连翘 30 克　炙鳖甲 12 克　炮甲珠 12 克　海带 12 克　鱼腥草 15 克　藤梨根 15 克　山豆根 15 克　北沙参 15 克　王不留行子 12 克　全瓜蒌 12 克　麦门冬 15 克　橘核 15 克　橘叶 15 克　干蟾皮 15 克　川贝母 9 克　五味子 9 克。

用法： 水煎，每日 1 剂，2 次分服。

适应证： 肺癌。

附注： 对肺癌疗效较好，但不能根治。

▌方二十四 ▌

组成： 半枝莲 30 克　白英 30 克　肿节风 30 克　核桃树枝 30 克　猪苓 30 克　僵蚕 10 克　天龙 6 克　干蟾皮 6 克

用法： 水煎服。

适应证：肺癌。

▌ 方二十五 ▌

组成： 旋覆花 150 克　皂角刺 150 克　地龙 150 克　夏枯草 150 克　郁金 150 克　马勃 100 克　射干 100 克　瓦楞子 100 克　川贝母 100 克　桔梗 100 克　陈皮 100 克　三七 75 克

制法： 共研细末，炼蜜为丸，每丸重 10 克。

用法： 每服 1 丸，早晚各服 1 次。

适应证： 肺癌。

▌ 方二十六　二仙汤 ▌

组成： 仙茅 9 克　仙灵脾 9 克　菟丝子 9 克　锁阳 9 克　黄精 30 克　天门冬 12 克　赤芍 12 克　王不留行子 6 克　三棱 9 克　莪术 9 克　北沙参 15 克　当归 9 克　夏枯草 15 克　牡蛎 30 克　芙蓉叶 30 克　铁树叶 30 克　石上柏 30 克　石见穿 30 克　山豆根 30 克

用法： 水煎服，每日 1 剂，2 次分服。

适应证： 肺癌偏肾虚者。

▌ 方二十七 ▌

组成： 红娘子 6 克　蜂房 6 克　蝉蜕 6 克　生半夏 60 克　白茅根 60 克　甜葶苈 15 克

用法： 上药加水 6 碗，煎取 1 碗半，分 3 次服下，为 1 日量。

适应证： 肺癌。

附注： 红娘子、生半夏均有毒，应按要求剂量和煎煮方法运用，以免中毒。

▌ 方二十八 ▌

组成： 白花蛇舌草 30 克　白茅根 30 克　薏苡仁 30 克

夏枯草 30 克　橘核 9 克　橘红 9 克　麦门冬 15 克　海藻 15 克　昆布 15 克　百部 15 克　生牡蛎 15 克　芙蓉花 15 克　蚤休 15 克　生地 12 克　玄参 12 克

加减：咳嗽加枇杷叶 15 克，桑叶 15 克，川贝母 9 克；咳血加白薇 15 克，阿胶 9 克，大、小蓟炭各 30 克，藕节炭 30 克；痰多加海浮石 15 克，南星 9 克；痰稠加礞石 15 克；气虚加黄芪 15 克，沙参 15 克；发烧加生石膏 15 克，地骨皮 15 克，青蒿 15 克；胸水加赤小豆 30 克，葶苈子 6 克，石苇 30 克，芦根 30 克，茯苓 15 克，大枣 7 个。

用法：水煎，每日 1 剂，分 3 次服。

适应证：肺癌。

▌ 方二十九　二根汤[①] ▌

组成：野荞麦根 30 克　水杨梅根 30 克　千斤拔 30 克　鱼鳖草 30 克　山海螺 30 克　云母石 15 克　方儿茶 9 克

加减：咳嗽加铁树叶 30 克；痰多加黛蛤散（青黛 1 份，煅蛤壳 10 份）15 克；咯血加花蕊石 15 克。

用法：水煎，每日 1 剂，2 次分服。

适应证：肺癌。

附注：可配合小剂量化疗药物穴位注射。

▌ 方三十　消癌 2 号 ▌

组成：紫草根 60 克　蚤休 60 克　前胡 30 克　人工牛黄 10 克

制法：前三味药熬制浸膏，干燥后研粉，加人工牛黄和匀即成。

用法：每服 15 克，1 日 3 次。

适应证：肺癌。

方三十一 蟾梨肺癌消汤

组成：干蟾皮 30 克　猕猴桃根 30 克　鱼腥草 30 克　金银花 30 克　沙参 15 克　天门冬 15 克　麦门冬 15 克　百部 15 克　夏枯草 15 克

方三十二 芙蓉肺癌消汤

组成：芙蓉花 15 克　白茅根 60 克　紫草根 30 克　蒲公英 30 克　昆布 30 克　海藻 30 克　橘核 9 克

适应证：肺癌。

方三十三 柏地肺癌消汤

组成：卷柏 30 克　生地 30 克　熟地 15 克　半枝莲 30 克　地榆 15 克　泽兰 9 克　全蝎 9 克　蜂房 30 克　五味子 9 克

用法：以上三方均为每日 1 剂，水煎服，可三方交替服用。

适应证：肺癌。

方三十四

组成：半枝莲 30 克　鱼腥草 30 克　生地 30 克　芦根 30 克　玄参 15 克　白及 15 克　蒟蒻 15 克　北沙参 15 克　血余炭 15 克　败酱草 15 克　金银花 10 克　天花粉 10 克　干蟾皮 10 克　红藤 10 克　太子参 10 克　南星 10 克　天龙 10 克

用法：水煎服。

适应证：肺癌。

方三十五

组成：铁树叶 30 克　芙蓉叶 30 克　泽漆 15 克

用法：水煎服，每日 1 剂。

适应证：肺癌。

方三十六 养肺去痿汤

组成： 金银花9克 麦门冬9克 生地黄6克 百合6克 紫菀1.5克 百部1.5克 生甘草15克 款冬花0.9克 贝母0.9克 白薇0.9克，天门冬3克

用法： 水煎，每日1剂。

适应证： 肺癌阴虚体质者。症见久咳音哑，吐痰黏稠而腥臭，皮毛焦枯，羸瘦汗多，胸痛不得卧。

附注： 原为治肺痿的古方，现用于属阴虚内热型肺癌患者有改善症状、减轻痛苦作用，可根据病情增加方中药量。

方三十七 二参二冬汤

组成： 南、北沙参各12克 百部12克 八月扎30克 天门冬9克 麦门冬9克 干蟾皮9克 夏枯草15克 葶苈子30克 鱼腥草30克 生薏苡仁30克 山海螺30克 金银花30克 白英30克 苦参15克 白花蛇舌草30克 生牡蛎30克 天龙丸15粒

用法： 水煎，每日1剂，煎2次分服，天龙丸每次5粒，每日3次。

适应证： 肺癌。尤其是对鳞状上皮细胞型肺癌效果较好。中医证属气阴两虚型。症见咳嗽少痰，咳声低弱，痰稀且黏，气短，动则喘促，语言声低，倦怠欲卧，面色㿠白，形瘦，恶风，食少，口干不多饮，舌质红，脉象细弱。

方三十八 肺瘤1号

组成： 白花蛇舌草30克 鱼腥草30克 铁树叶30克 茯苓15克 猪苓15克 生薏苡仁15克 党参、黄芪、白术、陈皮各9克

加减： 若有怕冷、四肢不温、夜间多尿、腰肢酸软、舌质淡、脉沉细迟者宜加仙灵脾12克，巴戟肉12克，补骨脂15

克；或附子 9 克，鹿角片 9 克，肉桂 3 克。

用法： 水煎服，每日 1 剂。

适应证： 肺癌属脾虚气弱型。

▌ 方三十九　肺瘤 2 号 ▌

组成： 白茅根 30 克　白花蛇舌草 30 克　鱼腥草 30 克　铁树叶 30 克　百合 15 克　生地 15 克　金银花 15 克　生薏苡仁 15 克　南、北沙参各 12 克　天、麦门冬各 9 克　黄芩 9 克　陈皮 9 克

加减： 如有舌红而干、舌光如镜面者（放疗、化疗病人多有此表现），加玄参 15 克、知母 12 克、鳖甲 30 克、龟板 30 克（后二者均先煎）。

用法： 水煎服。

适应证： 肺癌属肺阴不足，虚火上炎型。

附注： 高令山供方。

▌ 方四十　核车汤 ▌

组成： 核桃树枝 60 克　草河车 30 克　女贞子 30 克　白花蛇舌草 30 克　淡竹叶 30 克

用法： 加水煎煮。每日 1 剂，2 次分服。

适应证： 肺癌。

▌ 方四十一 ▌

组成：

方一：龙葵 30 克　白英 30 克　白花蛇舌草 30 克　雷公藤 15 克　干蟾皮 9 克

方二：乌骨藤 30 克　槲寄生 30 克　前胡 15 克　苦参 15 克　山慈菇（打碎）15 克

方三：牛蒡子 20 克　广豆根 15 克　牡荆子或牡荆叶 30 克　天门冬 30 克　半枝莲 30 克

加减：气虚加党参 15 克，玉竹 15 克，黄芪 30 克，甚者加生晒参 10 克；血虚加熟地 15 克，当归 15 克，煅赭石 15 克，阿胶 15 克；脾虚加白术 15 克，茯苓 15 克，扁豆 15 克，薏苡仁 30 克；阴虚加天、麦门冬 15 克，鳖甲 15 克，龟板 15 克，北沙参 15 克，女贞子 15 克；阳虚加仙灵脾 15 克，肉苁蓉 15 克，补骨脂 15 克，仙茅 10 克，炮附子 10 克；毒热壅盛加野荞麦根 30 克，鱼腥草（后下）20 克，黄连 9 克，青黛（分 3 次冲）3 克，生石膏（先煎）30 克，知母 15 克；胸痛加白屈菜 10 克，元胡粉（分冲）6 克，徐长卿 15 克，犀黄丸（方见 481 页）9 克（3 次分服）；咳嗽加川贝粉（分冲）6 克、蜜炙马兜铃 9 克，前胡 15 克，枇杷叶 20 克，杏仁 10 克；咳血加羊蹄根 15 克，仙鹤草 30 克，白及粉 12 克（分 3 次冲服），三七粉 9 克（分 3 次冲服），蒲黄炒阿胶 15 克（烊化冲服）；胸水加半边莲 30 克，葶苈子 15 克（包煎），醋炒芫花 9 克，猪苓 20 克；淋巴转移加光慈菇 15 克，魔芋（先煎 1 小时）30 克；骨转移加汉防己 15 克，肿节风 30 克，制川乌 9 克，闹羊花粉 0.5～1 克（每日 3 次分冲服），止痛较好。

用法：水煎服。

适应证：晚期肺癌，方一用于未分化癌；方二用于腺癌；方三用于鳞癌。

附注：陈树森供方。

▌方四十二 ▌

组成：凤尾草 30 克　半枝莲 30 克　椭木 30 克　地茄子 30 克

用法：水煎服。每日 1 剂。

适应证：肺癌。

▌方四十三　人参蛤蚧散 ▌

组成：人参 60 克　蛤蚧 1 条　茯苓 60 克　贝母 60 克

杏仁 150 克　　炙甘草 9 克　　桑皮 90 克　　知母 30 克

　　用法：共为细末，每服 6 克，蜜汤送服。

　　适应证：肺癌。

方四十四　活血软坚汤

　　组成：夏枯草 15 克　　海藻 15 克　　贝母 9 克　　玄参 9 克
天花粉 9 克　　赤芍 9 克　　炙山甲 9 克　　当归 9 克　　瓜蒌仁 12
克　　红花 4.5 克

　　用法：水煎，每日 1 剂，2 次分服。

　　适应证：用于原发性肺癌证属气滞血瘀型。症见咳痰不
爽，痰中带血，气急胸闷，胸痛，头晕，大便秘结，唇甲紫
暗，胸壁浅表静脉怒张，胸水，舌有紫斑或散在瘀点、苔薄
黄，脉象弦或涩。

方四十五　楤木汤

　　组成：

　　方一：楤木 30 克　　半枝莲 30 克

　　方二：紫河车 12 克　　生地 12 克　　熟地 12 克　　茯苓 12 克
泽兰 12 克　　猪苓 12 克　　紫贝齿 12 克　　首乌 12 克　　花龙骨 12
克　　当归 9 克　　白芍 9 克　　女贞子 9 克　　公丁香 9 克　　白术 9
克，神曲 9 克　　麦芽 9 克　　山楂 9 克　　鸡内金 9 克　　阿胶 9 克
生玳瑁末 9 克　　芦荟 9 克　　贝母 15 克　　麦门冬 15 克　　余粮石
30 克　　牡蛎 30 克　　砂仁 6 克　　人参 6 克　　朱砂 3 克　　琥珀 3
克　　甘草 3 克

　　用法：水煎，每日 1 剂，2 次分服，每方连用 7 日后
交替。

　　适应证：肺癌。

方四十六　二根汤[②]

　　组成：山豆根 30 克　　紫草根 30 克　　薏苡仁 30 克　　丹参

30 克　全瓜蒌 30 克　白英 30 克　连翘 15 克　苦参 15 克　川楝子 15 克　香附 9 克　生黄芪 9 克

加减：气喘加苏子 15 克，胸痛加郁金 15 克。

用法：水煎服，每日 1 剂，2 次分服。

适应证：恶性葡萄胎肺转移。

▌ 方四十七　肺癌三方 ▌

组成：

方一：昆布 15 克　海藻 15 克　蒲公英 15 克　海蛤粉 15 克　海带 15 克　橘红 9 克　夏枯草 30 克

方二：龙葵 30 克　金刚刺 30 克　蛇莓 15 克　白英 15 克

方三：金银花 15 克　丹参 15 克　海浮石 15 克　瓜蒌皮 15 克　板蓝根 15 克　土茯苓 9 克　桃仁 9 克　紫草根 9 克

加减：咯血加三七粉、生白芷粉吞服。

用法：水煎，每日 1 剂，2 次分服。

适应证：肺癌。胸痛咳嗽为主者用方一，伴有低热者用方二，咯血者用方三。

▌ 方四十八　敌癌回生汤 ▌

组成：丹参 30 克　黄芪 30 克　薏苡仁 30 克　芦根 30 克　白花蛇舌草 30 克　当归 15 克　茯苓 15 克　冬瓜仁 15 克　生地 15 克　桔梗 15 克　半枝莲 15 克　卷柏 15 克　白术 20 克　砂仁（后下）10 克　灵芝 10 克　黄芩 10 克　白果 10 克　枳壳 10 克　蚤休 10 克　生甘草 10 克　胆南星 6 克

用法：水煎服，2 日 1 剂。

适应证：肺癌。

▌ 方四十九　五生涤癌饮 ▌

组成：生草乌 3 克　生附子 3 克　生半夏 3 克　生天南星 3 克　生一枝蒿 3 克　昆布 6 克　冰片 6 克　肉桂 6 克　生甘

草 10 克　轻粉 1 克　蜈蚣 10 条　蜘蛛 10 只　斑蝥 4 克　白酒 500 毫升

制法： 上药入酒中浸泡 1 个月启用。

用法： 每日 1～3 毫升，分 2 次加 10 倍冷开水调服。

适应证： 肺癌。

附注： 两方配用可治疗肺部并肋骨转移者。若患者白细胞降低，可加用红参 10 克，鹿胶 10 克，三七 10 克，蒸肉饼食。柳克尊供方。

方五十　红升丹

组成： 朱砂、雄黄各 15 克　水银、白矾各 30 克　火硝 120 克　皂矾 18 克

制法： 先将二矾、火硝研碎，入大铜杓内，加火硝一小杯炖化，一干即起研细。另将汞、朱、雄研细，至不见星为度，再入硝矾末研匀。先将阳城罐用纸筋泥搪一指厚，阴干，常轻轻扑之，不使生裂纹，搪泥罐子泥亦可用。如有裂纹，以罐子泥补之，极干再晒。无裂纹方入前药在内，罐口以铁油盏盖定，加铁梁盏，上下用铁锋铁丝扎紧，用棉纸捻条蘸蜜，周围塞罐口缝间，外用熟石膏细末，醋调封固。盏上加炭火两块，使盏热罐口封固易干。用大钉三根钉地下，将罐子放钉上，罐底下置坚大炭火一块，外砌百眼炉，升三炷香。第一炷香用底火，如火大则汞先飞上；二炷香用大半罐火，以笔蘸水擦盏；第三炷香火平罐口，用扇搧之，频频擦盏，勿令干，干则汞先飞上。三香完，去火冷定开看，方气足，盏上约有 18～21 克，刮下研极细，瓷罐盛用。再予以盐卤汁调罐子稀泥，用笔蘸泥水扫罐口周围，勿令泄气。盖恐有绿烟起汞走也，绿烟一起即无用矣。

用法： 将以上红升丹粉末装入胶囊，每周服药 1 次，每次 0.4～1.0 克。还可用红升丹外用撒患处。

适应证： 内服用于恶性葡萄胎肺转移；外撒患处用于一切

疮疡溃后，疮口坚硬，肉暗紫黑，适用于皮肤癌［与五虎丹（方见 392 页）配合运用］。

附注：方原出自《医宗金鉴》，并参考《说药谈方》。

▌方五十一　复方佛甲草汤 ▌

组成：鲜佛甲草 30～60 克　昆布 15 克　海藻 15 克　黄芩 9 克　山栀 9 克　连翘 9 克　金银花 12 克　生石膏 30 克　桑皮 15 克　夏枯草 15 克

用法：水煎，每日 1 剂，分 2 次服。

适应证：肺癌。

▌方五十二　温补肺肾方 ▌

组成：制附子（先煎 4 小时）120 克　淫羊藿 30 克　仙茅 30 克　补骨脂 15 克　党参 15 克　黄精 15 克　全瓜蒌 20 克　法半夏 12 克　杏仁 12 克　云茯苓 15 克　白术 15 克　莪术 15 克　王不留行子 30 克　黄芪 15 克　山药 15 克

用法：水煎服。

适应证：肺癌。

附注：重庆市中医研究所用方。

▌方五十二　两根三草汤 ▌

组成：藤梨根 60 克　紫草根 30 克　夏枯草 30 克　鱼腥草 30 克　白花蛇舌草 30 克　望江南 30 克　南沙参 9 克　制山甲 15 克　炙鳖甲 15 克

用法：水煎，每日 1 剂，2 次分服。

适应证：肺癌伴有咳血、胸痛、食欲差者。

▌方五十三　紫菀丸 ▌

组成：紫菀、茜草根各等分

制法：上药共为细末，炼蜜为丸，如樱桃大。

用法：每用 1 丸，放口内含化。

适应证：肺癌咳血。

▌ 方五十四　化毒内托散 ▌

组成：乳香 3 克　穿山甲 3 克　白及 3 克　贝母 3 克　知母 3 克　金银花 3 克　半夏 3 克　皂角刺 3 克　天花粉 3 克

用法：共为粗末，用米酒 1 碗煎至半碗，去渣温服。

适应证：肺癌、乳癌、乳中结核、对口恶疮、痈疽发背等。

附注：治疗癌肿时应加以抗癌类中草药。

▌ 方五十五 ▌

组成：全蝎 10 只　蜈蚣 4 条　穿山甲 9 克　朱砂 1.5 克乳香 6 克　没药 6 克　赤练蛇（煅）1 条

加减：病顽者加斑蝥 5 只。

用法：共末装胶囊中，每服 1 丸，每日 3 次，饭后吞服。

适应证：肺癌。

▌ 方五十六 ▌

组成：石见穿 60 克　紫草根 30 克　沙参 12 克　麦门冬 12 克　生地 12 克　百部 12 克　地榆 12 克　五味子 6 克　公英 15 克　炒山栀 9 克　王不留行 9 克

用法：水煎服，每日 1 剂。

适应证：肺癌。

▌ 方五十七 ▌

组成：龙葵 45～60 克　蛇莓 45～60 克　白英 45～60 克山海螺 15 克　兔耳草 15 克　鱼腥草 30 克

加减：胸痛加开金锁 30 克。

用法：水煎服，每日 1 剂。

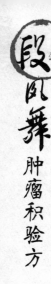

适应证：肺癌。

▌方五十八▐

组成：野葡萄根 30 克　水杨梅根 30 克　半枝莲 30 克　半边莲 30 克　凤尾草 25 克　白茅根 25 克　山豆根 15 克　蚤休 15 克　白术 10 克　藤梨根 60 克

用法：水煎服，每日 1 剂。

适应证：肺癌。

▌方五十九▐

组成：半枝莲 60 克　石燕 30 克　漏芦 15 克　沙参 12 克　杏仁 9 克　藕节 9 克　枇杷叶 9 克　黄芪 9 克　蒲黄 9 克　蜂蜜 12 克

用法：每日 1 剂，水煎 2 次服。

适应证：肺癌。

▌方六十▐

组成：鲜农吉利 90 克（干品用 30 克）　葶苈子 9 克　瓜蒌 15 克　大枣 7 个

加减：若吐血加白及 6 克，仙鹤草 15 克。

用法：水煎服。

适应证：肺癌。

▌方六十一▐

组成：仙鹤草 30 克　地锦草 30 克　金钱草 30 克　白花蛇舌草 30 克　佛耳草 15 克　桑白皮 30 克　大、小蓟各 15 克　生薏苡仁 15 克　炙百部 6 克　牛黄醒消丸（方见 94 页）6 克（3 次分吞）

用法：水煎服，每日 1 剂。

适应证：肺癌。

▌ 方六十二 ▌

组成： 玳瑁 15 克　龟板 15 克　海藻 15 克　露蜂房 10 克
鸦胆子 10 克　蟾酥 1 克

制法： 将前五味药放新瓦上，上复一新瓦，放在炭火焙至
黄色为度，研为细末，加蟾酥研匀备用。也可将药末装胶
囊中。

用法： 每次服 0.6 克，每日 2 次，白开水送服。也可以根
据身体强弱，酌情增减剂量。

适应证： 肺癌。

▌ 方六十三　扶正攻癌汤 ▌

组成：

方一：生半夏 30 克　生南星 30 克　蒟蒻 30 克（以上三
味先煎 1～2 小时）　蚤休 30 克　羊蹄根 30 克　铁树叶 30 克
白花蛇舌草 30 克　商陆 15 克　干蟾皮 15 克　蜈蚣粉（分 2
次吞服）1.5 克　地鳖虫粉（分 2 次吞服）1.5 克

方二：南沙参 12 克　北沙参 12 克　天门冬 12 克　麦门
冬 12 克　野百合 15 克　天花粉 30 克　蒸百部 15 克　白及 12
克　制紫菀 12 克　杏仁 9 克　黄芪 15 克　党参 15 克　怀山
药 9 克

方三：生地 12 克　熟地 12 克　炙龟板 15 克　鹿角片 9
克　制首乌 12 克　黄精 12 克　茯苓 9 克　白术 9 克　薏苡仁
12 克

加减： 根据病情可在方二、方三中加移山参（冲服）3
克、白木耳（冲服）3 克。

用法： 每日 1 剂，煎 2 次分服。

适应证： 肺癌。

附注： 三个方可按病情辨证施治。方一用以攻癌，消肿解
毒，化瘀软坚；方二、方三用以扶正，前者润肺益气，后者健

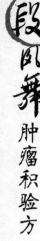

脾益肾。

▌ 方六十四 ▌

组成：白木耳6克　竹参6克　淫羊藿3克

制法：先将白木耳及竹参用冷水发胀，然后加水一小碗及冰糖、猪油适量调和，最后取淫羊藿稍加碎截，置碗中共蒸。

用法：服时去淫羊藿渣，参、耳连汤内服。

适应证：肺癌咳嗽。

▌ 偏方集锦 ▌

以下单、复方也可适用于肺癌。

①卤碱粉100克，每次2克，每日3次口服。

②南瓜藤1.5～2.5公斤，水煎，在2～3日内服完。

③大蒜炒猪肺片当菜吃，不拘多少。

④野葡萄根（干品）60克，煎水代茶，频服。

⑤棉花根30克，山海螺30克，补骨脂15克，天葵子15克，水煎服。

⑥卷柏60克，白花蛇舌草30克，水煎服，每日1剂。

⑦杏香兔耳风60克，石楠叶30克，用米酒煎服，每天2剂，10日为一疗程。用于肺癌早期。

⑧葵树子60克，半枝莲60克，水煎服，每日1剂。

⑨狭叶韩信草500克，楤木500克，上药分为16包，每次水煎服1包。

⑩白英30克，垂盆草30克，水煎服，每日1剂。

⑪八角莲60克，研为细末，每服1.5克。

⑫野荞麦根30克，抱石莲30克，天葵15克，石豆兰15克，水煎服，每日1剂。

⑬新鲜蒲公英捣碎外敷疼处皮肤，外盖三层纱布，中夹一层凡士林纱布，以减慢药汁蒸发。用于肺癌所致胸痛，一般敷后半小时左右疼痛减轻，止痛时间可达8小时左右。

⑭将大枣 500 克，连核烧存性，百药煎（为五倍子同茶叶等经发酵制成的块状物）煅过，等分为末。每服 10 克，米粥水饮下。用于肺癌吐血。

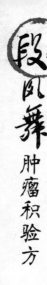

第十四章　治乳腺良、恶性肿瘤方

　　乳腺肿瘤是妇女常见的疾患之一。良性肿瘤包括乳腺纤维瘤、大导管内乳头状瘤、乳房脂肪瘤、乳房海绵状血管瘤、乳房平滑肌瘤、乳房皮脂腺囊肿、乳腺错构瘤等。另外乳腺结构不良也常出现乳房内结块。一般来讲，乳腺良性肿瘤本身对人体健康的危害较小，但由于一部分良性乳腺肿瘤有一定的恶变可能性，所以还是应引起足够的重视和进行积极地治疗。良性乳房肿瘤的临床表现，因病理组织和解剖位置的不同而有不同的症状，但概括起来无非是乳房内有肿块，或大或小，或软或硬，或疼或不疼；肿块形状不一，或圆或椭圆形，单发或多发等；一般与胸壁无黏连，活动度好。真正确诊还要依靠病理切片证实。

　　乳腺的恶性肿瘤主要的有乳腺癌，少部分为乳腺肉瘤（其中也有良恶性之分）。乳腺的恶性肿瘤早期和良性从外表上不易鉴别。现主要谈一下乳腺癌的发病情况和临床表现。乳腺癌在女性的好发年龄是 40～59 岁，男性是 50～54 岁。男性乳腺癌发病率很低，只占全部乳腺癌患者的 1%～2%。常见的临床表现有乳房内肿块（妇女乳房肿块部位以外上方较多见，男子以乳晕区较多见），质较硬韧，边界不甚清楚，无明显疼痛。如癌浸润皮肤，可出现乳房外形改变，乳头回缩、固定，乳头血性溢液，皮肤呈橘皮样变或癌性乳房湿疹等体征。

　　因乳房是外露的器官，乳腺肿瘤较表浅易察觉，所以很早以前的中医书籍中就有较详尽的记载，如"乳岩"、"乳粟"、"乳发"、"乳核"、"石奶"、"番花石榴发"、"妒乳"、"乳痞"、"乳衄"、"乳疳"、"乳痰"、"乳癖"、"乳痨"、"乳头内陷"、"乳肿结皮强如牛领之皮"等病名和症状描述，与现今的乳腺肿瘤很相似。历代中医对该类疾病已总结出了较系统的治疗方法和积累了丰富的治疗经验。

中医常采用的治疗方法有疏肝理气，化痰散结，活血化瘀，清热解毒，调理冲任，补养气血，滋补肝肾等。

▌方 一▐

组成：青皮 10 克 生甘草 10 克 蒲公英 15 克 夏枯草 15 克 生黄芪 30 克 山慈菇 10 克 枸杞 30 克 天门冬 15 克 土贝母 10 克 六神曲 30 克 焦山楂 30 克

用法：水煎服，每日 1 剂，2 次分服。

适应证：乳腺癌。

附注：此方为段凤舞先生临床上常用的经验方，对早期乳腺癌和乳癌术后预防复发均有较好的效果。段凤舞认为，《医宗金鉴》中治疗乳岩（乳腺癌）的方，除十六味流气饮外，就只有青皮甘草散（青皮、生甘草）。青皮甘草散有疏肝理气、调和脏腑的作用，虽药味轻薄，常服、久服确有奇特疗效，若以青皮甘草散加味组成抗乳癌方，则疗效更增。

▌方 二▐

组成：蒲公英 18 克 石蟹（先煎）30 克 金银花 15 克 炒青皮 12 克 海浮石 9 克 玄参 9 克 全瓜蒌 9 克 知母 9 克 熟地 9 克 生地 9 克 茯苓 9 克 大麦芽 9 克 茯神 9 克 白术 6 克 首乌 6 克 党参 6 克 合欢皮 6 克 甘草 6 克

加减：方中还可加入山慈菇 9 克，夏枯草 9 克，青蒿 9 克，薄荷 9 克，地骨皮 9 克，苏梗 9 克。

用法：水煎服。

适应证：乳腺癌。

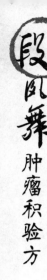

▌方 三▌

组成：络石藤 15 克　凤尾草 15 克　山海螺 15 克　伏中花根 30 克　香茶菜 30 克　炙猬皮 9 克　槐花 9 克　夏枯草 9 克　夜明砂 9 克　威灵仙 6 克　全瓜蒌 12 克

用法：水煎服，每日 1 剂。

适应证：乳腺癌。

▌方四　乳岩方▌

组成：人参 5 克　茯苓 5 克　炒白术 5 克　柴胡 2.5 克　川芎 2.5 克　炒山栀 2.5 克　炒芍药 2.5 克　当归 30 克　熟地 30 克　炒甘草 2.5 克

用法：水煎服，每日 1 剂。

适应证：乳腺癌初起。

▌方 五▌

组成：川芎 60 克　柴胡 60 克　青皮 60 克　香附 60 克　元胡 30 克　陈皮 30 克　桔梗 30 克　黄芩 30 克　栀子 30 克　枳壳 30 克　天花粉 30 克　乌药 30 克　白芷 30 克　贝母 30 克　炒蔓荆子 30 克　砂仁 45 克　甘草 30 克

用法：共为细末，水泛为丸，每服 6 克，每日 3～4 次，也可减量作汤剂服用。

适应证：乳腺癌初起、乳痈初起或乳中结核。

▌方 六▌

组成：两头尖 30 克　土贝母 30 克　煅牡蛎 60 克　毛慈菇 60 克　海浮石 30 克　郁金 24 克　橘核 60 克

制法：共为细末，生麦芽 60 克煎汤，取汤泛丸如梧桐子大。

用法：橘叶煎汤送服 6～9 克，每日 2 次。

适应证：乳腺癌。

▌ 方 七 ▐

组成：郁金 10 克　玫瑰花 10 克　橘叶 10 克　赤芍 10 克
白芍 10 克　瓜蒌 30 克　山慈菇 10 克　僵蚕 10 克　当归 15
克　青皮 8 克　陈皮 8 克

用法：水煎分服。

适应证：乳腺癌初起，乳腺癌术后治疗，各种乳腺病。

▌ 方 八 ▐

组成：猕猴桃根 60 克　野葡萄根 60 克　蒲公英 30 克
橘叶 15 克　山荷叶根 9 克　生南星（先煎半小时）9 克

用法：水煎服，每日 1 剂。

适应证：乳腺癌。

▌ 方九　奇效丸 ▐

组成：牛黄 3 克　乳香 180 克　没药 180 克　雄黄 180 克
蟾酥 180 克　胆矾 6 克　朱砂 9 克　血竭 9 克　寒水石 6 克
轻粉 6 克　蜈蚣 30 条　蜗牛 60 条　冰片 3 克　麝香 3 克

制法：以上各药共研细末，水泛为丸。如芥子大小，
即成。

用法：口服，每次 5～6 丸，每日 1～2 次。

适应证：乳腺癌。

附注：长期服用，疗效较好，特别是部分对化疗不敏感的
患者，服此方可望得以缓解。

▌ 方十　十六味流气饮（二八流气饮） ▐

组成：当归 10 克　人参 10 克　白芍 10 克　黄芪 20 克
桔梗 10 克　川芎 10 克　枳壳 10 克　厚朴 10 克　白芷 10 克
苏叶 10 克　防风 10 克　乌药 10 克　槟榔 10 克　官桂 4 克

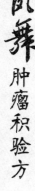

木香 4 克　甘草 6 克

用法：水煎分服。

适应证：早期乳腺癌属肝郁气滞、气血两虚者。

▌ 方十一 ▌

组成：蛇葡萄根 30 克　猕猴桃根 30 克　八角莲 3 克　生南星 3 克

用法：水煎服，每日 1 剂。

适应证：乳腺癌。

▌ 方十二　香贝养荣汤 ▌

组成：土炒白术 12 克　人参 6 克　茯苓 6 克　陈皮 6 克　熟地 6 克　川芎 6 克　桔梗 3 克　当归 6 克　贝母 6 克　香附 6 克　白芍 6 克　甘草 3 克

用法：水煎分服。

适应证：乳腺癌属气血双虚、正气大衰者。亦可用于其他癌症术后体弱气血不足者。

▌ 方十三　天漏汤 ▌

组成：天葵子、芸苔子（油菜子）、白蔹各 30 克　漏芦 15 克　八角莲 9 克　地鳖虫 9 克　木馒头 9 克　露蜂房 9 克　金雀花 9 克

用法：水煎服。

适应证：乳腺癌。

▌ 方十四　紫金留行散 ▌

组成：紫金锭（方见 237 页）12 克　王不留行子 30 克　猫眼草 30 克　金银花 30 克　冰片 0.6 克

制法：先将王不留行子、猫眼草、金银花制成浸膏干粉，再加紫金锭、冰片，研细和匀，制成内服散剂。

用法：口服，每次 1.5~3 克，每日 4 次。

适应证：乳腺癌。

▌方十五 乳疬无忧丹 ▌

组成：陈蛀瓜蒌3个（越大越好） 生地黄150克 土贝母120克 生香附120克 煅牡蛎120克 漏芦90克 白芥子90克 野茯苓90克 炒麦芽90克 王不留行子60克 制半夏60克 全当归60克 福橘叶60克 炒白芍60克 小青皮60克 广陈皮60克 炮山甲30克 潼木通30克 西粉草30克 川芎30克

制法：共研细末，用蒲公英60克，连翘60克，煎汤代水泛丸，晒干置石灰罋内收贮，勿使受潮。

用法：每次6克，每日3次，饭后服用，必须连续服勿间断，至愈为度。

适应证：乳癌初期，乳中结块，乳癖。

附注：忌椒、姜、海味、辛热等物，切戒恼怒、房劳。此方为肖汉江提供。

▌方十六 神效瓜蒌散 ▌

组成：瓜蒌（研烂）1枚 当归（酒洗）15克 生甘草15克 乳香3克 没药3克

用法：用酒煎服，如不能饮酒，以酒水各半煎服。

适应证：治疗乳腺癌、乳腺纤维瘤、囊性增生症等多种乳腺疾病。

附注：明·张景岳方。

▌方十七 ▌

组成：香茶菜30克 白英30克 蒲公英30克 鹿衔草15克 凤尾草15克

用法：水煎服，每日1剂。

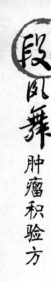

适应证：乳腺癌。

方十八　莲柏汤

组成：半枝莲 15 克　黄柏 15 克　金银花 15 克　川楝子 15 克　鳖甲 12 克　仙人掌 12 克　山楂 50 克　山甲 6 克　野菊花 100 克　瓦松 100 克

用法：水煎服，每日 1 剂，2 次分服。

适应证：乳腺癌。

方十九

组成：海藻 250 克　金银花 15 克　全蝎 9 克　山甲 9 克　甘草 9 克　地龙 6 克　蜈蚣 3 条

制法：上药共研细末，以蜂蜜调和为丸。

用法：每服 9 克，每日服 2 次，白开水冲下。

适应证：乳癌。

方二十　加味逍遥丸[①]

组成：柴胡 6 克　白芍 10 克　当归 10 克　茯苓 12 克　白术 10 克　丹皮 6 克　栀子 6 克　炙甘草 10 克　煨姜、薄荷各少许

加减：若伴有肝区不舒加金钱草、橘叶、枳实、白屈菜、丹参；伴背疼加郁金、瓜蒌、瓜络；肿块明显者加生牡蛎、玄参、贝母、橘叶、皂刺、瓜蒌；伴有脾虚者加扁豆、山药、生薏苡仁、清半夏；有瘀者加赤芍、川芎、莪术；有热者加蒲公英、忍冬藤、蚤休；胁胀口苦加枳壳；局部红肿，外用二味拔毒散加皮硝；放疗或术后伤口不封，外用玉红膏、四黄膏；术后淋巴回流不好，患肢浮肿加路路通、牛膝、土鳖虫；乳头溢液加炒麦芽 60 克，龙胆草 6 克。

用法：水煎服。

适应证：乳腺癌，乳中结核。

附注：原方出自《医统》，现据其加味治疗乳病，以增疗效。

▌方二十一 ▌

组成：铁树叶 15 克　山慈菇 15 克　凤尾草 9 克　刘寄奴 9 克　蜂房 9 克　蜣螂 9 克　鬼箭羽 9 克　白英 30 克　猫爪草 30 克　蛇蜕 3 克

用法：水煎服，每日 1 剂。

适应证：乳腺癌。

▌方二十二　瓜蒌逍遥汤 ▌

组成：白术 12 克　瓜蒌 30 克　云茯苓 15 克　郁金 15 克　白芍 15 克　柴胡 12 克　当归 15 克　香附 12 克　鹿角 15 克　薄荷 15 克　生甘草 3 克

用法：1 剂药煎 2 次，合在一起，分 2 次服。

适应证：乳房各种疾病的治疗，预防乳腺癌，或乳腺癌病人的食欲不振、忧郁消瘦之时。

▌方二十三　青栀四物汤加减 ▌

组成：青皮 9 克　山栀 9 克　当归 30 克　川芎 6 克　白芍 15 克

生地 15 克　香附 12 克　茯苓 15 克　清半夏 15 克

用法：1 剂药煎 2 次，合在一起，分 2 次服。

适应证：乳腺各种疾病的治疗，预防乳腺癌。

▌方二十四　瓜蒌银蜂丸 ▌

组成：全瓜蒌 90 克　丹皮 60 克　金银花 60 克　蜂房 60 克　蛇蜕 60 克　全蝎 60 克

制法：共研为细末，水泛为丸，如绿豆大小。

用法：每次服 3~6 克，每日 3 次。黄芪煎水送下，或开

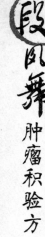

水送下。

适应证：乳腺癌。肿块，偶而感觉沉重或有微疼时。

▌方二十五　蒌菊慈菇汤▐

组成：夏枯草18克　金银花18克　菊花15克　连翘18克　瓜蒌皮30克　山慈菇12克　陈皮9克　乳香9克　没药9克　山豆根9克

用法：1剂药煎2次，合在一起，分2次服。

适应证：乳癌肿块逐渐长大，推动时，从乳头流出少许带血的液体，并伴有疼痛发热等症状。

▌方二十六　矾酥丸▐

组成：穿山甲30克　蜈蚣20条　雄黄30克　白矾30克　龙胆草30克　仙鹤草60克　西红花15克　蟾酥3克　桃仁15克　鸡内金30克

用法：上药共研细粉，水泛为丸，如绿豆大小。

用法：每次服1.5～3克，每日3次。黄芪煎水送下，或开水送下。

适应证：乳癌溃烂，流脓血，疼痛，肿块上面的皮肤发硬变紫，全身发热时。

▌方二十七　金硝丸▐

组成：千金子6克　绿矾3克　干漆9克　郁金3克　花蕊石3克　山慈菇3克　白矾3克　火硝9克　枳壳60克　五灵脂6克　制马钱子9克

制法：上药共为细粉，水泛为丸，每次服1.5～3克，每日3次。黄芪煎水送下，或开水送下。

适应证：乳腺癌广泛转移，淋巴结肿大之时。

附注：以上六方均为贾堃提供。可配合服用平消丹（方见488页）。

方二十八

组成：决明子 30 克　海藻 30 克　海带 30 克　女贞子 15 克　金银花 15 克　丹参 15 克　陈皮 15 克　熟地 15 克　太子参 18 克　茯苓 12 克　枸杞 12 克　石斛 12 克

用法：水煎服，每日 1 剂。

适应证：乳腺癌。

方二十九　乳癌 1 号煎

组成：赤芍 9 克　白术 9 克　土鳖虫 9 克　川楝子 9 克　当归 12 克　橘核 12 克　川断 12 克　丝瓜络 15 克　白薇 15 克　丹参 15 克　柴胡 6 克　生牡蛎 30 克

用法：水煎，隔日 1 剂，2 次分服。

适应证：乳腺癌。

方三十　冲脉饮

组成：黄芪 4.5 克　青皮 4.5 克　人参 3 克　川芎 3 克　柴胡 3 克　皂角子 3 克　甘草 3 克　茯苓 9 克　白术 9 克　当归 6 克　芍药 6 克　生地 6 克　木瓜 6 克

用法：水煎服。

适应证：乳癌、乳痈破溃流血流脓，不易收口。

方三十一

组成：夏枯草 30 克　土茯苓 30 克　海藻 12 克　昆布 12 克　川贝母 12 克　白蔹 12 克　全虫 10 克　蜂房 10 克　橘核 10 克　山慈菇 10 克　鹿角 10 克　山甲 10 克　僵蚕 10 克　蚤休 10 克

用法：水煎服，每日 1 剂，2 次分服。

适应证：乳腺癌。

附注：河南省肿瘤会议材料选方。

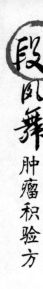

方三十二　小金丹（片）

组成： 白胶香 45 克　制草乌 45 克　五灵脂 45 克　地龙 45 克　制木鳖子 45 克　制乳香 23 克　制没药 23 克　当归 23 克　麝香 9 克　墨炭 9 克

制法： 共研细末，用糯米粉 60 克，打糊为丸，每丸重 1.5 克。

用法： 每服 1.5～4.5 克，日服 3 次，黄酒送下。

适应证： 用于乳癌、乳腺结构不良症、皮肤癌、脑肿瘤、痰核、瘰疬、流注、横痃、贴骨疽；一切阴疽肿毒，初起皮色不变，肿硬作痛，属阴证实证者。

附注： 虚证、阳证忌用，孕妇亦不宜用。实验证明，小金丹能抑制小鼠梭形细胞肉瘤和肉瘤 180 的生长。

方三十三　消瘤方

组成： 穿山甲 12 克　炙鳖甲 12 克　夏枯草 30 克　海藻 30 克　望江南 30 克　野菊花 30 克　白花蛇舌草 30 克　白英 30 克　紫丹参 30 克　全瓜蒌 30 克　牡蛎 30 克　昆布 15 克　怀山药 15 克　南沙参 12 克　王不留行子 12 克　蜂房 12 克　桃仁 9 克　小金丹 10 粒（共重约 1 克）

用法： 水煎，每日 1 剂，2 次分服，小金丹随汤药吞服。

适应证： 乳腺癌。

方三十四　连翘金贝煎

组成： 连翘 30 克　金银花 9 克　土贝母 9 克　蒲公英 9 克　夏枯草 9 克　红藤 24 克

加减： 若热盛烦渴乳肿明显者加天花粉 9 克。

用法： 上药用好酒 2 碗，煎成 1 碗服用。服后盖被卧床半小时。

适应证： 乳腺癌、乳腺炎、乳腺脓肿属热毒炽盛者。

▋ 方三十五　龟板金橘丸 ▋

组成： 炙龟板 150 克　金橘叶 60 克

制法： 共研细末，水泛为小丸。

用法： 每服 10 克，每日 2 次。

适应证： 乳腺癌溃破不愈。

▋ 方三十六　龙胆泻肝汤 ▋

组成： 龙胆草（酒拌炒）9 克　柴胡 6 克　泽泻 12 克
车前子（炒）9 克　木通 9 克　生地黄（酒拌炒）9 克　当归
尾（酒拌）3 克　栀子（炒）9 克　黄芩（酒炒）9 克　甘草
6 克

用法： 水煎服。

适应证： 乳腺癌红肿疼痛，舌赤尿黄脉数者；耳下及颈部
颔部肿物，肝癌、胆囊癌及其他癌患者表现有肝经实火症
状者。

附注： 脾胃虚弱或津液已伤者慎用。一般中病即止，不宜
多服久服。

▋ 方三十七　调神攻坚汤 ▋

组成： 王不留行 90 克　苏子 30 克　党参 30 克　柴胡 15
克　夏枯草 30 克　牡蛎 30 克　瓜蒌 30 克　石膏 30 克　陈皮
30 克　白芍 30 克　黄芩 15 克　川椒 5 克　甘草 6 克　大枣
10 枚

用法： 水煎服，每日 1 剂，120 剂为一疗程。

适应证： 乳腺癌属肝郁气滞型。对其他肿瘤也有较好
效果。

附注： 刘绍武、刘惠生供方。

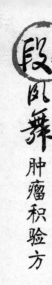

▌方三十八▐

组成：天花粉 30 克　牡蛎 30 克　夏枯草 30 克　海藻 9 克　昆布 9 克　蜂房 9 克　土贝母 15 克　元参 3 克　蜈蚣 2 条

用法：水煎，每日 1 剂。

适应证：乳腺癌。

▌方三十九▐

组成：核桃隔（分心木）9 克　贝母 9 克　金银花 9 克　连翘 9 克

用法：酒水各半煎服。

适应证：乳腺癌。

▌方四十▐

组成：黄药子 30 克　穿山甲 12 克　王不留行子 12 克　夏枯草 9 克

用法：水煎服，每日 1 剂。

适应证：乳腺癌。

▌方四十一▐

组成：旋覆花 6 克　蒲公英 3 克　白芷 3 克　青皮 3 克　甘草节 2.4 克

用法：水酒为引，水煎服。

适应证：乳癌，乳痈（乳腺脓肿）。

▌方四十二▐

组成：半边莲 30 克　水珍珠菜 30 克　地胆头 15 克　夜香牛 15 克　白花蛇舌草 10 克　散血丹 12 克　穿心莲 9 克　半边旗 9 克　马鞍藤 9 克　兰花草 9 克　坡地胆 9 克　白粉藤

9克 大刺芋9克 大鹅不食草9克

加减：若癌肿在乳头以上加乳香9克，没药9克。

用法：水煎服，每日或隔日用1剂。

适应证：乳腺癌。

▌ 方四十三 二丹汤 ▌

组成：当归45克 夏枯草45克 橘核12克 白芷9克
僵蚕6克 丹皮6克 丹参15克 爵床草30克

用法：每日1剂，水煎2次分服，或用水酒炖服，连服
20～30剂为一疗程。

适应证：乳腺癌。

▌ 方四十四 ▌

组成：龙葵30克 白英30克 蒲公英30克 蛇莓15克
蚤休15克 薜荔果15克

加减：肿瘤糜烂时加忍冬藤30克，胡桃荚30克；肿块疼
痛加川楝子15克，玄胡15克，乌药10克。

用法：水煎服。

适应证：乳腺癌。

附注：上海群力草药店方。

▌ 方四十五 银花汤 ▌

组成：金银花15克 生黄芪15克 当归24克 甘草6
克 枸橘（即臭橘）叶50片。

用法：水酒各半煎服。

适应证：乳岩（乳腺癌）渐大，色赤出水，内溃深洞。

附注：此方出自《竹林寺女科》。

▌ 方四十六 ▌

组成：野牡丹60克 一点红60克 爵床草60克 扛板

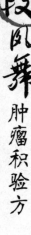

归 60 克　白英 60 克　黄椒子 60 克

用法：水煎服，可以连服 5 个月。

适应证：乳腺癌。

▌方四十七　公英汤 ▌

组成：蒲公英 10 克　紫花地丁 10 克　远志 10 克　官桂 10 克　瓜蒌 60 克　甲珠 6 克　天花粉 6 克　甘草 6 克　夏枯草 15 克　金银花 15 克　当归 30 克　桔梗 15 克　黄芪 15 克　白芷 15 克　赤芍 6 克　薤白 15 克

加减：淋巴结转移者加薏苡仁 30 克，海藻 15 克，牡蛎 24 克，玄参 24 克；肿瘤已溃破者去蒲公英、紫花地丁，倍用黄芪；虚证加黄芪 30 克；实证加枳实 10 克，青皮 10 克；寒证官桂加至 18 克；热证加黄芩 10 克，黄连 10 克，柴胡 15 克。

用法：文火水煎，每日 1 剂，分 3 次饭后服。

适应证：乳腺癌。

附注：孕妇忌用；除鸡肉、猪肉、牛奶外，其他蛋、肉类均忌。

▌方四十八 ▌

组成：木鳖子（去壳、切片、烧存性）15 克　炒五灵脂（去黄烟）15 克　白芷 15 克　雄黄 6 克　制乳香 3 克　制没药 3 克　冰片 1.5 克

制法：共研细末，米饭捣烂为丸，每丸重 1.5 克。

用法：每服 1~2 丸，每日 2 次。

适应证：乳腺癌。

▌方四十九　消癌散[①] ▌

组成：蛇蜕 200 克　蜂房 200 克　全虫 200 克

用法：共为细末，每次服 5.5 克，每天服 3 次，白开水送下，1 个月为一疗程。

适应证：乳腺癌。

▌ 方五十 ▌

组成：瓜蒌 50 克　黄芪 30 克　金银花 30 克　当归 30 克　柴胡 20 克　炮山甲 9 克　青皮 9 克　陈皮 9 克　甘草 9 克

用法：每日 1 剂，水煎 3 次，空腹服下。

适应证：湿疹样乳头癌。

附注：本方可随证加减。

▌ 方五十一　千捶膏 ▌

组成：蓖麻子仁 450 克　血竭花、儿茶、乳香、没药各 90 克　广丹 150 克　银朱 21 克　广松香 720 克　麝香 2 个

制法：先将麝香研细，然后徐徐掺入血竭、儿茶、乳香、没药、广丹、银朱、松香，研细，再用铁锤砸蓖麻子仁，随砸随掺药粉，蓖麻仁砸完，药粉亦掺完，即成膏。将锅盛药膏坐于水内，沸煮 72 小时左右，即成调膏，备用。

用法：将煮成之热膏摊于纸上约 1 毫米厚，不拘大小，用时在热水壶外温化，贴于患处即可。

适应证：乳癌、乳腺瘤、淋巴腺结核，阴性脓肿，核坚硬者皆可贴用。

附注：皮肤有湿疹或贴后引起刺激性皮炎作痒者，均须暂停贴用。溃破者禁用。此方为段凤舞先生家传方。

▌ 方五十二　季芝鲫鱼膏 ▌

组成：活鲫鱼 1 条（去头尾内脏留肉）　鲜山药（去皮）等量　麝香、冰片少许

制法：前两味共捣如泥，加麝香、冰片混匀即成。

用法：上药涂患处，7 日一换。

适应证：乳腺癌初起可适用。

附注：敷药后若觉局部痒极，不要搔抓。

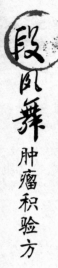

▌ 方五十三　冰螺捻 ▌

组成：硇砂 0.6 克　大田螺（去壳，线穿晒干）5 枚　冰片 0.3 克　白矾（面裹煨熟，去面用矾）3.6 克

制法：将螺肉切片，白矾研末，再加硇砂、冰片同研细，以稠米糊搓成捻子，瓷罐中密收即成。

用法：先用三棱针刺入肿块中 5~6 毫米深，将冰螺捻子插入针孔，外用纸糊封，贴核上勿动，10 日后四边裂缝，其核自落。

适应证：乳癌早期，乳中硬结，皮肤癌。

▌ 方五十四　癌瘤膏 ▌

组成：

方一：大黄 250 克　冰片 15 克　黑矾 120 克　青黛 60 克　生石膏 60 克

方二：大黄 250 克　生石膏 180 克　青黛 60 克　木鳖子 30 克　冰片 30 克　黄柏 30 克　苍耳子 30 克　朴硝 30 克

方三：大黄 250 克　生石膏 250 克　五倍子 60 克　明矾 30 克　马钱子 30 克　冰片 30 克　黄丹 30 克　皂刺粉 30 克　蟾酥 6 克

制法：将以上三方药物分别研为细末，各加桐油 500 克调制成油膏，即得。

用法：外用，涂搽于乳腺癌肿处，每日 1~2 次。三方可交替使用。

适应证：乳腺癌。

附注：对乳腺癌肿大、炎症和疼痛等症状有明显改善作用。

▌ 方五十五 ▌

组成：仙人掌 30 克　三丫苦 30 克　马鞭 15 克　夜香牛

15 克　兰花草 15 克　半边旗 9 克　白骨四方拳 9 克　大果 9 克　小果 6 克　曼陀罗叶 6 克　小猛虎 9 克　马齿苋 9 克　蜂窝草 9 克

制法：以上药均以鲜品为佳，共捣烂如泥，以冷开水或醋调为糊即成。

用法：上药分作 3 份，每日 1 份外敷患处。

适应证：乳腺癌。

▌ 方五十六 ▐

组成：灵脂、雄黄、马钱子、阿胶各等分

用法：共末，麻油调匀，外敷患处。

适应证：乳腺癌。

▌ 方五十七　消岩膏 ▐

组成：山慈菇、土贝母、五倍子（瓦上炙透）、川独活、生香附各 30 克、生南星、生半夏各 15 克

制法：共研细末，用醋膏调和如厚糊状。

制醋膏法：用上好米醋，陈久者更好，不拘多少，文火熬老至 1/4 为度，冬季可凝结不散，夏天可略加白蜡少许（夏宜稍老，冬宜稍嫩）。膏成，趁热倾入冷水中，以去火毒为要。

用法：用时将厚糊摊贴核块上，贴时注意贴膏位置，不可过小，当视核块的状况，略为加宽，必须贴着四周，始稳固而不致移动脱落。1 日一换，至全消为止（近时用法，将膏涂脱脂纱布上，橡皮硬膏粘上较妥）。切忌时时揭开、时时更换。

适应证：乳癌、瘰疬、石疽、瘿瘤属于阴证未破溃者。

附注：急性化脓性炎症即红肿热痛的肿块，属于阳证者，忌用此膏。此方为李济舫提供。

▌ 方五十八　化腐生肌粉 ▐

组成：珍珠 0.15 克　炉甘石 30 克　生龙骨 30 克　轻粉

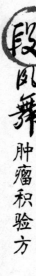

1.5 克　冰片 0.6 克

用法：外敷溃疡面，每日一换。

适应证：乳腺癌溃烂，久不收口。

▍五十九▍

组成：

内服方：广郁金 90 克　炙僵蚕 90 克　山慈菇 90 克　制半夏 90 克　制南星 90 克　青皮 90 克　川贝 90 克

外用方：山慈菇 10 克　生半夏 10 克　大贝 10 克　生南星 10 克　僵蚕 10 克　生川乌 10 克　白芷 10 克　细辛 10 克　生草乌 10 克　白蔹 10 克　樟脑 10 克

用法：内服方药共为细末，饭后用温开水调服 3 克，1 日 3 次。外用方药也共为细末，用陈酒、鸡蛋清调敷患处，1 日换 1 次。

适应证：乳房纤维瘤。

附注：一般用药 3 个月见效，6 个月至 1 年消散。此方为许履和提供。

乳腺纤维瘤为生长在乳房内的良性肿瘤，好发于 18～25 岁的女青年，属于中医"乳癖"范围，民间俗称为"乳核"。

乳腺纤维瘤好发于乳房外上象限，大多数是单发，少数属多发性；乳房内可触及椭圆形或卵圆形肿块，皮色不变，质地稍硬，表面光滑，边界清楚，推之活动，有弹性感；肿块增长速度较缓慢，腋窝淋巴结无肿大；平时精神忧郁或善怒烦急，月经前乳房胀痛，舌质淡红或红、苔白或微黄，脉弦或弦涩。中医认为本病多因郁怒伤肝，思虑伤脾，冲任失调，以致乳络气机阻滞，血瘀痰湿凝结成核。

▍方六十▍

组成：全蝎 160 克　瓜蒌 25 个

制法：将全蝎纳入瓜蒌中，焙干存性，研为细末。

用法： 每服 3 克，每日 3 次，连服 1 个月。

适应证： 乳房纤维腺瘤。

▌ 方六十一 ▌

组成：

鸡子方：蜈蚣（带头足剪碎）2 条，鸡蛋 2 个。

内服方：夏枯草 15 克　丹参 30 克　牡蛎 30 克　玄参 9 克　橘核 9 克　清半夏 9 克　海藻 12 克　三棱 12 克　莪术 12 克

用法： 鸡子方，将鸡蛋打碎和蜈蚣拌炒，1 次食下，每日 1 次。内服方药水煎，每日 1 剂，2 次分服。

适应证： 乳房纤维腺瘤。

▌ 方六十二 ▌

组成： 郁金 15 克　佛手 15 克　青皮 6 克　壁虎 3 条　瓜蒌仁 18 克　屈头鸡 18 克　三棱 12 克　法半夏 12 克　菖蒲 12 克　皂角刺 12 克

用法： 水煎服，每日 1 剂。

适应证： 乳腺纤维瘤属气郁痰结者。

▌ 方六十三 ▌

组成： 半枝莲 30 克　六耳棱 30 克　野菊花 30 克

用法： 水煎服，每日 1 剂。

适应证： 乳房纤维瘤。

▌ 方六十四　散结流气饮 ▌

组成： 桃叶 12 克　楮树根 18 克　炒山甲 30 克　皂角刺 12 克　淫羊藿 12 克　巴戟天 12 克　黄皮核 18 克　川楝子 18 克　牡蛎 30 克

用法： 水煎服。

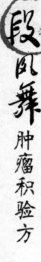

适应证：乳房纤维腺瘤。

▌方六十五 远志酒▐

组成：远志 12 克 60 度白酒 30 毫升

制法：将远志加白酒中 20 分钟后，加进白水 1 碗（约 40 毫升），煮沸 10～15 分钟。

用法：上药取过滤汁 1 次服用。每日服 2 次，1～2 个月为一疗程。

适应证：乳腺纤维腺瘤。

▌方六十六 加味逍遥丸②▐

组成：当归 30 克 杭芍 15 克 云苓 12 克 焦白术 15 克 夏枯草 30 克 郁金 15 克 鸡血藤 15 克 莪术 15 克 丹参 9 克 桃仁 9 克 海藻 15 克 昆布 15 克

用法：水煎服，每日 1 剂。

适应证：乳腺纤维腺瘤，乳腺结构不良症。

▌方六十七 灵仙龙草汤▐

方见 76 页。

▌方六十八 丹火透热疗法▐

组成：

丹药：硫黄粉 30 克 朱砂 12 克 雄黄 12 克

丹座：法半夏 30 克 南星 30 克 木香 18 克 两头尖 18 克

制法：

丹药：将硫黄粉放铜勺中微火烊化，和入雄黄、朱砂调匀，趁热倾注在铝平盆上冷却即成片状。

丹座：将上四味药共为末，蜂蜜调为膏状，捏成中心凹陷如栗子大之丹座。

用法：将丹座置于患处皮肤上放平，取瓜子大的丹药片，放在丹座凹陷中点燃，以皮肤有灼热感为度，熄火后用油纸和纱布外敷 2 小时，每天 1 次。

适应证：乳腺纤维瘤，子宫肌瘤，卵巢肿瘤。

▌方六十九　化核膏（绿云膏）▌

组成：胆矾 10 克　铜绿末 10 克　猪胆 2 个　大戟 3 克　甘遂 3 克　白芥子 3 克　麻黄 3 克　南星 3 克　半夏 3 克　僵蚕 3 克　藤黄 3 克　朴硝 3 克　植物油 500 克　松香 1 千克

制法：先将甘遂、南星、半夏入油内熬枯，捞出后再下僵蚕，依次三下大戟、麻黄，四下白芥子，五下藤黄、朴硝，待油熬至不爆时，将药捞出，把油沥清，再入锅内熬至滴水成珠，再入松香净末，熬至沫清光亮，看老嫩得宜，取下锅来，再入胆矾、铜绿末，后入猪胆，看老嫩得宜。老加油，嫩加松香，放凉即成。

用法：外敷患处。

适应证：乳腺纤维瘤，乳房结块，皮下表浅肿瘤。

附注：张子维供方。

▌方七十　乳腺增生方▌

组成：蒲公英 30 克　夏枯草 15 克　仙灵脾 15 克　橘叶 9 克　青皮 10 克　当归尾 10 克　赤芍 10 克　香附 10 克　茜草 10 克　丝瓜络 10 克　路路通 12 克　醋炒柴胡 3 克

用法：水煎，每日 1 剂，2 次分服。

适应证：乳腺囊性增生症。

附注：乳腺囊性增生症属于乳腺结构不良的一个晚期阶段。临床表现主要是以乳房肿块为特点，同时伴有轻微的疼痛。病理改变除了有小叶增生外，主要特点是多数中小乳管扩张形成囊状。乳管上皮及腺泡上皮的增生，与癌症的发生有着一定关系。该病患者年龄多为 40 岁左右的中年妇女，乳房肿块可为单一片块状，也可呈按乳管系统分布的结节、条索状或不规则团块。肿块可随心情不畅、劳累、天气不好或月经前愁闷而增大。但各型肿块，与皮肤和深部筋膜不黏连，乳头不内陷，乳房外形不变，同侧腋窝淋巴结不肿大。该病也可出现乳头溢液，多为草黄色浆液，亦见棕色、浆液血性，甚至纯血液者，一般为单侧发生。该症仍属中医"乳癖"范围，治疗仍以疏肝理气、化痰散结、活血化瘀为主。

▌ 方七十一 ▌

组成： 核桃 1 个取仁　八角茴香 1 枚

用法： 饭前嚼烂吞下，每日 3 次。

适应证： 乳腺囊性增生病。

附注： 轻者连用 1 月左右可愈。赵宪法供方。

▌ 方七十二 ▌

组成： 当归 9 克　白芍 9 克　香附 9 克　夏枯草 9 克　川楝子 9 克　益母草 9 克　郁金 9 克　青皮 6 克　陈皮 6 克　鸡血藤 15 克

用法： 水煎服。

适应证： 慢性囊性乳腺病。

▌ 方七十三　乳痛消结汤 ▌

组成： 牡蛎 30 克　昆布 15 克　海藻 15 克　淫羊藿 15 克　菟丝子 15 克　王不留行子 15 克　丹参 12 克　鸡血藤 12 克　柴胡 9 克　香附 9 克　穿山甲 9 克　通草 9 克　三棱 9 克　莪术 9 克　郁金 9 克　鹿角 9 克

用法： 水煎服，每日 1 剂，经期停用。

适应证： 乳癖（乳腺结构不良症）。

附注： 孕妇禁用。

方七十四

组成： 猪苦胆汁 75 克　冰片 2 克　土鳖虫 100 克　银花 100 克　胡桃仁 50 克　炙马钱子 25 克　大枣 50 克

制法： 先将猪胆汁煮沸 1 小时，加入冰片拌匀，然后把炙马钱子同其他药共研细末，与胆汁混合，炼蜜为丸，每丸重 6 克。

用法： 每次服 1 丸，每日服 2 次，开水送服。1 个月为一疗程，可连服 3 个疗程。

适应证： 乳腺增生，乳房内结块。

附注： 体质衰弱者慎用。

方七十五　消乳汤

组成： 山楂 15 克　五味子 15 克　麦芽 15 克

用法： 水煎，每日 1 剂，2 次分服。

适应证： 乳腺增生病。

附注： 杨驰供方。

方七十六

组成： 橘核 30 克　露蜂房 20 克　丹参 30 克　桃仁 10 克　红花 10 克　赤芍 10 克　川芎 10 克　当归 12 克　熟地 15 克

用法： 水煎服，每日 1 剂。

适应证： 乳腺增生。

附注： 贾河先供方。

方七十七　乳块消

组成： 瓜蒌 15 克　生牡蛎 15 克　夏枯草 15 克　昆布 15 克　海藻 15 克　丹参 15 克　柴胡 9 克　天门冬 9 克　三棱 9 克　莪术 9 克　橘叶 9 克　橘核 9 克　半夏 9 克

加减： 若经前期乳房痛，乳块增大者，加淫羊藿 30 克；

郁闷、胁痛、易怒者，加香附9克，郁金9克，木香9克；急躁者加山栀9克；肿块较硬痛者，生牡蛎、昆布、海藻倍量；乳房肥大下垂，体胖乏力者，加茯苓9克，白术9克，黄芪15克；肢冷畏寒者加鹿角霜12克。

用法：水煎服，每日1剂。

适应证：乳腺增生病。

附注：姜兆俊供方。

▌ 方七十八 ▐

组成：露蜂房200克　半枝莲200克　山慈菇200克　山豆根200克

制法：共研细末，炼蜜为丸，每丸重6克。

用法：每服1丸，每日2次，3个月为一疗程。

适应证：乳腺增生所致的乳房肿块。

▌ 方七十九　复方消乳痛 ▐

组成：郁金9克　青皮12克　焦楂肉9克　海藻9克昆布9克　制香附9克　半夏9克　当归9克　柴胡9克　夏枯草9克　丹参15克　皂刺9克　土鳖虫9克　王不留行子9克

用法：水煎服，每日1剂，4周为一个疗程。一般可连服2个疗程。

适应证：乳腺增生病疼痛明显者。

附注：孙兆彦供方。

▌ 方八十　乳核饮 ▐

组成：柴胡12克　白芍12克　香附12克　郁金12克青皮9克　丹参9克　三棱9克　莪术9克　生牡蛎30克白花蛇舌草15克　黄芪15克　夏枯草30克

加减：若经期经前乳肿显著，肿块随喜怒消长者，加元胡、川楝子、橘核；乳房肿块较大而胀痛明显，甚则刺痛，酌加桃仁、红花、王不留行子、炮山甲，去白芍加赤芍；乳痛较轻或无痛，肿块较大质中等硬，体胖乏力者，加海藻、昆布、全瓜蒌、法半夏等。

用法：水煎服，每日1剂。

适应证：乳腺增生病。

附注：吴熙供方。

方八十一　二甲消坚汤

组成：鳖甲18克　牡蛎18克　海藻18克　夏枯草18克柴胡12克　连翘12克　瓜蒌20克　蒲公英20克

用法：水煎服，每日1剂。

适应证：乳中结核。

附注：张九皋方。乳中结核并非指结核杆菌感染性疾病，而是乳房中可扪到结块一类的疾病，是中医的病证之一。如《医宗金鉴》中说："乳中结核如梅李，按之不移，时时隐痛，皮色如常，肿物坚硬。"

方八十二　清肝解郁汤

组成：当归12克　生地12克　白芍15克　醋制香附10克　象贝母10克　青皮10克　半夏10克　茯神12克　栀子9克　桔梗6克　陈皮6克　川芎6克　木通6克　远志6克苏叶6克　生姜3片　甘草3克。

用法：水煎服，每日1剂，2次分服。

适应证：乳中结核（乳腺增生病）、乳腺瘤、肝癌等病初起，形体尚实的患者。

方八十三　紫色消肿膏

组成：当归60克　赤芍30克　紫草15克　儿茶15克羌活15克　草红花15克　荆芥穗15克　防风15克　荆芥15

克 紫荆皮 15 克 神曲 15 克 升麻 30 克 白芷 60 克 贯众 6 克

制、用法： 上药共研极细粉，每 120 克药粉加香山柰面 6 克，乳没面 12 克，血竭花面 3 克，凡士林 120 克，调匀成膏，外用敷于患处。

适应证： 乳房结核，颈淋巴结核，局部肿痛等。

▌ 方八十四 夏枯草膏 ▌

方见 101 页。

适应证： 乳房结核，颈淋巴结核。

▌ 方八十五 ▌

组成： 广郁金 6 克 青皮 6 克 制香附 6 克 乳香 6 克 夏枯草 6 克 牡蛎 12 克 焦楂肉 12 克 海藻 9 克 柴胡 9 克 半夏 9 克 当归 9 克 昆布 15 克

用法： 水煎，日服 3 次。

适应证： 乳腺单纯增生病（乳痛症）。

附注： 乳腺单纯增生病，好发生在 30 岁以后，但不见于青春期前或闭经以后，常见于发育较差的小乳腺。症见：乳腺上可触及多数不平滑之小结节，且多有轻微自发性痛，呈阵发性钝痛。尤其月经来潮前乳腺胀痛较明显，甚至有时痛不可触，患者异常痛苦。

▌ 方八十六 乳一方（乳核内消片） ▌

组成： 柴胡 6～9 克 当归 6～9 克 郁金（或三棱）9～12 克 橘核 9～12 克 山慈菇 9～12 克 香附 9～12 克 漏芦 9～12 克 夏枯草 12～15 克 茜草 12～15 克 赤芍 15 克 青皮 6 克 丝瓜络 6 克 甘草 3 克

用法： 水煎服（也可制成浸膏片，为乳核内消片，每服 6 片，日服 3 次）。

适应证：用于乳腺小叶增生病。症见乳房胀痛，有肿块，与月经周期有明显关系，于月经前症状明显。经至又渐好转。

附注：本方坚持服 1～3 个月，乳块多能消散。如再能随证加减，疗效更佳。

▌ 方八十七 ▌

组成：当归 10 克　白芍 10 克　柴胡 10 克　茯苓 10 克　白术 10 克　香附 10 克　枳壳 12 克　丹参 12 克　牡蛎 30 克　瓜蒌壳 12 克　郁金 12 克　薄荷 6 克　甘草 6 克

加减：肿块大、体质较好者，去白术、茯苓、薄荷，加赤芍、丝瓜络、鹿角霜、浙贝母、穿山甲。

适应证：乳腺小叶增生症。

附注：吴莠蓉供方。

▌ 方八十八　天山汤 ▌

组成：天门冬 15 克　天花粉 15 克　山豆根 10 克　炮山甲 10 克　橘核 15 克　海藻 15 克　昆布 15 克　蒲公英 30 克　夏枯草 30 克　牡蛎 30 克　甘草 3 克

用法：水煎服，每日 1 剂。

适应证：乳腺小叶增生症（乳癖）。

附注：黎耀彬供方。

▌ 方八十九 ▌

组成：西当归 9 克　生白芍 9 克　金银花 9 克　天花粉 9 克　川芎 4.5 克　桔梗 4.5 克　青皮 4.5 克　柴胡 4.5 克　生黄芪 6 克　白芷 6 克　瓜蒌 6 克　王不留行子 3 克　木通 3 克　甘草 3 克

用法：水煎服。

适应证：乳房时作结瘤（乳小叶增生）。

附注：本方有疏肝理肺解毒之功，连服 4～6 剂，当可痊

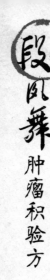

愈。服用此方时须忌食鱼腥及辛辣物才有效。

▌方九十▌

组成： 当归3克　川芎3克　芍药3克　桂枝3克　人参3克　桔梗3克　白芷3克　黄芪1.5克　木香1.5克　乌药1.5克　厚朴1.5克　枳壳1.5克　槟榔1.5克　苏叶1.5克　防风1.5克　甘草1.5克

用法： 水煎服。

适应证： 乳腺小叶增生症。

附注： 方见《台湾香港澳门名医良方》。

▌方九十一　化圣通滞汤▌

组成： 金银花24克　蒲公英27克　天花粉15克　炒栀子9克　茯苓9克　白芥子6克　白芍6克　通草6克　附子3克　木通3克。

用法： 水煎服。

适应证： 男子乳房肿大如妇人之状，经年不消，扪之疼痛剧烈。

附注： 清·陈士铎方。

▌方九十二▌

组成： 蚤休适量

用法： 上药压为细末，以蜂蜜调成膏药块状，外敷患处，每日1次。

适应证： 男性乳腺肿块、乳房发育症。

▌偏方集锦▌

以下单、复方也可适用于乳腺癌。

①陈南瓜蒂，用炭木煅红，速用瓷碗盖上以防成炭，15分钟后研成细末，每次2个，清晨用黄酒50克冲服。

②抱石莲 10 克，用酒煎服。

③刺蒺藜 1～1.5 千克，带刺炒干，研为细末，每日早、中、晚，白开水调糊状不拘时服。

④鲜天门冬 30 克，剥皮，加适量黄酒，隔水蒸煮约半小时，药与酒共服，每日服 3 次。

⑤青橘皮 20 克，用水 1 碗半，煎至 1 碗，每日 1 次服，或以温酒送下。用于乳癌初起。

⑥鲜瑞香花适量捣烂，加少许蛋白同捣匀敷患处，1 日换 1 次。用于乳癌初起。

⑦红车轴草花不拘量，每日用开水冲，代茶饮用。

⑧青橘叶 25 克，青橘皮 25 克，橘核 25 克，以黄酒与水各半合煎，1 日 2 次温服。用于乳房起核，乳癌初起。

⑨鹿茸草 15 克捣汁，与甜酒共酿，每服适量，每日 3 次，用于乳癌、乳痈。

⑩柠条 60～120 克，水煎服，同时熏洗患处。用于乳癌、宫颈癌。

⑪薜荔果（木馒头）30～60 克，水煎服。

⑫鲜枸橘李，切片晒干，研为细末，每服 7 克，每日服 1 次，黄酒送下，1 个月为一疗程。

⑬猕猴桃根 75 克，加水 1 升，煎 3 小时以上，每日 1 剂，10～15 日为一疗程，休息几日后再服，共 4 个疗程。用于乳癌、胃肠系统肿瘤。

⑭夏枯草 30 克，水煎服，每日 1 剂，长期饮用。

⑮白花蛇舌草 120 克，仙茅 120 克，水煎服，每日 1 剂。用于乳腺癌、直肠癌。

⑯了哥王根 30～60 克，研末，用冷开水或米酒调敷患处。（了哥王为瑞香科植物）。

⑰杨树蕈（即死杨树上蕈状物），取新鲜药品 300 克洗净，46 度白酒 500 毫升在 30℃ 温度下浸泡 7 天，时振荡去渣，每服适量。用于乳腺癌、急性乳腺炎。

⑱百合鳞茎、橄榄油各适量，共研烂捣如泥，外敷患处。或用百合、松脂、鹿脂制成药膏外敷。用于乳腺癌、肺癌。

⑲新鸡蛋1个，内纳斑蝥3只，外用纸封好，蒸熟后去斑蝥吃鸡蛋，日服1次。适于肿瘤早期未溃者。毒性反应，可参见251页方[27]。

⑳鸦胆子15～25粒装入胶囊内服，为1次量，每日服3次，同时口服蜂乳，可作为乳腺癌的辅助治疗。

㉑壁虎2条，浸香油100克中2个月，用纱布蘸油涂患处。用于乳癌溃破。

㉒生蟹壳数个，置瓦上焙干研细末，黄酒送下，日服3次，每次6克。每日必服，不可间断。用于乳癌坚硬如石未破溃者。

㉓新鲜蟾皮，晒干，研粉，制成丸子，每粒0.3克，每次服5粒，每日服3次。

㉔龟板数块（炙黄研末），黑枣（去核皮留肉），共捣为丸，每日10克，白开水服下。

㉕山慈菇200克，蟹壳100克，蟹爪（带爪尖）100克。共研细末，以蜜为丸，每丸重10克，每次1～2丸，每日3次，温开水送下，饭后服用。

㉖山慈菇15克，露蜂房15克，雄黄6克，分别研为细末，和匀后再研。上药共分24包，每包1.5克，每次服1包，每日服2次。

㉗虎尾轮鲜草30～60克，同牛肉共炖食，为1次量。用于乳癌、乳吹。

㉘蚱蜴数条，焙干研末，贴敷患处。

㉙麝香0.5克，生半夏3克，丁香3克，木香3克。研为细末，薄棉纱裹，塞对侧鼻孔内。

㉚穿山甲、皂刺各等分，研末外敷患处。用于乳癌或其他癌肿溃破者。

㉛鹿角尖100克，薜荔果100克。研细末，每日10克，

黄砂糖和陈醋送下。

㉜黄鱼脊翅 10～20 条，将其贴在石灰壁上，勿令沾水，愈久愈好。同时火炙为末，每服 5～10 克，每日 2～3 次，陈酒适量送服，可连续服用 1 个月。用于早期乳癌。

㉝大蟾蜍 1 只，捣泥敷贴患处肿瘤上，用纱布包扎 1 天。隔 1～2 日再用此法外贴。用于湿疹样乳头癌。注意，蟾蜍死后易变臭，须及时更换。

㉞一二四八丸：斑蝥（去头足炙）30 克，蜈蚣 60 克，全虫（漂）120 克，穿山甲（炙）240 克。研末，糯米饭为丸，如黄豆大。每日 1 粒吞服，以起病日起计算，已患几天即服几天。既适用于乳癌，也适用于其他瘤。

㉟螃蟹 2 只，煮熟每日分食，枸杞、柑橘、李子各 4 个，煎水代茶饮。

㊱川贝 50 克煎水服，并用牛唇草、香附、芙蓉花、菊花、蒜共捣烂贴患处。

以下单方也可用于乳房纤维瘤。

①生蒲黄 6 克，开水冲服，每天 1 次。

②草乌 9 克，大枫子 15 克，捣碎敷患处。

③两头尖 30 克，露蜂房 30 克，研为细末，每次 9 克，陈酒送服，隔日服 1 次。

④橘核（略炒）15 克，黄酒煎沸，去渣温服（不能饮酒者，以水煎服）每日 1 次。

⑤蟾酥 3 克，草乌 6 克　川乌 10 克，共研为极细末，瓶装密封备用。每次取以上药末 2 克，以蜂蜜调膏敷贴乳核上，每天 1 次。

⑥山慈菇 21 克，研极细末，每天服 3 克，温开水送服。

⑦独脚莲头 30 克，切片贴敷患处，每日 2 次。

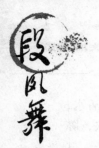

段风舞 肿瘤积验方

第十五章　治消化系统肿瘤方（总括）

　　人体消化系统主要指食管、胃、小肠（十二指肠、空肠、回肠）、大肠（结肠、直肠）、肝脏、胆囊及胰腺等。其中食管、胃、结肠和肝脏是消化系统癌症最好发的部位。消化系统癌症的发病率和死亡率较其他系统者为高，仅胃癌、食管癌和肝癌的死亡人数就占全国全部癌症死亡人数的 60.45%。因此，能够对消化系统癌症做到早期诊断、治疗及早期预防具有十分重要的意义。

▌ 方一　消癌丸[①] ▌

　　组成： 癞蟾蜍皮粉 500 克　硇砂 150 克　硼砂 150 克　大青叶 60 克　蒲公英 30 克　雄黄 15 克　黑豆面适量

　　制法： 上药共为细末，以黑豆面为丸，如绿豆粒大，即成。

　　用法： 每服 3～5 丸，每日 3 次。

　　适应证： 消化道恶性肿瘤（包括食管、胃和肠）。

▌ 方二　消癌片[①] ▌

　　组成： 乌蛇 500 克　蜈蚣 120 克　全蝎 120 克　生薏苡仁 1 千克　制硇砂 15 克　皂刺 150 克　瓜蒌 500 克

　　制法： 共为细末，压成片剂，每片 0.5 克。

　　用法： 每服 10 片，每日 3 次。

　　适应证： 消化系统癌症、乳腺癌等。

▌ 方 三 ▌

组成：黄药子 60 克　蚤休 60 克　白鲜皮 120 克　夏枯草 120 克　山豆根 12 克　败酱草 12 克

制法：上药研粉，炼蜜为丸，每丸重 6 克。

用法：每日服 4～6 丸，分 2～3 次白开水送下。

适应证：消化道癌肿、肺癌等。

▌ 方四　复方乌梅汤 ▌

组成：半枝莲 100 克　乌梅 50 克　细辛 18 克　干姜 30 克　当归 12 克　制附子 20 克　花椒 12 克　桂枝 18 克　黄柏 18 克　黄连 50 克　人参 18 克

制法：上药加水煎成 800 毫升（2～3 次煎液浓缩后的总量）。

用法：每服 50 毫升，每日 3 次。

适应证：消化道癌。

▌ 方 五 ▌

组成：马钱子 30 克　甘草 9 克

制法：先将马钱子用水泡去皮，晒干，切片，用香油炸至黄色，再与甘草共为细粉，以糯米面为衣，如梧桐子大。

用法：每次 0.3～0.6 克，每日服 2～3 次，温开水送下。

适应证：消化道癌。

▌ 方 六 ▌

组成：活癞蟾蜍 50 克　炒玉米粉 1 千克　蜂蜜 500 克

制法：将活蟾蜍饿养 3 天，用水洗净，不砍头，不去皮，不去肠杂。以河水 5 千克，放入活癞蟾蜍，先武火后文火，煮 3～4 小时，使成烂糊状。以纱布过滤去渣，滤液再入锅煎熬 1～2 小时，使成约 500 毫升的半流浸膏。取出加入炒熟玉米

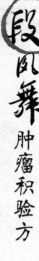

粉，拌匀晒干即成，贮罐备用。

用法： 每次 10 克，以开水或米汤加 1 匙蜜送服，每日 2 次，连服 3 天，停 1 天。

适应证： 消化系统肿瘤。

▌ 方　七 ▌

组成： 蜈蚣 7 条　斑蝥 7 个（共为末）　红枣 7 枚

制法： 将枣去核后，把上药末塞入枣内。放砂锅里，用桑枝火焙焦，放凉后，共轧成极细粉，分为 7 包，贮瓶内备用。

用法： 每次服 1 包，每 2～3 天 1 次，白开水送下，20 天为一疗程。

适应证： 消化道肿瘤。

▌ 方　八 ▌

组成： 白花蛇舌草 70 克　薏苡仁 30 克　黄药子 9 克　乌药 3 克　龙葵 3 克　田三七 1.5 克

用法： 水煎服，每日 1 剂。

适应证： 消化道癌。

▌ 方　九 ▌

组成： 龙葵 30 克　水杨梅根 30 克　石见穿 30 克　木香 9 克

用法： 水煎服，每日 1 剂。

适应证： 消化道癌。

▌ 方十　藤梨根鸡蛋方 ▌

组成： 藤梨根 50 克　鸡蛋 2 个

制法： 藤梨根浓煎取汁，放火上煎沸，打入鸡蛋煮成溏心蛋，即成。

用法：蛋可当点心吃，应长期服用。
适应证：消化道癌。

▍方十一▍

组成：柘木 60～120 克
用法：水煎服，每日 1 剂。
适应证：消化道癌、生殖系统癌。

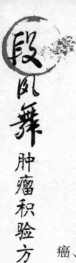

第十六章　治肝脏肿瘤方

肝脏肿瘤主要包括原发性肝癌（简称肝癌）、继发性肝癌、肝脏血管瘤、肝囊肿等。其中对人体危害最大的是肝癌。它的病情发展快、治疗效果差、死亡率高，有"癌中之王"之称。肝血管瘤一般情况好，但少数患者也有因瘤体较大，破裂后引起大出血而死亡的。肝囊肿对人体健康的危害相对要小的多。因此，我们把主要的精力集中在对肝癌的研究和治疗上。

肝癌在我国的发病率占 10 ~ 19 人/10 万人，发病年龄多在 15 ~ 45 岁之间，越是高发区的发病年龄越提早，而低发区则发病年龄越推迟。肝癌在病理上大体分为巨块型、结节型和弥漫型，从组织学上可分为肝细胞型、胆管细胞型和混合型。肝癌的转移主要通过血管、淋巴管和腹腔种植，常转移到肺、骨、肾上腺、肾和脑等器官。

肝癌的诊断主要通过临床症状、体征、胎甲球检验、B超、CT、腹腔探查和肝穿病理验证。肝癌的临床表现早期往往不明显，可有肝脏进行性肿大，肝区间歇性或持续性隐痛、胀痛或刺痛，上腹部不适、食欲不佳、乏力、消瘦等。越至晚期，上述症状会越加明显，上腹部可打到坚硬肿大的肿块，肝痛明显，甚至出现剧烈疼痛，同时脾脏也可肿大，还可有发热、腹胀、腹水、黄疸、消瘦以及鼻衄、牙龈出血、皮下紫斑、吐血、便血等表现。还有脏器转移所致的各种症状。

中医学中描述的一些与肝癌患者表现类似的症状，如"胁痛"、"癖黄"、"脾积（痞气）"、"癥积"、"痞块"等，可作为诊治的参考。在治疗上应注重辨证施治和辨病施治相结合，一般多采用疏肝理气、清热利湿、活血化瘀、软坚散结、养阴柔肝、抗癌解毒等治疗方法。

▌ 方 一 ▌

组成：

甲方：生赭石、党参、麦门冬、生山药、天花粉、鳖甲、夏枯草、泽泻、猪苓各15克　赤芍、白芍、草红花、凌霄花、八月扎、川朴、焦三仙各10克　生黄芪、枸杞、金钱草各30克

乙方：茵陈、猪苓、泽泻、防己、生黄芪、枸杞、六曲、焦楂、路路通各30克　桂枝7克　白术、云茯苓、川朴、枳壳各15克　葶苈、鳖甲、龙葵、白英、蛇莓各15克　大枣5个

用法： 水煎服。

适应证： 肝癌。症见上腹部或肋下包块巨大坚硬，胀痛难忍，不思饮食，后期出现黄疸、腹水、体力下降快。甲方用于中期病人，乙方用于晚期病人。脾肿瘤也可用此方。

附注： 此方为段凤舞先生经验方，用于中晚期肝癌、脾肿瘤病人有较好的疗效。

▌ 方二　参赭培气汤 ▌

组成： 潞党参18克　天门冬12克　生赭石（轧细）24克　清半夏9克　淡苁蓉12克　知母15克　当归身9克　柿霜饼（服药后含化徐徐咽之）15克

用法： 水煎服。

适应证： 膈食（食道癌）、肝癌、胃癌。

附注： 上方原为张锡纯所创。段凤舞先生在此基础上加减治疗肝癌独有心得。

段凤舞先生认为，肝癌病情复杂，临床表现多为虚实夹

杂，既有毒瘀之实，又有气血亏损之虚。因而，临证施治，应明辨虚实，慎重权衡。大凡用活血逐瘀、软坚散结、解毒抗癌等攻邪之法时，应扶持正气，攻补兼施，祛邪不伤正，扶正以达邪。故以该方和逍遥散（原方见后）加减化裁，每多效验。

该方可去苁蓉、柿霜，加入丹参、赤芍、莪术、八月扎等理气活血、逐瘀攻邪，并可随证加减。常用于肝癌中晚期，症见肝胁隐痛、癥瘕结硬、纳少消瘦、神疲乏力、腹胀呃逆；或周身面目发黄，或呕血衄血，舌淡脉濡等。

若患者体质较强，以肝脾失调、气滞血瘀为主，用逍遥散加桃红四物汤（原方见后），以疏肝健脾、活血化瘀。此外，随证选用活血化瘀和解毒抗癌之品是必要的，如八月扎、元胡、郁金、丹参、龙葵、蛇莓、半枝莲、白英、白花蛇舌草等，应辨证与辨病相结合。肿块明显而体质较强者，加三棱、莪术；偏阴虚者则用鳖甲；痛甚则以川椒、细辛止痛，或选用敷贴止痛的外用药。有黄疸者常加茵陈、金钱草、虎杖等。有腹水者则伍用五苓散（原方见后）；有呕血、衄血者加茅根、仙鹤草、三七粉；有消化不良者加焦三仙等；肝肾两亏，重用枸杞、女贞子。肝癌发热，辨明上中下三焦，分别选用黄芩、黄连、黄柏；热甚者，可用白虎汤[①]（原方见后）。

▋ 方三　逍遥散 ▋

组成： 炙甘草 15 克　当归（微炒）30 克　茯苓 30 克白芍 30 克　白术 30 克　柴胡 30 克

制、用法： 共为散，每服 6～9 克，煨姜、薄荷少许水煎汤冲服，日 3 次。也可水煎服，用量按原方比例酌减。

▋ 方四　桃红四物汤 ▋

组成： 桃仁 10 克　红花 10 克　熟地 6 克　当归 6 克　川芎 3 克　炒白芍 3 克

用法： 共为粗末，水煎服。

▌方五　五苓散▐

组成： 泽泻 15 克　茯苓 9 克　猪苓 9 克　白术 9 克　桂枝 6 克

用法： 水煎服。

▌方六　白虎汤①▐

组成： 石膏 30 克　知母 9 克　甘草 3 克　粳米 9 克

用法： 水煎至米熟汤成，去渣温服。

▌方　七▐

组成： 地龙 15 克　穿山甲 15 克　生牡蛎 15 克　桃仁 9 克　红花 9 克　丹皮 6 克　郁金 9 克　炒常山 6 克　苦楝子 9 克

用法： 水煎服，每日 1 剂。

适应证： 肝癌。

▌方　八▐

组成：： 丹皮 9 克　茜草 9 克　桃仁 6 克　桂枝 6 克　橘红 6 克　砂仁 3 克　水红花子 30 克　甘草 9 克

加减： 若有黄疸，加茵陈、姜黄、郁金、鸡内金；肝脾肿大加鳖甲、柴胡、莪术。

用法： 水煎服，每日 1 剂。

适应证： 肝癌。

▌方九　龙蛇白英汤▐

组成： 龙葵 45 ~ 60 克　蛇莓 45 ~ 60 克　白英 45 ~ 60 克　半边莲 15 克　金钱草 45 ~ 60 克或加徐长卿 9 克

用法： 水煎，每日 2 次，分 10 天煎服。

适应证： 肝癌。

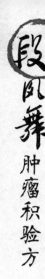

附注：上海群力草药店方。

方十　蛇莲汤

组成： 半枝莲 30 克　薏苡仁 30 克　白花蛇舌草 30 克　石见穿 15 克　半边莲 15 克　金钱草 15 克　丹参 15 克　陈皮 9 克　木香 9 克　三棱 6 克　莪术 6 克

加减： 根据病情还可加入茵陈 30 克，车前子 30 克，牡蛎 30 克，党参 15 克，川楝子 15 克，元胡 12 克，凌霄花 12 克，六神曲 12 克，黄芪 9 克。

用法： 水煎，每日 1 剂，2 次分服。

用法： 肝癌症见肝区疼痛、黄疸、纳差、乏力等。

方十一

组成： 党参 15 克　白术 9 克　茯苓 30 克　神曲 15 克　麦芽 12 克　焦山楂 15 克　车前子 30 克　地枯萝 30 克　八月扎 30 克　沉香曲 12 克　乌药 9 克　降香 15 克

用法： 水煎服。

适应证： 肝癌。

附注： 若患者腹水量较多，可结合应用西药利尿剂。于尔辛供方。

方十二　化癥丹

组成： 制马钱子 25 克　五灵脂 30 克　干漆 12 克　火硝 36 克　枳壳 60 克　仙鹤草 9 克　公丁香 50 克　地鳖虫 50 克　明矾 30 克　莪术 30 克　广郁金 30 克　蜘蛛 80 克

制法： 上药各为细末，和匀后贮瓶中密封备用，勿泄气。

用法： 每服 3 克，1 日 2 次，温开水送下。

适应证： 肝癌。

用法： 每次服 5 粒，每日服 2～3 次。

适应证： 肝癌、胃癌、直肠癌。

■ 方十七 ■

组成： 黄芪 30 克　仙鹤草 30 克　蒲公英 30 克　车前草 30 克　炙鳖甲（先煎）30 克　茯苓 24 克　焦山楂 24 克　焦六曲 24 克　赤、白芍各 12 克　白花蛇舌草 24 克　佛手 9 克　陈皮 6 克　生、熟薏苡仁各 24 克　怀山药 12 克

加减： 若口渴、苔少、舌红加生地 30 克，沙参 15 克；气虚乏力加党参 20 克；肝区疼痛加石见穿 20 克，鸡血藤 30 克。

用法： 水煎服，每日 1 剂。

适应证： 原发性肝癌。

■ 方十八　莪柴汤 ■

组成： 莪术 6 克　醋柴胡 6 克　茵陈 30 克　生鳖甲 30 克　鸡血藤 30 克　何首乌 30 克　水红花子 30 克　白花蛇舌草 30 克　金钱草 15 克　板蓝根 15 克　生黄芪 15 克　阿胶 15 克　当归 9 克　半夏 9 克　赤芍 9 克　白芍 9 克　川楝子 9 克　川朴 9 克　八月扎 9 克　凌霄花 9 克　广木香 4.5 克

用法： 水煎服。

适应证： 肝癌。

附注： 中国中医科学院广安门医院肿瘤科方。以该方为主，采取清肝理气、扶正祛邪和清热解毒，治疗肝癌多例，疗效较好。

■ 方十九　化瘤丸 ■

组成： 人参 18 克　丁香 18 克　苏木 18 克　桃仁 18 克　桂枝 6 克　姜黄 6 克　虻虫 6 克　苏子 6 克　灵脂 6 克　降香 6 克　没药 6 克　香附 6 克　元胡 6 克　水蛭 6 克　艾叶 6 克　川芎 6 克　大黄 24 克　益母草 24 克　吴茱萸 2 克　鳖甲 60 克　麝香 6 克　米醋 250 克

制法： 上述诸药共为细末，加米醋浓熬，晒干，再加醋

熬，如此 3 次，晒干，然后再把益母草、鳖甲、大黄三味粉剂与之调匀。无菌环境下装胶囊，每粒 0.3 克。

用法：每次服 5 粒，每日服 4 次，黄酒 1 杯为引，开水送服。

适应证：肝癌。腹内肿块属气血瘀滞或气血双亏型。

附注：孔二交传方。

方二十　金甲丸

组成：龟板、鳖甲、生牡蛎、大青叶、娑罗子、地龙、青皮、郁金、蜂房、蛇蜕、全蝎各等分

制法：上药共研为细粉，水泛为丸，如绿豆大小。

用法：每次服 3～9 克，每日 3 次。黄芪煎水送下，或开水送下。

适应证：肝癌肿大质硬，能摸到多数结节或肿块者。

方二十一　茵金丸

组成：茵陈 60 克　郁金 45 克　硇砂 9 克　白矾 45 克　滑石 30 克　黄芩 30 克　火硝 30 克　谷芽 30 克　生甘草 30 克

制法：共为细末，水泛为丸。

用法：每服 1.5～3 克，每日 3 次。黄芪煎水送下，或开水送下。

适应证：肝癌肿块坚硬伴有黄疸者。

方二十二　青金三甲汤

组成：牡蛎 15 克　龟板 15 克　鳖甲 15 克　山豆根 10 克　地龙 12 克　郁金 15 克　红花 9 克　金铃子 18 克　丹皮 9 克　大青叶 30 克　贯众 15 克　丹参 30 克　大枣 10 枚

用法：1 剂药煎 2 次，合在一起，分 2 次服。

适应证：肝癌。症见肋下疼痛，上腹胀疼不舒者。

方二十三　苡莲汤

组成： 薏苡仁30克　半枝莲30克　半边莲30克　枳壳12克　白芍18克　川朴9克　丹参30克　云茯苓30克　郁金15克　茵陈30克　柴胡12克　车前子30克　生甘草3克大枣6枚。

用法： 1剂药煎2次，合在一起，分2～3次服。

适应证： 肝癌后期出现腹水，形体消瘦者。

附注： 以上四方均为贾堃提供。可配合服用平消丹（方见488页）。

方二十四　肝1号煎

组成： 白蒺藜9克　当归9克　丹参9克　扁豆9克　漏芦12克　红花6克　香附6克　瓦楞子18克　石燕18克半枝莲60克

加减： 有黄疸加茵陈15～30克，山栀10～15克；便秘加生大黄3～10克；肝区疼痛加川楝子10克，元胡10克；腹胀加枳实10克，厚朴10克，木香5～10克，砂壳3克；阴虚加沙参10～30克，天花粉10～30克，茅根30克，芦根30克；腹水加车前子30克，黑白丑各15克。

用法： 水煎服。

适应证： 肝癌甲胎蛋白阳性者。

附注： 上海肿瘤医院和沈阳医学院附属第一医院均用此方治疗肝癌，用药后一般均能使癌肿缩小，症状减轻。

方二十五　肝癌1型方

组成： 炒柴胡5～10克　茯苓10克　赤、白芍各10克当归10克　茜草10克　郁金10克　制香附10克　蚤休15克　黄芩15克　莪术15克　全瓜蒌20克　生鳖甲20克　虎杖20克　甘草10克　云南白药（吞）1.5克

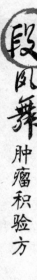

用法：水煎服，每日 1 剂。

适应证：肝癌偏于气滞血瘀型。症见胁肋胀疼，口苦纳差，面色晦黯，有蜘蛛痣，肝质地硬，轻度触疼，脉象弦数，舌苔薄黄。多有肝炎、肝硬化病史。

方二十六　肝癌Ⅱ型方

组成：绵茵陈 30 克　车前草 30 克　半枝莲 30 克　虎杖 30 克　茯苓 30 克　金银花 30 克　白花蛇舌草 30 克　板蓝根 15 克　焦栀子 15 克　茜草根 15 克　川连 5 克　红花 5 克　丹皮 5 克　蚤休（研吞）3～5 克　云南白药（吞）2～3 克

用法：水煎服。

适应证：肝癌偏于湿热瘀毒型。症见胁痛如刺，脘腹胀满，心烦口臭，多有发热，大便次数增多，小便短赤或有腹水，或巩膜皮肤黄染，肝脏增大明显，质硬，触痛明显，有时可触及结节突起，脉象弦数或弦滑，舌质暗红苔腻。

附注：此型病人多属中晚期，病情进展较迅速。

方二十七　肝癌Ⅲ型方

组成：生黄芪 15 克　太子参 15 克　鲜石斛 15 克　麦门冬 15 克　玄参 10 克　赤、白芍各 10 克　山萸肉 10 克　徐长卿 10 克　猫人参 30 克　芦根 30 克　虎杖 30 克　生薏苡仁 30 克　猪苓 30 克　茯苓 30 克　全瓜蒌 20 克

用法：水煎服。

适应证：肝癌属于气阴衰竭型。症见腹大胀满，形体消瘦，神疲乏力，口干少食，明显恶病质，或有锁骨上淋巴结转移。脉象弦细或细数，舌质红绛少津，少苔甚至无苔。

附注：此型病人已属晚期，治疗多难。

方二十八　杀癌合剂 1 号

组成：半枝莲 30 克　半边莲 30 克　黄毛耳草 30 克　薏

苡仁 30 克　天胡荽 60 克

用法： 水煎服，每日 1 剂。

适应证： 肝癌。

附注： 此方也可制成肌肉注射液。

▌ 方二十九　抗癌丸^① ▌

组成： 乳香 30 克　没药 30 克　三棱 30 克　莪术 30 克　大黄 30 克　元胡 30 克　生玳瑁 30 克　炙鳖甲 30 克　蜂房 30 克　土鳖虫 30 克　牛黄 15 克　蜈蚣 15 克　鼠妇 15 克　全蝎 15 克　硇砂 15 克　陈皮 15 克　砂仁 15 克　生姜 15 克　木鳖子 12 克　蟾酥 9 克　生甘草 12 克

用法： 为末，炼蜜为丸，每天服 1.5 ~ 3 克。

适应证： 肝癌。

▌ 方三十　抵癌散 ▌

组成： 生黄芪 10 克　北沙参 45 克　炙鳖甲 45 克　赤练蛇粉 45 克　生白芍 30 克　生香附 20 克　生牡蛎 20 克　制乳、没各 20 克　炙全蝎 60 克　炙露蜂房 120 克　炙马钱子 3 克　半边莲 15 克　凌霄花 15 克　钩藤 15 克　佛手花 15 克　炒苍术 15 克　广陈皮 15 克　代赭石 15 克

用法： 共研细末，每次 3 克，每日 2 次，冲服。

适应证： 肝癌。

▌ 方三十一　复方元宝草汤 ▌

组成： 元宝草 30 克　岩柏 30 克　岗稔根 30 克　穿山甲 9 克　云茯苓 9 克　白花蛇舌草 9 克　石见穿 30 克　海沙蚕 3 克

加减： 疼痛加元胡 30 克；腹胀加徐长卿 30 克；腹水加河白草 30 克。

用法： 每日 1 剂，煎 2 次分服。

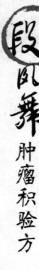

适应证：肝癌。

▌方三十二　健肝粉▌

组成：斑蝥 500 个　陈皮 500 克　糯米 5 千克

制法：先将糯米淘洗干净，沥干，加入斑蝥后置锅内用微火炒至焦黄，拣去斑蝥，糯米研碎，另将陈皮研粉，混合均匀，即得。

用法：口服，首用量每次 10～15 克，每日 3 次。维持量每次 5～6 克，每日 3 次。均于饭后温开水冲服。

适应证：肝癌。

附注：本方服用后可有小便刺激痛及轻度腹痛，停药数天即可自愈。

▌方三十三▌

组成：人工牛黄 30 克　八月扎 30 克　菝葜 90 克　生半夏 15 克　生天南星 15 克　黄芪 30 克　炒楂、曲各 30 克

用法：共为末，每服 1.5 克，每日 2 次。

适应证：肝癌。

▌方三十四▌

组成：莪术 15 克　鳖甲 15 克　当归 12 克　水蛭 3 克　猪殃殃 30 克　败酱草 30 克　半枝莲 30 克　白花蛇舌草 30 克　虎杖 30 克　人参（嚼服）10 克

用法：水煎服。

适应证：晚期肝癌。症见肝痛剧烈，彻夜不眠，形体消瘦，皮肤发黄，腹胀如鼓，腹水较多，腹壁青筋暴露，大便秘，小便不利，苔薄脉细，舌边有瘀斑。

附注：病至此期，治疗甚难，但若能有效地止痛，病人精神愉快，仍能延长生存时间。

方三十五　肝癌丸

组成：麝香 3 克　人参 15 克　三七 15 克　银耳 15 克　乳香 15 克　没药 15 克　生薏苡仁 60 克　土茯苓 30 克　牛黄 3 克　熊胆 3 克

制法：共研细末，装胶囊中，每胶囊装 0.3 克。

用法：每次 5 粒，每日 2～3 次，连服 4 个月为一疗程，一般可服 1～2 个疗程。

适应证：肝癌术后服用，对延长术后生存时间有一定作用。

方三十六　参藻汤

组成：太子参 30 克　夏枯草 30 克　海藻 30 克　漏芦 30 克　丹参 30 克　铁树叶 30 克　赤芍 18 克　郁金 12 克　当归 12 克　桃仁 9 克　鸡血藤 30 克　制乳香 6 克　制没药 6 克　玄胡 9 克

用法：每日 1 剂，水煎 2 次分服。

适应证：原发性单纯型肝癌。

方三十七　消癌散②

组成：当归 30 克　山慈菇 30 克　太子参 30 克（人参效果更佳）　白花蛇舌草 25 克　白术 20 克　昆布 12 克　海藻 12 克　三棱 10 克

用法：水煎服，每日 1 剂。可配合服葵心茶（向日葵杆内之心，适量切片，泡茶频服）。

适应证：肝癌。

附注：王连舫供方。

方三十八　抗癌汤①

组成：生鳖甲 30 克　丹参 30 克　干蟾皮 30 克　生山楂

183

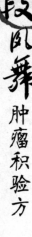

30 克　半枝莲 30 克　三棱 15 克　莪术 15 克　庵蔄子 15 克 水蛭 10 克　狼毒 6 克　炙全蝎 5 克

用法：水煎，日服 1 剂。

适应证：肝脏占位性病变，因体虚脏腑气血瘀滞而致者。

附注：吕志连供方。

▌ 方三十九　散结软坚活血汤 ▌

组成：三棱 10 克　莪术 10 克　苏木 10 克　蚤休 10 克 党参 10 克　麦门冬 10 克　牛蒡子 10 克　穿山甲 15 克　半枝 莲 15 克　赤芍 15 克　炒麦芽 15 克　白花蛇舌草 30 克

加减：黄疸明显加茵陈 15 克，郁金 12 克；肝区痛加元胡 9 克，川楝子 15 克。

用法：每日 1 剂，煎 2 次分服。

附注：原发性肝癌。

▌ 方四十　软坚丸① ▌

组成：蜈蚣 100 克　蜣螂 300 克　地鳖虫 300 克　地龙 300 克　鼠妇虫 300 克　蜂蜜适量

制法：以上各药共研细末，加辅料适量，制成蜜丸，如绿 豆大小，即成。

用法：每日 5 克，分次用温开水送下。

适应证：肝癌。

▌ 方四十一 ▌

组成：半边莲 10 克　半枝莲 15 克　白花蛇舌草 30 克 益母草 30 克　两面针根 10 克

用法：水煎服。

适应证：肝癌，并对肝脓疡有卓效。

方四十二　蛇莲豆根汤

组成：白花蛇舌草 60 克　半枝莲 60 克　山豆根 30 克　蒲公英 30 克　丹参 30 克　薏苡仁 30 克　醋鳖甲 30 克　地丁 12 克　鸡内金 12 克　夏枯草 15 克　枳实 9 克　郁金 9 克

用法：水煎，每日 1 剂，2 次分服。

适应证：肝癌。

方四十三

组成：水蛭 6 克　平地木 9 克　水红花子 9 克　三棱 12 克　莪术 12 克　丹参 15 克　鳖甲 15 克　半边莲 30 克　棉花根 30 克

用法：水煎服，每日 1 剂。

适应证：肝癌。

方四十四

组成：青铁树叶 9 克　红铁树叶 9 克　白花蛇舌草 60 克　半枝莲 60 克　芦根 30 克

用法：水煎服，每日 1 剂。

适应证：肝癌。

方四十五

组成：人参（或太子参）9 克　射干 9 克　石韦 9 克　丹皮 9 克　桂枝 9 克　土鳖虫 9 克　蜂房 9 克　赤芍 9 克　凌霄花 15 克　鳖甲 18 克　火硝 12 克　硇砂 12 克

制法：将以上药物共研成细末，装入胶囊中。

用法：早晚各服 3 克，用温开水送服。

适应证：肝癌。

附注：梅秀莲供方。

▌方四十六　一号散 ▌

组成： 三棱 18 克　莪术 18 克　水蛭 18 克　瓦楞子 18 克　苏木 15 克　红花 15 克　元胡 15 克　香附 15 克　木香 15 克　砂仁 15 克　陈皮 15 克　半夏 15 克　厚朴 15 克　枳实 15 克　木通 15 克　大黄 9 克

用法： 共为细末，制成片剂，每服 8～10 片（3 克），每日 3 次。

适应证： 肝癌。

▌方四十七　全虫散 ▌

组成： 全蝎 30 克　蜈蚣 30 克　水蛭 30 克　僵蚕 30 克　蛴螬 30 克　壁虎 30 克　五灵脂 30 克

用法： 共为细末，每服 3 克，每日 2 次。

适应证： 肝癌。

▌方四十八　蟾龙粉 ▌

组成： 蟾酥 10 克　蜈蚣 50 克　儿茶 50 克　白英 500 克　龙葵 500 克　山豆根 500 克　丹参 500 克　三七 500 克

用法： 共为细末，每服 1 克，每日 3 次。

适应证： 肝癌。

▌方四十九　复方丹参汤 ▌

组成： 丹参 30 克　石见穿 30 克　夏枯草 30 克　香附 15 克　党参 15 克　马鞭草 15 克　蚤休 15 克　活血龙 15 克　鹅不食草 9 克　壁虎 5 条

加减： 腹水加车前子 60 克；发热加金银花 50 克，黄芩 15 克；疼痛加元胡 15 克，威灵仙 30 克。

用法： 水煎，每日 1 剂，2 次分服。

适应证： 肝癌。

▌ 方五十 ▐

组成：鳖甲30克 猪苓30克 败酱草30克 肿节风30克 莪术15克 龙葵15克 山豆根15克

用法：水煎服，每日1剂。

适应证：肝癌。

▌ 方五十一 ▐

组成：蒲公英60克 核桃树枝30克 半枝莲30克 山豆根30克 全瓜蒌30克 白花蛇舌草30克 黄芪30克 党参15克 金银花15克 炮山甲15克 生甘草12克

用法：水煎服，每日1剂。

适应证：肝癌。

▌ 方五十二 ▐

组成：白花蛇舌草30克 生牡蛎30克 藤梨根30克 党参9克 白术9克 白芍9克 茯苓9克 郁金9克 炮山甲9克

用法：水煎服，每日1剂。

适应证：原发性肝癌。

▌ 方五十三 活血化瘀汤[①] ▐

组成：当归9克 赤芍9克 桃仁9克 八月扎9克 香附9克 郁金9克 凌霄花9克 红花6克 丹参12克 山甲15克 三棱15克 莪术15克 鳖甲15克 牡蛎30克 臭牡丹30克

加减：若气虚乏力，加党参、白术；有腹水加车前子30克，黑白丑各9克，泽泻15克，陈葫芦30克。

用法：水煎，每日1剂，2次分服。

适应证：用于原发性肝癌属气血瘀滞者。症见胁部胀痛，肋下有瘕块，恶心，纳差，倦怠乏力，形体消瘦，面色黧黑，或有黄疸，或有腹水，舌紫暗，或有瘀斑，脉涩或弦等。

▌ 方五十四 ▌

组成： 当归 12 克　白芍 12 克　水蛭 3 克　莪术 15 克　丹参 15 克　虎杖 15 克　龙葵 15 克　八月扎 15 克　鳖甲 15 克　铁树叶 30 克　白英 30 克　败酱草 30 克　白术 24 克　茯苓 24 克　九香虫 6 克

用法： 水煎服。

适应证： 中、晚期肝癌。症见胁痛增剧，有时肩背部亦痛，胁下扪及肿块，质硬，呈结节状或巨块型，食少，饱胀，大便干，小便少，舌质紫暗，舌边有瘀斑，脉弦或弦涩。

▌ 方五十五　退黄消胀方 ▌

组成： 石见穿 30 克　白花蛇舌草 30 克　丹参 15 克　八月扎 15 克　平地木 15 克　广郁金 9 克　小金钱草 15 克　半枝莲 30 克

用法： 水煎服。

适应证： 肝癌出现黄疸，肝区胀痛者。

附注： 潘国贤供方。

▌ 方五十六　攻补结合方法 ▌

补法： 五味子糖浆每次 20 毫升，日服 3 次；或用党参 30 克，白术 15 克，附子 9 克；或单用独参汤（红参 15～30 克水煎），日服 3～4 次。

攻法： 与补法同时应用或依据病情不同先后交替应用，通常还要根据体力如何而定，体强者可用大剂量，体弱则酌情施用小剂量攻之，其法如下：

体强者： 半枝莲 120～180 克，每日 1 剂，水煎，日服 3 次。同时还要用乌梅卤水汤，每次 30 毫升，日服 3 次。

体弱者：半枝莲 60～120 克，每日 1 剂，水煎，日服 2 次，同时服用乌梅卤水汤，每次 20 毫升，日服 3 次。

方五十七　当归利肝汤

组成：

方一：当归 15 克　赤芍 9 克　黑栀 15 克　广木香 3 克　郁金 9 克　姜黄 3 克　土茯苓 9 克　佩兰 9 克　金银花 30 克　龙葵 15 克　十大功劳 15 克　甘草 9 克

方二：龙胆草 15 克　马鞭草 15 克　茵陈 15 克　当归 9 克　黑栀 15 克　丹皮 15 克　广木香 6 克　郁金 3 克　姜黄 9 克　紫胡 3 克　龙葵 15 克　金灯 9 克　土茯苓 9 克　地卷柏 9 克　甘草 9 克

方三：当归 15 克　赤芍 9 克　黑栀 15 克　云苓 12 克　车前子 9 克　猪苓 9 克　大黄（后下）3 克　白芥子 3 克　玉米须 9 克　蝼蛄 9 克　半枝莲 30 克　甘草 9 克

用法：口服，每次 1 剂，煎 2 次分服。

适应证：方一适用于普通型（肿块型）；方二适用于黄疸型；方三适用于腹水型肝癌。

方五十八　复方茵陈汤

组成：

方一：

男用方：茵陈 30 克　半枝莲 30 克　茯苓 30 克　青蒿 15 克　徐长卿 15 克　川军 9 克（加减：当归 15 克，益母草 30 克，逍遥丸 9 克）

女用方：茵陈 30 克　半枝莲 30 克　半边莲 30 克　茯苓 30 克　青蒿 15 克　柴胡 4.5 克　川军 9 克（加减：仙灵脾 15 克，阳起石 15 克，左金丸 9 克）

方二：茵陈 30 克　半枝莲 30 克　蒟蒻 30 克　马蹄金 30 克　海藻 30 克　铁树叶 30 克　茯苓 30 克　白花蛇舌草 30 克

方三：半枝莲 30 克　蕺蕺 30 克　马蹄金 15 克　铁树叶 30 克　茯苓 30 克　白茅根 30 克　徐长卿 15 克　当归 15 克　鸡内金 15 克　陈皮 9 克　逍遥丸 9 克

用法：口服，每日 1 剂，煎 2 次分服。

适应证：方一适用于肝癌发展第一阶段（即病邪犯肝），出现肝气郁结，不通则痛，气滞血凝，形成痞块等（注意男女区别用方）；方二适用于肝癌发展第二阶段（血瘀、热毒亢盛）；方三适用于肝癌发展第三阶段（邪盛正衰）。方二、方三男女通用。

▌ 方五十九 ▌

组成：

丸剂方：牛黄 9 克　麝香 9 克　鸡内金 9 克　乳香 9 克　没药 9 克　朱砂 9 克　羚羊角 3 克　栀子 18 克　全虫 18 克　蜈蚣 30 条。

散剂方：硇砂 12 克　木香 0.3 克　蟾酥 9 克　乳香 9 克　没药 9 克　冰片 1.5 克。

汤剂方：山慈菇 15 克　白芍 12 克　连翘 12 克　陈皮 6 克　蒲公英 18 克　金银花 18 克　大蒜叶 18 克　土贝母 18 克

加减：轻度黄疸加茵陈 30 克，郁金 18 克；小便不利加半边莲 15 克，车前子（包煎）30 克；流鼻血加栀子 12 克，生地 12 克，三七（冲服）6 克，茅根 30 克。

用法：丸剂方药共为末，炼蜜为丸，每日 3 次口服，每次 0.6 ~ 3 克；散剂方药共为末，每用 0.3 ~ 0.6 克，放膏药上外贴肿块部位，每 10 天换药 1 次。汤剂方药水煎，每日 1 剂口服。

适应证：肝癌。

附注：汤剂方适用于病人一般情况较好，无腹水，黄疸不重者。此方为某部队医院用方，原方还同时运用割治疗法。

▌方六十▐

组成： 龙葵 15 克　姜半夏 9 克　槟榔 12 克　田基黄 30 克　仙鹤草 80 克　白英 30 克

用法： 将后二味先煎成膏，然后将其他药煎水冲膏服，每剂分 4 次，为 1 日量。

适应证： 对于肝癌初、中期有较好疗效，并能缓解疼痛。

▌方六十一　肝外一号方▐

组成： 雄黄 60 克　明矾 60 克　青黛 60 克　皮硝 60 克　乳香 60 克　没药 60 克　冰片 10 克　血竭 30 克

制法： 以上诸药研成细末，和匀，分成 60 克或 30 克的 1 包。

用法： 用米醋和猪胆汁各半（若对皮肤刺激过甚，则米醋比例小于猪胆汁）。将药 1 包调成糊状，外敷患处，药干后再蘸以醋和胆汁，使药面保持湿润。每日 1 次，每次敷 8 小时左右。

适应证： 晚期肝癌、胰腺癌病人出现剧痛者，也可适用于乳腺癌、食管癌等骨转移的病人。

附注： 此方为段凤舞先生经验方。夜间敷用，部分病人止痛效果更优于白天敷用。

▌方六十二　软坚丹▐

组成： 山甲珠 30 克　制乳、没各 10 克　生南星 10 克　白僵蚕 10 克　制半夏 10 克　朴硝 10 克　红芽大戟 20 克　甘遂 15 克　蟾酥 2 克　麝香 2 克　蜈蚣 30 条　铜绿、阿魏各少量

制法： 上药各为细末，混匀，装入瓷瓶收贮。

用法： 用时视患者肿块大小取药粉调凡士林成膏状，摊于纱布上，贴敷肿块部位用胶布固定，1 日一换。

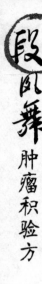

适应证：肝癌肝大疼痛。

附注：只可外用，切勿内服。此方为潘国贤提供。

▌方六十三　加减金黄散 ▌

组成：大黄 50 克　姜黄 50 克　黄柏 50 克　皮硝 50 克　芙蓉叶 50 克　冰片 20 克　生南星 20 克　乳香 20 克　没药 20 克　雄黄 30 克　天花粉 100 克

制法：各研成极细末，和匀，装瓶备用。

用法：取药末适量加水调成糊状，摊于油纸上，厚约 5 毫米，周径略大于肿块，敷贴于肿块上，隔日 1 次。

适应证：肝癌后期疼痛难忍。

附注：若敷药后局部出现丘疹或水疱，应暂停用，待皮肤恢复正常后再敷用。一般 1～2 次即可止痛。止痛效果与疼痛轻重无直接关系，剧痛者的止痛作用反较隐痛者明显。部分病人敷药后肿块有缩小趋势。方松韵供方。

▌方六十四 ▌

组成：水红花子、朴硝、三棱、莪术、当归、赤芍各等量

用法：研末，醋调敷患处。

适应证：肝癌疼痛。

附注：该药有止痛和使肿块变软的效果。

▌方六十五　香蚣散 ▌

组成：麝香 1.5 克　蜈蚣 10 条　乳香 30 克　没药 30 克　生半夏 45 克　陈橘皮 45 克　硼砂 30 克　蚤休 45 克　全蝎 30 克　紫花地丁 45 克　银朱 9 克

制法：上药各研为细粉，合在一起，混匀。

用法：同时以荞麦面粉打成稀糊，调药粉，按疼痛的部位大小，外敷于对侧（肝疼部位的对侧）皮肤上，每敷一对时，换药 1 次，或 2 日换药 1 次。

适应证：肝癌肿块大，疼痛剧烈者。

附注：贾堃供方。可同时配合内服药物治疗。

方六十六　消肿止痛膏

组成：制乳、没各 30 克　龙胆草 15 克　铅丹 15 克　冰片 15 克　公丁香 15 克　雄黄 15 克　细辛 15 克　煅寒水石 60 克　密陀僧 30 克　干蟾皮 30 克　姜黄 50 克　生南星 20 克

用法：各为细末，和匀。用时取酌量药粉调入凡士林内，摊于纱布上，贴敷肿块部位，隔日一换。

适应证：肝癌疼痛。

附注：若敷药后局部出现丘疹或水泡则停止使用，待皮肤正常后再用。该药也有加马钱子、斑蝥、樟脑、黄连等药的。潘国贤供方。

方六十七　肝癌膏药

组成：蟾酥 100 克　白英 100 克　丹参 100 克　马钱子 100 克　五倍子 100 克　全蝎 100 克　蜈蚣 100 克　大黄 180 克　石膏 250 克　明矾 120 克　青黛 500 克　黄丹 200 克　冰片 200 克　夏枯草 200 克　黑矾 60 克　水蛭 60 克　紫草 300 克　黑、白丑各 300 克　甘遂 300 克　乳香 150 克　没药 150 克

用法：以上药共研细末，用凡士林调药。用时取若干外敷肝区，每 7 日换药 1 次。

适应证：肝癌。症见肝区疼痛，肝肿大等。

附注：李岩供方。

方六十八　阿雄膏

组成：阿魏 60 克　皮硝 60 克　雄黄 30 克　马钱子 30 克　麝香 3 克　整鳖甲 1 个，葱白若干

用法：先将前四味药研成细末，再与葱白捣如泥状，将药

泥装入鳖甲内，患处皮肤上涂布麝香末，并将药泥叩敷于右肋肝区疼痛明显处，外以纱布包扎固定，7 日一换。

适应证：原发性肝癌。

附注：该药外敷的同时，配合内服汤药，可提高疗效。王志平供方。

▌方六十九　雷击液 ▌

组成：雷公藤根皮 90 克　五灵脂 20 克　皂角刺 20 克　白芥子 30 克　生大黄 30 克　穿山甲 30 克　阿魏 90 克　乒乓球 30 只　丙酮 2 千克

制法：先将丙酮倒入小口玻璃瓶内，然后放入雷公藤根皮等 6 味药，7 天后，将药渣滤出，加入乒乓球（剪碎）、阿魏，待药完全溶化后，即可应用。

用法：取药棉一团，蘸药液搽患处，每日 3 次。

适应证：肝癌疼痛。

附注：此方只可外用，切勿内服。潘国贤供方。

▌方七十　肝癌贴脐膏 ▌

组成：水红花子或水红花全草 50 克　三棱、莪术各 30 克　阿魏 30 克　樟脑粉 10 克　活蟾蜍 1 个。

制法：先将前三种药分别打碎为粗末，次将蟾蜍剖腹（不去内脏），然后把药粗末与蟾蜍放入锅中加水，文、武火煎汤液，捞去药渣；最后加入阿魏末、樟脑粉同煎熬，调成膏备用。

用法：取上药膏适量摊在 2 块厚白布上，厚约 1.5 厘米，用以贴在患者脐窝、肿块痛处之上，外加胶布或橡皮膏固定之。每天换药 1 次。

适应证：原发性肝癌，右上腹肿块，质地坚硬，表面结节不平，推之不移，肿块疼痛，腹部膨胀，青筋暴露。

附注：贴脐后患者感觉皮肤发痒时则揭下药膏，休息 1 ~

2 日待不痒时再续贴 1 次。

方七十一　肝癌填脐丸

组成：巴豆仁 15 克　硫黄 6 克　轻粉 6 克

制法：先将巴豆仁捣烂如泥，加入硫黄、轻粉共捣均匀，捏成圆形药饼 1 个备用。

用法：取纱布一层铺在患者脐上，再将药丸对准脐部，压在纱布上面，压平后外覆盖纱布并加胶布固定，隔天换药 1 次。

适应证：肝癌后期，大腹水肿，腹膨胀如鼓，小便短少。

附注：一般填敷药丸之后 1 小时，大小便即通泻并下；等到患者自觉脐孔有灼热和发痒感时，即可以去掉药丸。本方药性极毒，制作时严防入口，以免发生中毒事故。

方七十二　消癌膏药

组成：蓖麻子 120 个　巴豆（去壳）120 克　归尾 30 克　红花 30 克　三棱 30 克　鳖甲 30 克　甲珠 30 克　牙皂 30 克　木通 30 克　川乌 30 克　草乌 30 克　蚤休 30 克　生南星 30 克　甘遂 30 克　二头尖 30 克　鬼箭羽 30 克　槟榔 30 克　冰片 15 克　丁香 15 克　阿魏 15 克　乳香 15 克　没药 15 克　血竭 15 克　风化硝 120 克　麝香 3 克　黄丹 560 克　麻油 1.5 千克

制法：以上各药共研细末，调制成膏药，装瓶备用。

用法：同时取若干药膏外敷患处，隔 3～5 日换药 1 次。

适应证：早、中期肝癌，胃癌。

附注：可同时配合内服杀癌合剂 1 号（方见 180 页）。

方七十三　香砂大蒜膏

组成：大蒜 8 枚　丁香 10 克　砂仁 10 克　良姜 10 克　生姜 15 克　食盐 5 克

用法：同捣如泥作饼状，贴中脘（腹正中线，脐上4寸处）、足三里（双侧，穴在膝下髌韧带外侧之犊鼻穴直下3寸，胫骨前嵴外开约一横指处）穴，每日一换。

适应证：肝癌，胃纳减退，腹胀羸瘦者。

附注：敷药后，患者当出现肠鸣矢气。可解下臭秽大便，饮食就会逐渐增进。周岱翰供方。

▌方七十四　肝脏血管瘤方 ▌

组成：黄芪30克　党参20克　生地12克　首乌12克　紫草12克　丹皮12克　刘寄奴15克　赤、白芍各12克　土茯苓30克　白英20克　川楝子12克　延胡索12克　田基黄15克　平地木15克　小金钱草15克　仙灵脾12克　黄柏12克　知母12克

用法：每日1剂，3个月为一疗程。

适应证：肝脏血管瘤。

附注：夏少农方。

肝脏血管瘤为肝良性肿瘤的一种。以海绵状血管瘤较多，一般为多发性，分布于肝脏表面，直径数毫米至数厘米不等，表面多有纤维性包膜。巨大的血管瘤少见。

肝血管瘤较小时多无临床表现，随肿瘤增大，压迫或影响消化道会出现食欲不振、腹胀、暖气、恶心呕吐等症状。若血管瘤破裂可出现急腹症和失血性休克。

▌ 偏方集锦 ▌

以下单、偏方也可用于肝癌的治疗。

①八月扎、石燕、马鞭草各30克，每日1剂，水煎服。

②十大功劳叶30克，龙葵30～60克，每日1剂，水煎2次分服。

③水杨梅根120克，凤尾草30克，每日1剂，水煎服，除用于肝癌外，还可用于胃癌。

④天性草根 120 克，野芥菜根 120 克。分别水煎，去渣后加白糖适量用之。上午服用天性草根汤剂，下午服用野芥菜根汤剂。

⑤白花蛇舌草 90 克，白茅根 30 克　加白糖适量，水煎日服 3 次。

⑥蜈蚣鸡蛋方：鸡蛋 1 枚打碎，蜈蚣 1 条研末，两味搅匀蒸熟，空腹服，早、晚各 1 次。

⑦取黑矾玉米粒大小 1 块，加热溶化在香油中，煎 1 个鸡蛋吃，每天 1 次

⑧取黑矾约 2~3 个玉米粒大小，加水炖 1 只老母鸡，吃鸡喝汤，不拘量，食 7 只母鸡为一个疗程。

⑨铁树苡米粥：铁树叶 0.33 米，苡米 50 克，大枣 10 个。加水共煮粥，熬至米烂枣熟，去铁树叶，每日下午当点心食用，可经常食用，并配合其他疗法和药物。该粥可作为肝癌的辅助食疗。

⑩核桃仁适量，铜绿 0.1~0.2 克，两味同嚼，嚼烂后咽下，每日 2~3 次。肝癌初期的病人可以该方作为食疗法。

⑪茯苓、白芍、丹皮各 9 克，元参 6 克，水煎，日服 3 次。

⑫取鳢鱼 1 条，剖腹洗净污物，将绿矾 20~35 克装入肚内放在炉灶上煨熟，绿矾熔化后渗入鱼肉内，再将鱼烘干，然后食鱼干，每日 3~5 次，每次 30~50 克，服完 1 条鱼后，继以上述方法服第二条，服至症状完全消失。适用于肝硬化恶变。

⑬蟾蜍酒：活蟾蜍 3 只泡黄酒 500 克中放笼屉上蒸，水沸后再蒸半小时，然后去蟾蜍留酒，冷藏备用。每服 10 毫升，每日 3 次。连用 1 个月，休息 3 天，再服下个月，3 个月为一疗程。用于肝癌、胃癌和肠癌患者。

⑭活蟾蜍 1 只去内脏，将雄黄加温水少许调成糊状，放入蟾蜍腹内，敷在肝区疼痛最明显处，用于肝癌疼痛可止痛约

12 小时。无不良反应。

⑮将冰片 15 克溶于白酒 50 毫升中，溶化后用棉签蘸上药涂擦疼痛部位，用于肝癌后期疼痛，一般用药后 10～15 分钟见效。

⑯野荞麦根 30 克研末，用醋少许调为糊状，外敷患处，用于肝癌肿胀疼痛。

⑰甘遂 1.5 克，麝香 0.5 克，共为捣烂，贴脐窝，每日 1 次。用于肝癌腹水。

⑱田螺（去壳取肉）10 枚，蚤休（鲜品）30 克，同捣如泥，作饼状，加冰片 1 克撒于表面，敷贴脐部，每天 1 次。一般连用 3 天，尿量可明显增加，用于肝癌腹水。

⑲将活蟾蜍 1 只剖腹去除内脏，把鸡蛋放入其腹腔内，缝合后焙干，研成细末，每日 1 只冲服，连服 7 日为一疗程。休息 3 天，再服下一疗程。用于肝癌伴有腹水者。

⑳鼠妇干品 60 克加水适量，煎 2 次，共取汁 240 毫升，混合后每天分 4 次口服。用于肝癌剧烈疼痛。服药汁后约 30 分钟，肝区疼痛均明显减轻，可维持 2～4 小时。服药期间禁食酸、辣、腥味。姚善业供方。

附：治胆囊、胆道恶性肿瘤方

方 一

组成：白英 30 克　龙胆草 15 克　夏枯草 15 克　续随子 9 克　穿山甲 9 克　鸡内金 9 克　昆布 9 克　海藻 9 克　海浮石 9 克　通草 9 克　阿魏 1.5 克　斑蝥 1.5 克

用法：水煎服，每日 1 剂。

适应证：胆囊癌。

附注：方中斑蝥有剧毒，不可研末冲服，并要注意控制剂量。

胆囊癌是原发于胆囊上皮组织的癌，以40岁以上的女性患者多见。胆道癌绝大部分为腺癌（占90%左右），鳞癌大约不到10%，胶样癌、未分化癌、色素癌均罕见。大部分胆囊癌患者症状与胆结石和胆囊炎病人相似，主要表现为右上腹持续性隐痛，可放射到右肩部，有时还会有绞痛，只有少数病人无腹痛。其次为食欲不振、恶心、呕吐和腹胀。晚期可见黄疸、腹水等。

胆囊癌一般恶性程度较高，而且生长较快，较早出现转移。在早期就可转移到肝、胰及周围淋巴结。晚期可通过血行转移至肺、卵巢、脊柱等处。

方 二

组成：金钱草30克　水杨梅根30克　小蓟15克　海金沙12克　茵陈12克　郁金12克　鸡内金9克　木香9克　黄芩9克　柴胡6克　生甘草6克

用法：水煎服。

适应证：胆道恶性肿瘤。

附注：胆道恶性肿瘤原发于肝外胆管，其中包括左右肝管、肝总管、胆囊管及胆总管内的腺管。胆管癌十分少见，比胆囊癌还少见，发病年龄以60~69岁最多，多数患者起病隐蔽，发病初期仅右上腹疼痛或上腹胀痛，逐渐出现梗阻性黄疸，并进行性加重。病人尿色变深，全身瘙痒，厌食，消瘦，乏力等。

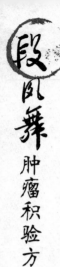

第十七章 治胰腺癌方

胰腺癌是发生于胰腺的一种恶性肿瘤。约占癌症的 1%～2%，有原发与继发两种，以原发癌多见。发病年龄多在 40～60 岁，男性较女性为多。病变可发生在胰头、胰尾和胰体，发生胰头部者占 80%。病人的临床表现有脐周围或右上腹的绞痛或阵发痛，并进行性加重；黄疸较缓慢出现，出现黄疸后会日渐加深；恶心、呕吐、腹胀、腹泻、便秘；体重逐渐减轻、贫血、恶病质等。

中医学中对"伏梁"的描述与胰腺癌的症状很相似，另外"黄疸"、"结胸"、"腹痛"、"膈痛"、"心痛"、"痞块"、"癥"、"积"等之类的疾病，都可能包括胰腺癌的病变。病因多有气血结滞、湿热瘀毒、肝郁脾虚、心脾实热等，治疗常采用疏肝理气、活血化瘀、清热利湿、扶正解毒等方法。

▌ 方一　伏梁丸① ▌

组成：黄连（去须）45 克　人参（去芦）15 克　厚朴（去粗皮姜制）15 克　黄芩 9 克　肉桂 3 克　茯神（去皮）3 克　炒丹参 3 克　川乌（炮去皮脐）1.5 克　炮干姜 1.5 克　红豆蔻 1.5 克　石菖蒲 1.5 克　巴豆霜 1.5 克

制法：上药除巴豆霜外，均为末另研，加入巴豆霜和匀，炼蜜为丸，如梧桐子大。

用法：初服 2 丸，1 日加 1 丸，2 日加 2 丸，渐加至大便微溏。再从 2 丸加服。食远，淡黄连汤送下。周而复始，积减大半时停药。为一疗程。

适应证：伏梁（可能为胰腺癌）。

附注：李东垣方

▋ 方二　伏梁丸② ▋

组成：人参 30 克　茯苓 30 克　姜制厚朴 30 克　炒枳壳 30 克　煨三棱 30 克　制半夏 30 克　白术 30 克

制法：面糊为丸，如梧桐子大。

用法：每服 50 丸，米汤水送服。

适应证：胰腺癌，中晚期胃癌。

附注：宋·陈无择方。

▋ 方　三 ▋

组成：鸡内金 30 克　草河车 30 克　三七 30 克　青黛 15 克　人工牛黄 15 克　紫金锭（方见 237 页）10 克　野菊花 60 克

用法：共研细末，每次 2 克，每日 3 次。

适应证：胰腺癌。

附注：李岩供方。后四味组方称青黛牛黄散。

▋ 方　四 ▋

组成：茵陈 30 克　龙胆草 15 克　黄连 6 克　皂刺 2 克

用法：水煎服，每日 1 剂。

附注：胰腺癌。

▋ 方　五 ▋

组成：肿节风 30 克　大黄 30 克　人参（嚼服）10 克　黄芪 30 克

用法：水煎服，每日 1 剂。

附注：胰腺癌。

附注：本方服后有泻下作用，可减轻黄疸、发热等症状。

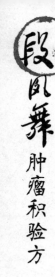

‖方 六‖

组成： 肿节风 30 克　半枝莲 30 克　半边莲 30 克　石见穿 30 克

用法： 煎汤代茶饮。

适应证： 晚期胰腺癌。

附注： 如有疼痛发热则可加服新癀片（牛黄、参三七、胆汁、珍珠层等），每日 3 次，每次 3 片。王佑民供方。

‖方 七‖

组成： 鲜扁叶佛甲草 250 克　鲜荠菜 180 克（以上干品量均可减半）

用法： 水煎，早晚分服；或分别水煎，上、下午轮服。服 3 周为一疗程，也可连续应用。

适应证： 胰腺癌属阴虚热毒型或湿热内郁型。

‖方八　蒌参汤‖

组成： 太子参 9 克　焦白术 9 克　茯苓 9 克　草蔻仁 9 克　陈皮 9 克　香附 9 克　郁金 9 克　延胡索 9 克　五灵脂 9 克　半夏 9 克　海螵蛸 9 克　薏苡仁 30 克　生黄芪 30 克　当归 15 克　瓜蒌 15 克　炒柴胡 4.5 克　广木香 4.5 克

用法： 水煎，每日 1 剂，2 次分服。

适应证： 胰头癌。

附注： 余桂清先生方。

‖方九　祛瘀散结汤‖

组成： 蒲公英 30 克　夏枯草 30 克　平地木 30 克　龙葵 30 克　枸杞 30 克　红藤 30 克　丹参 15 克　干蟾皮 12 克　香附 12 克　炮山甲 12 克　八月扎 12 克　郁金 9 克　川楝子 9 克　广木香 9 克

用法：水煎，每日 1 剂，2 次分服。

适应证：胰腺癌属瘀血内结者。

▌ 方 十 ▌

组成：党参 9 克　白芍 9 克　茯苓 9 克　木香 9 克　丹参 9 克　莪术 9 克　蕲蛇 9 克　麦门冬 9 克　当归 6 克　白术 6 克　银花 15 克　白英 30 克

用法：水煎，每日 1 剂，2 次分服。连服 2～3 周为一疗程，可长期服用。

适应证：胰腺癌。

▌ 方十一 ▌

组成：黄药子 30 克　熟地 30 克　黑、白丑各 30 克　黄芪 30 克　槟榔 30 克　川楝子 20～30 克　川断 15 克　沙苑子 15 克　海藻 15 克　牡蛎 15 克　莪术 15 克　桃仁 15 克　柴胡 15 克　青皮 15 克　滑石 15 克　独角莲 15 克　党参 15 克　鸡内金 6～10 克　砂仁 6～10 克　蜈蚣 3 克　斑蝥 3 克

加减：上方也可加川军 10 克、玄明粉 10 克、干蟾蜍 10 克、竹茹 10 克、急性子 15 克、代赭石 30 克。若有黄疸加茵陈 30～60 克、栀子 10～15 克；腹水加赤小豆 30 克、葶苈子 30 克、猪苓 30 克、车前子（包煎）30 克、水仙花子 30 克、冬葵子 10～30 克、商陆 10～15 克、泽泻 15 克，或用十枣汤；腹痛加丹参 15 克、薏苡仁 15 克、延胡索 10～15 克、穿山甲 6 克、乳香 6 克、没药 6 克；眠差加合欢花 15 克、白芍 15 克、琥珀（冲服）2 克。

用法：水煎 2 次早晚服。

适应证：胰头癌、肝癌。

附注：以上汤药可配合丸药服用。孙秉严方。

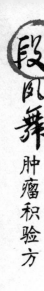

▌方十二▐

组成： 冬凌草 20 克　肿节风 20 克　白花蛇舌草 20 克　白英 20 克　茵陈 15 克　茯苓 12 克　白术 12 克　甘草 3 克

用法： 煎汤代茶，每日 1 剂。

适应证： 胰腺癌。

▌方十三▐

组成： 龙胆草 6 克　山栀 9 克　黄芩 9 克　黄连 3 克　茵陈 15 克　生地 12 克　柴胡 12 克　大黄（后下）9 克　丹参 12 克　蒲公英 15 克　白花蛇舌草 30 克　土茯苓 30 克　薏苡仁 30 克　茯苓 12 克　郁金 12 克

加减： 瘀血内阻加桃仁、红花、水红花子、蚤休；阴虚明显加鳖甲、地骨皮、银柴胡、西洋参、蛇莓；气虚明显加党参、黄芪、白术、陈皮、甘草；气滞胀痛加郁金、香附、八月扎、枳壳、橘叶、枸橘李；消化道出血加大黄、白及、参三七、血余炭、墨旱莲、生地榆、侧柏炭。

用法： 水煎服。

适应证： 胰腺癌。

附注： 杨炳奎方。

▌方十四▐

组成： 煅牡蛎 30 克　夏枯草 15 克　海藻 15 克　海带 12 克　漏芦 12 克　白花蛇舌草 30 克　铁树叶 30 克　当归 12 克　赤芍 12 克　丹参 18 克　党参 15 克　白术 12 克　茯苓 15 克　川楝子 9 克　郁金 9 克

加减： 血瘀明显桃仁、穿山甲、王不留行；肿块坚硬加炙山甲、望江南；脾胃虚弱加陈皮、木香、太子参、薏苡仁、山药、黄芪；湿热明显加茵陈、车前草、金钱草、虎杖。

用法： 水煎服。

适应证：胰腺癌。

附注：雷永仲方。

▌ 方十五 ▌

组成：黄芪 50 克　当归 15 克　赤芍 15 克　三棱 15 克　莪术 15 克　鳖甲 30 克　丹皮 15 克　桃仁 15 克　红花 10 克　乌药 10 克　鸡内金 10 克　牡蛎 40 克　海藻 20 克　昆布 20 克

用法：水煎服，每日 1 剂。

适应证：胰腺囊腺瘤。

附注：孟广奇方。

附：治脾肿大方

▌ 方 一 ▌

组成：骨碎补根状茎 30 克　饿蚂蝗全草 30 克　穿破石根 30 克　黄花倒水莲根 30 克

用法：水煎，分 2 次服，每日 1 剂。

适应证：脾脏肿大。

▌ 方二　紫参保肝冲剂 ▌

组成：紫参、丹参、鸡血藤、当归、香附、郁金、红花、鳖甲各适量

制法：共研细末，加糖制成小颗粒状，每 22 克为 1 袋装。

用法：日服 3 次，每次 1 袋，开水冲服。

适应证：肝脾肿大。

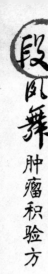

▌方　三▌

组成：骨碎补根状茎 15 克　石仙桃 15 克　土常山根 15
克　栀子果 15 克　六月雪全草 15 克　大白艾 15 克　白花丹
地上部分 15 克　牛肉适量

用法：炖服，每日 1 剂。

适应证：脾脏肿大。

▌方　四▌

组成：皮硝 6 克　生栀子 7 个　巴豆 7 个　杏仁 7 个　葱
根 7 个　独头蒜 1 个　白面 1 撮　白酒 1 盅

制法：共捣烂，调匀即成。

用法：上药加酵母适量，涂纱布上敷脐中，固定，一昼夜
取下，7 日后再敷，一般敷 3~5 次。

适应证：脾脏肿大。

第十八章　治食管癌方

　　食管癌在我国是最常见的一种恶性肿瘤，多发生于40岁以上的男性。病变好发生于食管的3个生理性狭窄处，以中段食管最多，下段次之，上段较少。大体分为息肉型、溃疡型和硬癌型。从组织学类型可分为鳞状细胞癌、腺癌（包括单纯腺癌、鳞腺癌、黏液表皮样癌、腺样囊性癌）、未分化癌。病人的临床表现有：进行性吞咽困难；胸骨后疼痛，肿瘤组织侵蚀邻近组织或穿破时有剧烈、持续性疼痛；肿瘤组织阻塞食道可引起食物反流，晚期呕吐物中常含有黏液及血液；肿瘤如压迫大血管、神经、气管均可出现相应症状等。

　　食管癌的扩散与转移方式有食管壁内扩散、直接浸润邻近器官、淋巴道转移、血行转移。

　　中医学论述的"膈中"与"噎膈"包括了现在的"食管癌"，也包括一些其他食管疾病。如食管炎、食管憩室、食管憩室炎、食管良性狭窄、食管裂孔疝、先天性食管疾病以及食管受压所致的吞咽困难、贲门痉挛、食管痉挛和食管静脉曲张等。有些中医把噎膈分为气膈、血膈、痰膈、火膈、食膈五种，但主要原因不外忧思气结，酒色伤阴。临床分型为痰气交阻、津亏热结、瘀血内结和气虚阳微四型。治疗上分别采用开郁润燥化痰、滋养津液、滋阴养血、破结行瘀和温补脾肾等方法。

▌方　一▐

　　组成： 瓜蒌 30 克　清半夏 10 克　黄连 7 克　灵仙 30 克　急性子 15 克　木鳖子仁 10 克　檀香 7 克　生黄芪 30 克　女

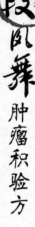

贞子 30 克　生首乌 30 克　土茯苓 30 克　夏枯草 15 克　焦三仙各 10 克　沉香末 3 克（分 2 次冲服）

加减： 若胸骨后作痛加郁金 10 克，元胡 10 克，细辛 3 克，乳香 7 克，没药 7 克，花椒 10 克；进食难下加硼砂 7 克，乌梅 10 克；气滞不下加瓦楞子 10 克，川楝子 10 克。

用法： 水煎服。

适应证： 食管良、恶性肿瘤。症见胸闷，进食发噎，呃逆，饮食减少，消瘦，大便干燥。也可用于胃癌初期病人。

附注： 此方为段凤舞先生经验方，以小陷胸汤加味组成。

▌方　二▌

组成： 代赭石 15 克　台参 15 克　芦根 15 克　火麻仁 15 克　当归 15 克　枳壳 6 克　薤白 9 克　肉苁蓉 9 克　清半夏 9 克　天门冬 12 克　郁李仁 12 克　生甘草 4.5 克　萝卜 7 片为引

用法： 水煎服。

适应证： 食管癌。

附注： 此方为参赭培气汤加减而成，还可酌情加降气化瘀之药，如苏子、桃仁等。

▌方　三▌

组成： 八角莲 30 克　扶芳藤 30 克　石竹 30 克　箸竹 30 克　生白术 9 克　陈皮 6 克

制法： 加水浓煎，放糖，制成糖浆。

用法： 以上为 1 日量，分数次服完。

适应证： 食管癌。

▌方四　理气降逆汤▌

组成： 急性子 30 克　白花蛇舌草 30 克　紫丹参 30 克　瓦楞子 30 克　枸橘 30 克　紫草根 30 克　苦参 30 克　夏枯草

15 克　干蟾皮 12 克　八月扎 12 克　生南星 9 克　公丁香 9 克　木香 9 克　蜣螂虫 9 克　天龙（壁虎）9 克　生马钱子 4.5 克

用法： 水煎服，每日 1 剂。

适应证： 食管癌。

附注： 该方中马钱子为剧毒药，应在医生指导下服用，用量以少量开始为妥。

▌方　五▐

组成： 柿蒂 6 克　郁金 6 克　竹茹 9 克　老刀豆 9 克　旋覆花 9 克　砂仁 3 克　石菖蒲 15 克　代赭石 15 克　瓜蒌 30 克

加减： 若有便结加郁李仁；饮水不下加硼砂、干蟾、天仙子、娑罗子；泛酸加瓦楞子、海螵蛸；胃中有热加黄连；气短加沙参、桔梗；不思食加香橼、稻芽。

用法： 水煎服，每日 1 剂。

适应证： 食管癌。

▌方　六▐

组成： 山慈菇 120 克　海藻 60 克　浙贝母 60 克　柿霜 60 克　制半夏 30 克　红花 30 克　三七 18 克　制乳、没各 15 克

用法： 共研极细末，日服 3 次，每次 6 克，加蜂蜜适量，温开水送服。

适应证： 食管癌。

▌方七　秘传噎膈膏▐

组成： 人参汁、龙眼肉汁、芦根汁、甘蔗汁、梨汁、人乳、牛乳各等分　姜汁少许

用法： 放碗内隔水炖成膏，徐徐频服。

适应证： 食管癌，食管良性疾患。

附注： 原方出自《冷庐医话》，对食管肿瘤所致吞咽困

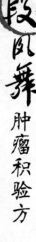

难、干涩不适等有一定的缓解作用。

▌方 八▌

组成：紫草 1.5 千克　生黄芪 1.5 千克　金银花 1.5 千克　山豆根 1.5 千克　白花蛇舌草 1.5 千克　紫参 1.5 千克　薏苡仁 1.5 千克　黄柏 1.5 千克　香橼 750 克

制法：共研末，炼蜜为丸，每丸重 9 克，药、蜜各半。

用法：每次 2 丸，每日服 3 次。

适应证：食管癌。

附注：本方有一定的近期疗效（远期疗效尚待观察），部分病人服药后有恶心、食欲不振反应，以体弱者反应明显。

▌方 九▌

组成：虻虫（去足翅）90 克　桃仁 90 克　大黄 90 克　酒浸硼砂 90 克　鸦胆子仁 60 克

制法：先将大黄、硼砂研末后再加入桃仁、虻虫、鸦胆子共捣后和匀，炼蜜为丸，如指头大。

用法：每次口含 1 丸，徐徐咽之，每日 3~4 次。

适应证：食管癌。

▌方 十▌

组成：丹参 15 克　沙参 15 克　海藻 15 克　昆布 15 克　川贝 10 克　郁金 10 克　荷叶 12 克　砂仁 6 克　赭石 24 克　白花蛇舌草 60 克　蜂蜜 60 克

用法：水煎，每日 1 剂，2 次分服。

适应证：食管癌。

▌方十一　燕莲散▌

组成：石燕 270 克　半枝莲 1.5 千克　山豆根 1.5 千克　陈皮 270 克　地龙 270 克　土鳖虫 270 克　血竭 270 克　硼砂

180 克　石见穿 360 克　急性子 360 克　赤芍 450 克　蚤休 450 克

用法： 共为细面，每次 6 克，每日 3 次，白开水送服。

适应证： 食管癌、贲门癌。

附注： 据具体症状可加减运用。

▌ 方十二 ▌

组成： 生赭石 30 克　天花粉 18 克　党参 15 克　生山药 15 克　天门冬 9 克　麦门冬 9 克　桃仁 9 克

用法： 水煎服，每日 1 次。

适应证： 食管癌。

▌ 方十三　急灵仙方 ▌

组成： 急性子 10 克　威灵仙 30 克　木鳖子 10 克　半夏 10 克　郁金 10 克　山豆根 10 克　瓜蒌 30 克　老刀豆 15 克

用法： 水煎分服。

适应证： 食管癌梗阻。症见口吐涎沫，进食发噎，大便干燥等。

附注： 郁仁存供方。

▌ 方十四　隔气丹方 ▌

组成：

方一：半夏（姜汁炒）30 克　沉香 6 克　木香 6 克　青皮 6 克　陈皮 24 克　枳实（炒）24 克　槟榔 24 克　硼砂（醋炒）10 克　檀香 9 克　甘草 24 克

方二：石见穿草 5～6 叶　仙人对坐草 3 叶

用法： 方一共为细末，神曲和丸，每次服 2 克，砂仁汤送下。服药 3 日后将方二煎汤至半碗，加好酒在内，服后即吐，吐后即可见效。

适应证： 食管癌、贲门癌。

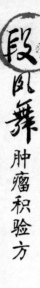

附注：原方出自《钟秀堂外科药方》，经临床应用有效。

▍方十五▍

组成：龙葵 45～60 克　蛇莓 45～60 克　白英 45～60 克　石见穿 30 克　半枝莲 30 克　海藻 30 克　枸橘叶 15 克　威灵仙 15 克。

加减：疼痛加火鱼草 45～60 克。

用法：水煎服，每日 1 剂。

适应证：食管癌，胃癌。

附注：上海群力草药店方。

▍方十六　消癌 3 号散▍

组成：板蓝根 30 克　猫眼睛草 30 克　人工牛黄 6 克　硇砂 3 克　威灵仙 60 克　制南星 9 克

制法：以上各药加水共煮，制成稠浸膏，加入淀粉等辅料，烘干，研细即得。

用法：口服，每次 1.5 克，每日 4 次。

适应证：食管癌。

附注：该药服用后患者症状均有不同程度改善，病灶稳定或缩小，精神和体质明显改善。

▍方十七　抗癌汤②▍

组成：藤梨根 60 克　野葡萄根 60 克　半枝莲 60 克　紫草 30 克　丹参 30 克　白花蛇舌草 30 克　干蟾皮 12 克　急性子 12 克　天龙（壁虎）6 克　姜半夏 6 克　马钱子 3 克　甘草 6 克

用法：水煎服，每日 1 剂。

适应证：食管癌。

附注：该方可随证适当加减，经实验观察证实，对癌组织有一定抑制作用，即对放疗不敏感或复发癌瘤均有抑制作用，且能使患者减轻痛苦症状。

方十八　抗癌丸②

组成：

糖丸方：山豆根 90 克　斑蝥 15 克　红娘子 15 克　乌梅 90 克　蜈蚣 6 克　红枣肉 1 千克　白糖 2.5 千克

蜜丸方：山豆根 100 克　斑蝥 100 克　木香 100 克　乌梅 100 克　蜈蚣 15 克　全蝎 50 克　黄连 50 克　红娘子 20 克　轻粉 20 克　红枣肉 400 克　蜂蜜适量

制法：以上各药粉碎成细粉，加入红枣肉捣烂，最后用糖粉或蜂蜜制丸，即得。糖丸每丸重 6 克，蜜丸每丸重 3 克。

用法：糖丸每次 1 丸，每日 3 次，含化后咽下。蜜丸每次半丸，每日 2 次，温开水送服。

适应证：食管癌。食管上段癌以糖丸为好，中、下段癌及贲门癌以蜜丸为好。

附注：服药期间禁食猪肉、辣椒，忌饮酒。

方十九　抗癌丸③

组成：制马钱子 300 克　炒蟾蜍 300 克　穿甲珠 200 克　炒灵脂 200 克　山药粉适量

制法：上药共为细末，以山药粉调为糊状后，再制成绿豆大小的小粒。

用法：每次 3 克，每日 2 次，饭后服。

适应证：食管癌。

方二十　抗癌散

组成：田三七 30 克　京三棱 30 克　干蟾蜍 30 克　五灵脂 30 克

制法：上药用微火焙干存性，研成细末，过筛即得。

用法：每次 1.5 ~ 3 克，每日 3 次，用醋调和后，温开水

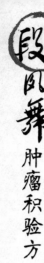

冲服。

方二十一 一抗癌灵

组成： 大黄 15 克　血竭 9 克　珍珠末 6 克　麝香 1.5 克　牛黄 1.5 克　川连 15 克　青黛 9 克　制乳、没各 12 克　煨甘遂 9 克　甘草 9 克

用法： 上药共研为末，分为 150 包。每次 1 包，每日 3 次，开水送服。50 天为一疗程。

适应证： 食管癌。饮食不利，伴有热象者。

附注： 忌用辛辣、烟酒、羊肉、南瓜、鱼虾等。山西省中医研究所方。

方二十二 杀癌丸

组成：

丸一：白砒 20 克　三七 100 克　山药粉 200 克

丸二：蟾酥 500 克　硇砂 250 克　硼砂 250 克　枯矾 30 克　玄参 30 克　黑豆 45 克

制法： 以上各药共研细末，水泛为丸，如绿豆大小，即成。

用法： 丸一每服 3 克，丸二每服 10 丸，每日 3 次，温开水送服。

适应证： 食管癌、贲门癌。症见胸骨后痛、胸闷、嗳气、饮食不顺等。

方二十三 抗癌 1 号散

组成： 半枝莲 500 克　蒲公英 500 克　黄连 60 克　黄柏 60 克　连翘 180 克　车前子 180 克　半夏 120 克　大黄 120 克　花粉 120 克

制法： 以上各药共为细末，制成内服散剂。

用法： 每次 9~12 克，每日服 3 次。

适应证：食管癌伴有呕吐黏液、满气上顶、大便不畅等症状。

▌ 方二十四　治癌丸 ▌

组成：

方一：铁甲军180克　三棱120克　莪术120克　百草霜120克　威灵仙120克　炒木鳖子150克　杏仁150克　铅粉90克　硇砂90克　硼砂90克　轻粉90克　滑石90克　黄米90克　乌梅90克　巴豆仁60克　鸡内金90克　川大黄90克　木通90克　枳实90克　桃仁90克　黑豆60克　绿豆60克　乳香60克　沉香60克　木香30克　儿茶60克　元胡60克　急性子60克　乌贼骨60克　斑蝥60克　朱砂30克　雄黄30克　海浮石30克　血竭30克　川厚朴30克　人指甲30克　白芥子30克　九香虫30克　蟾酥9克

方二：急性子30克　郁金30克　山甲30克　牡蛎30克　威灵仙30克　瓜蒌30克　枳壳15克　薤白15克　海藻15克　橘红15克　核桃仁15克　黑芝麻15克　川椒9克　木香9克　丁香6克　硼砂3克

加减：胸痛，方一中加黄药子50克；发噎，方二中加柿蒂30克、柿霜30克。方二还可加鸡风藤30克，青风藤9克，海风藤9克。

制法：方一各药共研细末，炼蜜为丸，每丸重9克，即成治癌丸。方二加水煎煮，制成口服煎剂。

用法：丸剂，每次1丸，每日服2～3次。煎剂每日1剂，煎2次分服。

适应证：食管癌，其他良、恶性肿瘤。

▌ 方二十五 ▌

组成：蜈蚣5条　全蝎6克　白花蛇舌草30克　夏枯草30克　紫草根30克　白茅根30克　半枝莲60克　山药15克　鸡

内金 10 克　　沙参 10 克　　旋覆花 10 克　　半夏 10 克　　大枣 15 克

加减：痰盛加竹茹 12 克，天竺黄 12 克；胸闷加苏子 9 克，莱菔子 9 克；痛甚加天仙子、娑罗子各 9～15 克；吐酸加瓦楞子、乌贼骨各 9～15 克；气虚加沙参 15 克，桔梗 9 克；便秘加郁李仁 9 克，麻仁 6 克，肉苁蓉 15 克；滴水不下，加硼砂 3 克，干蟾末 0.3 克

制法：水煎去渣，加蜂蜜 120 克煮成膏状，即成。

用法：上药共分 3 次内服。

适应证：食管癌。

▋ 方二十六 ▋

组成：白花蛇舌草 60 克　　半枝莲 60 克　　苏铁叶 60 克　白茅根 60 克　　棉花根 60 克

用法：水煎服。

适应证：食管癌。

▋ 方二十七 ▋

组成：党参 60 克　　丹参 60 克　　硼砂 6 克　　硇砂 3 克　　莪术 15 克　　黄药子 15 克　　石见穿 30 克　　半枝莲 30 克　　白花蛇舌草 30 克　　甲珠 12 克　　乌梅 12 克　　僵蚕 12 克　　全蝎 3 克蜈蚣 2 条

制法：上药共研细末，炼蜜为丸，每丸重 10 克。

用法：每次 1～2 丸，每日 3 次，含化后徐徐咽下。

适应证：食管癌初期，虽有饮食梗噎症状，但无转移迹象，颈部淋巴结摸不到肿块。

▋ 方二十八 ▋

组成：猪苓 30 克　　半枝莲 30 克　　肿节风 30 克　　龙葵 15 克　　石见穿 15 克　　山慈菇 15 克　　山豆根 15 克　　水蛭 6 克

用法：水煎服，每日 1 剂。

适应证：食管癌初起阶段。

▌方二十九▐

组成：鸦胆子3克　天龙（壁虎）3克　水蛭3克　蜈蚣1条

用法：上药共研细末，装入胶囊（为1日量），开水吞服。

适应证：食管癌初起阶段。

▌方三十▐

组成：牡蛎（先煎）60克　海浮石30克　槟榔18克　石斛18克　玄参15克　生地15克　麦门冬15克　白芍15克　瓜蒌仁15克　天花粉15克　连翘9克　羊草结9克　甘草6克

用法：水煎服。

适应证：食管癌。

附注：羊草结为羊吃入腹内的某种草料，未被消化，停留胃中，由草料、唾液、胃液三者蕴结而成。其黑褐色、性温无毒，味腥臊。具有清热解毒、除痰散结、消滞去积的功效。常用于积食、胃痛、噎膈、噫气及小儿疳积。

▌方三十一▐

组成：诃子10克　菱角实10克　紫藤10克　薏苡仁10克

用法：水煎服，每日3次。

适应证：食管癌、胃癌。

附注：此方出自民间。日本学者对此方进行实验研究，发现有抑瘤作用。

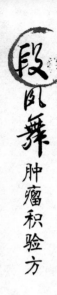

方三十二

组成： 生赭石 60 克　生牡蛎 60 克　白茅根 30 克　潞党参 24 克　鸡内金 15 克　生麦芽 15 克　青竹茹 15 克　旋覆花 12 克　南苏子 9 克　生水蛭 6 克　大蜈蚣 8 条

用法： 水煎，每日 1 剂，浓缩频服。

适应证： 食管癌，胸闷瘀重，吐黏液多，或汤水不能下者。

附注： 本方一般无副作用，但少数人也可出现头晕、胃不适症状。苏明灿供方。

方三十三　龙虎白蛇汤

组成： 龙葵 30 克　万毒虎 30 克　白英 30 克　白花蛇舌草 30 克　半枝莲 15 克　山绿豆 30 克　黄药子 15 克　乌梅 9 克　乌药 9 克　田三七 3 克　无根藤 15 克

用法： 水煎，每日 1 剂，2 次分服。

适应证： 食管癌。

方三十四　增损启膈散

组成： 丹参 12 克　桃仁 9 克　红花 6 克　川贝母 9 克　当归 9 克　郁金 9 克　沙参 9 克　蜣螂 9 克　海藻 12 克　昆布 9 克　急性子 9 克

用法： 原为散剂，现可作为汤剂，水煎，每日 1 剂，分多次频服。

适应证： 用于食管癌中期，证属痰瘀互结者。症见吞咽困难，甚则水饮难下，胸膈疼痛，泛吐黏痰，大便坚硬，或吐下如赤豆汁，形体消瘦，肌肤枯燥，舌红或青紫，脉细涩。

方三十五

组成： 沙虫 40 克　虾蟆蛆 27 克　灵芝 10 克　马勃 7 克

犀牛黄 4.5 克　麝香 2.5 克

用法：共为细末，每用 1.2～1.8 克，每日 3 次。

适应证：食管癌。

▌ 方三十六 ▐

组成：半边莲 24 克　刀豆子 15 克　清半夏 9 克　娑罗子 9 克　柿蒂 9 克　茜草根 9 克　旋覆花 9 克　川椒 2.5 克　玫瑰花 1.5 克

用法：水煎服，每日 1 剂。

适应证：食管癌。

▌ 方三十七 ▐

组成：

散剂方：制炉甘石 18 克　滑石 6 克　煅石膏 18 克　枯矾 3 克　雄黄 3 克　冰片 3 克　朱砂 3 克　硼砂 3 克　硇砂 3 克　狗宝 3 克　水蛭 9 克　蜣螂 10 个

汤剂方：急性子 20 粒　鸦胆子 20 粒　瓦楞子 6 克　黄药子 6 克　天仙子 3 克

用法：散剂，共为细末，每服 1.5 克，每日 3 次，以汤剂水煎后送服。

适应证：食管癌。

附注：金祖光供方。

▌ 方三十八　降香通膈汤 ▐

组成：降香 24 克　佩兰 12 克　粉防己 12 克　半夏 12 克　乌梅 15 克　陈皮 9 克　炮山甲 4.5 克

加减：若便秘加狼毒 0.6～1.5 克。

用法：水煎，每日 1 剂，2 次分服。

适应证：食管癌、贲门癌。

附注：该方对缓解梗阻症状效果较明显。

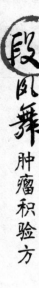

方三十九 甘遂甘草散

组成： 甘遂、甘草各适量

制法： 取甘遂适量，用面粉包裹，放入锯末火中烧，或在炉火上烤，至面粉发黄为度，将甘遂取出在铜药钵中捣碎，过筛取粉备用；另取甘草切碎，铜药钵中捣碎过筛取粉备用。

用法： 临用时取甘遂 0.3 克，甘草 0.15 克，混合，以温开水冲服，每日 3 次。

适应证： 晚期食管癌。

附注： 王增慧供方。

方四十

组成： 黄药子 30 克　急性子 30 克　代赭石 30 克　半枝莲 30 克

用法： 水煎服，每日 1 剂。

适应证： 食管癌。

附注： 方中黄药子量大，若久服，对肝脏有损害，个别患者会出现黄疸，肝功能不正常者慎用；急性子攻破力较强，体弱者慎用。

方四十一

组成： 丹参 15～30 克　鸡血藤 30 克　赤芍 9～15 克　红花 9 克　生地 9 克　当归 9 克　川芎 3 克　血灵 1.5 克（由乳香、没药、血竭等量组成）

用法： 水煎服，每日或隔日 1 剂。

适应证： 食道癌。

附注： 本方配合化疗可提高疗效。

方四十二

组成： 急性子 30 克　仙鹤草 30 克　生赭石 30 克　当归

15 克　蚤休 15 克　姜半夏 9 克　姜竹茹 9 克　广木香 9 克
公丁香 9 克　沉香曲 9 克　川楝子 9 克　南沙参 9 克　北沙参
9 克　石斛 9 克　蜈蚣 9 克　蜣螂 9 克　豆蔻 6 克

用法： 水煎服，每日 1 剂。

适应证： 食管癌。

▌ 方四十三　双仁散 ▌

组成： 生赭石 250 克　桃仁 120 克　鸦胆子 60 克　水蛭
60 克

制法： 先将生赭石、桃仁、水蛭（干品）研成细面（禁
用火烘），再入鸦胆子捣烂，混合即得。

用法： 每用 9 ~ 12 克，搅入藕粉中内服，每日 3 ~ 4 次。

适应证： 食管癌。

附注： 体质虚弱者慎用。

▌ 方四十四 ▌

组成： 山慈茹 18 克　红花 6 克　石菖蒲 6 克　鸡血藤 6
克　儿茶 4.5 克

用法： 水煎服，每日 1 剂。

适应证： 食管癌。

▌ 方四十五　龙虎三胆散 ▌

组成： 地龙 5 条　壁虎 2 个　猪胆 1 个　羊胆 1 个　狗胆
1 个

制法： 先将上药分别剪成碎末混合，再焙干研成细末而成
赭黄色，总量约 10 克。

用法： 上药分为 2 包，第一天晨空腹服大黄末 10 克，用
白开水送下；第二天晨空腹服龙虎三胆散 1 包，黄酒 60 毫升；
第三天晨空腹服 1 包龙虎三胆散，即为一个疗程，休息 3 天后
再服下一疗程。

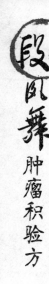

适应证：食管癌。

方四十六

组成：白花蛇舌草 60 克　白茅根 60 克　山药 24 克　南沙参 15 克　玉竹 15 克　麦门冬 9 克　旋覆花（包煎）9 克　蜂蜜（另备）120 克

制法：上药加水 2 升，煎至 600 ~ 800 毫升，去渣后，再加入蜂蜜，煎令沸，每日 1 剂，分 4 次缓服。

适应证：食道癌。

附注：本方药性平和，应坚持长期服用，以收缓功。

方四十七

组成：蝼蛄 7 个　蜣螂 7 个　当归 15 克　广木香 9 克

用法：共研细末，取黑牛涎半碗和药，分 3 次黄酒送下，每日服 2 次。

适应证：食管癌。

附注：取牛涎法：将食盐涂在牛舌头上，口涎自然流出。

方四十八

组成：

汤剂方：代赭石 21 克　陈皮 12 克　丁香 9 克　吴茱萸 9 克　半夏 9 克　茯苓 9 克　生姜 9 克　木香 6 克　鸡内金 3 克　沉香 3 克　甘草 3 克

丸剂方：大黄 60 克　沉香 15 克　桃仁 18 克　硼砂 6 克　青皮 6 克　三棱 4.5 克　莪术 4.5 克　乌药 3 克

用法：汤剂，水煎每日 1 剂内服；丸剂，以上药共为细末，炼蜜为丸，每早服 9 克，白开水送下。

适应证：噎膈反胃，适用于食管癌。

方四十九 南星半夏汤

组成：生半夏 30 克 生南星 30 克 蒟蒻 90 克 藤梨根 90 克 川乌 15 克 草乌 15 克 震灵丹（由禹余粮、代赭石、紫石英、赤石脂、乳香、没药、五灵脂各 60 克，朱砂 30 克组成，糯米糊为丸）15 克

加减：梗阻加鬼针草 30 克，急性子 15 克；疼痛加闹羊花 3 克或天龙（壁虎）9 克。

用法：水煎（至少 2 小时以上），口服，每日 1 剂，煎 2 次分服。

适应证：食管癌。

附注：可配合化疗小剂量穴位注射。注意本方必须久煎，以降低药物毒性，防止引起中毒现象。

方五十 旋覆代赭汤加减

组成：旋覆花 9 克 急性子 9 克 郁金 9 克 姜半夏 9 克 代赭石 15 克 陈皮 6 克 厚朴 6 克

用法：水煎，每日 1 剂，2 次分服。

适应证：用于食管癌初期，证属痰气交阻者。症见吞咽时梗噎不顺，进食时胸膈闷胀，或有隐痛，或泛吐痰液及食物，舌苔薄腻，脉弦细。

方五十一 增损八珍汤

组成：党参 9 克 白术 9 克 黄芪 9 克 当归 9 克 赤芍 9 克 桃仁 9 克 生地 15 克 天花粉 12 克 石斛 12 克 丹参 12 克 夏枯草 12 克 川贝母 12 克 生牡蛎 30 克

用法：水煎，每日 1 剂，多次频服。

适应证：用于食管癌后期，证属气虚津亏、痰瘀凝结者。症见面色㿠白，形体羸瘦，水饮及食物俱难咽下，形寒气短。或胸背疼痛，或声音嘶哑，或大量出血。舌红或淡，苔光剥，

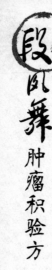

脉细弱或细数。

▌ 方五十二 ▌

组成： 金银花 15 克　连翘 7.5 克　紫花地丁 7.5 克　荸荠 12 克　生甘草 3 克

用法： 水煎服。

适应证： 食管癌。

▌ 方五十三 ▌

组成： 当归 9 克　赤芍 9 克　桃仁 9 克　郁金 9 克　枳壳 9 克　川芎 6 克　红花 6 克　大黄 6 克　广木香 6 克　急性子 6 克　硼砂（研冲）3 克

加减： 如痛甚加元胡 9 克，没药 9 克；咽下不利加桔梗 9 克，甘草 3 克。

用法： 水煎服。

适应证： 食管癌。

附注： 以上两方均为港澳台一带验方。

▌ 方五十四 ▌

组成： 白茅根 30 克　半枝莲 30 克　铁树叶 30 克　白花蛇舌草 30 克

用法： 煎汁去渣，加红糖 60 克，制成糖浆，以上为 1 天量，分 3 次服完。

适应证： 食管癌。

附注： 上海群力草药店方。

▌ 方五十五　噎膈志断汤 ▌

组成： 天门冬 30 克　党参 15 克　远志 9 克　川断 9 克扁豆花 9 克　白芍 9 克　枇杷叶 9 克　钩藤 9 克　鸡内金 9 克沙苑子 9 克　海浮石 9 克　柿蒂 9 克　砂仁 9 克　桃仁 9 克

代赭石 9 克　九香虫 2 对

用法：水煎服。

适应证：食管癌。

附注：孙秉严供方。

▌方五十六▐

组成：

甲丸：白砒 20 克　三七 100 克　山药粉 200 克

乙丸：蟾蜍粉（即蟾蜍去内脏，焙干研末）500 克　硇砂 250 克　硼砂 250 克　枯矾 30 克　玄参 30 克　黑豆 45 克

制法：甲、乙丸各药分别研末，以水泛为丸，如绿豆大小。

用法：甲丸，每次 3 丸，每日 3 次；乙丸，每次 10 丸，每日 3 次，口服。

适应证：食管癌。

附注：用甲、乙两丸合用，临床适用对大部分患者有效。

▌方五十七　南星慈菇汤▐

组成：天南星 12 克　皂角刺 12 克　山慈菇 15 克　全瓜蒌 15 克　炒山甲 15 克　丹参 15 克　土鳖虫 15 克　牡蛎 30 克　法半夏 9 克　赤芍 9 克　枳实 9 克　柴胡 9 克　香附 9 克　天龙（壁虎）3 条

用法：水煎服，每日 1 剂。

适应证：噎膈（食管癌）属瘀血内结型。症见胸膈疼痛，食不得下而复吐出，甚则水饮难下，形体消瘦，肌肤甲错。

附注：黄振鸣、黄永源供方。

▌方五十八　加减血府逐瘀汤▐

组成：瓜蒌泥 9 克　当归 9 克　桃仁泥 9 克　旋覆花 9 克　生赭石 9～15 克　赤芍 6 克　红花 4 克　川芎 4 克　桔梗 4 克

枳壳 4 克　柴胡 4 克　牛膝 4 克　生甘草 3 克　生姜 6 克为引

用法：水煎服。

适应证：噎证，适用于食管癌。

附注：王修善供方。

▌ 方五十九 ▌

组成：牡蛎 30 克　代赭石 30 克　旋覆花 12 克　姜半夏 12 克　姜竹茹 12 克　海藻 12 克　海带 12 克　夏枯草 12 克　公丁香 12 克　沉香曲 12 克　广木香 12 克　急性子 12 克　当归 12 克　南、北沙参各 12 克　石斛 12 克　川贝 9 克　川楝子 9 克　川厚朴 9 克　蜣螂 9 克

用法：水煎服。每日 1 剂．少量多次频服。

适应证：食管癌。

附注：此方是根据中医治疗噎膈的旋覆代赭汤、丁香柿蒂汤、橘皮竹茹汤、启膈散等化裁而成，为汤新民提供。

▌ 方六十 ▌

组成：当归 9 克　玄参 9 克　金银花 6 克　射干 6 克　桔梗 6 克　黄芩 6 克　连翘 12 克　薄荷 3 克　瓜蒌仁 4.5 克　黄连 4.5 克　生甘草 3 克

用法：水煎服。

适应证：食管癌，饮食受阻者。

附注：忌葱、蒜、辛辣之品。该方为港澳台名医良方。

▌ 方六十一 ▌

组成：三棱 12 克　莪术 12 克　大枣 15 克　斑蝥 30 个

制法：每 1 个枣去核装 2 个斑蝥，再用白面包裹焙干，与三棱、莪术共为细末，分为 21 包。

用法：每日 1 次，每次 1 包，白开水送服。

适应证：噎膈（食道癌）。

附注：忌酒，不要生气。本方可暂缓症状，斑蝥有毒不可久服。廉振离供方。

▌方六十二　顺气和中汤 ▌

组成：陈皮（盐水浸炒）3 克　半夏（姜汁炒）2.1 克　白茯苓（去皮）2.1 克　白术（去芦，土炒）2.4 克　枳实（麸炒）1.5 克　香附（醋浸炒）3 克　砂仁（炒）0.9 克　黄连（姜汁和猪胆汁拌炒）1.8 克　山栀（姜汁炒黑）3 克　神曲（炒）1.8 克　炙甘草 0.9 克　生姜 3 片为引。

加减：气虚加黄芪、人参各 2.4 克；血虚加当归 2.1 克，川芎 1.5 克；气恼或气不畅加乌药 1.5 克，木香 0.9 克；胸膈饱闷加炒莱菔子 1.8 克；心下嘈杂，醋心加吴萸 1.2 克，倍黄连、白术；干呕不吐加藿、梗 2.1 克。

用法：取长流水入胶泥搅后的澄清水一盅，煎上药至七分量，再入竹沥、童便、姜汁，不拘时，细细温服。

适应证：症见噎膈、呕吐翻胃、嘈杂吞酸、痞闷噫气、心腹刺痛、恶心吐痰水。食管癌、胃癌。

▌方六十三　五噎效灵丹 ▌

组成：白豆蔻（去皮）15 克　广木香 9 克　白及 9 克　乌梅 9 克　硼砂 9 克　黄丹 7.5 克　雄黄 3 克

制法：共为细面，炼蜜为丸。

用法：每服 3 ~ 6 克，每日服 2 次，饭前白开水送下，或在口内徐徐含化。

适应证：噎膈，食后即吐，呃逆，痰涎上壅等。

附注：此为经验效方，已有 100 多年的使用历史。

▌方六十四 ▌

组成：

汤剂：当归 12 克　山豆根 12 克　漏芦 15 克　莲壳 10 克

桔梗 10 克　花粉 12 克　郁金 10 克　穿山甲 10 克　鳖甲 12 克　三棱 10 克　莪术 10 克　甘草 10 克　藕 30 克为引

散剂：血竭 5 克　儿茶 5 克　硼砂 10 克　朱砂 7 克　雄黄 7 克　枯矾 10 克　冰片 1 克　乌蛇头（新瓦焙干）3 个

用法：汤剂水煎，早晚各服 1 次；散剂共为细末，撒在咽喉部，每次约 0.3 克，每日 3 次。

适应证：噎膈。

附注：为梁秀清家传秘方，临床效果较好。

方六十五　龙凤丹（鸡粪方）

组成：白公鸡或乌骨鸡数只　蛇或马蛇儿（即野地蝎虎）若干条　水银（药店有售）　硫黄适量

制法：先将鸡囚入笼内约 2～3 日，只予水吃，不予食，待其食谷粮之粪泻尽，换净肚肠后，将蛇或蝎虎切碎喂鸡，若不食时可强喂，等鸡拉屎后，将鲜屎收起，晒干（或阴干）取 30 克，放砂锅里焙黄，加水银 5 克、硫黄 5 克研面，以不见水银星为度，装瓶备用。也有不用硫黄而用茶叶末者，也有只取鸡粪阴干为末，以水做丸者。

用法：单用鸡屎丸者，每服 0.3 克，以桃仁汤送服，每日 5～7 次。加用水银、茶末者，每服 3 克，每日 2 次，白开水送下。加水银、硫黄者，每服 6 克，每日 3 次，白开水冲服。用鸡食蝎虎所拉的屎，每服 3 克，烧酒送服。

适应证：食管癌、贲门癌。

方六十六

组成：黄母鸡 1 只　酱油 120 克　香油 120 克　砂仁 12 克　草果 12 克　茴香 1 只

制法：将母鸡去毛，在肚子上开一小口，取出内脏，内装酱油、香油、砂仁和草果，密缝。然后从鸡喉咙填入茴香，放盆中加清水 5 碗，上面用盆扣严，用麦秸火炖熟。

用法：将肉和汤全部吃下，连吃 3~4 只鸡为一疗程。

适应证：食管癌初期。

附注：王德会供方。

方六十七　五噎丸

组成：干姜 1.5 克　川椒 1.5 克　吴茱萸 1.5 克　桂心 1.5 克　人参 1.5 克　橘皮 1.8 克　细辛 1.2 克　白术 1.2 克　茯苓 1.2 克　附子 1.2 克

制法：上药共为细末，炼蜜为丸，如梧桐子大，即成。

用法：每服 3 丸，每日 3 次。

适应证：食管癌、食道良性疾患。症见胸中久寒，呕逆结气，饮食不下。

方六十八　噎膈方

组成：生地 1.5 克　熟地 1.5 克　槟榔（研末冲）1.5 克　升麻 3 克　桃仁 3 克　当归 3 克　红花 0.3 克　炙甘草 0.3 克

用法：水煎服。

适应证：噎膈症。适用于食管癌。

方六十九

组成：石见穿 30 克　半枝莲 30 克　急性子 30 克　红枣 5 个

加减：若胸痛加枸橘 10 克，全瓜蒌 10 克，薤白头 10 克；便闭加牛膝 10 克，生大黄 5 克；痰多加生南星 5 克，生半夏 5 克，生姜 2 片；吞咽困难较重加硇砂 1 克冲服。

用法：水煎服。

适应证：食管癌。

方七十　土骨蛇散

组成：土骨蛇 1 条　三棱 15 克　莪术 15 克　桃仁 30 克　鸡内金 30 克　龟上甲 30 克

制法：将土骨蛇打死，放在淡盐水中浸泡 1 日，取出切为小段，瓦上焙黄，研成细末，筛过后取 120 克，其他 5 味药共研末与之混匀，装瓶备用。

用法：每次 3 克，每日 2 次，早晚用红糖 9 克，生姜 1 片，熬茶冲服。此药连用 1 剂为一疗程，休息 10 天后续服第 2 剂。

适应证：噎膈症，梅核气，呕吐反胃。

附注：土骨蛇又称布袋蛇，身长约 30～50 厘米，中间粗，两头细，行走缓慢，多生活在水稻田边。服此药时禁用烟、酒、辣椒、大蒜等刺激性物品。魏晋国供方。

▌ 方七十一　神验噎膈方 ▌

组成：威灵仙 180 克　食盐 13.5 克　狗宝末 3.7 克

制、用法：先取威灵仙 60 克，水浸一宿，次日取出，捣烂绞汁，入食盐 4.5 克，狗宝末 1 克，共调和炖温服，服后觉上焦胸膈气机旋扰作动，勿令呕出。次日仍以上法取药加狗宝末 1.2 克，调服后觉动处略向下，第三日仍以前法，加狗宝末 1.5 克，调服后不久，扰动处更往下走，大便下黑血痰涎，下后正气虚耗，服人参或党参煎剂，则气机通利，病即得愈，愈后必食淡 1 年，庶不再发，倘不能食淡，再发不治。

适应证：噎膈饮食不爽。

▌ 方七十　五噎散 ▌

组成：沉香 15 克　广木香 9 克　公丁香 9 克　檀香 9 克　真降香 9 克　当归尾 6 克　赤芍 6 克　建曲 6 克　槟榔 6 克　炒枳实 6 克　砂仁 6 克　郁金 4.5 克　莪术 4.5 克　紫豆蔻 4.5 克　香附 3 克　芒硝 3 克　麝香 0.3 克　蝼蛄 2 个　炒壁虎 2 个　蜣螂虫 3 个

制法：上药共研细面，另用好白蜜 250 克化开，猪脂油 30 克化开，白雄鸡冠血 20 滴，与药面调匀，收瓶听用。

用法：每次服 9 克，每日早、中、晚空心各服 1 次。白开水送下，连服 15 天为一疗程。

适应证：噎膈、翻胃属气滞血瘀者。

▌方七十三　自制九成丹▐

组成：真牛黄 2 克　原麝香 2 克　上梅片 2 克　血琥珀 4 克　血余炭 4 克　人中白 8 克　花蜘蛛 8 克　蒲公英 8 克

用法：共研细末，每次服 1 克，隔日 1 次。

适应证：食管良、恶性肿瘤。

附注：范中林供方。

▌方七十四　急性子丸▐

组成：海螵蛸 30 克　急性子 9 克　海浮石 9 克　煅花蕊石 9 克　煅代赭石 6 克

加减：有内热加用栀子 6 克，黄芩 6 克，知母 6 克；有寒加用砂仁 4.5 克，肉豆蔻 4.5 克，干姜 4.5 克。

制法：上药共研细末，掺入一些飞罗面，和水为丸，如绿豆大。

用法：每次服 16 丸，白开水送下，每日早晚饭前各服 1 次。

适应证：食管及胃部的良、恶性疾病。噎膈、翻胃属血痰瘀结、热伤阴液者。

附注：久病患者，宜徐徐服用，不可操之过急，免致耗伤气血。

▌方七十五　王道无忧散▐

组成：当归 2.4 克　炒白芍 2.4 克　川芎 2.4 克　生地 2.4 克　赤芍 1.5 克　土炒白术 3.6 克　白茯苓 3.6 克　赤茯苓 2.4 克　砂仁 2.4 克　枳实（麸炒）2.4 克　香附 2.4 克　乌药 2.4 克　陈皮 2.4 克　半夏（姜汁炒）2.4 克　藿香 2.4 克　槟榔 2.4 克　猪苓 2.4 克　木通 2.4 克　天门冬（去心）

2.4克　麦门冬（去心）、黄柏（人乳炒）、知母（人乳炒）、黄芩（炒）各2.4克　粉甘草1克

　　用法：水煎服。

　　适应证：翻胃膈噎。

▌方七十六　全羊丸▌

　　组成与制法：马钱子20千克，用米泔水浸泡49天。每天换一次米泔水，每天用小米3斤淘水。把泡了49天的马钱子用小刀一个一个剥去皮毛，洗净再用黄酒浸泡（淹没即可）48小时。用以下20味草药研末：苍术、陈皮、半夏、厚朴、黑山楂、枳壳、香附、藿香、砂仁、紫豆蔻、建曲、乌药、青皮、红豆蔻各90克、上肉桂、沉香各60克、麦芽、谷芽各120克、广木香45克、炙甘草30克。

　　上述诸药面与酒浸后的马钱子混到一起，搅拌均匀，杀大白公羊2只，把肚割开，皮毛内脏均不动，将拌好的马钱子填到羊胸腹腔内，用绳子缝住，放入添上净水的大锅内煮沸4个半小时左右（过去说是金香三柱的时间），把羊捞出来，拆开肚子，取出马钱子，用水洗净，用黄酒浸润，将羊埋掉（因有毒不能食用）。

　　然后将黄酒浸润的马钱子切片（每片1毫米厚）晒干。用文火把净沙炒热，放进马钱子片，炒成黄褐色，研为细末，炼蜜为丸，每丸重1.5克。

　　用法：每次服1~2丸，每日服2次。

　　适应证：食管癌。

　　附注：本方对早期患者疗效明显，能控制肿瘤发展；对晚期食管癌患者，能缓和症状，延长寿命，有效率可达80%以上，也有少数病例治愈。未发现中毒及不良反应，但必须按上述加工制作工艺进行。郭子彬供方。

▌方七十七　沙参生地汤 ▌

组成：生地 24 克　沙参 15 克　玄参 15 克　山慈菇 15 克　炒山甲（先煎）15 克　全瓜蒌 12 克　郁金 12 克　僵蚕 12 克　土鳖虫 12 克　丹皮 12 克，连翘 9 克　牡蛎（先煎）30 克

用法：水煎服，每日 1 剂，同时配合软饭饮食。

适应证：噎膈证（食管癌）属津亏热结型。症见口干咽噪，吞咽困难疼痛，尤以吞咽固体食物时明显。

▌方七十八　滋液救焚汤 ▌

组成：生地、麦门冬各 6 克（并取汁）　胡麻仁（炒研）3 克　炙甘草 3 克　真阿胶 3 克　紫石英（敲碎）3 克　寒水石（敲碎）3 克　滑石（敲碎）3 克　柏子仁（炒）2.1 克　五味子 1.2 克　犀角 0.9 克（研汁）　生姜汁 2 茶匙　牛黄细末 0.15 克

制法：上药除四汁、阿胶及牛黄外，共用名山泉水 4 茶杯，文火煎至一杯半，去滓入四汁及阿胶，再上火略煎，至胶烊化斟出，调入牛黄末即成。

用法：上药为 1 日量，可分 2~3 次热服。

适应证：噎膈。

▌方七十九　诃黎勒散 ▌

组成：诃黎勒皮（诃子皮）30 克　木香 0.9 克　陈皮 30 克　五味子 0.9 克　半夏 0.9 克　人参 0.9 克　桂心 0.9 克　赤茯苓 0.9 克　芦根 30 克　枳壳 0.9 克

制法：上药共捣末，粗罗筛过为散，装瓶备用。

用法：每服 9 克，以水一盏，入生姜 3 片，煎煮去渣，不拘时温服。

适应证：噎膈胸闷，不能进食，吐逆烦喘。

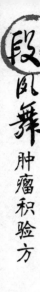

▌ 方八十　桃花散 ▌

组成： 桃花（当年者）90 克　槟榔 90 克　砂仁（去皮）60 克　芒硝 60 克　吴茱萸（热水浸 7 遍，焙干微炒）30 克

用法： 上药共末，过罗为散，每日不拘时，以热酒调服 3 克。

适应证： 五膈气，饮食不下，身体渐渐羸瘦者。

▌ 方八十一　蜈蝎攻毒汤 ▌

组成：

方一：蜈蚣 5 条　全蝎 6 克　水蛭 6 克　白花蛇舌草 30 克　夏枯草 30 克　蚤休 30 克　急性子 15 克　天花粉 15 克　丹皮 15 克　黄药子 9 克　皂刺 9 克　大枣 5 个

方二：蜈蚣 5 条　全蝎 6 克　僵蚕 5 条　天花粉 15 克　蛇蜕 18 克　皂刺 6 克　当归 9 克　连翘 9 克　杏仁 9 克　金银花 9 克　大黄 9 克　土茯苓 9 克　山栀 9 克　山甲 9 克　红花 6 克　甘草 6 克

用法： 每日 1 剂，煎 2 次分服。两方交替使用。

适应证： 食管癌。

附注： 本方若配合化疗、放疗能增强疗效。服药期间禁食鸡、鱼、牛肉、辣椒、酒等物。

▌ 方八十二　二参汤 ▌

组成： 苦参 6 克　丹参 9 克　刺猬皮 9 克　紫草 6 克　急性子 9 克　麦门冬 9 克　天花粉 9 克　黄药子 9 克　炒陈皮 9 克　旱莲草 9 克　远志 9 克　瓜蒌 12 克　海浮石（先煎半小时）12 克　白英 18 克　石见穿 15 克　枸杞 18 克　薤白 4.5 克　炒灵脂 3 克

用法： 每日 1 剂，煎 2 次分服。

适应证： 食管癌。

▌ 方八十三　河间雄黄散 ▌

组成：雄黄 3 克　瓜蒂 3 克　赤小豆 3 克

用法：共为细末，每次 1.5 克，温开水调糊，兑入狗油数匙，服下，以吐为度。

适应证：噎膈，饮食梗阻。

▌ 方八十四　白垩散 ▌

组成：白垩土 500 克　炮姜 3 克　米醋 500 克

制法：将白垩土煅烧为红色，放入醋内，再捞出来继续煅，再入醋中，一直到醋干为止，然后取土 60 克，加炮姜 3 克为末。

用法：每服 3 克，米汤服下，病重者每服 6 克，服 120 克为一疗程。

适应证：噎膈，饮食反吐属虚热症者。

▌ 方八十五　瓜蒌薤白莪术汤 ▌

组成：瓜蒌 30 克　薤白 10 克　清半夏 10 克　三棱 9 克　莪术 9 克　海藻 10 克　白花蛇舌草 18 克　半边莲 15 克　生赭石末 20 克　丹参 15 克　生水蛭粉 6 克　赤芍 12 克　当归 9 克　郁金 9 克

用法：每日 1 剂，早晚各煎服 1 次，水蛭粉分 2 次冲服。

适应证：食管癌。

▌ 方八十六　猪油合剂 ▌

组成：猪脂油 120 克　高级细茶 15 克　当归 9 克　白芍 9 克　生地 9 克　血竭 9 克　生姜 9 克　枳壳 6 克　川芎 6 克　白糖 6 克

制、用法：先将猪油切成小方块，用锅炒出油，再加白糖混合吃。吃后约 30 分钟，必发渴，即喝已备妥的高级细茶。

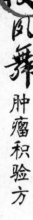

茶后隔 10 分钟左右，即服煎好的其余诸药。

适应证：噎膈、翻胃，饮食不下。

附注：宜在临睡前服药。

▌ 方八十七　五膈丸 ▌

组成：麦门冬（去心）90 克　甘草 60 克　川椒（炒去汗）30 克　炮姜 30 克　北细辛 30 克　桂心 30 克　远志肉 30 克　人参 30 克　炮附子 1 枚

制法：上药共为细末，炼白蜜为丸，如弹子大。

用法：先含 1 丸，细细化咽，喉中、胸中当有热感，药丸化完时，再含 1 丸。每日白天含 3 次，夜间 2 次。

适应证：噎膈，饮食不能下，手足冷，上气喘急。适用于食管癌属虚寒型者。

▌ 方八十八　化噎丸 ▌

组成：硼砂 12 克　白豆蔻 15 克　乌梅（去核）9 克　广木香 9 克

制法：以上诸药，共研细末，炼蜜为丸，分为 10 剂。

用法：每日服 1 剂，白开水送下。

适应证：噎食。

▌ 方八十九　加减参赭培气汤 ▌

组成：潞党参 18 克　天门冬 12 克　生赭石末 24 克　清半夏 9 克　淡苁蓉 12 克　知母 15 克　当归身 9 克　柿霜饼（另包）15 克　苏木 10 克　旋覆花 6 克　白花蛇舌草 20 克　蚤休 12 克　山豆根 15 克

用法：每日 1 剂，早晚煎汁各 200 毫升，柿霜饼口中含化，徐徐下咽。

适应证：食管癌，梗噎不舒，饮食反吐。

▌方九十 ▌

组成： 板蓝根 30 克 蚤休 30 克 制南星 30 克 威灵仙 30 克 元胡 30 克 冰片 10 克 硇砂 10 克 紫金锭 30 克

用法： 共为粉末，每次 1.5 克，每日服 3 次。

适应证： 食管癌。

附注： 方中紫金锭，又名太乙紫金锭、紫金粉、玉枢丹，具有解毒除秽开窍、消肿散结之功，单独运用，也可治疗食管癌梗阻。食管癌患者由于分泌液增多，吞咽困难，甚至滴水不进时，可将该粉 9 克，分为 4～6 次，少量含咽（不可用水带咽），咽服后分泌物明显减少，吞咽困难显著改善，翌日起即可饮食流汁。为巩固疗效，应减量继续服用。紫金锭为成药，药店有售，也可自己配制，附方如下：

组成： 山慈菇（洗净为末）60 克 五倍子（净）60 克 麝香 9 克 大戟（净末）15 克 草河车（净末）15 克 雄黄 15 克 千金子（即续随子）霜 30 克 另可加朱砂 9 克

制法： 共为细末，入大乳钵内，再研数百转，才入细石臼中，渐加糯米浓汁，调和软硬得中，用杵捣千余下，至光润为度，每锭 3 克。

用法： 一般情况下，每服 3 克，病重可服 6 克。

▌方九十一 郁金汤 ▌

组成： 郁金 15 克 檀香 9 克 沉香 6 克 木香 1.5 克 前胡 9 克 茯苓 9 克 苏子 9 克 陈皮 6 克 青皮 6 克 半夏 6 克 白豆蔻 1.5 克 粉甘草 6 克

加减： 有燥痰加瓜蒌仁 15 克，竹沥 30 克，竹茹 9 克，蜂蜜 30 克；脾胃虚寒加白术 9 克，砂仁 3 克，藿香 6 克；气逆加白芥子 6 克，莱菔子 9 克，香附 15 克；咽肿加金银花 15 克，熟大黄 6 克；胃疼加桃仁 9 克。

用法： 水煎服。

适应证：噎膈。食管良、恶性疾患属七情郁结、痰气上逆者。

▌ 方九十二　莲蒲汤 ▌

组成：半枝莲 60 克　蒲公英 30 克　黄药子 30 克（根据体质和肝脏情况可减量）　法半夏 9 克　全瓜蒌 15 克　黄连 6 克

加减：梗阻重、呕吐多加旋覆花、代赭石和开道散（方见 244 页）；痰涎多加制南星、薏苡仁和礞石滚痰丸（方见附文）；大便干结加大黄、郁李仁；胸痛加路路通、薤白、元胡、丹参；津液干枯加天花粉、玄参、石斛；气虚加党参、黄芪、白术。

用法：每日 1 剂，煎 2 次分服。

适应证：食管癌。

附注：上方可作为基本方，应根据病情辨证施治以增强疗效。

附：礞石滚痰丸方：大黄（酒蒸）240 克，黄芩（酒洗净）240 克，礞石（与焰硝 30 克同煅）30 克，沉香 15 克。研末，水泛为丸如梧桐子大。每次 6~9 克，每日 2 次，温开水送下。

▌ 方九十三　复方硇砂煎 ▌

组成：硇砂 2.7 克　昆布 15 克　海藻 15 克　白花蛇舌草 120 克　半枝莲 60 克　草豆蔻 9 克　乌梅 3 个

用法：每日 1 次，煎 2 次分服。

适应证：食管癌。

附注：用药后部分病人可出现食欲减退，上腹部饱胀感，但不影响治疗。

▌ 方九十四 ▐

组成： 炒苏子 10 克　槟榔 10 克　青皮 10 克　三棱 10 克
莪术 10 克　清半夏 10 克　乌药 6 克　吴茱萸 5 克　当归 15
克　生牡蛎 15 克　干蟾 2 个　甘草 5 克　生姜 10 克

用法： 水煎服，每日 1 剂，配以全蝎酒，每日 30 克。

适应证： 食管癌疼痛，梗塞不顺。

附注： 一般服 20 剂后，疼痛消失；连服 200 剂后，也有
病灶完全消失的。

▌ 方九十五　食管癌解痛"秘方" ▐

组成： 炙甘草 3 克　煅硼砂 0.6 克　煅人中白 3 克　煅枯
矾 1.5 克　沉水香 3 克　煅龙骨 15 克　赤石脂 15 克　山豆根
3 克　太子参 12 克　马勃 4.5 克　僵蚕 6 克　土牛膝 12 克

制法： 上药共研极细末，和匀瓶收。

用法： 每取 1 ~ 2 克，置勺中，温开水调如稀糊状后口服，
每日 2 ~ 3 次。

适应证： 食管癌吞咽困难，疼痛剧烈，无药解除者。

附注： 上方服后即感食管滑润舒适，剧痛遂得以缓解，若
进流质或较软食品，可得通过不噎，但对癌肿本身的抑制作用
不大。龚士澄供方。

▌ 方九十六　噎膈汤 ▐

组成： 扁豆花 9 克　鸡内金 9 克　嫩远志 9 克　川断 9 克
潼沙苑 9 克　双钩藤 9 克　净柿蒂 9 克　阳春砂仁 9 克　炙枇
杷叶 6 克　九香虫 2 对

用法： 水煎服。

适应证： 食管癌病人消化力减弱，不思饮食者。

附注： 殷志纯供方。

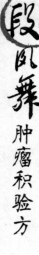

▌方九十七 狗米平胃丸▐

组成与制法： 黄毛公狗 1 条，先拴住饿几日，然后喂给生小米，待其排粪存之，将粪中米淘净，用韭白煎汤煮作粥，快熟时加入沉香 6 克，用平胃散（方见附文）末和匀，作丸如梧桐子大，即成。

用法： 每服 50~70 丸，用陈米煎汤送服。

适应证： 噎食。

附注： 平胃散方：陈皮 15 克、厚朴 15 克、苍术 5 克、甘草 9 克，共研细末，装瓶备用。

▌方九十八 八仙膏（八汁汤）▐

组成： 生藕汁、生姜汁、萝卜汁、甘蔗汁、白果汁、梨汁、竹沥、蜂蜜各等量

用法： 上八味共掺和，盛饭碗或小盆中蒸熟，任意食用。

适应证： 噎食病。

▌方九十九 缪仲滈秘传膈噎膏▐

组成： 人参浓汁、人乳、牛乳、梨汁、蔗汁、芦根汁、龙眼浓汁各等分 姜汁少许

用法： 隔水熬成膏，再加蜂蜜适量，徐徐频服，不拘次数。

适应证： 膈噎症。

▌方一百 噎膈酒▐

组成： 荸荠（捣末）120 克 厚朴（姜炒）30 克 陈皮 30 克 白豆蔻 30 克 橘饼 30 克 白糖 120 克 冰糖 120 克 蜂蜜 60 克 白酒浆 1.5 升 烧酒 1.5 升

用法： 入酒罐泡药十数日，每日早、中、晚饮服，不拘量，以不醉为度。

适应证：食管癌所致的噎膈不通，气膈不下。

▌方一百零一　壁虎酒 ▌

组成： 活壁虎 10 条　好白酒 500 克

用法： 将壁虎（不可断尾）浸入酒中，7 天后启封，每服 10 毫升，每日服 3 次。

适应证： 食管癌、贲门癌。

▌方一百零二　复方壁虎酒 ▌

组成： 壁虎 50 克　蟾皮 50 克　泽漆 100 克　锡块 50 克 黄酒 1 升

制法： 上药混合后，密封浸泡 5～7 天，滤出药渣，静置 2 天即可服用。

用法： 每服 25～50 毫升，日服 3 次，饭前半小时服，每 次再调服壁虎粉 2 克和蟾皮粉 1 克。

适应证： 食管癌。

附注： 宋洪恩供方

▌方一百零三　贝母糖酒方 ▌

组成： 贝母（去心）6 克　冰糖 300 克　砂仁 6 克　木香 6 克　陈皮 6 克　好陈酒 500 克

制法： 上药装入瓷瓶内，箬叶扎紧，上放米一撮，煮至米 熟即成。

用法： 每日清晨饮 1 大杯。

适应证： 噎膈症。

▌方一百零四　西洋药酒方 ▌

组成： 红豆蔻（去壳）1.5 克　白豆蔻（去壳）1.5 克 肉豆蔻（面裹煨用粗纸包压去油）1.5 克　高良姜（切片炒） 1.5 克　甜肉桂（去皮）1.5 克　公丁香 1.5 克　白冰糖 200

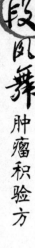

克　鸡蛋2个　好酒500克

　　制法：先用水1碗加冰糖入铜锅内煎化，再打入蛋清，煎十余沸，倒入烧酒后离火放稳。将诸药研末入铜锅内搅匀，用火点燃烧酒片刻，即加盖熄火，用纱罗过滤去渣，入瓷瓶内，用冷水去火气即成。

　　用法：根据酒量适当饮服。

　　适应证：噎膈症。

▌方一百零五　食道癌药酒方 ▌

　　组成：砂仁9克　元胡9克　川楝子9克　石斛9克　白芍9克　陈皮9克　川芎9克　云茯苓9克　熟地9克　荜澄茄9克　广木香9克　沉香9克　龟板9克　麦门冬12克　青木香12克　附子12克　当归12克　白术12克　石菖蒲12克　冬花12克　古怀香12克　清半夏12克　甘草12克　三棱60克　莪术60克　老蔻60克　玄参60克　肉桂60克　枳壳60克　红花60克　党参60克　蒌仁60克　大麦芽60克　白蜜250克　冰糖250克　好酒3千克

　　用法：上药放酒内浸半个月后启用。每服10毫升，每日服3次。

　　适应证：食管癌。

▌方一百零六　桑皮苦酒煎 ▌

　　组成：鲜桑根白皮30克　米醋90克

　　用法：共煎1小时，为1日量，开始日服3次，7天后改为日服2次，可加些糖。

　　适应证：食管癌、胃癌。

▌方一百零七　山芪赭花丸 ▌

　　组成：山豆根15克　生黄芪90克　蜂房15克　旋覆花15克　娑罗子15克　代赭石15克　青果15克

制法：共研为细粉，水泛为丸。

用法：每次服 3~6 克，每日 3 次，开水送服。

适应证：食管癌初期，吃东西发噎，吞咽有轻微困难之时。

方一百零八　参芪赭花汤

组成：党参 15 克　黄芪 30 克　知母 9 克　清半夏 15 克　丹参 30 克　天门冬 15 克　肉苁蓉 30 克　桂圆肉 15 克　旋覆花 9 克　红花 9 克　金银花 18 克　代赭石 18 克　柿饼霜 9 克

用法：1 剂药煎 2 次，合在一起，约煎取 1 大茶杯，分 2~3 次服。每日 1 剂。

适应证：食管癌发噎或疼痛，大便干。

方一百零九　硇矾散

组成：红硇砂 30 克　柿饼霜 60 克　白矾 30 克　雄黄 30 克　炒谷芽 30 克　砂仁 18 克

用法：共研为细粉，每次服 1.5 克，每日 3 次。黄芪煎水或开水送下。

适应证：食管癌咽下困难较严重之时。

附注：溃疡型食管癌忌用，以免引起穿孔或大出血。该方对缓解食管梗阻有一定的疗效。以上三方均为贾堃提供。

方一百十　开道散 1 号

组成：硼砂 60 克　硇砂 9 克　丁香 9 克　礞石 15 克　冰片 9 克

制法：共为细末，加糖制成膏状，冷却做片剂，每片 0.5 克。

用法：每次含化 1 片，每日 3~4 次。

适应证：食管癌、贲门癌梗阻患者。

附注：张代钊供方。

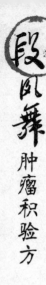

方一百十一　开道散 2 号

组成： 硇砂 3 克　象牙屑 7 克　紫金锭（方见 237 页）10 克　牛黄 3 克（或人工牛黄 7 克）　冰片 3 克　胆星 4.5 克

用法： 共研极细末，分 10 份，每日服 1 份，分数次口中含化。

适应证： 食管癌后期，饮食不进者。

附注： 此为经验效方。

方一百十二　开关散①

组成： 炒白僵蚕（去丝嘴）、枯矾各等分

用法： 共为末，每次 9 克，生姜蜜水调服。

适应证： 食管癌饮食不下，或饮食梗噎。

方一百十三　开关散②

组成： 麝香 1.5 克　沉香 9 克　牙硝 9 克　三七 15 克　硼砂 15 克　儿茶 15 克　朱砂 6 克　冰片 3 克

制、用法： 共为细末，每次含服 0.7 克，每日 8～10 次。

适应证： 食管癌梗阻者。

方一百十四　噎食开关方（噎膈仙方）

组成： 白硼砂 4.5 克　青黛 3 克　沉香 6 克（三味共研末）　白萝卜（取汁）500 克　白马尿 500 毫升　生姜 250 克（取汁）

制、用法： 上药中后三味共入铜锅内熬成膏状，每次用膏 3 匙，加药末 0.3 克，酒送下，每日 3 次。

适应证： 食管癌、贲门癌。

方一百十五　加味开噎散

组成： 雄黄 1 克　朱砂 6 克　硼砂 6 克　青黛 9 克　芒硝

30~60 克　山豆根 12 克　五灵脂 12 克　射干 12 克　鲜狗胆 1 个

用法：诸药共研为细末，以狗胆汁调水，分 3 日送服。

适应证：晚期食管癌，痰气火结，饮食不进。也可用于贲门癌梗阻。

附注：开噎散原方出自《医宗说药》，本方以此加减而成。方中若无狗胆可改为蜂蜜调服也可生效。侯士林供方。

方一百十六　祛噎丹

组成：紫硇砂 6 克　沉香 10 克　冰片 10 克　礞石 15 克　火硝 30 克　硼砂 60 克

制法：将紫硇砂放入瓷器内研成细末（避免接触金属器皿），加水煮沸，过滤取汁加醋，再用火煎干至灰黄色晶体，与他药共研细末，并与蜂蜜混合加工制成丹剂，每丹重 1 克。

用法：放口内含化（不可吞服）。轻者每日 2 丸，重者半小时 1 丸。每当含化后有黏液稠性物则吐出。能进食后改为 3 小时含 1 丸，连用 3 日。

适应证：食管癌。

附注：此方有使瘤体缩小，食管内膜脱落，管腔增宽，延长患者存活时间的作用。为广胜寺一老道所传，高允旺提供。

方一百十七　利膈丸

组成：硇砂、硼砂、乌梅、冰片各等分

制法：共研末，作成桂圆大小的蜜丸。

用法：噙化，每次 1 丸，每日 3~4 次。

适应证：食管癌、贲门癌。

附注：胡安邦供方。

方一百十八　噎膈含化丸

组成：硇砂 30 克　梅片 9 克　煅硼砂 150 克　没食子 150

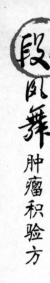

克 甘草 300 克

制法：共研细末，炼蜜为丸，每丸重 0.9 克。

用法：每餐含 1 丸，徐徐进食，每日 3~4 丸。

适应证：食管癌梗阻。

▌ 方一百十九 ▌

组成：制草乌 60 克　制南星 60 克　火硝 60 克　冰片 30 克　硇砂 30 克　油炸马钱子 12 克

用法：共研极细末，每服 0.6 克，用口涎或少量开水冲服或口中含服，每隔 30 分钟 1 次，待黏液吐净为止，然后 3 小时 1 次，连服 2 天。

适应证：晚期食管癌，食管梗阻。

附注：对食管梗阻，滴水不能进之患者，有开导作用。

▌ 方一百二十 ▌

组成：槟榔面 120 克　核桃仁（研泥）120 克　香油 120 克　蜂蜜 120 克

制法：先将香油入锅内，放火上熬数滚，另将蜂蜜熬熟，再将油蜜合熬数滚，再入槟榔面熬至紫黑色为度，再入核桃仁泥搅匀下火即成膏备用。

用法：每次 3 克，口嚼慢慢咽下，1 日数次。

适应证：噎膈，饮食不下。

附注：忌吃米粒，忌盐百日，改吃流汁饮食。

▌ 方一百二十一 ▌

组成：蛤粉 30 克　柿霜 15 克　硼砂 9 克　硇砂 6 克　青黛 4.5 克　白糖 60 克

用法：共研细末，每次 0.9~1.5 克含化。

适应证：食管癌。

▌方一百二十二 ▌

组成：蚤休 12 克　芒硝 12 克　炒大黄 9 克　木鳖子 9 克　半夏 0.3 克

制法：共为细末，炼蜜为丸，每丸 3 克重。

用法：每日徐徐含化 3～4 丸。

适应证：食管癌。

▌方一百二十三　神仙夺命丹 ▌

组成：乌梅 13 个（水浸去核）　硇砂 6 克　雄黄 6 克　乳香 3 克　百草霜 15 克　绿豆 49 粒　黑豆 49 粒

制法：先将乌梅捣烂，然后将其他药和豆均研为末，同乌梅再捣和匀，作丸如弹子大，以乳香少加朱砂为衣，阴干即成。

用法：每用 1 丸，空腹含化，待药尽，烙热饼 1 个，劈破，入热茶泡食之，以无碍为验。过 3～5 日，依法再服 1 丸。

适应证：噎膈，饮食噎塞不顺。

附注：上方也有以硼砂代硇砂者，称为二豆回生丹。服药期间忌油腻、盐、醋、生气发怒。

▌方一百二十四　抗癌膏 ▌

组成：蟾蜍 7 个　蜈蚣 5 条　木鳖子 10 个　大血藤 250 克　京丹 210 克　阿魏 15 克　芒硝 15 克　乳香 15 克　没药 15 克　羌活 15 克　独活 15 克　玄参 15 克　肉桂 15 克　赤芍 15 克　山甲 15 克　生地 15 克　生南星 15 克　大黄 15 克　白芷 15 克　红花 15 克　蜂房 15 克　三棱 15 克　莪术 15 克　巴豆（去壳）15 克　两头尖 15 克　桑枝 15 克　槐枝 15 克　桃枝 15 克　柳枝 15 克　麻油 1120 克

制法：上药除京丹、阿魏、芒硝、乳香、没药外，均用麻油熬炼至枯，捞除药渣后，再熬炼至滴水成珠，纱布过滤，除尽残渣后再加入京丹，熬成膏药，稍冷后加入阿魏、芒硝、乳香、没药等细粉，搅和均匀，收膏即得。

用法：取膏适量外用，贴敷于癌灶外皮肤及上脘、中脘穴，每日换药 1 次。

适应证：食管癌疼痛不止。

▌方一百二十五　毛养生膈气方 ▌

组成：蜣螂 1 个　贝母 9 克　青黛 6 克　元明粉 6 克　木香 3 克　沉香 3 克　朱砂 3 克　牛黄 1.5 克

用法：为末，以万年青捣汁加陈酒，和团，擦胸部，每日数次。

适应证：食管癌、贲门癌疼痛。

▌方一百二十六　噎膈丸 ▌

组成：胆南星 1 个　瓦楞子 5 克　生白矾 2 克　枯矾 1.5克　雄黄 1.5 克　牛黄 1.5 克　琥珀 1.5 克　乳香 1.5 克　没药 1.5 克　珍珠 1.5 克　白降丹 1.5 克　白砒 2.5 克　麝香 0.3 克　青鱼胆 2 个

制法：上药除青鱼胆外，混合研为细末，加入青鱼胆汁调和，作丸如芥菜子大。

用法：每次取药 3 丸，放在黑膏药中间分别贴在胸腹部的上脘、中脘和膻中三穴上，2 日 1 换，半月为一疗程，至愈为止。

适应证：用于噎膈，饮食不下，呕吐白沫，粪如羊矢者。

附注：上方如果连贴 2 个月无效，可另采取其他方法治疗。膻中穴在两乳头连线中点，中脘穴在胸骨剑突与脐连线中点，上脘穴在中脘穴上 1 寸处。此方为外用药，不可内服。

▌偏方集锦 ▌

以下单、偏方也可适用于治疗食管癌。

①生韭菜叶用开水泡过捣烂取汁，每服 100 毫升，每日 3 次，适应于噎膈反胃，咽下困难，或食入即吐。

②云南白药，为细末，每服 1.5 克，每日 3 次。

③将紫硇砂在瓷器内捣碎，放入药锅中加水 1.4 升，以武火煮沸，待剩液 2/3 时，过滤去渣，加入陈醋 900 毫升，先武火后文火，直至煎液涸干，用竹刀刮出锅底所剩褐色粉末，贮瓶内，每用药末 0.6～1 克，置舌下噙化后徐徐咽下，日 2～3 次。此方为郑其国提供。

④阿魏 30 克为末，用狗苦胆 1 个，取胆汁拌匀为丸如黄豆大，每次 10 丸，日服 2 次。

⑤猪板油、核桃仁各 90 克，共捣如泥后入蜂蜜 90 克，置锅内蒸熟，每餐前服 10～20 克。

⑥巴豆去净油 3 克、大麦仁饭 120 克、红糖 30 克，共捣烂如泥为丸，如绿豆大，用黄蜡化开，将丸投入，即为黄蜡衣，取出为 20 份，每服 1 份，如不见泻，可日服 2 次，注意不要过泻。

⑦大鲫鱼 1 条，剖腹去尽肠物，留鳞，用大蒜去皮切碎，填入鱼腹内，合腹用湿纸包数层，麻皮缠住，再用黄泥包裹，日晒微干，再放碎炭火上慢慢煨熟，除去鳞刺骨，用平胃散（方见 240 页）捣细，作丸如梧桐子大，晒干，收瓶密存，每服 30 丸。空腹米饮送下。

⑧生附子大者 1 枚，放砖上入火中烧，然后取出入生姜汁中淬火，反复数次，将半碗姜汁吸完后，捣为末。每服 3 克，用小米粥送下，或加丁香 3 克同为末服。

⑨梨 3 个、鲜姜 30 克、槟榔 9 枚共捣如泥，加入黄米面 500 克、蜂蜜 500 克和匀，入饭锅内煮熟，用滚开水化开随意食用。

⑩木芙蓉花 120 克，研为细末，每次 3 克，每日 2 次吞服。

⑪山慈菇（整个破开）120 克，洗净后用清水浓煎，再加

入蜂蜜收膏。每服 9 ~ 15 克，每日 2 次，还可用于胃癌患者。

⑫大枣 60 克煎水送服蜣螂（焙干，研）末 3 ~ 5 克，每日 1 剂。

⑬橘皮丸：陈皮、大蒜各适量，共捣如膏，如樱桃大，每服 1 ~ 2 粒，嚼碎白开水送下。

⑭新石灰 9 克、大黄 3 克、黄酒 1 盅煎服。

⑮鲜瞿麦根 30 ~ 60 克（干品 24 ~ 30 克），用米泔水洗净，煎煮 2 次分服。

⑯荸荠 10 个，带皮放铜锅内煮熟，每日服食。

⑰八角莲每日 9 克，水煎代茶饮用。

⑱鲜无花果 500 克，瘦肉 100 克，加水共炖半小时，喝汤吃肉。

⑲急性子放酒中浸 3 日，捞出晒干为末，以酒和为丸，如绿豆大。每服 8 丸，温开水送下。若吞咽不利，也可将药丸 6 克，煎汤服用。因此药性较强烈，注意不可多服。

⑳醋 45 克，煎沸后放凉再煎 1 次，索索葡萄（焙干）30 克用开水浸泡与红糖 45 克冲水混合。先喝醋，后喝葡萄红糖水。

㉑佛甲草 250 克水泡后，再煎服，每日 1 剂。还可用治贲门癌。

㉒甘遂（面煨）15 克，南木香 3 克，共为末。壮者 3 克，弱者 1.5 克，水酒调下。

㉓荞麦秸烧灰淋汁，入锅内，煎取白霜 3 克，入硼砂 3 克研末，每以酒送服 1.5 克。

㉔日本鲟 1 个，炙酥脆，研粉，分 2 次冲服，为 1 日量，可常服。

㉕蒲公英一茎两权开两朵花者，掘地下数尺，其根尽处结块如蒜，取出洗净服食。

㉖威灵仙、白蜜各 30 克，水煎 3 次，每煎分 2 次服，每 4 小时服 1 次，1 日服完。连服 7 日为一疗程，可配合健胃营养

剂慢慢调养。

㉗救命丹：将斑蝥同糯米炒后，去头、翅、足、毛，每只纳入1枚鸡蛋中煮半小时。每日吃1个蛋（去斑蝥），分3次服完。服药后血尿较重者，需同时煎服荠菜花、茅根、车前子、大蓟、小蓟各30克，并饮用绿茶。也可服绿豆猪肝粥（绿豆4撮、猪肝尖3块、陈仓米75克，共煮粥）。

㉘狗宝5克、麝香0.5克共研细末。每服0.5克，日服2次。

㉙猪大肠1挂，用盐水洗净，线绳扎住肠口，不令泄气，放锅内煮熟，切碎加佐料（不可加醋）熘炒成菜，每餐用软大米饭，以此菜配着吃，吃八成饱即可，吃后多喝茶水，每顿均如此，可连吃3~5挂。忌发怒及烧酒、干硬食物。

㉚用醋泡蛾，晒干为细末，每服3克，用酒空腹送下。

㉛皮硝（飞过）6克、孩儿茶3克、麝香0.15克共为细末，分3次黄酒送服。

㉜鲜鸡内金2个，用湿纸数层包裹，外用泥封固，炭火煅1小时，至内中焦熟，去泥及纸灰，同三香（木香、丁香、沉香各等分）9克共为细末，枣肉为丸，如梧桐子大，每用7丸嚼化服，每日3次。忌酒肉油腻等物。

㉝山豆根用文火炕干，研细末，炼蜜为丸，每丸10克，每次1丸。另服鹿角粉5克，麝香0.3克，每日3次。温开水冲服。属湿热证患者效佳。

㉞用初出窑石灰矿投入锅中滚水内化开去渣，只用清水煮干，炒黄色（牙色即可）为度。用罐收贮，黄蜡封口，勿令泄气。过一二年的无用。凡40岁左右身体壮健者用1.2克，年老体弱者，用0.6~0.9克，用好酒调服。

㉟将白鹅或鸭齐颈割断，即饮新鲜血，2~3天1次，鹅鸭肉也可食用。

㊱白马尿（取新鲜者）不拘量，频频饮用。日日如此，也效。

㊲红皮大蒜大者 3 头，以炭火煨熟去皮，再入鲜生姜 500 克、红糖 500 克，合捣如泥，装瓷罐内，严密封口，在背阴处挖掘一坑 1 米深，罐埋 7 日取出启用。每服 30 克，每日早、午、晚饭前空腹服 1 次，连续服用。用于呼气较冷，因寒而得之食管癌患者。

㊳白花蛇舌草、鲜山慈菇各 500 克，水煎服。若有反应可减山慈菇药量。

㊴猪心、肺各 1 具，炖烂成汁，皂角、威灵仙各 15 克另煎，混合后频服。

附：治食管良性肿瘤方

▌方一　化坚散结汤 ▌

组成：海藻 30 克　连翘 30 克　丹参 30 克　王不留行子 15 克　山慈菇 12 克　海浮石 12 克　赤芍 9 克　穿山甲 5 克　皂刺 5 克　陈皮 3 克　甘草 6 克

用法：诸药先在冷水中浸泡约 50 分钟，以浸透生药为度，以文火煎煮，每日 1 剂，分 2 次服。

适应证：食管良性肿物、神经纤维瘤等多种良性肿瘤属痰瘀互结型者。

附注：赵振兴供方。

▌方　二 ▌

组成：昆布 6 克　海藻 6 克　土元 3 克　蚤休 6 克　生地 10 克　当归 10 克　厚朴花 10 克

用法：每日服 1 剂，水煎服。

适应证：食管平滑肌瘤。

附注：王一贤供方。

第十九章　治胃癌方

　　在我国，胃癌是主要的恶性肿瘤之一，其死亡率在各类恶性肿瘤中居于首位。约有 85% 的胃癌发生于 40 岁以后，少数亦可发生于青年人。男性患者比女性约多 3 倍。

　　胃癌好发于幽门窦及小弯侧，约有 75% 病例发生于这个区域。其次为贲门部，约占 10%。胃体及胃底部癌约占 15% 左右。胃癌大体形态有息肉样型、巨块型、溃疡型、弥漫型（浸润型）；病理组织学分为分化型腺癌、未分化型腺癌、黏液癌和混合癌等。早期胃癌（即表浅型胃癌）临床症状往往不明显，所以常常延误诊断。常见的临床表现有上腹部不适、胀闷感、疼痛、食欲不振、恶心、呕吐、嗳气反酸、消瘦、乏力、黑便等；逐渐出现恶病质、腹部有渐增大而坚硬的肿块、腹水、邻近脏器和淋巴结转移等。

　　在中医古籍中，虽没有胃癌、贲门癌的病名，但有许多类似症状可供参考。如"胃反"、"吐血"、"黑便"、"胃脘痛"、"心之积"、"伏梁"、"臌胀"等证中的一部分，很可能就是胃癌发展到不同阶段的症状或体征。如"胃反"就可因幽门癌肿阻塞而出现朝食暮吐或暮食朝吐的症状。但"胃反"还见于先天性肥厚性幽门狭窄、成人肥厚性幽门狭窄、消化性溃疡引起的幽门狭窄、幽门管溃疡引起的幽门梗阻、手术后幽门梗阻、幽门痉挛等。

　　胃癌的中医辨证可分为肝胃不和、脾胃虚寒、瘀毒内阻、气血两虚等型，分别采取舒肝和胃降逆、健脾和胃温中、清胃热解瘀毒、补气养血等治法。若出现吐血、便血、腹水、疼痛、食欲不振、肿块增大等症时，应酌情选加对症方药治疗。并要注意随病情的变化而调整治疗方案。

▌ 方　一 ▌

组成： 木香 7 克　砂仁 7 克　白人参（先煎）10 克　云茯苓 10 克　白术 10 克　檀香 7 克　急性子 10 克　鸡内金 10 克　广陈皮 7 克　清半夏 10 克　龙葵 15 克　蛇莓 15 克　白英 15 克

加减： 若胃纳差可另加焦槟榔 10 克，六曲、焦楂各 30 克；气短乏力加生黄芪、枸杞各 30 克，桂枝 7 克。

用法： 水煎服。

适应证： 胃癌。胸脘可扪及硬块，饮食减少，咽下困难或呕吐不适。也可用于肠癌患者。

附注： 此方为段凤舞先生经验方。

对于胃癌的治疗，段凤舞先生总结了多年临床经验。他认为，胃癌病人临床表现有三个特点，一为升降失常，二为虚实夹杂，三易旁及四脏。临证时应多注意兼顾，用药时应寒温并用、升降并用、补泄并用。初期，病邪尚浅，正气未虚（临床上此类病人多已手术切除癌瘤），临床表现多为气机不畅，升降失度，水湿运化失常，痰热结滞。症见胃脘堵闷不适，纳谷不香，疲倦无力，舌苔黄腻或白腻。多以寒温并用，辛苦相配，可选用小陷胸汤加味，苦降辛开。若病及肝，致肝胃不和，胃脘胀满，时时隐痛，串及两肋，嗳气吞酸，可选小陷胸汤合逍遥散或左金丸加减。

中期，胃气已虚，体弱乏力，证每虚中夹实，虚多实少，寒多热少。症见胃脘堵闷，纳谷大减，餐后胀痛，呃逆频作。以呃逆为主者，可选补虚降逆、消痰涤饮的旋覆代赭汤加减；若以体弱乏力、饮食大减为主者，可选香砂六君子汤加减。

末期病程日久，气血虚衰，累及至肾，脾肾虚寒。症见胃脘疼痛，喜温喜按，不能进食，或朝食暮吐，或食入经久复吐，或呕痰涎清水，伴形寒肢冷，大便稀溏，腰膝酸软，或贫血浮肿，或全身虚衰。治以补虚、升提为主，可选补中益气汤或理中汤、附子理中汤、八珍汤、十全大补汤加减。

胃癌不同一般的胃病，不仅要辨证与辨病相结合，并应在辨证用药的基础上，选加几味抗癌中草药以增强疗效，如常用的半枝莲、半边莲、白花蛇舌草、山慈菇、蛇莓、白英、龙葵、白屈菜、徐长卿、莪术、急性子、黄药子、生薏仁、土茯苓、贝母等。当然。胃癌病人，消磨腐熟水谷功能大减，脾胃易虚，应忌滋腻及过分苦寒，抗癌药性味苦寒者居多，尤应恰当运用，以免损伤脾胃功能。

方二 二焦汤

组成：焦楂曲 9 克 焦麦芽 9 克 煅瓦楞子 30 克 制鸡内金 6 克 川楝子 9 克 元胡 15 克 陈皮 9 克 广木香 9 克 生枳实 9 克 丹参 15 克 桃仁 12 克 生牡蛎 30 克 夏枯草 15 克 海藻 12 克 海带 12 克

加减：泛恶加姜半夏 12 克，姜竹茹 12 克，白芍 9 克；胃胀加藿香 9 克，公丁香 9 克，沉香曲 12 克，郁金 12 克；气虚加党参 15 克，黄芪 15 克；黑便加白及 9 克，仙鹤草 30 克，槐花炭 15 克，贯众炭 15 克。

用法：水煎，每日 1 剂，煎 2 次分服。

适应证：胃癌。

方三 胃癌汤

组成：陈皮 10 克 半夏 10 克 佛手 10 克 枳壳 10 克 香附 10 克 川朴 10 克 高良姜 10 克 三棱 10 克 莪术 10 克 菟丝子 15 克 黑、白丑各 15 克 槟榔 15 克 皂角 6 克

加减：食欲不振加刀豆 15 克；消化不良加莱菔子 15 克，鸡内金 10 克；气虚加黄芪 30 克，党参 10 克；胃寒阳虚加干姜 15 克，肉桂 15 克，附子 15 克；有热加生石膏 15 克，蒲公

英或玄参 15 克；胃痛、恶心、呕吐加紫蔻 10 克，竹茹 10 克，白胡椒 6 克；痛重加生南星 15 克，生半夏 15 克，生姜 6 片；胃酸加乌贼骨 15 克，牡蛎 15 克；缺酸加枯矾 10 克，焦三楂 15 克；手足心烦热加女贞子 15 克，旱莲草 15 克；失眠加白芍 15 克，合欢皮 15 克，琥珀 2 克；大便不畅加大黄 10 克，元明粉（冲服）3 克，枳实 10 克。

用法：水煎服。

适应证：胃癌。

附注：孙秉严供方。

▌ 方　四 ▌

组成：牡蛎 30 克　瓦楞子 30 克　蒲黄 30 克　小蓟 30 克 山楂 12 克　麦芽 12 克　神曲 12 克　鸡内金 12 克　陈皮 12 克　木香 12 克　枳实 12 克　川楝子 12 克　元胡 12 克　丹参 12 克　桃仁 12 克　海藻 12 克　海带 12 克　夏枯草 12 克

加减：胃脘痛甚加芍药甘草汤柔肝止痛，其中芍药可用至 120 克，甘草一般用 12 克。

用法：水煎服。

适应证：胃癌。

附注：汤新明供方。汤氏认为中医治疗胃癌重在和胃消食，以使服药进食能顺利维持，如单纯强调扶正或急于攻邪而施黏腻、苦寒之品，则胃不能受。

▌ 方　五 ▌

组成：冬凌草 60～120 克　半枝莲 60～90 克　石见穿 30～60 克　猕猴桃根 30～60 克　白花蛇舌草 30～60 克　黄芪 15 克　党参 12 克　白术 12 克

加减：气滞加八月扎、陈皮；血瘀加丹参、赤芍；气虚加黄芪、党参（或人参），白术加量，另加甘草；血虚加黄芪、当归、阿胶、熟地（或制首乌）；阴虚加天门冬、女贞子；阳虚加补骨脂、淫羊藿。

用法：水煎服。

适应证：胃癌、贲门癌、食管癌。

附注：王济民供方。

▌ 方六　益火降逆汤 ▐

组成：熟地 18~31 克　山萸肉 9 克　玄参 9 克　当归 9 克　云茯苓 6 克　炒白芥子 6 克　怀牛膝 6 克　附子 5 克　肉桂 5 克　五味子 5 克　制半夏 15 克　生姜 15 克

用法：水煎空心服。

适应证：反胃，幽门梗阻。症见：朝食暮吐、暮食朝吐，或食后良久吐出，食甚吐甚，六脉无力，或两尺似有似无，大便干结，三五日不行等。

附注：王修善供方。

▌ 方七　利膈汤 ▐

组成：半夏 6 克　栀子 9 克　附子 3 克　干姜 1 克　甘草 3 克

用法：水煎服。

适应证：胃癌、食管癌，食物咽下时胸痛，通过困难，或食后呕吐等。

▌ 方八　气膈噎食方 ▐

组成：隔山消 60 克　鸡内金 30 克　牛膝 30 克　朱砂 30 克　南星 30 克　急性子 6 克

制法：共为细末，炼蜜为丸，每丸重 3 克。

用法：每服 1 丸，淡姜汤送下。

适应证：胃癌、食管癌属中医气膈噎食者。

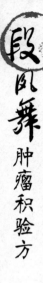

▌方九　七矾丸▐

组成：红人参30克　鸡内金30克　代赭石60克　蜈蚣10条　土鳖虫30克　水蛭150克　西红花30克　制马钱子150克　硇砂1.5克　干漆（炒）30克　白矾30克　柿饼霜60克

制法：共研细末，水泛为丸。

用法：每服1～3克，每日3次，黄芪煎水或白开水送下。

适应证：胃癌、食管癌属气滞血瘀型者。

附注：贾堃供方。

▌方　十▐

组成：山药30克　生、熟地各15克　玄参15克　白芍15克　枸杞15克　龙骨15克　牡蛎15克　知母12克　丹参12克　生鸡内金（研末冲服）10克　代赭石6克　莪术6克　于术6克

用法：水煎服。

适应证：胃癌。

▌方十一▐

组成：黄药子300克　虻虫30克　全虫30克　蜈蚣30克　60度白酒1.5千克

制法：将上药共浸于酒内，放入坛中，密封后埋在地下，7日后可用。

用法：用量按个人酒量而定，以不醉为度，一般每次服10～30毫升，每日服1～2次；上药水煎亦可，每日1剂，但药量酌情减少。

适应证：胃癌。

▌方十二▌

组成：太子参 10 克　姜半夏 10 克　川石斛 10 克　丹参 10 克　赤芍 10 克　失笑散（五灵脂、蒲黄各等分，包煎）12 克　炙山甲 12 克　夏枯草 12 克　木馒头 12 克　陈皮 9 克　广木香 6 克　生牡蛎（先煎）30 克　郁金 10 克

加减：呕吐加旋覆花 9 克，代赭石 9 克，半夏 9 克，生姜 2 片；便血加地榆炭 15 克，仙鹤草 15 克，白及 9 克；窜痛加元胡 9 克，香附 9 克，乌药 4.5 克；便秘加麻仁 9 克，李仁 6 克或生大黄 3～6 克；腹泻加黄连 3 克，木香 6 克；气虚加黄芪 15 克，党参 9～30 克；阴虚加沙参 9 克，麦门冬 9 克，石斛 9 克；胃纳不佳加神曲 9 克，鸡内金 9 克，炒麦芽 15 克。

用法：水煎服，每日 1 剂。另服小攻坚丸 20 粒。

适应证：胃癌。

▌方十三　攻坚丸（马蜗蜂散）▌

组成：蜈蚣 15 克　马钱子 10 克　活蜗牛 5 克　带子蜂房 5 克　全蝎 3 克　乳香 1 克　（也有另加山豆根 5 克）

制法：将马钱子用开水泡 24 小时后，再用清水换浸 7～10 天，取出去皮晒干，用麻油炒黄研末；将全蝎、蜈蚣、蜂房炒微黄研末，并将蜗牛捣烂，晒干研末，共与乳香粉末混合，即为马蜗蜂散，若以末为糊泛丸，称为攻坚丸，丸之大小以 20 丸共重 3 克为宜。

用法：丸剂日服 3 克，散剂日服 2 克，分 2 次吞服。

适应证：胃癌。

▌方十四▌

组成：巴戟天 2 克　熟附子 2 克　木防己 2 克　制马钱子 0.1 克　秦艽 1.9 克

用法：以上五味药研成粉，共 8 克，是一次服用量，每天

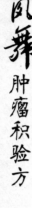

早晚各 1 次，加炙黄芪 30 克，煎汤冲服，癌完全消失后即停药。

适应证：胃癌。

▌ 方十五　藤龙汤 ▌

组成：猕猴桃根 90 克　龙葵 60 克　石见穿 30 克　枸骨 30 克　鬼箭羽 30 克　铁刺铃 60 克　无花果 30 克　九香虫 9 克

加减：便秘加全瓜蒌 30 克；呕吐加姜半夏 15 克；疼痛加娑罗子 15 克。

用法：水煎，每日 1 剂，2 次分服。

适应证：胃癌。

附注：可用本方配合小剂量化疗药物穴位注射，以提高疗效。

▌ 方十六　藤虎汤 ▌

组成：藤梨根 60 克　虎杖 30 克　白花蛇舌草 30 克　半枝莲 30 克　石见穿 30 克　丹参 15 克　瞿麦 15 克　玄胡 9 克　香附 9 克　姜黄 9 克　陈皮 9 克　茯苓 9 克　甘草 6 克

用法：水煎，每日 1 剂，2 次分服。

适应证：胃窦癌。

▌ 方十七 ▌

组成：半枝莲 50 克　丹参 25 克　瓜蒌 25 克　茯苓 20 克　郁金 20 克　麦门冬 20 克　砂仁 15 克　生水蛭 15 克　荷叶 15 克　干蟾蜍 3 只。

用法：水煎取液 100 毫升，每次服 50 毫升，牛奶冲服，每日 2 次。

适应证：胃癌属气结伤阴型。

附注：赵葆昌供方。

▌方十八▐

组成：白茅根 75 克　白花蛇舌草 75 克　薏苡仁 30 克　红糖 90 克

用法：水煎，每日 1 剂，分 3 次服。

适应证：胃癌。

▌方十九　胃癌方▐

组成：

1 号：乌蛇粉研之极细

2 号：乌蛇粉、土鳖虫各等分，共研极细末。

3 号　乌蛇粉 420 克　土鳖虫 90 克　蜈蚣 90 克　共为细末　上三方炼蜜为丸，每丸重 3 克。

用法：三方据情选用，病情轻者选 1 号，病情较重者选 2 号，病情重者选 3 号。均每服 3 克，每日 2 次，温开水送下。

适应证：胃癌。

附注：吴禹鼎方。

▌方二十▐

组成：白英 30 克　肿节风 30 克　猪苓 30 克　石见穿 30 克　莪术 15 克　黄药子 15 克　干蟾皮 6 克　蜈蚣 2 条　薏苡仁 30 克

用法：水煎服，每日 1 剂。

适应证：胃癌患者体质尚好者。

▌方二十一　化痰消食汤▐

组成：海藻 15 克　昆布 15 克　半夏 9 克　贝母 9 克　连翘 9 克　青皮 6 克　牡蛎 30 克　白英 30 克　枳实 12 克　山楂 12 克　神曲 18 克　蛇莓 18 克

用法：水煎，每日 1 剂，2 次分服。

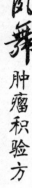

适应证：用于胃癌早期证属痰食交阻者。症见食欲不振，厌恶肉食，中脘闷胀，隐隐作痛，吞咽困难，泛吐黏痰，呕吐宿食，气味酸腐，舌苔白腻，脉弦滑或弦细。

方二十二　温抗一号

组成：棉花根 60 克　半枝莲 60 克　藤梨根 60 克　白茅根 15 克　连线草 15 克　大枣 3 个

用法：水煎服，每日 1 剂，频频饮服。

适应证：胃癌。

方二十三　理胃化结汤

组成：党参 15 克　茯苓 15 克　熟地 15 克　天门冬 15 克　白术 9 克　元胡 9 克　乌药 9 克　芡实 9 克　谷、麦芽各 30 克　白英 30 克　白花蛇舌草 30 克　浙贝母 6 克　羊肚枣 6 克　鸡内金 6 克　木香 6 克　田三七（研末冲服）1.5 克　甘草 3 克　大枣 5 个

加减：若出血加紫珠草、血余炭；气虚、贫血和白细胞降低加当归、鸡血藤，黄芪量加倍；疼痛加元胡、乌药；口干舌红加麦门冬、石斛；便秘加瓜蒌、麻仁；水肿加车前子、猪苓、泽泻；腹泻加罂粟壳、秦皮；纳差加鸡内金、麦芽、谷芽、山楂等。

用法：水煎服，每日 1 剂。

适应证：胃癌见腹胀、胃痛、消化不良等症者。

附注：羊肚枣是生长在羊腹内的结石，形状似枣。

方二十四　理胃通关汤

组成：党参 15 克　茯苓 15 克　熟地 15 克　天门冬 15 克　白术 9 克　赭石 9 克　生半夏 9 克　木香 6 克　旋覆花 6 克　鸡内金 6 克　吴茱萸 3 克　砂仁 6 克　麦、谷芽各 30 克　白花蛇舌草 15 克　白英 15 克　田三七粉（冲服）1.5～2 克

大枣 5 个

用法： 水煎，每日 1 剂，分 2 次空腹或食后 1~2 小时服。

适应证： 胃癌出现幽门梗阻，朝食暮吐，发出蛋臭气味并常吐出隔夜酸臭食物者。

附注： 服用本方同时，可加抗生素控制梗阻所致胃黏膜炎症，另外应配合支持疗法。

方二十五　胃癌散剂

组成： 黑、白丑各 240 克　小苏打 240 克　枯矾 210 克　乌贼骨 210 克　白及 180 克　蛤粉 90 克　瓦楞子 90 克　陈皮 60 克　香附 60 克

用法： 共为细末，每日量 12~18 克，分 2~3 次饭前服用。

适应证： 溃疡型胃癌。

方二十六

组成： 炒山药 2 千克　焦山楂 500 克　乌梅 500 克　茯苓 250 克　卤水 4 升

制法： 前四味药共为末，另卤水煎至 400 毫升，与药末混合，炼蜜为丸，每丸重 6 克。

用法： 每日服 3 丸，早、中、晚饭前饭后各服半丸。

适应证： 胃癌。

方二十七

组成： 白花蛇舌草 30 克　铁树叶 30 克　八月扎 30 克　半枝莲 30 克　蜂房 9 克　白术 9 克　陈皮 6 克

用法： 浓煎服，为 1 日量。

适应证： 胃癌。

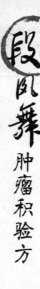

方二十八 阳春治癌丸

组成：马钱子 120 克　桃仁 120 克　红老苋菜根 120 克　指甲花（凤仙花）根 120 克　雄黄 30 克　大黄 30 克　䗪虫 90 克　炒山甲 90 克　蜂房 90 克　皂角 90 克　香附 9 克　没药 60 克　绿硼砂 60 克　乳香 60 克　水蛭 60 克　芦荟 30 克

制法：马钱子用文火炒黄，去皮毛。皂角用砂锅煅红，蜂房用老蜜拌过晒干。全药除桃仁外研细末过 120 目筛，取部分细末，将串压桃仁过 60 目筛，并与他药混匀，炼蜜为丸，每丸重 9 克。

用法：每次 1 丸，每日 3 次，饭前半小时服。

适应证：胃癌后期，不能切除者。

附注：唐阳春方。

方二十九 楤木龙胆汤

组成：楤木根皮 15 克　龙胆草 4.5 克　丹皮 4.5 克　大黄 4.5 克　木香 3 克　生地 6 克　苦苣（苦菜）苔 9 克　甘草 3 克

用法：水煎服。

适应证：胃癌。肿瘤可以触知，体质赢瘦、恶病质状，呕吐物有咖啡样沉渣，尿量减少，大便干如羊屎者。

方三十 三花神祐丸

组成：甘遂 15 克　芫花 15 克　大戟（拌湿炒）15 克　大黄 30 克　轻粉 3 克　黑丑（取头末）60 克

制法：上药为末，滴水为丸，如小豆大。

用法：每服 5 丸，渐加至 5 丸，每日 3 次，温开水送下，以快利为度。

适应证：贲门癌属痰湿型，症见积痰满胃，痰涎壅盛，食下即吐。

附注：此方诸药峻下猛烈，为涤痰之重剂，体质虚弱，声音微弱，脉搏无力者慎用。

方三十一 龙蛇消瘤丸①

组成：海龙 1 条 白花蛇 2 条 龙胆草 15 克 蜂房 9 克 全蝎 9 克 黄精 6 克 水蛭 6 克 虻虫 6 克 人指甲 6 克 乳香 6 克 没药 6 克 川楝子 6 克

制法：共为细末，银花煎水为丸，雄黄 30 克为衣。

用法：每服 3~9 克，每日 2 次。

适应证：胃癌。

方三十二 小建中汤

组成：白芍 9 克 桂枝 6 克 甘草 4.5 克 饴糖 1 匙 生姜 3 片 大枣 4 个

加减：若胃中有热则去桂枝。

用法：水煎服，饴糖烊化冲服。

适应证：胃癌早期心下部疼痛，胃部有振水音，腹部挛急痛，脉软弱，或呕吐，食欲不振，便血，呈贫血虚弱症状者。

附注：东汉·张仲景方

方三十三 半夏泻心汤

组成：人参 3 克 黄芩 6 克 黄连 3 克 半夏 6 克 干姜 3 克 甘草 3 克 大枣 4 个

用法：水煎服。

适应证：胃癌。胃部疼痛，有阻塞感，呕吐嗳气，心下及腹部触及有硬块，腹肌紧张有力。

附注：东汉·张仲景方。

方三十四

组成：赭石粉 30 克 鬼针草 30 克 山药 30 克 黄药子

15 克　知母 15 克　怀牛膝 15 克　旋覆花 10 克　云茯苓 20 克　蒲黄 10 克　五灵脂 10 克　淡大云 24 克　三棱 10 克　炒枳壳 10 克　焦山楂 24 克

用法：浓煎，频频呷服，每 2 日 1 剂。

适应证：胃癌。

▌ 方三十五　九仙夺命丹 ▌

组成：煅白 30 克　枳壳 60 克　豆豉 30 克　姜制半夏 15 克　姜制厚朴 15 克　姜制南星 6 克　木香 6 克　人参 3 克　甘草 3 克

制法：以上九味共为细末，以人参、厚朴煎汤调糊为丸。

用法：每服 3 克，以姜汤调平胃散（方见 240 页）送下

适应证：胃癌偏于虚寒或气滞痰凝者。

附注：忌饮酒和食用生冷食物。

▌ 方三十六 ▌

组成：地茄（地苍）25 克　楤木 20 克　凤尾草 20 克　当归 17 克　胎盘 10 克　沙虫末 8 克

用法：焙干为末，每次 6～9 克，每日 3 次冲服。

适应证：胃癌。

▌ 方三十七 ▌

组成：黄芪 20 克　三棱 25 克　莪术 25 克　海螺 12 克　海蜇 12 克　昆布 10 克　元胡 10 克　木香 10 克　海螵蛸 10 克　白花蛇舌草 15 克　山豆根 15 克

用法：水煎服。

适应证：噎膈及心下癥块（胃癌、食管癌）。

附注：杜友隆供方。

▌ 方三十八 两参汤 ▌

组成：两头尖（雄鼠粪）30克　生半夏3克　沙参15克　丹参9克　炒苍术9克　石斛9克　贝壳9克　草蔻6克　姜制厚朴6克　云茯苓9克　甘草6克　木香6克　陈皮6克　瓦楞子12克　香附9克　元胡9克　鸡内金9克　谷芽12克

用法：水煎，每日1剂，2次分服。

适应证：贲门癌。

附注：可配合放疗、化疗和手术治疗。

▌ 方三十九 ▌

组成：炙僵蚕60克　炙蜈蚣24克　炮山甲24克　马钱子（浸润去皮，切片）12克　硫黄4.5克

制法：共研末，蜜丸，如桂圆核大。

用法：每日服1丸，至症状消失后渐停药。

适应证：胃癌。

▌ 方四十 紫猬皮散 ▌

组成：刺猬皮（去刺、酒炙）300克　干蝼蛄30克　土鳖虫30克　小茴香30克　葵白子30克　山羊血30克　苦丁菜30克　桂丁子30克　五灵脂30克

用法：共研细末，每服3克，每日3次，白开水冲服。

适应证：胃癌、贲门癌、食管癌所致反胃膈气、噎膈呕吐。

▌ 方四十一 交泰丹（养正丹） ▌

组成：水银30克　硫黄30克　朱砂30克　黑锡（与水银结砂）30克

制法：先将黑锡碗内溶化，入锅内，次下水银，以柳枝搅匀，后下朱砂，搅到不见水银星子为度，离火少时，再加入硫

黄末，急搅成汁和匀，如有烟起，用醋喷洒，放冷后取出研细，糯米糊为丸，如绿豆大。

用法： 每服 20～30 丸，盐开水送下。

适应证： 胃癌。

▌ 方四十二　癌宁 7 号丸 ▌

组成： 阿魏 24 克　乳香 24 克　没药 24 克　黄药子 24 克　天仙藤 30 克　鸡内金 45 克　元胡 30 克　露蜂房 18 克　生玳瑁 18 克　木鳖子 12 克　蟾酥 9 克　硇砂 12 克　甘草 15 克　三棱 15 克　莪术 15 克

制法： 上药共研细末，炼蜜为丸，如梧桐子大。

用法： 每服 5 丸，每日 2～3 次。

适应证： 胃癌。

附注： 临床观察有缓解症状、延长生命的作用。

▌ 方四十三　实证攻方 ▌

组成： 黑、白丑各 10 克　三棱 6 克　莪术 6 克　陈皮 6 克　茵陈 12 克　枳壳 12 克　青皮 12 克　槟榔 15 克　米醋 2 匙

用法： 水煎上药，滤汁后兑米醋服。

适应证： 胃癌患者属邪气实、体质较好者。

附注： 此方以攻邪为主，虚证莫用，实证用药也应中病即止。李岩供方。

▌ 方四十四　芪酥丸 ▌

组成： 明雄黄 6 克　白矾 6 克　山慈菇 6 克　制马钱子 3 克　蟾酥 1.5 克　朱砂 3 克　麝香 1.5 克　黄芪（熬膏干燥） 120 克

制法： 上药除蟾酥外，各研为细末，合在一起研匀，再用牛奶浸蟾酥，加猪胆汁为丸，每丸重 0.09 克。烘干即成。

用法：每次服 1 ～ 2 丸，每日 3 次，开水送下。

适应证：晚期胃癌，身体虚弱，咽下困难显著，疼痛剧烈，或朝食暮吐、暮食朝吐者。

附注：可配合参赭三甲汤（方见后）加减服用。

▌ 方四十五 参赭三甲汤 ▐

组成：旋覆花 9 克 代赭石 21 克 党参 9 克 清半夏 15 克 龟板 15 克 鳖甲 15 克 牡蛎 15 克 瓦楞子 12 克 蜂房 9 克 黄芪 30 克 山豆根 9 克 赤芍 15 克 鸡血藤 30 克

用法：1 剂药煎 2 遍，合在一起，约煎取 1 大茶杯，分 2 ～ 4 次徐徐服下，每日 1 剂。

适应证：胃癌，食管癌。症状同上方者。

附注：以上二方均为贾堃提供。

▌ 方四十六 ▐

组成：半枝莲 12 克 半边莲 12 克 白花蛇舌草 12 克 蒲公英 12 克 香附 12 克 当归 12 克 赤芍 9 克 紫花地丁 9 克 蚤休 9 克 元胡 6 克 枳实 9 克 木香 9 克 乌药 9 克 桃仁 9 克 郁金 9 克

用法：水煎服。

适应证：胃窦癌。

▌ 方四十七 蟾皮莪术汤 ▐

组成：干蟾皮 9 克 莪术 9 克 生马钱子 3 克 八月扎 12 克 枸橘 30 克 瓜蒌 30 克 白花蛇舌草 30 克 白英 30 克 煅瓦楞 30 克 生薏苡仁 30 克 槟榔 15 克 赤芍 15 克 夏枯草 15 克 广木香 9 克（加天龙片或蛇药片 15 片）

用法：水煎，每日 1 剂，煎 2 次分服，天龙片或蛇药片每次 5 片，每日 3 次。

适应证：胃癌。

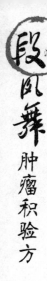

▌ 方四十八　参术蕲蛇汤 ▌

组成： 党参 15 克　白术 9 克　蕲蛇 9 克　木香 9 克　茯苓 9 克　麦门冬 9 克　黄药子 9 克　山豆根 9 克　蜈蚣 3 条　白英 30 克　浙贝母 6 克　急性子 6 克　金银花 6 克　鸡内金 6 克　生半夏 6 克

用法： 水煎，每日 1 剂，2 次分服。

适应证： 贲门癌，胃癌。

▌ 方四十九　蛋楞丸 ▌

组成： 白术 60 克　鸡蛋壳（焙）120 克　枯白矾 30 克　炒谷芽 60 克　娑罗子 90 克　瓦楞子 60 克　代赭石 90 克

制法： 共研为细末，水泛为丸。

用法： 每次服 3~6 克，每日 3 次，黄芪煎水或开水送下。

适应证： 胃癌伴有体力和脑力疲倦，饮食无味，尤其对肉食无味者，或饮食嗜好改变，有嗳气泛酸者。

附注： 可配合服用平消丹（片），（方见 488 页）。

▌ 方五十　参赭桃红汤 ▌

组成： 人参 9 克　代赭石 18 克　娑罗子 18 克　陈皮 9 克　当归 15 克　厚朴 9 克　白术 12 克　红花 9 克　桃仁 9 克　黄芪 30 克　生甘草 3 克

用法： 1 剂药煎 2 遍，合在一起，约煎取 1 大茶杯，分 2 次徐徐服下。

适应证： 胃癌。吃饭前后胃部发胀，恶心吞酸或有呕吐，疼痛无规律，进行性加重，或饭后加重者。

附注： 可同时配服平消丹（片），（方见 488 页）。

▌ 方五十一　七豆散 ▌

组成： 炒干漆 30 克　仙鹤草 30 克　枯白矾 15 克　炒谷

芽 30 克　鸡内金 30 克　藏青果 15 克　蜂房 30 克　全蝎 30 克　蛇蜕 30 克　山豆根 60 克

用法：共研为细末，每服 3 克，每日 3 次，黄芪煎水或开水送下。

适应证：胃癌。症见胃肠胀气，上腹部有压迫感，心口灼热，进食发噎，吞咽困难，起床前或早饭后恶心，不想吃饭，暖气，周身乏力等。

附注：也可配服平消丹（片）（方见 488 页）。

方五十二　蜂宝散

组成：射干 24 克　狗宝（或马宝）9 克　藏青果 15 克　全蝎 9 克　山豆根 30 克　建神曲 45 克　蜂房 9 克　蛇蜕 9 克

用法：共研为细末。每服 1.5～3 克，每日 3 次。黄芪煎水或开水送下。

适应证：胃癌。症见胃部疼痛，肋痛，吃饭前后呕吐，或咽下困难，呕吐严重，涎沫多者。

附注：配合平消丹（片），（方见 488 页）服用，可提高疗效。以上四方均为贾堃提供。

方五十三

组成：菝葜 30 克　铁树叶 30 克　藤梨根 30 克　枸橘李 15 克　薏苡仁 15 克　鸡内金 10 克

加减：扪到肿块加三棱 15 克，莪术 15 克；舌质红绛加石斛 15 克，玉竹 15 克；舌苔厚腻加黄连 3 克，川朴 10 克；大便不通加生大黄 10 克；呕吐食梗加旋覆花（包煎）10 克，代赭石 15 克；淋巴结转移者加野葡萄根 30 克，牡蛎 30 克，夏枯草 15 克。

用法：水煎服。

适应证：胃癌。

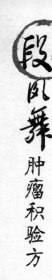

▌ 方五十四 ▐

组成：白豆蔻 6 克　香附子 6 克　公丁香 6 克　炒苍术 6 克　广木香 6 克　缩砂仁 9 克　川厚朴 9 克　干姜 4.5 克

用法：以上药物，共研成细末，每晨空腹吞服 3 克，每日晚饭前再吞服 3 克。

适应证：反胃。轻症疗效好，重症需多次坚持服用。适用于胃癌、幽门癌。

▌ 方五十五 ▐

组成：吴茱萸 1 克　公丁香 3 克　代赭石 15 克　山慈菇 3 克　姜半夏 6 克　陈广皮 6 克

用法：上药煲成茶剂，在进食之后 1 小时，缓缓啜饮，若有效后，需连续多服几日。

适应证：反胃。适用于胃癌、幽门梗阻。

附注：以上二方为港澳台名医提供。

▌ 方五十六 ▐

组成：泽漆 120 克　葶苈（熬）60 克　大黄 60 克

制法：各为细末，混匀，炼蜜为丸如梧桐子大小。

用法：每服 2 丸，每日服 3 次。

适应证：胃癌，贲门癌。不能饮食，上腹部可扪到肿块。

▌ 方五十七　参赭培气逐瘀汤 ▐

组成：生赭石 30 克　太子参 15 克　天门冬 15 克　生山药 18 克　天花粉 25 克　白花蛇舌草 15 克　桃仁 12 克　红花 6 克　田三七 6 克　水蛭 3 克

用法：水煎服。

适应证：胃癌。

方五十八　复方蛇舌草汤①

组成： 白花蛇舌草 120 克　煨莪术 9 克　煨三棱 9 克　赤芍 9 克　代赭石粉 15 克　海藻 15 克　昆布 15 克　炙鳖甲 15 克　旋覆花（包煎）9 克　夏枯草 60 克　白茅根 30 克　蜂蜜 60 克（加白鹅血 1 碗）

制法： 加水煎煮，制成煎剂后再加入蜂蜜熬和，即得。

用法： 口服，煎 2 次分服。另用白鹅血乘温生服，每 5 ~ 10 日服 1 碗。

适应证： 胃癌。

附注： 服药期间禁食辛辣食物及饮酒。

方五十九　三根汤①

组成： 藤梨根 90 克　水杨梅根 90 克　野葡萄根 60 克　半枝莲 60 克　白茅根 15 克　凤尾草 15 克　半边莲 15 克

用法： 水煎，每日 1 剂，2 次分服。饭前或早晚空腹服。

适应证： 胃癌。

附注： 服药期间忌食酸、辣、生、冷、鱼腥、红糖、芋头、豆制品等食物。为浙江民间验方。

方六十　三根汤②

组成： 藤梨根 90 克　水杨梅根 90 克　虎杖根 60 克　焦山楂 6 克　鸡内金 6 克

用法： 水煎，每日 1 剂，2 次分服。

适应证： 胃癌和其他肿瘤。

方六十一

组成： 薏苡仁 30 克　矾松（匙叶草）30 克　菱角 90 克　决明子 30 克

用法： 水煎，1 日 3 次，饭前服。

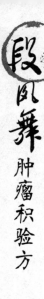

适应证：胃癌，胃溃疡，子宫癌。

附注：日本民间流传方。

▌方六十二▐

组成：蛤粉 15 克　牡蛎 15 克　海蒿子 15 克　昆布 15 克
紫菜 15 克

用法：水煎服。

适应证：胃癌。

▌方六十三▐

组成：龙葵 30 克　半枝莲 30 克　石见穿 30 克

加减：呕吐加威灵仙 15 克，鬼针草 15 克。

用法：水煎服。

适应证：胃癌。

附注：上海群力草药店方。

▌方六十四▐

组成：猫人参 30 克　蚤休 10 克　三七 10 克　苦参 10 克
白芷 10 克　金银花 10 克　皂角刺 10 克　活血龙 10 克　地榆
10 克　一支香 3 克

用法：水煎服。

适应证：胃癌，肝癌。

附注：浙江民间验方。

▌方六十五▐

组成：铁树叶 30 克　薏苡仁 30 克　半边莲 30 克　白英
30 克

用法：水煎服，每日 1 剂。

适应证：胃癌。

▌ 方六十六　双乌胃癌汤 ▐

组成： 乌贼骨 30 克　乌药 6 克　陈皮 6 克　枳壳 6 克
法半夏 10 克　三棱 10 克　莪术 10 克　桃仁 10 克　红花 10
克　木香 10 克　良姜 10 克　佛手 10 克　木鳖子仁 10 克　槟
榔 15 克　制香附 15 克　炒莱菔子 15 克

用法： 水煎服。可配合胃癌散剂（方见 263 页）内服。

适应证： 胃癌。

▌ 方六十七 ▐

组成： 白花蛇舌草 30 克　半枝莲 30 克　紫草根 30 克
夏枯草 30 克　白茅根 30 克　生怀山药 15 克　谷芽 15 克　麦
芽 15 克　生鸡内金 10 克　党参 10 克　旋覆花（包煎）10 克
茯苓 10 克　白术 10 克　山萸肉 10 克　木香 10 克　台乌药 10
克　香附 10 克　法半夏 6 克　陈皮 6 克　红枣 5 个

制法： 将上药用 2.5～3 升清水浸泡 20 分钟后，先用大火
煮沸，再以小火煎煮 3 小时至 1 升，去渣后加蜂蜜 120 克
即成。

用法： 每日 1 剂，分 3～5 次服完。

适应证： 胃癌。

▌ 方六十八　三棱莪术汤 ▐

组成： 三棱 9 克　莪术 9 克　蚤休 15 克　白术 9 克　白
花蛇舌草 30 克　半枝莲 15 克　白芍 9 克　丹参 10 克　石上
柏 15 克　清半夏 9 克　炒薏苡仁 10 克　郁金 9 克　赤芍 15
克　炒麦芽 15 克

用法： 每日 1 剂，早晚各煎服 1 次。

适应证： 胃癌。

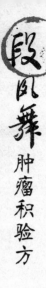

▌方六十九▐

组成：木香 4.5 克　降香 4.5 克　砂仁 3 克　蔻仁 3 克（上四味后下）　吴茱萸 1.5 克　黄连 2.1 克　生地 12 克　炒山栀 9 克　桃仁 9 克　制香附 9 克　丹皮 9 克　姜竹茹 9 克生、熟山楂各 9 克　炒谷芽 9 克　炒麦芽 9 克

用法：水煎服。

适应证：胃癌，食欲不振，呕吐泛酸。

▌方七十▐

组成：北沙参 12 克　川贝 9 克　浙贝 9 克　沉香粉 9 克生甘草 6 克　坎炁（焙）6 克　云南白药 3.6 克

用法：共研细末，每服 4.5 克，每日 4 次，另加童便每次 200 毫升，每日服 2 次。

适应证：胃癌腹痛明显者。

▌方七十一▐

组成：全瓜蒌（捣烂）1 个　代赭石 9 克　薤白 9 克　当归 9 克　藿香 4.5 克　牡蛎粉 10 克　陈皮（土炒）9 克

用法：水煎服。

适应证：反胃。适治胃癌，见呕吐、恶心、胸中憋闷者。

▌方七十二▐

组成：藤梨根 60 克　黄芪 15 克　白蚤休 15 克　党参 12 克　云茯苓 12 克　山楂 12 克　神曲 12 克　白术 10 克　赤、白芍各 10 克　炒麦芽 10 克　炒谷芽 10 克　枳壳 10 克　陈皮 10 克

用法：水煎服，每日 1 剂。

适应证：胃癌术后巩固疗效，恢复食欲，预防复发。

方七十三　平胃散加味

组成：陈皮 6 克　厚朴 10 克　苍术 6 克　王瓜子 6 克
甘草 3 克

用法：水煎服。

适应证：反胃属痰湿内盛者。适用于胃癌的调治。

方七十四　苏感丸

组成：沉香、青木香、丁香、麝香、犀角、安息香、檀
香、白术、香附、荜茇、朱砂、诃子各 90 克、薰陆香、冰片、
苏合香油各 30 克

制法：先将安息香用好酒熬膏，加入苏合油和匀，余药为
细末，再入膏油内，炼蜜为丸，备用。

组成：南木香 4 克　丁香 45 克　炮姜 30 克　肉豆蔻（去
皮，槌碎去油）20 粒　百草霜（研细末）60 克　巴豆（去
心、去油）70 粒　杏仁（去皮尖，研烂如膏）40 粒　黄蜡
180 克　清油 45 克　好酒 1 升

制法：上药前四味为末，同百草霜、杏仁研匀，再将黄蜡
熔化滤去渣，加酒，在银石器内煮蜡数沸后倒出，待酒放冷，
蜡自浮上，取出备用。春夏修合，在铫子（见附注）中将清
油熬熟，下煮过蜡 120 克化作汁，把前药末加入拌合作锭，用
油单纸裹成丸。

以上两种丸各取等分和匀，再为丸如玉米粒大即成。

用法：每服 50～60 丸，淡姜汤送下。

适应证：反胃属气郁型者。可辨证适用于气郁、气滞症状
较显著的胃癌患者。

附注：铫子为煎药或烧水用的器具，形状像比较高的壶，
口大有盖，旁边有把。用沙土或金属制成。可用一般大口瓦罐
或砂锅代替。

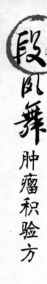

▌ 方七十五　黄芪建中汤加味 ▌

组成：黄芪24克　党参15克　茯苓15克　白芍15克
白术9克　当归7.5克　桂枝6克　甘草4.5克　生姜6克
大枣3枚

用法：水煎服，每日1剂。

适应证：胃癌术后正气虚弱而致发热者。

附注：林如金供方。

▌ 方七十六 ▌

组成：雄黄1.2克　蟾蜍3克　蜈蚣4条　全蝎4只　白
花蛇12克　南星6克　木鳖子2.4克　轻粉1.2克　信石1.2
克　硇砂2.4克　干姜30克　黄药子2.4克　山慈菇6克
蜂房4.8克　冰片4.8克　斑蝥3克　大黄3克

用法：共为细末，香油调匀，每用适量，外敷脐部，上以
塑料薄膜和纱布覆盖，用胶布固定。

适应证：胃癌。

附注：上方为外用药，不可内服。

▌ 偏方集锦 ▌

以下单、偏方也可适用于治疗胃癌。

①蒲公英6克，苦豆子5枚，生姜3克，共研细末，开水
送服，为每次量。

②向日葵梗心5~6克，水煎服，每日1次。

③黄鱼鳔用香油炸酥，压碎为末，每服5克，每日3次，
温开水送服。还可以治疗食管癌。

④鼹鼠1只，除去内脏，用瓦焙成焦黄色，研成粉末，每
次2克，每日2次，黄酒冲服。

⑤半枝莲30克，白花蛇舌草60克，水煎服，每日2次。

⑥海藻30克，水蛭6克。共为细末，每次6克，每日2

次，黄酒冲服。连续服用至症状消失为止。

⑦荜澄茄 60 克，研细末，米糊为丸，如梧桐子大。每服 30 丸，淡姜汤送下。症状消失后，每天吞服平胃散（方见 240 页）1.5 克，以预防旧病复发。

⑧枯矾 9 克为末，同白醋 180 克共煎 5 分钟，取澄清液，1 日服尽。

⑨望江南 9～15 克，水煎服，每日 1 剂，还可以治疗肝癌。

⑩菝葜 120 克，黄毛耳草 60 克，水煎服。

⑪乌蛇、螃蟹、鹿角霜各等分，晒干研细末，每次 5 克，每日服 3 次。

⑫白屈草茎、叶各 2～5 克，加水 300 毫升煎，每日 3 次分服。

⑬甜瓜干皮 150 克，研末冲服，每次水调 9～18 克，每日 3 次。

⑭鲜无花果 5 个或干果 20 克，每餐后食鲜果，或干果水煎服。还可以治肠癌。

⑮半枝莲 100 克，乌梅 50 克，水煎 3 次，日服 1 剂。还可以治疗食管癌。

⑯仙鹤草 40 克，大枣 30 克，水煎浓汁，每 24 小时分 6 次服完，40 天一个疗程。除治胃癌外，止癌性疼痛效果较好。

⑰鹈鹕毛烧灰存性，研为末，每次 1 克，每日服 2 次，黄酒冲服。

⑱白鹅或白鸭 1 只，将头切掉，立即口含其颈，吸吮热血，每周 1～2 次；其肉可煨汤酌食，其尾毛拔下，烧炭研末，调入米汤或藕粉内吃，不限量。适于胃癌，食管癌。忌食发疮动火食物，如辛、辣之物及酒等。

⑲昆布韭菜汤：昆布 9 克，韭菜 12 克，桂心 3 克，水煎服，治疗胃癌初期属阳虚体质者，也治慢性胃炎、胃溃疡。

⑳赤虹尾刺 10 枚，炙黄研末；朱砂 5 克，共末分 10 包，

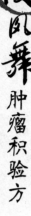

每次 3 包，每日 3 次，黄酒吞服。7 天为一疗程，停药 3～5 天，继续服用 2～3 个疗程。治食管癌、胃癌。

㉑香茶菜 90～120 克，煎水代茶顿服，坚持长期饮用。治胃癌、早中期食管癌。

㉒木棉树皮 1150 克，瘦猪肉 150 克，加水 5 升，煮 7～8 小时，浓煎成 1 碗，每日服 1 次，连续服用，不可间断。用于胃癌、食管癌。

㉓大枣去核，斑蝥去头翅，入枣内，每枣内塞 1 个斑蝥，煨熟后去蝥食枣，空腹服。若出现毒副作用，可参考第 251 页方㉗处理。治贲门胃癌。

㉔硇砂一味，研极细末，每次冲服 1 克。有祛痰、磨积、消瘤的功能，对胃癌、食管癌有明显疗效。周岱翰经验方。

第二十章　治肠癌方

笼统地讲，肠管包括大肠和小肠两大部分。小肠又可分为十二指肠、空肠、回肠；大肠分为盲肠、阑尾、升结肠、横结肠、降结肠、乙状结肠和直肠，消化道的出口称为肛管。小肠的癌肿发病率很低，而大肠癌则是常见的恶性肿瘤之一。

大肠癌约有 70%～80% 发生在乙状结肠以下，其中直肠癌发病率最高，约有 2/3 发生于腹膜反折以下，并好发于直肠壶腹部，其次为肛管、直肠与乙状结肠交界处。结肠癌好发部位依次为乙状结肠、盲肠、升结肠、降结肠、横结肠。大肠癌的发病年龄多见于 30～70 岁，男女性患者比例约为 3：1。结肠癌大部分是腺癌，其次是鳞癌，极小部分是黏液腺癌。直肠和阑尾区可发生类癌（嗜银细胞癌），肛管多为鳞状细胞癌（简称鳞癌）。

肠癌的病人常出现肠功能紊乱的表现。如腹泻、便秘、黏液便等；癌肿破溃后有肠道出血、贫血等；癌肿阻塞肠道有腹胀、肠鸣、绞痛等；坏死组织吸收后有畏寒、发热等；如癌肿波及周围器官或向远处转移，则会产生相应的症状。

中医学中无肠癌之名称，但类似症状的疾病则有许多，如"肠覃"、"脏毒"、"肠风"、"肠癖"、"下痢"、"便血"、"腹痛"、"腹胀"、"痕瘕"、"积聚"、"锁肛痔"等，其中部分病人可能就是患了肠癌。从治疗上看，多从祛湿入手，因为患者多表现为脾虚湿盛、湿热瘀毒或脾肾寒湿，除采取治湿之法外，还应针对具体证型分别予以健脾、补肾、清热解毒、祛瘀散结、理气化滞、疏通脏腑气机等治疗方法，才能取得较好的治疗效果。段凤舞先生治疗肠癌的经验方，见第十九章治胃癌方方一。

▌ 方一　清肠消肿汤 ▌

组成： 半枝莲 30 克　白花蛇舌草 30 克　凤尾草 30 克　贯众炭 30 克　白英 30 克　瓜蒌仁 30 克　生薏苡仁 30 克　野葡萄藤 30 克　菝葜 30 克　八月扎 15 克　红藤 15 克　苦参 15 克　丹参 15 克　木香 9 克　土鳖虫 9 克　乌梅肉 9 克　壁虎 4.5 克（研末分 3 次吞服）

用法： 每剂煎 3 次。其中，分服 2 煎，另一煎作保留灌肠用。

适应证： 肠癌未做手术者。

▌ 方　二 ▌

组成： 蟛蜞菊 30 克　白花蛇舌草 30 克　生薏苡仁 30 克　红藤 15 克　白槿花 15 克　仙鹤草 12 克　白头翁 9 克　苦参 9 克　槐花 9 克

用法： 水煎服，每日 1 剂。

适应证： 大肠癌。

▌ 方三　蛇蛎汤 ▌

组成： 生牡蛎 30 克　夏枯草 12 克　海藻 12 克　海带 12 克　白花蛇舌草 30 克　玄参 12 克　蜂房 15 克　白英 15 克　丹参 15 克　川贝母 9 克　川楝子 12 克　贯众炭 30 克

加减： 大便带黏冻加白芍 9 克，马齿苋 12 克，一见喜 15 克，白头翁 15 克；大便带血加金银花炭 15 克，蒲黄炭 30 克；大便频繁加诃子 12 克，补骨脂 15 克，白术 12 克，罂粟壳 6 克；大便困难加生枳实 15 克，火麻仁（打碎）30 克。

用法： 口服，每日 1 剂，煎 2 次分服。

适应证： 肠癌。

方四　槐榆煎

组成：槐花9克　地榆9克　浙贝母9克　白芷9克　桔梗9克　金银花12克　茵陈12克　土茯苓15克　甘草4.5克

加减：大便带脓血加侧柏炭、金银花炭、败酱草、血余炭、白头翁；伴椎体转移者加骨碎补、女贞子、菟丝子、鸡血藤、蜈蚣、乌蛇；气虚腹疼加香砂六君子丸；大便稀加补骨脂、肉豆蔻、五味子、吴茱萸、儿茶、升麻、生黄芪；腹痛伴有肿物用威灵仙散加味（知母、贝母、灵仙、白术、莪术各30克，蟾酥0.12克，共为细末）。早晚各服1.5～3克，白开水送下，另加皂刺粥（生薏苡仁60克，皂刺30克，大枣7个，煮熟去刺）1次早餐时吃；术后贫血加熟地、当归、川芎、白芍、炙黄芪、紫河车、阿胶。

方五　复方半枝莲汤②

组成：半枝莲60克　生地榆30克　石见穿30克　山豆根15克　薏苡仁30克　忍冬藤30克　槐角15克　昆布30克　枳壳9克　胡麻仁15克　白蚤休12克　川朴9克

用法：口服，每日1剂，煎2次分服。

适应证：肠癌。

方　六

组成：红藤30克　败酱草30克　白英30克　白花蛇舌草30克　牡蛎30克　党参30克　黄芪30克　海藻12克　海带12克　夏枯草12克　天花粉12克　丹皮12克　当归12克　白芍12克　木香12克　薏苡仁12克

用法：水煎服，每日1剂。

适应证：肠癌。

附注：汤新民方。

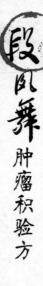

▌ 方七　山甲苦参汤 ▌

组成：炮山甲 15 克　苦参 15 克　无花果 15 克　紫花地丁 15 克　皂角刺 15 克　红藤 15 克　黄连 9 克　制猬皮 9 克　木贼草 9 克　白头翁 9 克　白蔹 9 克　蒲公英 30 克　血见愁 12 克

用法：口服，每日 1 剂，煎 2 次分服。

适应证：肠癌见腹痛、黏液血便者。

▌ 方　八 ▌

组成：藤梨根 60 克　蚤休 15 克　槐耳 24 克　贯众 12 克蓖麻子（捣碎）6 克　白茅根 30 克　山豆根 30 克　香附 12 克

加减：便秘加胡麻仁 9 克；腹泻加白术 15 克，茯苓 9 克，薏苡仁 15 克；便血加侧柏叶 15 克，槐花炭 9 克，椿皮 15 克，腹胀加枳壳 9 克，川朴 9 克。

用法：水煎，每日 1 剂，日服 2 次。

适应证：结肠癌。

▌ 方九　复方猪殃殃汤① ▌

组成：猪殃殃 60 克　鸦胆子 15 粒（胶囊包吞）　白英 60 克　败酱草 30 克　铁扁担 30 克　水红花子 15 克

加减：便血加茜草根 30 克；便秘加土大黄 15 克，望江南 30 克；腹胀加莪术 9 克。

用法：口服，每日 1 剂，煎 2 次分服。

适应证：肠癌。

附注：本方可配合化疗小剂量穴位注射。

▌ 方十　加减楂榴汤 ▌

组成：焦山楂 18 克　山药 30 克　诃子肉 12 克　石榴皮

21 克　山豆根 9 克　蜂房 9 克　赤石脂 15 克　莲子肉 30 克
蛇蜕 9 克　全蝎 9 克　地榆 15 克　炒谷芽 30 克

用法：1 剂药煎 2 次，合在一起，分 2 次服。

适应证：大肠癌、右侧结肠癌，病人精神疲倦，食欲不
振，腹胀，右下腹部隐痛，并有腹泻时。

方十一　豆黄丸

组成：蜂房、蛇蜕、全蝎、瓦楞子、大麻仁、大黄、金银
花、鸡内金、山豆根、白扁豆各等分

制法：上药共研细粉，水泛为丸，如绿豆大小。

用法：每次服 6～9 克，每日 3 次，黄芪煎水送下，或开
水送下。

适应证：大肠癌腹痛、纳差、大便燥结者。

方十二　豆楞汤

组成：紫石英 15 克　花蕊石 15 克　瓦楞子 30 克　山豆
根 9 克　槐角 15 克　连翘 30 克　蒲公英 15 克　牛蒡子 15 克
大黄 9 克　木通 9 克　桃仁 9 克　金银花 30 克

用法：水煎，每日 1 剂，2 次分服。

适应证：大肠癌便秘与腹泻交替出现；或摸到坚硬的结
节，有压痛之时。

方十三　硝马丸

组成：火硝 15 克　制马钱子 15 克　郁金 15 克　白矾 15
克　生甘草 3 克

制法：共研为细粉，水泛为丸，如绿豆大小。

用法：每次服 0.3～0.9 克，每日 3 次。黄芪煎水送下，
或开水送下。

适应证：大肠癌肿块坚硬疼痛或其他病疼痛之时。

▌方十四　蛇龙汤 ▌

组成：白花蛇舌草 30 克　龙葵 15 克　红藤 30 克　大黄 9 克　丹皮 12 克　鳖甲 15 克　瓦楞子 30 克　黄芪 30 克　龟板 15 克　薏苡仁 30 克

用法：1 剂药煎 2 次，合在一起，分 2 次服。

适应证：大肠癌，肿块大，有时发生肠梗阻，腹部阵阵疼痛，或腹胀便秘时。

▌方十五　苡榴汤 ▌

组成：炒薏苡仁 30 克　石榴皮 21 克　焦山楂 30 克　诃子肉 12 克　山豆根 9 克　瓦楞子 15 克　黄芪 30 克　党参 15 克　料姜石 30 克

用法：1 剂药煎 2 次，合在一起，分 2 次服。

适应证：大肠癌，大便稀薄，混有黏液与血液，大便次数多，有时肛门下坠，或不舒适者。

▌方十六　枳藤汤 ▌

组成：枳实 9 克　红藤 30 克　薏苡仁 30 克　地榆 15 克　苦参 30 克　石榴皮 18 克　料姜石 30 克　焦山楂 30 克

用法：1 剂药煎 2 次，合在一起，分 2 次服。

适应证：大肠癌粪条变细，次数增多，里急后重，或发生梗阻时。

▌方十七　金钱丸 ▌

组成：制马钱子 120 克　制乳香 15 克　制没药 15 克　西红花 15 克　麻黄 60 克　郁金 15 克

制法：上药共研细末，面糊或米饭为丸，如绿豆大。

用法：每次服 1～5 丸，黄芪煎水送下，或开水送下。

适应证：大肠癌疼痛剧烈者。

附注： 痛止时停服。注意马钱子毒性。

方十八 青牛散

组成： 青黛 15 克 硇砂 15 克 硼砂 15 克 牵牛子 9 克 大黄 15 克 蜈蚣 10 条 红参 15 克 地榆 30 克 料姜石 30 克

用法： 共为末，每服 1.5~3 克，每日 3 次。

适应证： 大肠癌便血，排便时剧痛者。

附注： 以上九方均为贾堃提供。均可配用平消丹（方见 488 页）。

方十九

组成： 猪苓 30 克 肿节风 30 克 莪术 15 克 干蟾皮 6 克 蜈蚣 2 条 大黄 30 克（腹泻时则不用）

用法： 水煎服。

适应证： 肠癌。

方二十 双藤双参汤

组成： 党参 9 克 白花蛇舌草 30 克 红藤 30 克 败酱草 30 克 紫丹参 30 克 白英 30 克 木馒头 30 克 生牡蛎 30 克 乌蔹莓 30 克 瓜蒌仁 30 克 金刚刺 30 克 八月扎 15 克 炮山甲 15 克 生枳实 12 克 地榆炭 12 克

用法： 口服。每日 1 剂，煎 2 次分服。

适应证： 肠癌。

方二十一

组成： 半枝莲 30 克 石见穿 30 克 生薏苡仁 30 克 红藤 30 克 白花蛇舌草 30 克 败酱草 30 克 菝葜 30 克 八月扎 15 克 山豆根 12 克 蚤休 12 克 诃子 10 克 陈皮 10 克 苦参 10 克 广木香 6 克 生甘草 10 克

加减：便血加槐花炭、侧柏炭；里急后重、下腹痛加黄连、赤芍；大便不通加瓜蒌仁、皂角子、大黄；腹痛加乌药、川朴。

用法：水煎服。

适应证：大肠癌。

▌ 方二十二　抗癌丸[④] ▌

组成：

主方：琥珀 30 克　山慈菇 30 克　白及 30 克　山药 30 克　田三七 60 克　牛黄 18 克　黄连、黄芩、黄柏各 15 克　黄芪 9 克　金银花 9 克　桑葚 9 克　蕲蛇 9 克　郁金 6 克　陈皮 6 克　贝母 6 克　甘草 9 克　犀角（锉末冲服）0.9 克

配方：明矾 60 克　牙硝 60 克　水银 60 克　煅皂矾 30 克　朱砂 15 克

制法：上两方中各药分别研细末，配方药粉盛在生铁锅内用大瓷碗覆盖，碗上加压，周围以石膏粉密封，然后按一般炼丹法，先文火后武火，火力要求均匀，约炼 3 小时，离火待冷，揭开碗盖，将碗内附着的结晶性粉末轻轻刮下，此丹粉与主方药粉混合均匀，泛制成丸，即得。

用法：口服，每次 1 丸，每日 2 ~ 3 次。饭后服，1 个月为一疗程。

适应证：肠癌。

附注：服药期间少食葱、蒜及浓茶；禁食鸡肉、鲤鱼、牛肉及母猪肉。

▌ 方二十三 ▌

组成：菝葜 30 克　凤尾草 30 克　赤石脂 30 克　禹余粮 30 克

用法：水煎服，每日 1 剂。

适应证：大肠癌。

▌ 方二十四 ▌

组成： 苦参 15 克　红藤 30 克　大枣 10 枚
用法： 水煎服，可随证加减。
适应证： 大肠癌。

▌ 方二十五　七虫散 ▌

组成：

主方： 全蝎 90 克　硇砂 60 克　硫黄 60 克　代赭石 60 克
斑蝥 9 克　蜈蚣 20 条　麝香 1.2 克

配方： 蜂房 60 克　僵蚕 60 克　水蛭 30 克　蛇皮 30 克
壁虎 30 克　䗪虫 15 克　海马 15 克

制法： 先将壁虎除去内脏，蜈蚣及全蝎亦除去头足，土鳖
虫去翅足，然后用白酒浸洗干净，沥干，微火炒至焦黄，研成
细末，备用。另将代赭石、硫黄、硇砂亦分别研成细末。取主
方中各药粉（除麝香外）混合均匀，置瓦罐中，外包黄泥，
于炭火中煅烧 4～6 小时，埋入沙土内退火一夜，取出内中药
粉，再与配方中各药粉及麝香共研均匀，分成 30 包，即得。

用法： 口服，每次 1 包，每日 2 次，服 30 包为一疗程。
适应证： 结肠癌。
附注： 服药期间多饮用绿豆汤，并禁食无鳞鱼类。

▌ 方二十六 ▌

组成： 芦荟 15 克　昆布 15 克　川连 15 克　青皮 15 克
海蛤粉 15 克　皂角 15 克　生地 60 克　当归 60 克　白芍 60
克　川芎 60 克　甘草 15 克

制法： 以上各药共研细末，六神曲糊丸，如梧桐子大。
用法： 每服 60～70 丸，每日 2 次。
适应证： 肠癌。
附注： 福建中医验方。

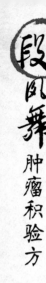

▌方二十七▐

组成：

内服方：半枝莲 30 克　红藤 30 克　山豆根 12 克　炙甲片 12 克　丹参 10 克　皂角刺 10 克

灌肠方：乌梅 12 克　贯众 15 克　海浮石 15 克　五倍子 9 克　半枝莲 9 克　槐角 9 克　夏枯草 30 克　牡蛎 20 克

加减：气虚在内服方中加黄芪、党参各 12 克；血虚加当归 9 克，熟地 9 克；阴虚加生地 12 克，北沙参 12 克；湿重加苍术 9 克，生薏苡仁 15 克；出血多加三七粉 3 克，阿胶珠 9 克。若黏液多者在灌肠方中加大黄 6 克，黄芩 9 克，黄柏 9 克，明矾 3 克。

用法：内服方，每日 1 剂，煎 2 次分服。灌肠方，浓煎至 150～200 毫升，每日 1 次，保留灌肠。

适应证：多发性大肠腺瘤。

附注：该方需坚持服用半年至 1 年。叶朗清供方。

▌方二十八▐

组成：败酱草 30 克　金银花 30 克　生薏苡仁 30 克　紫花地丁 30 克　半枝莲 15 克　三棱 9 克　莪术 9 克

加减：便秘加郁李仁 9 克，大黄 6～9 克；疼痛加元胡 9 克，五灵脂 9 克；气虚加生黄芪 15～30 克，党参 15 克。

用法：水煎服。

适应证：阑尾肿瘤。

▌方二十九▐

组成：鱼腥草 30 克　白花蛇舌草 30 克　地丁 30 克　薏苡仁 15 克

用法：水煎服。

适应证：阑尾肿瘤。

附注：阑尾肿瘤以良性为多见。其中以平滑肌瘤（包括纤维肌瘤）最多，其次为神经瘤、脂肪瘤、神经纤维瘤、纤维瘤、血管瘤、黏液瘤、淋巴管瘤等。恶性肿瘤以类癌最常见，恶性度很低，80%为女性，平均发病年龄35岁。临床多无症状，少数病例初期可有腹痛，类似慢性阑尾炎的症状。多数患者常常是由于肿瘤梗阻，造成阑尾远端发炎，甚至穿孔。极少数病例临床出现类癌综合征。

方三十　直肠消癌散

组成：牛蒡子根70克　赤小豆散（赤小豆、当归、大黄、蒲公英各等分）30克

用法：共为细末，调匀冲服，每次6克，每日2次，温开水送下。

适应证：直肠癌。

附注：华文卿方。

方三十一　青根饮

组成：青蒿60克　鲜野葡萄根60克　地榆60克　鲜蛇莓30克

制法：以上各药洗净后，沥干，置热水瓶内，倒入沸开水浸过药面，浸泡12小时，滤出药液，即得。

用法：口服，每日1剂，供随时服用，15天为一疗程，外擦红升丹（方见129页）。

适应证：直肠癌。

方三十二　大黄牡丹汤

组成：大黄18克　牡丹皮9克　芒硝9克　桃仁12克冬瓜仁30克

用法：水煎去渣，冲入芒硝，顿服之。

适应证：直肠癌，结肠癌，阑尾炎等。

附注：大黄与他药同煎，勿需后下。老人、孕妇或体质过于虚弱以及属寒湿瘀滞者均不宜用。此方为东汉·张仲景方。

▌方三十三▐

组成：赤练蛇粉 30 克　禹余粮 30 克　没食子 12 克　附子 6 克　干姜 6 克　诃子肉 10 克　肉豆蔻 6 克　制乳香 15 克　制没药 15 克　紫河车粉 25 克　炙五倍子 45 克

用法：共研细末，每次 3 克，每日 2 次。

适应证：直肠癌晚期病人，已有病变转移无法做手术者。

▌方三十四　肠癌栓▐

组成：儿茶 5.5 克　乳香 4.5 克　没药 4.5 克　冰片 7.5 克　蛇床子 2.1 克　轻粉 3 克　蟾酥 0.6 克　硼砂 6 克　雄黄 6 克　血竭 4.5 克　白矾 270 克　三仙丹（方见 490 页）6 克

制法：以上各药共研细末，将白矾用开水溶化，后加蛇床子、血竭、蟾酥，制成片状栓剂，即得。

用法：外用，每次 1 粒，塞于体腔癌灶处，隔 2～3 日上药 1 次。

适应证：直肠癌，肛管癌，宫颈癌，阴道癌。

▌方三十五　抗癌 9 号▐

组成：八角金盘 12 克　石见穿 30 克　败酱草 15 克　山慈菇 30 克　八月扎 30 克　黄芪 30 克　党参 15 克　鸡血藤 30 克　丹参 15 克　生山楂 12 克　大黄 6 克　枳壳 10 克

用法：水煎服，每日 1 剂，30 天为一疗程。

适应证：晚期直肠癌。

附注：马吉福供方。

▌ 方三十六 抗癌栓 4 号 ▌

组成： 蟾酥 20 克 雄黄 20 克 白及 15 克 甘油明胶 65 克 颠茄浸膏 5 克 甘油 75 克

制法： 将前三味药为细末，加入后两种药研成糊状物，再将甘油明胶置水浴上加热，待溶后，把以上糊状物加入，不断搅拌均匀，倾入已涂过润滑剂的鱼雷形栓模内，冷凝取出以蜡纸包裹备用。以上药量可制栓剂 100 颗。

用法： 嘱患者取俯卧位，将栓剂 1 颗轻轻塞入肛门内，深达 10 厘米左右，俯卧半小时，每日 2 次，30 天为一疗程。

适应证： 晚期直肠癌。

附注： 可配合抗癌 9 号（见上方）内服药运用。

▌ 方三十七 ▌

组成： 血竭 60 克 皂刺 40 克 胡椒 40 克 冰片 3 克 蜈蚣 30 条 芥末 60 克

制法： 上药共研细末，用陈醋调糊装纱布袋内。

用法： 外贴患处，贴敷时间可根据具体情况而定，局部有过敏反应时，时间可缩短。

适应证： 直肠癌疼痛难忍者。

附注： 为民间验方。张书斌供方。

▌ 方三十八 大肠下血方 ▌

组成： 地黄 60 克 王瓜（烧存性）30 克 黄连 15 克

制法： 共为末，蜜为丸如梧桐子大。

用法： 米汤饮下 30 丸。

适应证： 直肠癌出血。

▌ 方三十九 ▌

组成： 白花蛇舌草 60 克 龙葵 60 克 忍冬藤 60 克 半

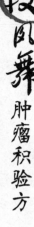

枝莲 15 克　紫花地丁 15 克

　　用法：水煎服。

　　适应证：直肠癌。

▌ 方四十 ▌

　　组成：白花蛇舌草 60 克　半枝莲 60 克　忍冬藤 30 克
薏苡仁 30 克　昆布 30 克　夏枯草 15 克　海藻 15 克　槐角 15
克　紫草根 15 克　桃仁 12 克　厚朴 9 克　甲珠 9 克

　　用法：水煎服，每日 1 剂，2 次分服。

　　适应证：肛管癌。

▌ 方四十一 ▌

　　组成：红芽大戟 30 克　硇砂 30 克　松香 30 克　雄黄 30
克　血竭 30 克　白及 30 克　煅石膏 30 克　硼砂 10 克　红升
丹 10 克（方见 129 页）　白降丹 10 克（方见 401 页）　白
胡椒 10 克　蟾酥 3 克　儿茶 20 克

　　制法：以上药物分别研成细末，将它们混合均匀后备用。

　　用法：若肿瘤未溃破时用香油或凡士林调成适量软膏外
敷，隔日一换；已溃者直接撒药面于患处，每日 1 次。

　　适应证：肛门癌。

▌ 方四十二　水香散 ▌

　　组成：煅炉甘石 6 克　黄连膏（淬之红）6 克　干乳没 3
克　乳香 3 克　石膏 3 克　冰片 0.6 克　麝香 0.3 克

　　制法：上药各研细末，混匀后用田螺捣烂取汁（或黄连
汁）调糊备用。

　　用法：上药糊涂抹患处。每日 1~2 次。

　　适应证：锁肛痔（肛管癌）。

▌方四十三▌

组成：当归 12 克　生地 30 克　麦门冬 15 克　玄参 12 克　黄芩 9 克　银花 12 克　半枝莲 15 克　半边莲 15 克　龙葵 15 克　紫草 12 克　白花蛇舌草 30 克　蒟蒻 30 克　蚤休 15 克　凤尾草 15 克　小金丹（方见 146 页）2 粒

用法：水煎服，小金丹化服。

适应证：肛管直肠癌。

▌方四十四▌

组成：白花蛇舌草 60 克　猪殃殃 45 克　半枝莲 30 克　银花藤 30 克　蛇果草 24 克

用法：水煎服。

适应证：肛门癌。

▌方四十五▌

组成：苦参 30 克　五倍子 30 克　龙葵 30 克　马齿苋 40 克　败酱草 30 克　黄柏 10 克　土茯苓 30 克　山豆根 20 克　黄药子 30 克　枯矾 3 克　漏芦 30 克　冰片少许（后下）

用法：水煎坐浴浸洗患处，每日 2～3 次。

适应证：晚期肛门部癌肿，见局部溃烂、流水，或呈菜花样肿大者。

附注：郁仁存供方。

▌方四十六▌

组成：生、熟地各 9 克　黄柏 9 克　黄连 3 克　黄芩 9 克　党参 9 克　苍术 9 克　白术 9 克　地榆 9 克　乌梅 9 克　红藤 30 克　薏苡仁 30 克　龙葵 30 克　甘草 6 克

加减：气虚加四君子汤（人参、白术、茯苓、甘草）；血虚加四物汤（地黄、白芍、当归、川芎）；气血两虚可用十全

大补汤（四君加四物，再加黄芪、肉桂）（若药物与主方重复者，可加重剂量）。

用法： 水煎服，每日1剂。

适应证： 肛管直肠癌。

▌方四十七▐

组成： 桃仁9克　麻仁12克　乳香3克　没药3克　地榆18克　槐角18克　当归18克　紫花地丁24克　金银花24克　连翘24克　凤尾草12克　紫草15克

用法： 水煎服，每日1剂；另每次吞服小金片（方见146页）2片。

适应证： 肛管直肠癌。

▌偏方集锦▐

以下单、偏方也可适用于直肠癌。

①水蛭不拘量，焙干研末，每次冲服3克，每日1次。

②鸦胆子15～25粒，去壳，装入胶囊，开水吞服。每日2～3次。

③大麻药（炒炭）3～9克，水煎服，每日3次，治肠癌便血。

④瞿麦根适量，晒干为末，撒于癌肿创面上。

⑤苦豆子200克（研末），淀粉10克，生理盐水加至1升。每次25毫升，每日1次，保留灌汤。

⑥将浸泡的海带250克洗净，用开水烫一下，取出切成细丝，放在盘内。把豆腐丝100克及酱油、盐、白糖、味精、香油、姜末等各少许倒入盘中调匀后常食，有防治肠癌作用。

以下单、偏方也可适用于肛管癌。

①芦荟10克以白酒磨化，和冰片2克调擦患处。

②马钱子适量，研末后用醋调外敷患处。

③鱼腥草适量，煎汤熏洗患处。

④穿山甲 15 克，猪苓 6 克，共以醋炙研为末，每次 6 克，以酒送下。另用穿山甲末、轻粉，和麻油涂患处。

⑤败酱草 30 克，白花蛇舌草 30 克，水煎 80 毫升，保留灌肠，每日 2 次，每次 40 毫升。

⑥葵树子 60 克，蜜枣 30 克，慢火久煎，分 2 次服，每日 1 剂。

⑦白花蛇舌草 60 克，半枝莲 60 克，慢火煎服，每日 1 剂。

附：治直肠息肉方

▌ 方 一 ▌

组成：半枝莲 30 克 山豆根 30 克 诃子 15 克 薏苡仁 15 克 白花蛇舌草 30 克 黄芪 30 克 白术 15 克

加减：腹痛加元胡、橘核、茴香；腹泻加黄连、马齿苋；便血加地榆、槐角、炒荆芥；体虚脾弱加党参、当归、怀山药、麦芽、山楂、鸡内金。

用法：水煎服，每日 1 剂，分 3 次服。

适应证：直肠息肉。

▌ 方 二 ▌

组成：紫花地丁 15 克 蒲公英 15 克 半边莲 30 克 生地榆 9 克 白花蛇舌草 30 克 桃仁 9 克 石见穿 12 克 黄药子 12 克 炙甘草 6 克 干蟾皮粉 3 克

用法：水煎服。

适应证：直肠息肉。

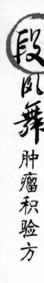

方 三

组成：乌梅 12 克　五倍子 6 克　五味子 6 克　牡蛎 30 克　夏枯草 30 克　海浮石 12 克　紫草 15 克　贯众 15 克

用法：浓煎为 150～200 毫升，每次 50 毫升，保留灌肠，每日 1 次。

适应证：直肠息肉。

方四　乌梅僵蚕丸

组成：乌梅 1500 克　僵蚕 500 克　也可另用人指甲或穿山甲 15 克　象牙屑 30 克

制法：乌梅用酒醋浸泡一夜，以浸透乌梅为度，去核，焙焦存性；僵蚕用米拌炒微黄为度；人指甲用碱水或肥皂水洗净，清水冲净，晒干，再和滑石粉入锅内同炒至甲黄色鼓起为废，取出筛去滑石粉，放冷，碾粉。上药加象牙屑共为细末，炼蜜为丸，每丸重 10 克（若只用乌梅、僵蚕二味药，则每丸重 6 克）。

用法：每次服 1 丸，每日服 3 次，白开水送下。

适应证：直肠息肉。症见便后出血，血色鲜红，量不多，血常染在粪便之外，肛诊或做直肠镜检查可以确诊。还可用于声带息肉、宫颈息肉。

附注：若另加桔梗、丹参、甘草者为济生乌梅丸加味。

方 五

组成：党参 15 克　白术 10 克　山药 10 克　半枝莲 15 克　白花蛇舌草 15 克　鸡内金 10 克

用法：水煎，每日一剂，2 次分服。

适应证：直肠息肉属体虚脾弱者。

▌方 六▌

组成： 党参 15 克　乌梅 15 克　当归 12 克　地榆 12 克　赤芍 12 克　僵蚕 12 克　生牡蛎 24 克　黄连 5 克　甘草 6 克

加减： 大便干加火麻仁；腹痛甚者改赤芍为白芍；腹胀痞满者加莱菔子；便血甚者加地榆炭，并配用 2% 枯矾液保留灌肠每次 20 分钟，每日 2 次。

用法： 水煎服。

适应证： 直肠息肉、声带息肉。

附注： 消化道息肉以儿童多见，发生在直肠、结肠的息肉称大肠息肉病。男多于女，以 4~5 岁最多。临床分为单发型、散在型和多发型三种。前两种恶变者少，而多发息肉近 50% 最终将恶变。本病有一定的家族性。

大肠息肉直径从数毫米至数厘米，开始生长时基底宽，以后多形成带蒂肿瘤。由于肠道内容物的刺激，常合并水肿、出血、慢性炎症、溃疡。大肠息肉 90% 位于直肠，其次为结肠。

直肠息肉常为无痛性血便，血量少时大便潜血试验阳性才能发现。多见新鲜血液裹于大便的外层，大便后脱出肛门外，少数病人伴有腹痛。

第二十一章　治肾肿瘤方

　　肾肿瘤指发生在肾脏的良、恶性肿瘤。肾脏肿瘤的发病率较低。约占各种肿瘤总发病率的1%以下，尽管如此，但肾的恶性肿瘤较多，约占肾肿瘤的85%，尤其以小儿肾肿瘤中恶性者更为多见。良性肾肿瘤有肾腺瘤、平滑肌瘤、脂肪瘤、纤维瘤和血管瘤等，恶性肿瘤主要是肾癌。原发性肾癌主要有肾实质腺癌、肾母细胞瘤及肾盂癌。此外，还有从肾囊、肾周围组织及肾门结构产生的恶性肿瘤，如纤维肉瘤、脂肪肉瘤等少见肿瘤。

　　肾肿瘤的临床表现与肿瘤性质有关。良性者生长缓慢、症状轻微，可仅有局部压迫症状等；恶性者病情进展快，早期常无症状，尿中成分虽可有改变，但容易被忽视。晚期典型症状有血尿，腰痛，腹部、腰部肿块，并可出现发热、恶心、呕吐、食欲减退、贫血、消瘦等症状。若出现癌灶转移则可出现相应的症状。

　　中医学中虽无肾肿瘤的名称，但有"腰痛"、"尿血"、"积聚"等证的描述，部分患者的症状可能是由于肾肿瘤引起的。究其发病类型大体为湿热蕴结、瘀血毒热、脾虚肾亏几种，治疗上当分别采取清利湿热、活血祛瘀、清解热毒和扶正补肾健脾等方法，并结合病人的具体病情和症状进行辨治，方能达到较好的疗效。

▌ 方　一 ▌

　　组成：生、熟地各6克　山药12克　山萸肉12克　丹皮

10 克　云茯苓 10 克　泽泻 10 克　骨碎补 10 克　女贞子 10 克
怀牛膝 10 克　萹蓄 10 克　阿胶（烊化）10 克　桂枝 7 克
猪苓 15 克　龙葵 15 克　白英 15 克　生黄芪 30 克　枸杞
30 克

加减：若低烧不退可加青蒿 30 克，鳖甲 15 克，五味子
10 克。

用法：水煎服。

适应证：肾癌，膀胱癌，也可用于骨癌。症见腰酸腿软，
周身无力，小便不利，尿中带血，疼痛不适，或午后低烧。

附注：此方为段凤舞先生经验方，是在六味地黄丸基础上
加味组成的。

▌方　二▌

组成：小蓟 30～60 克　瞿麦 30 克　菝葜 30 克　石见穿
30 克　白花蛇舌草 30 克　薜荔果 30 克　京赤芍 15 克　炮山
甲 15 克　补骨脂 10 克　川断 30 克　牛膝 30 克

用法：水煎服。

适应证：肾癌。

▌方　三▌

组成：黄药子 9 克　半边莲 15 克　白茅根 15 克　薏苡仁
15 克　野葡萄根 30 克

加减：疼痛加海金沙 15 克，金钱草 15 克；血尿加血见愁
30 克，大蓟炭 30 克，生地炭 30 克。

用法：水煎，日服 2 次。

适应证：肾癌患者。症见腰痛不适，尿色红赤。

▌方　四▌

组成：猪苓 30 克　薏苡仁 60 克　汉防己 12 克　八月扎
20 克　石上柏 15 克　夏枯草 30 克　石见穿 30 克

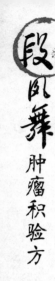

用法：水煎服，每日1剂。

适应证：肾癌。

▌方 五▐

组成：白术30克　黄精30克　牛膝30克　山楂15～30克　猪苓30克

用法：水煎服。

适应证：肾癌。

▌方 六▐

组成：赤小豆60克　黑豆60克　生薏苡仁60克　刀豆子30～60克

用法：水煎服。

适应证：肾癌。

▌方七 六味地黄汤▐

组成：方见538页。

加减：伴无痛血尿加血余炭30克，红鸡冠花炭30克，灯心炭6克，茅根9克，瞿麦9克，阿胶（烊化兑服）10克，三七粉（冲服）2克；下腹部不舒加川楝子、乌药各9克，滑石10克，琥珀末（冲）1.5克，木香6克；尿不畅通加甘草梢15克，木通10克，竹叶1握，升麻6克。

用法：水煎服。

适应证：肾癌，膀胱癌，脑瘤。

▌方 八▐

组成：牡蛎15克　穿山甲12克　全蝎6克　青皮6克　木香4.5克　五灵脂9克　桃仁9克　杏仁9克

加减：头晕耳鸣加首乌、潼蒺藜、菊花；腹部肿块胀痛加丹参、红花、川楝子、大腹皮。

用法：水煎服。另取鳖甲煎丸 12 克吞服。

适应证：肾癌。

附注：胡安邦方。

▌ 偏方集锦 ▌

以下单方可供选用。

①半边莲 120 克，水煎服，每日 1 剂，分 3 次服。

②生薏苡仁 120 克，水煎分服。

③菝葜 60～120 克，或瞿麦 120 克，或马鞭草 60～120 克，或槐豆 30～60 克。取 1～2 味水煎分服，长期服用。

第二十二章　治膀胱肿瘤方

膀胱肿瘤是泌尿系统中最多见的一种肿瘤，仅次于阴茎癌。占全身肿瘤发病率的 1%，占全部恶性肿瘤的 3%。恶性者多见，从膀胱上皮细胞生长的肿瘤约占膀胱肿瘤的 95% 以上，多见的为乳头状瘤、乳头状癌、浸润性癌等。发病年龄在 50～70 岁之间，罕见于 30 岁以前，男女患者之比为 3：1。临床主要表现为血尿，初期为无痛性、间歇性、反复发作性血尿，且可自行停止；随病情进展有尿频、尿急、尿痛等膀胱刺激症状，并有局部疼痛、胀闷不适感等；病情进一步发展，其周围组织可受侵害，产生相应的症状，全身表现也较明显。

中医学中虽无膀胱肿瘤的病名，但有不少关于血尿的记载，并且已经认识到小便带血的病人痛与不痛是不同的病证。若痛者为血淋，也即现代的泌尿系感染一类的疾病；不痛者为尿血，即有可能为膀胱肿瘤。

膀胱肿瘤在中医学可被分为湿热下注、瘀血阻滞、脾肾两虚和阴虚内热几型。治疗上分别采用清利湿热、活血化瘀、补肾健脾、滋阴清热等方法。

段凤舞先生治膀胱癌经验方见第二十一章"治肾肿瘤方"内容。

▌方一　蜣蛇汤 ▌

组成：蜣螂虫 9 克　白花蛇舌草 60 克　半枝莲 60 克　野葡萄藤 60 克　河白草 30 克　金茶匙 30 克

加减：若伴有血尿加无名异 15 克；小便不利加石蟹 30

克，小茴香9克。

用法：水煎，每日1剂，2次分服。

适应证：膀胱癌。

▌ 方 二 ▐

组成：三棱9克　莪术9克　青皮6克　橘皮6克　藿香6克　香附6克　甘草6克　生姜3片　大枣2枚

用法：水煎服，每日1剂。

适应证：膀胱癌。

▌ 方 三 ▐

组成：龙葵30克　白英30克

加减：小便不利加萹蓄9克，薏苡根15克，金钱草30克，车前草30克；小便刺痛加土茯苓30克，龙须草30克，海金沙（冲服）3克；尿潴留加大蓟根30克，薏苡仁30克，玉米须30克。

用法：水煎，日服3次。

适应证：膀胱肿瘤。

▌ 方 四 ▐

组成：白英30克　半枝莲30克　龙葵15克　蛇莓15克　肿节风30克　猪苓30克　薏苡仁60克　汉防己12克

用法：水煎服。

适应证：膀胱癌。

▌ 方 五 ▐

组成：白花蛇舌草30克　白英30克　蛇莓15克　金钱草30克　土茯苓30克　薏苡根30克

加减：小便刺痛加瞿麦、萹蓄、甘草梢、木通；小便不利加车前草、泽泻；血尿加血见愁、大蓟炭、生地。

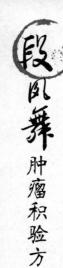

用法：水煎服。

适应证：膀胱癌。

▌ 方六　龙蛇羊泉汤 ▌

组成：龙葵 30 克　蛇莓 15 克　白英 30 克　土茯苓 30 克 灯心草 10 ~ 30 克　海金砂 30 克　或加土贝母 30 克　竹叶 10 克

用法：水煎，每日 1 剂，2 ~ 3 次分服。

适应证：膀胱癌。

附注：上海群力草药店方。方中龙葵、蛇莓、蜀羊泉三味 也称为龙蛇羊泉汤，现常适用于治疗各种癌瘤。可根据不同病 情加味运用。也有用以上三味加薏苡根、鸭跖草、乌蔹莓、金 钱草各 30 克，水煎服治疗膀胱癌的。

▌ 方七　膀胱汤 ▌

组成：当归 10 克　赤芍 10 克　海金沙 10 克　蝉蜕 10 克 薏苡仁 10 克　土茯苓 15 克　百部 15 克　金钱草 15 克　苦丁 茶 15 克　滑石 15 克　牛膝 15 克　黑、白丑各 15 克　菟丝子 20 克　斑蝥 2 个　蜈蚣 3 条　琥珀（冲服）1 克

加减：寒湿毒结者加制附子、肉桂、干姜各 15 克，小茴 香 10 克；血瘀毒结加桃仁、红花、苏木、姜黄各 10 克，或加 大黄蟅虫丸 1 丸；湿热毒结者加白花蛇舌草、半枝莲、白茅 根、龙胆草各 15 克。

用法：水煎服。

适应证：膀胱癌。

附注：斑蝥有毒，应慎重使用。孙秉严方。

▌ 方　八 ▌

组成：蚤休 30 克　半枝莲 30 克　仙鹤草 30 克　生地 12 克　知母 12 克　黄柏 12 克　大、小蓟各 12 克

用法：水煎服。

适应证：膀胱癌。

▌ 方 九 ▌

组成：黄柏 30 克　泽泻 30 克　三棱 30 克　莪术 30 克　牡蛎 60 克　海藻 60 克　淫羊藿 60 克　菟丝子 60 克　杜仲 60 克　土茯苓 60 克　白硼砂 60 克　丹参 60 克　乳香 30 克　没药 30 克　血竭 45 克　鳖甲 180 克　夏枯草 90 克　桃仁 60 克　青盐 10 克　琥珀（研细）15 克　猪肠 4 根　蜂蜜 750 克　昆布 90 克

用法：加水浓煎 3 次，取汁熬膏加蜂蜜搅匀，每次服 1 汤匙，每日 4 次。

适应证：膀胱癌。

▌ 方十　蛇桑汤 ▌

组成：

方一：党参 15 克　黄芪 30 克　茯苓 30 克　女贞子 30 克　桑寄生 30 克　白花蛇舌草 30 克

方二：白花蛇舌草 30 克　桑寄生 30 克　山慈菇 15 克　沙苑子 15 克　猪苓 30 克

用法：口服，每日 1 剂，2 次煎服。

适应证：膀胱癌。

附注：方一适应于体弱气虚者，方二适应于体质较好者。

▌ 方十一 ▌

组成：半枝莲 30 克　大、小蓟各 30 克　蒲黄炭 30 克　贯众炭 30 克　槐花炭 30 克　知母 12 克　黄柏 12 克　生地 12 克　车前子 30 克　赤茯苓 12 克　猪苓 12 克　白花蛇舌草 30 克

加减：血尿重者可加血见愁、黑山栀、丹皮、乌蔹莓、水

牛角等；小便不利加木通、泽泻、海金沙等；小便刺痛加瞿
麦、萹蓄、木通、甘草梢等。

用法：水煎服。

适应证：膀胱癌偏于湿热重，小便出血、排尿不畅者。

▌方十二▐

组成：黑山栀9克　炒黄芩4.5克　小蓟炭12克　炒蒲
黄3克　生地12克　淡竹叶4.5克　生甘草3.克　木通3克
当归9克　藕节炭30克

用法：水煎，每日1剂，2次分服。

适应证：膀胱癌，有血尿者。

▌方十三▐

组成：蒲公英30克　泽泻9克　金钱草30克　瞿麦9克
萹蓄9克　黄柏9克　木通3克　知母9克　车前子9克　萆
薢12克　川楝子9克　甘草3克

用法：水煎，每日1剂，2次分服。

适应证：膀胱癌，湿毒滞留膀胱，小便黄赤，腹部有隐
痛者。

▌方十四▐

组成：生地12克　丹皮9克　泽泻9克　知母9克　玄
参12克　麦门冬9克　黄柏9克　白芍9克　怀牛膝12克
炙龟板12克

用法：水煎服，每日1剂。

适应证：膀胱癌，湿热邪毒未净，肾阴亏虚者。

附注：停服汤药后，可继服知柏地黄丸或大补阴丸，以巩
固疗效。

▌方十五▌

组成：茜草 30 克　龙葵 30 克　瞿麦 30 克　野葡萄 30 克

用法：水煎服。

适应证：膀胱癌。

▌方十六▌

组成：苦参 15 克　生地 15 克　金银花 12 克　大、小蓟各 12 克　泽泻 9 克　萆薢 9 克　黄柏 6 克　琥珀屑（冲服）1.5 克

用法：水煎服，每日 1 剂。

适应证：膀胱癌。

▌方十七▌

组成：黑、白丑各 9 克　槟榔 9 克　豆蔻 6 克　木香 6 克　川芎 6 克　砂仁 4.5 克　牙皂 3 克

用法：水煎服。

适应证：膀胱乳头状瘤，膀胱癌。

▌方十八▌

组成：金钱草 30 克　泽泻 15～20 克　木通 15 克　泽兰 15 克

用法：水煎服。

适应证：膀胱肿瘤。

▌方十九▌

组成：土茯苓 30 克　金钱草 30 克　天葵 15 克　小石韦 15 克

用法：水煎服，每日 1 剂。

适应证：膀胱癌。

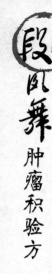

▌ 方二十 ▌

组成： 威灵仙 30 克　猪苓 30 克　甜菜 60 克　王不留行子 30 克　败酱草 30 克　小蓟 30 克　元胡 15 克　赤芍 15 克　炮山甲 15 克

用法： 水煎服，每日 1 剂，2 次分服。

适应证： 膀胱肿瘤。

▌ 方二十一 ▌

组成： 木香 6 克　沉香 6 克　丁香 9 克　僵蚕 9 克　川芎 3 克　牙皂 3 克　大枣 5 个为引

用法： 水煎服。

适应证： 膀胱癌，膀胱乳头状瘤。

▌ 方二十二 ▌

组成： 半枝莲 30 克　蚤休 30 克　车前子 30 克　蒲公英 30 克　薜荔果 15 克　生地 12 克　大、小蓟各 12 克　象牙屑 12 克　蒲黄炭 12 克　知母 12 克　黄柏 12 克

用法： 水煎服。

适应证： 膀胱癌。

▌ 方二十三 ▌

组成： 大黄 9 克　芒硝 9 克　桃仁 9 克　当归 9 克　五灵脂 9 克　栀子 12 克　桂枝 7.5 克　海金沙 6 克　犀牛角粉（分冲）6 克　生甘草 15 克

用法： 水煎，每日 1 剂，2 次分服。

适应证： 膀胱癌。

▌ 方二十四 ▌

组成： 远志 6 克　当归 6 克　路路通 6 克　丁香 12 克

木通 4.5 克　木香 6 克　沉香 6 克　大枣 7 枚为引

用法：水煎服。

适应证：膀胱良、恶性肿瘤。

▌方二十五▐

组成：藤梨根 90 克　仙鹤草 60 克　忍冬藤 60 克　白英 30 克　虎杖 30 克　半枝莲 30 克　半边莲 15 克　凤尾草 15 克　川楝子 12 克　乌药 9 克　苦参 6 克　白芷 6 克

用法：每日 1 剂，2 次煎服。

适应证：膀胱癌。

▌方二十六▐

组成：木通 6 克　牛膝 6 克　生地 9 克　天门冬 6 克　麦门冬 6 克　五味子 5 克　黄柏 6 克　生甘草梢 6 克

用法：水煎服。

适应证：膀胱癌尿血。

▌方二十七▐

组成：山豆根 9 克　龙葵 9 克　灯心草 9 克　白英 9 克　白鲜皮 9 克　蛇莓 9 克　白芷 12 克　生薏苡仁 15 克　土茯苓 15 克　海金砂 15 克

用法：水煎，每日 1 剂，2 次分服。

适应证：膀胱癌。

附注：刘尤芳供方。

▌方二十八▐

组成：当归 15 克　赤芍 15 克　生地 15 克　木通 15 克　滑石 15 克　海金沙 15 克　大、小蓟炭各 15 克　白茅根 30 克　半枝莲 30 克　薏苡仁 30 克　白花蛇舌草 30 克　金钱草 30 克　炒木鳖子仁 12 克　金银花 12 克　黄柏 12 克　知母 12 克　乌

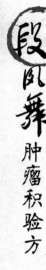

贼骨 24 克　天花粉 12 克

用法：每日 1 剂，水煎 2 次分服。

适应证：膀胱癌。

附注：服药后，若有腐烂组织从尿中排出或出现血尿时，不宜止血，可以因势利导，使膀胱内污血排尽，病自好转。

▌方二十九▐

组成：鲜土茯苓 60 克　棕榈子 30 克

制法：加水浓煎成浸膏，制成片剂，每片重 0.3 克。

用法：每次 5 片，每日 3 次。

适应证：膀胱乳头状移行上皮癌。

附注：也可自制成丸剂，并参考以上剂量服用。

▌偏方集锦▐

以下单、偏方可以选用。

①萹蓄、天胡荽各 120 克，捣烂取汁合白糖服用。适用于膀胱癌尿血、疼痛。

②无花果 30 克、木通 15 克，水煎服，每日 1 剂。

③蟾蜍 2 只，纱布包，另煮成肉酱取肉汁内服，每日 1 剂。

④金钱草 30～120 克，或瞿麦 30～120 克，或淡竹叶 60～120 克，或薏苡仁 60～120 克，或石韦 30～120 克，或石燕 30～60 克，或冬凌草 60～100 克。每日取 1～2 味加水煎服。每日分 3～4 次服完，或煎水代茶频饮。

附：治前列腺癌方

前列腺癌是发生在前列腺腺体的恶性肿瘤，发生于前列腺腺体的后叶与侧叶，尤以后叶为最多见。常见于老年男性。

临床表现早期症状多不明显，常有短时的尿频及夜尿。随着病情的发展可出现尿流变细、进行性排尿困难、尿程延长、尿痛及尿潴留等与前列腺肥大症状相似，晚期则可见血尿和疼痛。

本病属于中医学的"血淋"、"劳淋"和"癃闭"等范畴。中医学认为本病多由肾气亏虚，气滞瘀阻，湿热蕴郁下注所致。

方 一

组成： 生黄芪 15 克　党参 12 克　仙灵脾 12 克　肉苁蓉 6 克　巴戟天 6 克　枸杞 12 克　制首乌 12 克　穿山甲 15 克　牛膝 12 克　制大黄 6 克　炒黄柏 10 克　知母 6 克　土茯苓 15 克　蚤休 12 克　白花蛇舌草 15 克　杭白芍 12 克　炙甘草 6 克

加减： 血尿加重者加小蓟、旱莲草、生地、阿胶；小便不畅加沉香、郁金、乌药；小便疼痛加重者加延胡索、王不留行、三棱、莪术；小便黄浊加车前子、萹蓄、瞿麦、金钱草、滑石、萆薢。

用法： 水煎服。

适应证： 前列腺癌。

附注： 方伯英方。

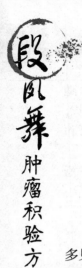

第二十三章　治阴茎肿瘤方

阴茎肿瘤是男性泌尿生殖系统中多见的一种肿瘤。其中最多见的为阴茎乳头状瘤和阴茎癌，少见的还有阴茎纤维瘤、脂肪瘤、血管瘤、淋巴管瘤、平滑肌瘤和肉瘤。从临床表现上看，良性肿瘤主要表现在阴茎处肉眼可见的形状、大小不同的肿块。其肿块发展较慢，对全身的影响较小。恶性肿瘤除局部肿块发展较快外，多有不同程度的排尿困难（良性者也可引起排尿困难）。其损害范围广泛，疼痛等症状更为明显。按病理大体形态不同，可分为原位癌，呈红色，边缘清楚，略微突起的斑块，表面有脱屑及糜烂，多发于阴茎头；浸润型，呈结节状质硬或有溃疡，有脓性及血性分泌物，体积小而固定多发于冠状沟处；乳头状型，呈结节状或乳头状分叶，高低不平，多发于包皮内板、冠状沟及龟头处。

阴茎癌的发病年龄以 30 ~ 60 岁最常见，绝大部分病人都有包茎或包皮过长。从病理组织学分类上看，几乎全部属鳞状细胞癌，基底细胞癌极少见，好发部位依次为龟头、包皮内板、冠状沟，阴茎干很少见。阴茎癌恶性程度较低，转移较晚。

中医学中有"肾岩"、"肾岩翻花"、"翻花下疳"等名称，与现代医学中阴茎癌类似。其因为肝肾素亏，或郁虑忧思，相火内灼，水不涵木，肝经血燥，络脉空虚所致。主要分为湿热下注、毒瘀正衰两型，可采用清热利湿、扶正补肾、祛邪解毒等方法治疗。

方一 苓花汤

组成：土茯苓 60 克　苍耳子 15 克　金银花 12 克　白鲜皮、灵仙各 9 克　龙胆草 6 克

用法：水煎服。茶叶食盐煎水洗患处。

适应证：阴茎癌。

方 二

组成：血竭 10 克　白芍 10 克　象皮 15 克　枯矾 15 克　青黛 15 克

制法：共为细末，装入胶囊中。

用法：每服 0.6 克，每日 2 次，白开水送服。

适应证：阴茎癌属于虚证的患者。

方 三

组成：红粉 9 克　轻粉 6 克　水银 3 克　红枣适量

制法：共研为末，以枣肉为丸，每丸如绿豆大小。

用法：每日服 1 丸，不可超过 2 丸。

适应证：阴茎癌。

附注：此药有剧毒。每丸剧毒药含量以服后无毒性反应为适当，最好是在医生观察指导下服用，如有不适应立刻停药，或以间断用药为宜。

方四 阴茎癌药粉

组成：生马钱子 6 克　生附子 6 克　密陀僧 6 克　枯矾 15 克　硇砂 15 克　雄黄 15 克　鸦胆子 10 克　青黛 10 克　轻粉 3 克

用法：共研细末，撒于肿瘤局部，周围用凡士林纱条保护正常组织，每日换药 1 次，连用 5 次。观察局部，若肿瘤未全部消尽，仍可再用。

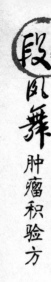

适应证：阴茎癌溃破或不溃均可用。

▌方五　抗癌一号粉剂▌

组成：鸦胆子9克　生马钱子6克　生附子6克　硇砂12克　雄黄12克　合霉素粉15克　枯矾30克

用法：将上药粉均匀撒在癌瘤局部，外敷以凡士林纱布，每日1次，直至癌瘤消失、病理检查阴性为止。

适应证：阴茎癌。

▌方六　抗癌二号粉剂▌

组成：血竭9克　白及9克　象皮15克　枯矾15克（可加紫草15克，炉甘石30克）

用法：先用一号粉用至癌肿消失后，换该二号粉外撒局部，每日1~2次。

适应证：阴茎癌瘤消失后的巩固治疗。有生肌收敛、愈合创面作用。

▌方七　八湿膏▌

组成：樟丹9克　梅片（机制冰片）1克　煅石膏30克　密陀僧6克　硼砂30克

用法：上药共为细末，加凡士林调匀，经干热灭菌后备用，每次取药膏少许敷患处，每1~2次。

适应证：阴茎癌，癌肿消失后创面久不愈合。

▌方　八▌

组成：鸦胆子肉6克　硇砂6克　砒石6克　草乌6克　雄黄9克　轻粉9克　硼砂30克　枯矾30克　麝香15克　冰片3克

用法：为末，外撒患处。

适应证：阴茎癌，皮肤癌。

▌方九　八将散▌

组成：牛黄 12 克　麝香 1 克　冰片 1.2 克　蝉蜕 6 克炙蜈蚣 10 条　炙蝎尾 10 条　炙五倍子 24 克　炙穿山甲 9 克

用法：为细末，每取少许，掺膏药内贴患处。1～2 日换药 1 次。

适应证：阴茎癌，皮肤癌，恶疮久不愈，疮疡痈疽等。

▌方　十▌

组成：卤水 1 升　乌梅 27 个

制法：上二味放砂锅或搪瓷缸内，煮沸后小火持续 20 分钟，放置 24 小时过滤备用。

用法：成人口服每天 6 次，每次 3 毫升，饭前饭后各服 1 次。体表癌可外擦。

适应证：阴茎癌，宫颈癌和各种癌肿。

附注：该方近已有成品药丸剂、针剂、软膏剂。服药期间禁食红糖、白酒、酸、辣等物。

▌方十一　大补阴丸（原名大补丸）▌

组成：炒黄柏 120 克　知母（酒浸炒）120 克　熟地（酒蒸）180 克　龟板（酥炙）180 克

用法：上药为末，猪脊髓蒸熟，炼蜜为小丸，每服 6～9克，早晚各 1 次，也可以饮片水煎服，用量按原方比例酌减。

适应证：阴茎癌初、中期。

附注：元·朱丹溪方。

▌方十二▌

组成：化橘红 30 克　半夏 24 克　橘络 18 克　碘化钾 5 克

制法：上药前三味浸入 60 度烧酒中一周（密闭，不能泄气），每日振摇数次，用棉花过滤，加蒸馏水 500 毫升，置黑砂锅内煮沸，蒸去酒，待放凉后加入碘化钾，振摇使其溶化即成。

用法：用前振摇，每服 2 毫升，每日服 2 次，开水送服，服后多饮开水，服 1 周后，休息 2 天，然后改为每日服 3 次。可连续服用 3 剂。

适应证：阴茎癌。

阴茎癌的外用药方也可参考第二十五章"治宫颈癌方"和第三十章"治皮肤癌方"内容。

第二十四章 治睾丸肿瘤方

睾丸肿瘤占泌尿生殖系统肿瘤的 3%～9%，睾丸恶性肿瘤占所有恶性肿瘤的 1%，约占男性恶性肿瘤的 1%～2%。睾丸肿瘤可发生于任何年龄，各种肿瘤发病年龄不尽相同。发病年龄高峰为 31～40 岁。生殖细胞肿瘤绝大多数发生于 50 岁以前，其中胚胎性癌和畸胎瘤多发生于 20～30 岁；精原细胞瘤多发生于 30～40 岁，但其中的精细胞型精原细胞瘤则多发生于 50 岁以后。某些间质细胞瘤和支持细胞瘤则常见于儿童。

睾丸肿瘤绝大多数为恶性肿瘤。临床表现为睾丸肿大，无自觉疼痛和压痛，肿块除精原细胞瘤外，一般不太大，其表面光滑程度、坚硬度可不一致。恶性者发展迅速、坚硬、表面不平。患侧常有沉坠感或下腹部腹股沟处有牵拉和不适感。当病变侵犯到周围组织或内部出血、坏死时即发生疼痛。睾丸恶性肿瘤容易发生转移，因转移的部位不同而出现相应的症状。

中医学中对睾丸肿瘤病状的描述，尚未发现有明确地记载。但有些病名可能与睾丸肿瘤有关。如"睾肿"、"石疝"，或许是以睾丸肿瘤肿大坚硬的表现命名的；"子痈"可能包括一些睾丸癌肿感染溃破的疾病；"胕疝"很象是睾丸癌有腹腔转移之情况。从证型上来看，可分为肝气郁结、瘀血阻滞、热痰互结、肝肾阴虚等，可分别采用舒肝理气、活血化瘀、清热化痰散结、滋补肝肾等治疗方法。

方 一

组成：薏苡仁 30 克　龙葵 30 克　半枝莲 30 克　白花蛇

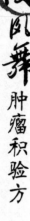

舌草 30 克　　黄芪 30 克　　猪苓 24 克　　茯苓 24 克　　土茯苓 24 克　甲珠 15 克　　汉防己 12 克　　大黄 6 克　　干蟾皮 6 克。

用法： 水煎服。

适应证： 睾丸肿瘤属气滞血瘀、湿热蕴毒下注者。症见：睾丸胀痛，结节坚硬，并与皮肤黏连，皮色紫暗，小便坠胀不畅利，舌质红绛，苔黄腻，脉沉细有力。

▌ 方　二 ▌

组成： 赤芍 15 克　　桃仁 10 克　　当归 15 克　　红花 10 克　牛膝 10 克　　香附 10 克　　丹皮 12 克　　桂枝 9 克　　茯苓 15 克　炮山甲 15 克　　刺猬皮 15 克　　海藻 30 克　　昆布 30 克

用法： 水煎服。

适应证： 睾丸肿瘤属瘀血阻滞者。症见：面色晦暗，唇色暗红，睾丸肿痛下坠，阴囊皮肤色青紫，舌有瘀点，苔薄脉涩。

▌ 方　三 ▌

组成： 生地 30 克　　熟地 20 克　　女贞子 30 克　　桑寄生 30 克　肉苁蓉 15 克　　虎杖 30 克　　半枝莲 30 克　　夏枯草 30 克　白花蛇舌草 30 克　　白术 24 克　　莪术 15 克　　荔枝核 15 克　　橘核 15 克　　山萸肉 12 克　　茴香 12 克

用法： 水煎服。

适应证： 睾丸肿瘤属肝肾阴虚，肝经气滞者。症见：睾丸肿胀不适，累及少腹，腰酸腿软，疲乏无力，面色少华，舌质暗，有瘀点，苔白或少苔，脉沉细。

▌ 方　四 ▌

组成： 熟地 15 克　　丹参 30 克　　丹皮 15 克　　枸杞 30 克　牡蛎 30 克　　山萸肉 10 克　　女贞子 15 克　　鳖甲 30 克　　黄精 30 克　菟丝子 30 克　　杜仲 15 克　　败酱草 30 克　　昆布 30 克　　海

藻 30 克

　　用法：水煎服。

　　适应证：睾丸肿瘤属肝肾阴虚者。症见：睾丸肿块，痛及少腹，阳痿遗精，头晕耳鸣，失眠多梦，口苦咽干，腰背酸痛，舌红苔薄黄，脉细数。

▓ 方　五 ▓

　　组成：八月扎 20 克　石上柏 15 克　夏枯草 30 克　石见穿 30 克

　　用法：水煎服。

　　适应证：睾丸肿瘤。

▓ 方　六 ▓

　　组成：柴胡 9 克　白芍 10 克　当归 15 克　枳壳 10 克　南星 9 克　浙贝母 30 克　郁金 10 克　瓦楞子 30 克　鸡内金 15 克　橘核仁 10 克　夏枯草 30 克　白芥子 10 克　昆布 30 克　海藻 30 克

　　用法：水煎服。

　　适应证：睾丸肿瘤属肝郁痰凝者。症见：烦躁易怒，胁肋及乳房串痛，睾丸胀痛，肿硬如核，病侧下肢浮肿，睾丸肿甚，累及皮肤，破溃腥臭不愈。舌体稍胖，舌质暗红，苔厚腻，脉弦滑。

▓ 方　七 ▓

　　组成：制乳、没各 3 克　血竭 3 克　儿茶 3 克　炮山甲 3 克　浙贝母 3 克　麝香 3 克　牛黄 3 克　海蛤粉 3 克

　　制法：上药为细末，装入胶囊中贮瓶内备用。

　　用法：每服 1.5 克（约 5~6 个胶囊），每日 3 次，白开水送下。

　　适应证：睾丸肿瘤。

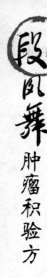

▌方八　睾丸结核方▐

组成：全虫6克　蜈蚣3条　山甲珠6克　朱砂3克　乳香9克　没药9克

制法：上药共研细末，炼蜜为丸，每丸重3克。

用法：早晚各服1丸，黄酒送下。

适应证：睾丸肿块、睾丸结核。

附注：忌食腥辣，孕妇禁服。

▌方　九▐

组成：棉花根30克　桔梗15克　乌药9克　枳壳10克

用法：水煎服，每日1剂。

适应证：睾丸肿瘤。

▌方　十▐

组成：荔枝核30克　八月扎30克　元胡15克　棉花根30克　菝葜30克　王不留行15克　白花蛇舌草25克　橘皮12克

用法：水煎服。

适应证：睾丸肿瘤。

▌方十一▐

组成：胡芦巴30克　棉花根30克　补骨脂15克　小茴香6克

用法：水煎服。

适应证：精原细胞瘤。

▌方十二▐

组成：桃仁9克　红花6克　当归6克　川芎6克　赤芍6克　三棱9克　莪术9克　香附6克　柴胡9克　小茴香3

克 桂枝9克

加减：舌红、苔微黄、脉数者加连翘9克，夏枯草9克；兼有乏力者加党参9克；因结核感染引起者，可配合抗痨药物治疗。

用法：每日1剂，水煎分3次温服。

适应证：副睾丸肿大，发硬、疼痛明显者。

附注：张法信供方。

▌ 方十三 巴蜡丸 ▌

组成：方见325页。

用法：每服5~8粒，每日2~3次，温开水送下。

适应证：睾丸、副睾肿大。

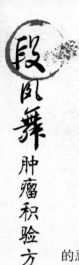

第二十五章　治子宫颈癌方

　　宫颈癌是严重威胁妇女健康的一种疾病，在我国是最多见的恶性肿瘤之一，居妇女恶性肿瘤的首位，占妇女恶性肿瘤的35%～72%，占女性生殖器恶性肿瘤的58.5%～93.1%。

　　宫颈癌的高发年龄是40～50岁，20岁以下很少见，罕见患者仅7个月。宫颈癌好发于宫颈外口鳞、柱状上皮交界处，以后唇多见，前唇较少。大体形态可分为：糜烂型、菜花型、结节型和溃疡型。按组织来源可分为：鳞癌、腺癌和混合癌（鳞腺癌混合或腺棘癌与良性鳞状上皮混合）。按组织分化程度可分为三级：Ⅰ级指癌细胞达到宫颈表层细胞的最高成熟程度；Ⅱ级指癌细胞达到宫颈上皮中层细胞的成熟程度；Ⅲ级指癌细胞处于宫颈上皮基底层细胞的不成熟程度。按宫颈癌组织发展阶段可分为：上皮增生、不典型增生、原位癌、早期浸润癌和浸润癌。宫颈癌发展到浸润癌时即可扩散转移，其方式多为直接向邻近组织器官扩散和经淋巴道转移，少数晚期病人可发生血行扩散。

　　宫颈癌早期的临床表现不明显，部分病人有白带增多；中晚期时症状较明显，表现为阴道不规则出血、疼痛和肿瘤压迫而致的大、小便排泄困难。另外，还有发热、贫血、消瘦、出血、腰痛、恶病质等；若癌细胞转移到肺部则出现咳嗽、胸痛、咳血、闷气等症；转移到其他器官则出现相应的症状。

　　历代医家对宫颈癌有一定的认识，但因历史的局限性，对早期病人的诊断有较大的困难。"赤白带下"、"经乱"、"崩漏"可能部分是由宫颈癌引起。少腹癥块、积聚以及民间所说的"倒开花"等可能是较晚期宫颈癌的部分表现。

从中医学的病因病机方面来讲，宫颈癌多由冲任虚损、肝肾亏虚、脾虚湿毒下注、脏腑功能失调所致的气血瘀滞等因素所引起。治疗上常采用攻、补、调的方法，即有气滞血瘀湿毒者则攻之；有肝脾肾虚和冲任不固者则补之；有脏腑功能失调和阴阳气血紊乱者则调之，不可一概而论。

方一 蓬莪术汤

组成：莪术 15 克　当归 9 克　赤芍 9 克　槟榔 9 克　昆布 9 克　桃仁 9 克　鳖甲 9 克　大黄（后下）9 克　桂心 2.4 克　琥珀（研末吞服）1.2 克　枳壳 4.5 克　木香 6 克

用法：水煎服，每日 1 剂。

适应证：宫颈癌。

方二 巴蜡丸

组成：巴豆　黄蜡（蜂蜡）各 500 克　或另加血竭 90 克（研末）

制法：将黄蜡放入勺内，烧化。放入去皮巴豆仁，炸成紫黑色。把蜡控出，晾干巴豆仁。另用一个勺，也放蜡，使蜡熔化，放入血竭，使血竭熔化在蜡里面，血竭的用量视其蜡和血竭混合液颜色呈枣红色或红褐色为度（也可不用血竭），倒入小盆内凉冷。用细针扎住一个巴豆仁，往混合液里蘸一下，即成一个巴蜡丸。

用法：每次吞服 5~10 粒，早晚各 1 次，温开水送服。

适应证：子宫颈癌，子宫肌瘤，睾丸肿瘤，肝硬化，肝炎，长期消化不良，各种疮症等。

附注：此丸以吞服为宜，勿嚼碎，以免引起腹泻，若泻时可饮冷粥即止。用量可酌增减。禁饮酒及进高脂食物。孕妇禁用。

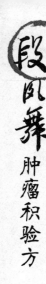

方三 复方石见穿煎

组成：鲜石见穿 30 克　鲜六月雪 30 克　鲜墓头回 30 克　鲜香附 15 克

用法：煎汤，每日 1 剂，2 次分服。

适应证：子宫颈癌。

方 四

组成：老鹳草 15 克　鱼腥草 9 克　决明子 15 克　车前子 9 克　枳实 15 克

用法：水煎服。

适应证：子宫颈癌。

方 五

组成：土茯苓 30 克　野苦菜 30 克　海螵蛸 24 克　白英 24 克　生薏苡仁 24 克　香茶菜 15 克　墓头回 15 克　黑木耳 9 克　茜草根 9 克

用法：水煎服，每日 1 剂。

适应证：宫颈癌，赤白带多。

方 六

组成：生黄芪 20 克　冬瓜子 20 克　蒲公英 20 克　金银花 20 克　白花蛇舌草 15 克　槐花 15 克　当归 12 克　紫花地丁 12 克　生地 12 克　制乳、没各 10 克　香附炭 10 克　焦楂曲 10 克　另人参末（分冲）2 克　血竭末（分冲）1 克　沉香末（分冲）1 克

用法：用水煎药汁冲服后三味药末。

适应证：宫颈癌转移。

▌方 七▌

组成：猫人参 30 克　苦参 10 克　白芷 10 克　金银花 10 克　皂角刺 10 克　白金龙 10 克　活血龙 10 克　白英 10 克　地榆 10 克

用法：水煎，每日 1 剂，煎 2 次，分 3 次内服。

适应证：宫颈癌。

附注：浙江民间方。

▌方 八▌

组成：半枝莲 30 克　凤尾草 30 克　椿根皮 15 克　黄柏 15 克　白芍 15 克

用法：水煎服，每日 1 剂。

适应证：宫颈癌。

附注：上方可随证加减。

▌方九　益宫散▌

组成：白花蛇舌草 60 克　山豆根 30 克　板蓝根 30 克　坎炁 30 克

制法：将上药制成浸膏，干燥后研末过筛装胶囊，每丸装 0.3 克。

用法：每服 3 粒，每日 3 次。

适应证：宫颈癌。

附注：高允旺供方。也有上方中易板蓝根为贯众、黄柏各 30 克者，名为复方山豆根浸膏粉。

▌方十　剑英汤▌

组成：万年青 30 克　白英 15 克　杜鹃根 15 克　小叶飞杨 15 克　金樱子根 15 克　板蓝根 15 克　黄柏 15 克

加减：全身浮肿，大便不通，消化不良加大黄、谷芽、党参、茯苓；疼痛加皂角根30克，绣花针30克，生狗骨灰90～120克；出血不止用棉花籽、败棕、头发、荷叶蒂共烧灰存性，研末，用主方汤药冲服，每次30克，每日1次。

用法： 水煎，每日1剂。用老母鸡1只炖烂，以鸡汤和药汁同服，连服15日为一疗程（如无母鸡，亦可改用鸡蛋或蜂蜜）。

适应证： 宫颈癌。

附注： 服药期间禁食公鸡、鱼、鹿茸及饮酒。

▌方十一▐

组成： 芫花（醋拌炒令干）30克　当归（锉、微炒）30克　桂心30克

制法： 上药捣碎为末，过筛，以软饭和丸，如梧桐子大。

用法： 每服10丸，饭前以热酒送服。

适应证： 子宫颈癌，子宫癌，子宫肌瘤，腹部肿块。

▌方十二　64方▐

组成： 白英18克　党参5克　红茜草3克　红枣5枚

加减： 气滞血瘀型加当归9克，泽兰9克，制香附9克，赤芍9克，白芍9克，八月扎15克，虎杖15克，丹参12克，云苓12克，泽泻12克，乌药6克，蒲公英30克；湿热瘀毒型加白花蛇舌草30克，半枝莲30克，生薏苡仁30克，蚤休15克，丹参15克，土茯苓15克，茜草炭9克，炮山甲9克；肝肾阴虚型加丹皮6克，细生地9克，泽泻9克，桑寄生9克，山萸肉9克，川断12克，山药12克，制首乌12克，仙鹤草15克，生甘草6克；脾肾阳虚型加黄芪15克，党参15克，焦白术12克，云苓12克，鹿角霜12克，紫石英12克，当归9克，制附片6克。

用法： 水煎服，每日1剂，3个月为一疗程。

适应证： 宫颈癌。

方十三

组成： 金银花 15 克　柴胡 15 克　小茴香 15 克　川楝子 9 克　乳香 9 克　没药 9 克　白芍 15 克　当归 12 克　川芎 9 克　怀牛膝 9 克　瓜蒌 15 克　桃仁 9 克　酒炒大黄 9 克　芒硝 6 克　薏苡仁 9 克　桂枝 6 克　泽泻 6 克

用法： 水煎服，每日 1 剂。

适应证： 晚期宫颈癌疼痛剧烈者。

方十四

组成： 昆布 3 克　海藻 3 克　香附 5 克　白术 5 克　茯苓 5 克　当归 6 克　白芍 10 克　柴胡 2.5 克　全蝎 3 克　蜈蚣 2 条

用法： 水煎服，每周 2～3 剂。

适应证： 子宫颈癌初期。

方十五

组成： 半枝莲 30 克　白花蛇舌草 30 克　莪术 15 克　黄药子 15 克　山豆根 15 克　龙葵 15 克　核桃树枝 30 克　黄芪 30 克　淫羊藿 30 克　寄生 30 克

用法： 水煎服，每日 1 剂。

适应证： 宫颈癌（早期或晚期）。

方十六

组成： 半枝莲 30 克　夏枯草 30 克　败酱草 30 克　薏苡仁 30 克　金银花 20 克　土茯苓 20 克　土贝母 15 克　川楝子炭 15 克　青皮 15 克　炒槐花 15 克　甘草 3 克

用法： 水煎服。

适应证： 宫颈癌早期。

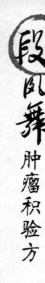

▌ 方十七 ▌

组成：夏枯草 30 克　山豆根 30 克　蚤休 30 克　天花粉 15 克　茜草 15 克　柴胡 15 克　莪术 9 克　三棱 9 克

用法：水煎服。

适应证：宫颈癌属血瘀毒结者。

▌ 方十八 ▌

组成：当归 15 克　柴胡 15 克　鸡内金 15 克　党参 30 克　白术 9 克　白芍 9 克　茯苓 9 克　青皮 9 克　乌药 9 克　甘草 9 克

用法：水煎服。

适应证：宫颈癌属气郁正虚者。

附注：以上两方可适于各期宫颈癌患者，对菜花型和糜烂型的疗效较佳，而对结节型和空洞型疗效不佳，对晚期病人能起到缓解症状的作用。

▌ 方十九 ▌

组成：薜荔果 15 克　白英 15 克　半边莲 15 克　土茯苓 15 克　椿根皮 15 克　黄柏 12 克　知母 12 克　生地 12 克

用法：水煎服。

适应证：宫颈癌。

▌ 方二十　藤苓汤 ▌

组成：白英 12 克　土茯苓 12 克　苦参 12 克　坎炁 12 克　半枝莲 12 克　墓头回 12 克

加减：带下多加白槿花 6 克，糯根皮 12 克，白鸡冠花 12 克。

用法：口服，每日 1 剂，煎 2 次分服。

适应证：宫颈癌。症见赤白带下，或阴道出血等。

▌ 方二十一 ▐

组成：红娘子 15 克（或斑蝥 30 克）　车前子 30 克　滑石 30 克　木通 30 克

用法：共研细末，水泛为丸，每服 0.09～0.12 克，每日 1 次。

适应证：宫颈癌。

附注：红娘子或斑蝥有剧毒，要严格控制用量。

▌ 方二十二 ▐

组成：墓头回 12 克　仙茅 30 克　石见穿 30 克　白英 30 克　马齿苋 30 克

用法：水煎服。

适应证：宫颈癌属热毒盛者。

▌ 方二十三 ▐

组成：山豆根 10 克　墓头回 10 克　贯众 10 克　白英 30 克　白花蛇舌草 30 克　夜交藤 30 克　漏芦 15 克　豨莶草 15 克　合欢花 15 克

用法：水煎服。

适应证：宫颈癌。

▌ 方二十四　愈红丹 ▐

组成：壁虎 6 只　百草霜 9 克　硼砂 9 克　白芷 9 克　血竭 9 克　硇砂 9 克　青黛 6 克　金银花 30 克　蝎尾 10 条　蜈蚣 4 条

用法：共为细末，每服 3 克，每日 2 次。

适应证：宫颈癌，乳腺癌。

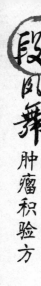

方二十五　愈黄丸（龙蛇消瘤丸②）

组成： 龙胆草 15 克　丹皮 12 克　全蝎 9 克　蜂房 9 克　黄柏 9 克　白花蛇 3 条　海龙 1 条　水蛭 6 克　虻虫 6 克　人指甲（炙酥研）6 克　黄连 6 克　乳香 6 克　没药 6 克

制法： 共为细末，用金银花浓煎水为丸，外以雄黄为衣。

用法： 每日 6 ~ 9 克，分 2 ~ 3 次吞服。

适应证： 宫颈癌。

方二十六　宫颈 1 号煎

组成： 鱼腥草 30 克　丹参 15 克　当归 9 克　牡蛎 30 克　白花蛇舌草 60 克　茜草 9 克　白茅根 30 克　党参 15 克　白术 9 克　赤芍 9 克　土茯苓 9 克

用法： 每日 1 剂，煎 2 次分服。

适应证： 宫颈癌。

方二十七　皂刺饮

组成： 皂刺 9 克　连翘 9 克　花粉 9 克　当归 9 克　炙木鳖 1.5 克　川连 3 克　金银花 12 克　生地 12 克　黄芪 15 克　赤芍 6 克　甘草 6 克

用法： 水煎，日服 1 剂。

适应证： 子宫颈癌初期。

方二十八

组成： 生鳖甲 18 克　人参 18 克　花椒 9 克

制法： 共研为细末，分为 6 包。

用法： 每晚服 1 包，开水送下。连服 3 包后腹痛可减轻，连服 24 包为一疗程。

可同时并用外洗方：

组成： 茄根 15 克　川椒 15 克　马兰根 15 克　委陵菜 15

克　生枳壳 30 克　大戟 30 克　大黄 9 克　五倍子 9 克　苦参
9 克　皮硝 9 克　瓦松 9 克

用法：水煎熏洗阴道，每日 1 次。

适应证：宫颈癌。

附注：以上两方合用，事半功倍。王鸿儒供方。

▓ 方二十九　宫颈癌煎 ▓

组成：

方一：金银花 12 克　连翘 9 克　蛇床子 9 克　熟地 9 克
生地 9 克　沙参 9 克　茯苓 9 克　白芍 9 克　鹿角胶 9 克　党
参 9 克　紫珠草 15 克　薏苡仁 15 克　败酱草 30 克　甘草
3 克

方二：白花蛇舌草 15 克　金银花 9 克　石斛 9 克　爵床
草 15 克　马齿苋 15 克　白茅根 15 克

用法：方一水煎，每日 1 剂，2 次分服，连取 1～2 个月
为一疗程。方二水煎代茶饮。

适应证：晚期宫颈癌，并对放疗后有全身反应及直肠反应
者有良效。尤适于阴道流黄水、体质衰弱的患者。

▓ 方三十　柴胡四物加味汤 ▓

组成：柴胡 6 克　当归 6 克　川芎 6 克　白芍 6 克　熟地
6 克　椿皮 6 克　白果 6 克

用法：水煎服，每日 1 剂，分 2 次分服。

适应证：晚期子宫颈癌，属瘀毒积聚胞宫、气血失调者。

附注：晚期癌症，多已失去手术或其他治疗时机，出现多
处癌转移，病人往往表现痛苦不堪，生命危急。运用该方可以
减轻疼痛等症状，延长生命。林端昌供方。

▓ 方三十一　蚤休汤 ▓

组成：蚤休 12 克　铁树叶 15 克　半枝莲 15 克　败酱草

15 克　黄芪 9 克　丹皮 9 克　白芍 6 克　甘草 6 克

加减：带下恶臭，尿赤便秘者加胆草 15 克，山栀 9 克，川军 6 克；舌苔白腻，口不渴者加苍术 15 克，白鲜皮 15 克，土茯苓 9 克；舌质红绛，口干渴者加生地 15 克，麦门冬 15 克，天花粉 9 克，知母 9 克，沙参 9 克；肿块不消者加海藻 15 克，昆布 15 克，夏枯草 30 克，连翘 9 克；下瘀血，色紫成块，腹胀痛者加生蒲黄 9 克，元胡 9 克，丹参 9 克，三七（为末，冲服）6 克。

用法：水煎，每日 1 剂，2 次分服。

适应证：宫颈癌。

▌ 方三十二　白虎汤[2] ▌

组成：鲜白英 30 克　虎杖 15 克　山楂炭 30 克　土茯苓 30 克　鲜佛甲草 45 克　炙龟板 24 克　红枣 30 克

用法：水煎，每日 1 剂，2 次分服，可连续服至痊愈。

适应证：宫颈癌 II ~ III 期。

▌ 方三十三　莲苓汤 ▌

组成：半枝莲 30 克　土茯苓 30 克　白英 30 克　薏苡仁 30 克　蒲公英 15 克　当归 9 克　阿胶 9 克　白术 12 克　甘草 9 克

加减：腹痛加蒲黄 9 克，五灵脂 9 克；腰背痛加桑寄生 18 克，续断 12 克；出血加一笑散（阿胶珠 5 克，蚕砂炭 15 克）。

用法：水煎，每日 1 剂，2 次分服。

适应证：宫颈癌。

▌ 方三十四 ▌

组成：茯苓 60 克　薏苡仁 30 克　冬瓜仁 30 克　当归尾 20 克　槐花 15 克　金银花 15 克　赤芍 12 克　苍术 12 克　猪苓 12 克　青木香 12 克　乳香 10 克　没药 10 克　全蝎 6 克

蜈蚣 2 条

加减：出血或血性物多时加贯众炭 12 克，卷柏 12 克，莲蓬炭 12 克；少腹下坠，有里急后重感者加炒槟榔 10 克，白头翁 9 克。

用法：水煎服，每日 1 剂。

适应证：中、晚期子宫颈癌属湿热结毒者。

附注：邢子亨供方。

▌ 方三十五 ▐

组成：土鳖虫 10 克　穿山甲 15 克　天龙（壁虎）6 克蜈蚣 2 条

用法：水煎服，每日 1 剂。

适应证：宫颈癌各期均可适用。

▌ 方三十六　黑皮膏 ▐

组成：鲜黑皮（隔山消）500 克　鲜百部 500 克　鲜三白草 500 克　鲜万年青 500 克　鲜萱草根 500 克　鲜佛甲草 750克　鲜白蔹 750 克　鲜天门冬 750 克　鲜射干 250 克　百合250 克　沙参 250 克　鲜薏苡根 560 克　木通 90 克　凤尾草120 克　石韦 150 克　地榆 300 克　红枣 2.5 千克　红糖 1.5千克　蜂蜜 2 千克

加减：大便坠胀加冷水丹；小便不利加滑石、海金沙藤、白莲子；下腹剧痛加石菖蒲。

制法：以上各药分别洗净，切碎，加水煎 3 次，过滤汁再煎浓缩成稠膏状，加红糖、蜂蜜制成膏剂，即成。

用法：每服 20 ~ 30 毫升，每日 3 次，3 个月为一疗程。

适应证：宫颈癌。

▌ 方三十七 ▐

组成：铁扫帚 15 克　红藤 15 克　鱼腥草 15 克　海螵蛸

24 克　土茯苓 24 克　马蔺子 6 克　凤眼草 6 克　伏牛花根 30 克　石蒳把 30 克　鲜榉木根 30 克

　　用法：水煎服，每日 1 剂。

　　适应证：宫颈癌。

▌ 方三十八 ▌

　　组成：蚤休 15 克　白花蛇舌草 30 克　半枝莲 15 克　土茯苓 30 克　苍术 9 克　黄柏 9 克　萹蓄 9 克　赤芍 9 克　生薏苡仁 12 克

　　用法：水煎服，每日 1 剂。

　　适应证：宫颈癌属湿热蕴毒型者。

▌ 方三十九 ▌

　　组成：黄芪 15 克　太子参 15 克　黄精 15 克　生龙、牡各 30 克　桑寄生 30 克　川断 15 克　生薏苡仁 12 克　狗脊 9 克　陈皮 9 克　升麻 3 克

　　用法：水煎服，每日 1 剂。

　　适应证：宫颈癌属中气下陷型者。

▌ 方四十 ▌

　　组成：知母 9 克　生地 12 克　黄柏 4.5 克　生山药 15 克　旱莲草 15 克　蚤休 15 克　白花蛇舌草 30 克　泽泻 9 克

　　用法：水煎服，每日 1 剂。

　　适应证：宫颈癌属肝肾阴虚型者。

▌ 方四十一 ▌

　　组成：白花蛇舌草 30 克　半枝莲 15 克　生薏苡仁 12 克　茵陈 15 克　青、陈皮各 9 克　郁金 9 克　香附 9 克　当归 9 克　白芍 9 克　黄芩 9 克

　　用法：水煎服，每日 1 剂。

适应证：宫颈癌属肝郁气滞型者。

附注：以上四型均可据情做如下加减运用。出血加三七粉（分冲）0.9克，小蓟30克，棕榈炭9克，土大黄15克；小腹或少腹痛，气滞者加元胡9克，香附9克，川楝子12克；血瘀者加五灵脂9克，乳香3克，没药3克，桃仁6克；气血凝滞加木鳖子3克，地龙9克，天仙藤15克；腰痛加川断15克，寄生15克，金毛狗脊15克，白术9克；带下加苦参9克，黄柏9克，土茯苓15克，苍术9克，败酱草15克；便秘加火麻仁12克，瓜蒌仁15克，番泻叶3克；尿频数、色赤加木通9克，盐知母12克，盐黄柏12克，瞿麦9克，萹蓄9克；食欲不振加焦山楂12克，焦麦芽9克，焦神曲9克，鸡内金（研末分冲）6克；血压高、头晕口苦目赤加夏枯草25克，菊花15克，珍珠母30克，苦丁茶9克。

▌方四十二　攻毒丸 ▌

组成：蜈蚣100条　全蝎50克　蜂房50克　金银花50克　血余炭50克　苦杏仁50克　猪牙皂12克　马钱子12克　轻粉18克

用法：如上法制水丸，每服0.3～0.5克，每日1～2次。

适应证：宫颈癌正气盛邪毒实的患者。

附注：本方中苦杏仁、马钱子和轻粉均有大毒，服用时应以小量开始。

▌方四十三　托毒丸 ▌

组成：黄芪200克　人参100克　当归200克　鹿角胶100克　熟地100克　紫河车100克　山药100克　金银花300克

制法：共为细末，制成水丸如绿豆大小。

用法：每服9克，每日2次，白开水送下。

适应证：宫颈癌正气虚衰的患者。

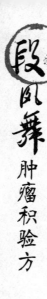

方四十四 三兽六珍汤

组成：龙葵 15 克　白英 30 克　蛇莓 15 克　半枝莲 30 克
党参 12 克　白术 12 克　当归 15 克　生白芍 12 克　生地 9 克
甘草 6 克

用法：水煎服。

适应证：宫颈癌。

附注：上方可随证加减，并配合外用药。

方四十五 复方半枝莲片

组成：半枝莲 100 克　山楂 100 克　连翘 100 克　鲜旱莲
草 100 克　蒲公英 200 克　棉花壳 200 克　鲜瓦松 300 克

制法：先将瓦松、旱莲草加水煎煮。药液浓缩成稠浸膏，
后加入其他药物的细末，混合，制粒，压片，每片重 0.3 克，
装瓶备用。

用法：口服，每次 4 ~ 6 克，每日 3 ~ 4 次。

适应证：宫颈癌溃烂翻花，易出血者。

方四十六 抑癌片②

组成：生马钱子 2.5 千克　天花粉 2.5 千克　蚤休 2.5 千
克　甘草 1.5 千克

制法：先将马钱子去皮，麻油炒至焦黄酥脆，再与其余药
物共研细末，加辅料后压制成片，即得。每片重 0.3 克。

用法：口服，每次 3 ~ 5 片，每日 3 次。

适应证：宫颈癌。

附注：本方尚有增进食欲和增强体力的作用。因马钱子有
剧毒，服量过大可致手足紫胀。

方四十七 归脾丸加猫爪草方

组成：猫爪草 150 克　人参归脾丸 4 丸

用法：以上为1日量。以猫爪草水煎服，黄酒为引，另服人参归脾丸18克（2丸），每日2次。

适应证：宫颈癌（鳞癌）。

附：人参归脾丸方

组成：人参（党参）120克　黄芪120克　白术120克　茯苓120克　酸枣仁120克　龙眼肉120克　生姜120克　当归60克　远志60克　青木香30克　甘草30克　红枣（去核）180克

制法：上药共为细末，加入枣泥，混匀，炼蜜为丸，每丸重9克。

用法：每服1~2丸，每日2次。

方四十八　复方黄芪汤三方

组成：

方一：生黄芪12克　当归15克　党参9克　白术9克　天门冬9克　茯苓9克　山药3克　白芍6克　川芎6克　甘草4.5克

方二：生黄芪9克　当归9克　党参9克　山豆根30克　山药30克　紫草根30克　白茅根30克　马鞭草30克　半枝莲60克

方三：生黄芪9克　玄参9克　天花粉24克　乳香6克　没药6克　半枝莲60克　紫草根30克　马鞭草30克　金银花15克

加减：出血加旱莲草30克，仙鹤草30克，三七粉（分冲服）6克；白带多加海螵蛸18克，茜草6克；腰痛加川断12克，络石藤15克，三七粉（分冲服）6克；贫血加生地15克，鸡血藤15克，桑寄生9克；腹胀厌食加鸡内金9克，陈皮9克，木香9克。

用法：每日1剂，煎2次分服。

适应证：宫颈癌。方一适于第一阶段治疗，病人一般情况

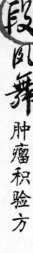

较差，气血虚弱，或伴有头晕目眩、困倦乏力等症状；方二适于第二阶段治疗，病人体质较好，热毒瘀结的症状较明显；方三适于第三阶段治疗，病人一般病情较稳定，癌组织基本已被清除，运用该方可以巩固疗效。

附注：如病人一般情况尚好，可直接运用方二治疗，也可方一、方二交替运用。

▌方四十九▐

组成：白花藤瘤 12 克　匙叶草 12 克　坎炁（研末冲服）6 克　菱角 18 克　甘草 3 克　大枣 9 克

用法：每日 1 剂，水煎 2 次分服。

适应证：对子宫颈癌、胃癌疗效较好。

附注：白花藤瘤为夹竹桃科络石藤上所结之瘤。瘤生在藤的老藤上，为夏季梅雨时霉菌侵袭藤条而生成的病瘤状疙瘩物。

▌方五十　宫颈丸▐

组成：生马钱子 21 克　生附子 42 克　砒霜 4.2 克　雄黄60 克　青黛 60 克　乌梅 90 克　硼砂 60 克　赭石 120 克　轻粉 6 克　鸦胆子 21 克　硇砂 60 克

制法：共细末，水泛为丸，共制成 100 丸。

用法：每次半丸，每日 2 次，白开水送服。

适应证：宫颈癌。早期疗效好。

附注：方中马钱子、生附子、砒霜、雄黄、轻粉、硇砂均为毒药，应慎重服用，只可少服，不可多服，以免中毒。

▌方五十一▐

组成：当归身 9 克　阿胶 9 克　鳖甲胶 9 克　龟板胶 9 克丹参 9 克　昆布 9 克　海藻 9 克　白芍 6 克　黄芪 15 克　炒五灵脂 12 克　白英 30 克　槐花炭 4.5 克　樗白皮（椿白皮）

15 克

用法：水煎服。

适应证：宫颈癌，宫颈糜烂。

附注：本方可根据具体情况加减运用。

方五十二 癌敌丸

组成：生黄芪 90 克　白芍 90 克　川贝 90 克　白薇 90 克　当归 90 克　元胡 90 克　熟地 90 克　枳实 75 克　香附 60 克　石蜡 60 克　白术 60 克　没药 45 克　艾叶 30 克　昆布 300 克　三七 24 克　肉桂 15 克　川芎 15 克

制法：上药共研细末，水泛为丸，如黄豆大小，即成。

用法：每服 10 克，每日 2 次。

适应证：宫颈癌。

方五十三

组成：龙胆草 9 克　栀子 9 克　黄柏（盐炒）9 克　土茯苓 30 克　当归 12 克　赤芍 9 克　蜈蚣 2 条　金银花 18 克　连翘 12 克　蒲公英 12 克　地丁 12 克　甘草 6 克

组成：每日 1 剂，煎水内服。

适应证：早期宫颈癌。

方五十四 龙英汤

组成：龙葵 12 克　白英 12 克　白茅根 12 克　旱莲草 12 克　半枝莲 15 克　薏苡仁 15 克　赤芍 9 克　女贞子 9 克　蜂房 6 克

用法：水煎服，每日 1 剂，煎 2 次服。

适应证：宫颈癌。

方五十五 柏叶散

组成：炒柏叶 45 克　川芎 45 克　炒续断 45 克　生地 45

克 当归45克 鳖甲45克 禹余粮45克 阿胶15克 煅赤石脂15克 炒艾叶15克 煅牡蛎15克 炒地榆15克 炙鹿茸15克

用法：共研细末，每服6克，以粥饮下。

适应证：宫颈癌，元气虚弱，崩漏带下，年久不愈。

方五十六 征癌片

组成：山豆根100克 草河车100克 夏枯草100克

制法：上药共为细末，炼蜜为丸，每丸重6克。

用法：每服2～3丸，每日2～3次。

适应证：宫颈癌。

方五十七 外用一号药

组成：鸦胆子3克 生马钱子3克 生附子3克 轻粉3克 雄黄9克 青黛9克 砒霜6克 硇砂6克 乌梅炭15克 冰片1.5克 麝香3克

制法：先将乌梅炭和鸦胆子（去壳）共同研碎，再将其他药分别焙干或晒干后研碎，均过120目筛，最后加冰片、麝香等混合均匀，即成。

用法：以棉球蘸取少许，填塞于癌灶处。

适应证：宫颈癌，对糜烂型与菜花型效果好。

附注：本方有促使局部癌块脱落、止血及抗感染作用。

方五十八 外用二号药

组成：血竭9克 炉甘石9克 白及9克 生石膏9克 象皮9克 枯矾15克 青黛9克

制法：先将血竭、炉甘石、白及、象皮、枯矾、青黛分别研细，再将生石膏9克，放入猪胆汁中浸泡，等浸透后取出，阴干，研为细末，过120目筛，最后与以上各药粉混合共研，即成。

用法：同外用一号药。

适应证：宫颈癌的恢复期。

附注：本方有促使组织恢复正常功能的作用。

▌方五十九　外用三号药 ▌

组成：黄连 15 克　黄芩 15 克　黄柏 15 克　紫草 15 克
硼砂 30 克　枯矾 30 克　冰片 1.5 克

制法：先将三黄、紫草、枯矾、硼砂等分别研为细末，过
120 目筛，混合后再加冰片共研均匀，即成。

用法：同外用一号药。

适应证：宫颈癌伴有感染者。

附注：三种外用药可配合运用，一般可先用三号药 2～3
次，以后再用一号药 2～3 次，肿瘤表面覆有坏死及灰白色膜
时，再用二号药 3～4 次。治疗的中间阶段，基本上是一号、
三号药粉交换使用，当肿瘤基本消失后，可二号、三号药粉交
替应用，隔日上药 1 次。

▌方六十　外用药线 ▌

组成：外科用粗缝线适量　芫花根皮 15 克　生附子 15 克
白砒 1.5 克

制法：先将芫花根皮加水 300 毫升，加热煎煮半小时，再
加生附子煮 15 分钟，过滤去渣，投入缝线及白砒煮 5 分钟后
离火，静置 24 小时，捞出缝线阴干备用。

用法：用线结扎向外生的宫颈癌。

适应证：宫颈癌属巨大菜花型。

▌方六十一　蜈蚣粉 ▌

组成：轻粉 6 克　冰片 1.5 克　麝香 0.3 克　蜈蚣（去头
足）4 条　黄柏 30 克　雄黄 3 克　另加五倍子 15 克名为
"651" 散

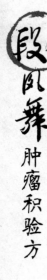

制法：上药共研细末，装瓶备用。

用法：见 350 页方八十催脱钉。

适应证：宫颈原位癌Ⅰ期及Ⅱ期患者或宫颈鳞状上皮不典型增生者作防癌治疗。

▌方六十二　青硼散 ▌

组成：黄柏 15 克　紫草 15 克　硼砂 30 克　枯矾 30 克　冰片 30 克　青黛 30 克

用法：上药共研为细粉，撒患处，或用凡士林配膏，搽患处，每日 1~2 次。

适应证：宫颈癌。

▌方六十三　香蓼子酒 ▌

组成：水红花子 60 克　麝香 1.5 克　阿魏 15 克　急性子 15 克　甘遂 9 克　大黄 15 克　巴豆 10 粒　白酒 500 克

用法：各药捣碎，合在一起，纳入猪膀胱内，外敷疼痛处，疼痛止停药。

适应证：宫颈癌疼痛剧烈之时。

附注：以上两方可配合内服药用。均为贾堃提供。

▌方六十四　信枣散 ▌

组成：信石（砒石）　红枣　冰片

制法：先将红枣挑除虫蛀霉烂者，去核后装入信石 1 小块，用升华法焙制成粉块，粉碎后加入冰片混匀，研细，过 100 目筛，即成，装瓶备用。

用法：外用，撒布于宫颈癌灶处，待 48 小时后冲洗干净，改上拔毒生肌散，如此交替用药，直至癌灶愈合为止。月经期或有出血时可暂停用药。

适应证：宫颈糜烂，宫颈癌、阴茎癌、皮肤癌、唇癌等表浅易暴露的癌肿。

附注：信枣散也有不用冰片者，制法也有不同：将枣去核装信石后，放恒温箱内烤干（枣略变黑褐色），研细末。同时可用麻油调敷患处。

少数病人用药后可引起肝功能不良、心动过速，故凡有心、肝、肾功能不全者忌用。本方腐蚀性较大，易引起阴道壁溃疡，用药时宜加注意。

方六十五　消癌丸②

组成：大枣20枚　红砒2克　青黛3克　冰片2克　雄黄3克　炉甘石6克　枯矾3克　制乳、没各3克　麝香1克

制法：先将大枣去核，每枚内加红砒0.1克，用豆杆火烧之存性，研粉。将他药共为细末，与上末合匀，炼蜜为丸，每丸重3克。

用法：纳入阴道，每3～4日用1丸。

适应证：宫颈癌。

附注：李景顺供方。

方六十六　506散（栓）

组成：硇砂15克　三七粉15克　生管仲5克　红升丹（方见129页）2.5克　梅片（冰片）2.5克　麝香2.5克

制法：先将硇砂醋制，与其他药物混合，共研细末，过100目筛，混合均匀，即为散剂。亦可将散剂加适量阿胶溶液，混合均匀后于钢模中制成栓剂。大号栓：长3.0～3.5厘米，粗0.5～0.7厘米；小号栓：长2.0～2.5厘米，粗端直径同大号栓一样。

用法：均为外用。先将阴道冲洗干净，用棉球蘸取少许散剂后，塞于宫颈癌组织处，隔日换药1次（棉球上的线头留在外面）。若宫颈腔也被癌组织波及者，可用栓剂插塞宫颈腔处，隔2日换药1次。

适应证：宫颈癌。

附注：本方对溃疡型癌的疗效最好，菜花型次之，空洞型再次之。

方六十七　去癌 1 号

组成： 莪术（原粉）60 克　山慈菇 1 千克　生南星 1 千克　苦参 1 千克　硼酸 250 克　冰片 3 克　雄黄 9 克　炙砒 9 克　麝香 0.9 克

制法： 先将山慈菇、生南星、苦参加水煎汁，浓缩成膏，恒温烘干为粉，加入其他药末，混匀即成，装瓶备用。

用法： 外用，撒敷患处。

适应证： 菜花糜烂型宫颈癌需去腐生肌时用。

方六十八　灭癌散

组成：

Ⅰ号：明矾 60 克　樟丹 6 克　硇砂 3 克　冰片 3 克　生马钱子 4.5 克　鸦胆子 4.5 克　乌梅炭 15 克　黄柏 15 克

Ⅱ号：黄连 30 克　蚤休 30 克　海螵蛸 30 克　生南星 30 克　紫草 30 克　煅石膏 60 克　象皮 9 克　冰片 3 克

用法： 两方各研细末，装瓶备用，用时以适量撒于患处。

适应证： 宫颈癌。

方六十九　治癌散

组成： 砒石 10 克　硇砂 10 克　枯矾 20 克　碘仿 40 克　冰片适量

制法： 以上各药共研细末，过 120 目筛，充分混匀，即成。

用法： 用带线棉球蘸取药粉后，上于宫颈癌灶处，每日或隔日 1 次。

适应证： 个别病人用药后可有轻微腹痛、腹坠或阴道分泌物增多、外阴疼痛等现象，停药后即可消失。

方七十 子宫粉

组成： 乳香18克 没药18克 儿茶9克 冰片9克 硇砂9克 硼砂9克 蛇床子12克 钟乳石12克 雄黄12克 血竭6克 麝香6克 白矾58.5克（加樟丹46.5克为风光散）

用法： 共研细末，外敷患处，每周3次。

适应证： 宫颈原位癌及Ⅰ期糜烂型者。

方七十一 诃月散

组成： 诃子15克 硼砂15克 乌梅6克 黄连6克 麝香0.12克

制法： 上药共研细末，过筛，最后加入麝香，制成外用散剂。

用法： 先将阴道宫颈清洗干净后，将药粉撒布于癌灶处，隔日换药1次。

适应证： 宫颈癌。

方七十二 制癌粉

组成： 蟾蜍15克 雄黄3克 白及12克 制砒1.5克 明矾60克 紫硇砂0.3克 三七3克 外加消炎粉60克

用法： 共研细末，外撒患处。

适应证： 子宫颈癌。

方七十三 黄白散[②]

组成： 雄黄60克 白矾60克 官粉（铅粉）60克 冰片60克 五倍子60克 大黄30克 藤黄30克 轻粉30克 桃仁30克 硇砂3克 麝香1.5克

制法： 各药共研细末，制成外用散剂。

用法： 外用，每周2次，用带线棉球蘸取药粉，塞于阴道

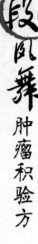

宫颈癌灶处。

　　适应证：宫颈癌。

▌方七十四　山乌散▌

　　组成：山豆根6克　乌贼骨6克　文蛤6克　枯矾6克　冰片3克　麝香0.1克

　　制法：以上各药共研细末，混合均匀，即成。

　　用法：先以蛇床子30～50克煎水冲洗患处，干净后上散剂适量，每日1次。

　　适应证：宫颈癌。

▌方七十五　双紫粉▌

　　组成：紫草30克　紫花地丁30克　蚤休30克　黄柏30克　旱莲草12克　冰片3克

　　制法：上药共研细末，高压消毒后，装瓶备用。

　　用法：见下文七品钉栓剂。

　　适应证：宫颈鳞状上皮原位癌（包括累及腺体）。宫颈鳞癌 I_a 期（早期浸润，浸润深度不超过5毫米）。

▌方七十六　三品钉栓剂▌

　　组成：白砒45克　明矾60克　雄黄6克　没药4克

　　制法：先将白砒、明矾共研细末，置小罐内煅烧至冒青白烟，上下通红后停火，冷置一夜，取出研末。再加雄黄、没药共研细末，用水调制成钉、杆、饼等外用剂型，阴干后紫外线消毒，即成。

　　用法：见下文七品钉栓剂。

　　适应证：见前文双紫粉方。

▌方七十七　七品钉栓剂▌

　　组成：轻粉4.5克　生马钱子4.5克　鸦胆子4.5克　白

砒 6 克　樟丹 9 克　雄黄 9 克　硇砂 9 克　乌梅炭 18 克　白芥子 3 克　冰片 1.5 克

制法：上药共研细末，用 40% 二甲基亚砜溶液及淀粉适量，制成钉、杆、饼等外用剂型，经紫外线消毒后，即成。

用法：先用呋喃西林棉球清洗阴道、宫颈，再分别用双氧水、酒精擦宫颈管及宫颈阴道部，敷贴"三品"或"七品"饼于宫颈阴道部，或插置"三品"或"七品"钉于宫颈管。上药时必须用凡士林纱布保护阴道穹窿，再用双紫粉棉球压紧，以利固定和消炎，并防止药物腐蚀阴道壁。上药后应卧床休息 1~2 天，以免药物移动位置，一般在 24 小时看药物位置有无改变，48 小时后重新更换凡士林纱布，局部上双紫粉，次日再取出凡士林纱布，单用双紫粉以消炎制腐，促进新生。

以上栓、饼药物一般要经 2~3 日才能逐渐溶解开，使宫颈组织发生凝固、坏死，5~6 日产生自溶、脱落。一般 5~7 日后再上饼或钉，要在 4~6 周内集中地、反复地连续上钉、饼数次，才能使外宫颈完全摧毁，形成圆锥形筒状缺损。

适应证：同前文双紫粉方。

附注：上药后，一般无特殊反应，少数患者在上药后 3~24 小时内出现食欲差、恶心、头晕；个别较严重者，可出现头痛、呕吐或下腹部胀痛，并持续半日到 2 日才逐渐消失。如反应严重，应及时取出药物，反应可迅速消除。有轻微反应的，可服绿豆汤或土茯苓、金银花、紫花地丁、生甘草等清热解毒药物。个别病例在治疗快要结束时，偶有局部出血，可用止血粉或填塞纱布止血。

另外，药物在制备过程中由于煅烧会排出有毒气体，操作者应注意防护。

▌方七十八　拔毒钉▌

组成：水银 60 克　牙硝 60 克　青矾 60 克　明矾 75 克食盐 45 克　蟾酥适量

制法：取以上各药研碎后混合，置砂罐内。微火煅至冒黄烟，将砂罐倒扣于瓷碗上，碗罐接合处用棉纸浸湿填紧后，以生石膏与食盐调成的糊密封；再将扣上砂罐的瓷碗放在盛水的瓦坛上，使瓷碗大半浸入水中。在砂罐底部用炭火煅烧4小时，离火待冷，取下砂罐即可见瓷碗内壁附有白色针状或颗粒状结晶，取此结晶10份加入已研细的蟾酥1份，混合均匀，加淀粉作赋形剂，制成梭状药钉（长约1.5～2厘米），阴干，即得。

用法：先以阴道窥器暴露宫颈，局部清洁后，于肿瘤体或基底部埋入药钉，深约0.8～1厘米，如不易插入，可用尖刀片在所选部位戳一小孔，再埋入药钉。注意整个药钉全部埋入，不可外露，并检查无断碎药钉遗落在阴道内，经清洁阴道后即可。埋入药钉数日后即能溶解吸收，如宫颈病变组织较大，可分期上药钉，直至肿瘤组织全部脱落。

适应证：宫颈癌属Ⅰ、Ⅱ期者。

方七十九　癌敌锭

组成：蛇床子9克　五倍子30克　雄黄9克　蒲黄炭9克　枯矾4.5克　陈石灰15克　没药9克　乳香9克　乌梅炭15克　冰片4.5克

制法：上药共研细末，加入赋形剂后制成锭剂。大小可参照"506"栓。

用法：先将阴道和宫颈清洗消毒后，将药锭1枚塞于宫颈口，每日1次更换。

适应证：宫颈癌发于颈口内侧者。

附注：宫颈口周围的癌肿可配合三品饼治疗，并要注意保护正常皮肤不受腐蚀。

方八十　催脱钉

组成：山慈菇18克　炙砒霜9克　雄黄12克　蛇床子3

克　硼砂3克　麝香0.9克　枯矾18克　冰片3克

制法：上药各为末，混匀后加入赋形剂制成1厘米左右的钉状栓剂，阴凉处风干，备用。

用法：用药前先用1∶1500的新洁尔灭灌洗阴道。若肿瘤未突出时，可于宫颈管内插入催脱钉，每次1～2枚；若肿瘤组织突出，则可采用在瘤体上插钉，间距为1厘米，插钉的数目可根据肿瘤的大小而定。插钉后于宫颈表面敷以有适量（1克左右）蜈蚣粉的有尾棉球垫，24小时后自行取出。每周用3次，1个月为一疗程。

适应证：同第343页方六十一蜈蚣粉。

附注：用药前先做全身系统检查及化验检查（肝、肾功能及血液检查等）。以上药物用后，最初可能有轻微恶心、头晕、无力、腹胀、下腹坠感，但很快即可消失，无明显的全身不良反应及肝、肾功能障碍。

方八十一　宫颈癌钉

组成：山慈菇18克　制砒9克　雄黄12克　枯矾18克　硼砂3克　蛇床子3克　麝香0.9克

制法：上药共研细末，用面糊调制成药钉，干燥后备用。

用法：外用，结节型与糜烂型宫颈癌每次可用药钉2～3支，插入宫颈管内，再与宫颈内撒敷药粉，隔日1次。菜花型宫颈癌可用药钉插入癌体，每次7～8支，隔日1次。癌块脱落后可插入颈管内，每次插药后局部均敷上宫颈癌的外用药粉适量。

适应证：宫颈癌。

方八十二　复方阿魏锭（饼）

组成：阿魏15克　莪蒁30克　雄黄15克　芙蓉叶30克　一见喜15克

制法：将上药分别研成细末，过100～120目筛，混合拌匀，加基质制成锭或饼剂。其具体方法是：先将聚乙二醇6000号400克水溶，加热溶化，加入上药末100克及尼泊金乙脂1克热溶，等全部溶化混合后，加冰片拌和。将上述热溶液倒入饼剂或锭剂的模型中，冷却后即成，模型可先涂些石蜡油防止药液粘住模具（锭剂直径1.3厘米，重约4克，饼剂直径3.3厘米，重约3克）。

用法： 阴道和宫颈常规消毒后，用锭塞入宫颈口内，或用饼放入阴道深处、宫颈口周围的癌肿上，每日或隔日1次，以60~90次为一疗程。

适应证： 宫颈癌。

方八十三　黑倍膏

组成： 五倍子面15克　苦参15克　黑头发适量　鸡蛋黄20个　冰片6克

制法： 先将鸡蛋黄加黑头发熬炼至冒烟，取油，再加入五倍子末、苦参、冰片等，调匀，即得。

用法： 每取药膏适量涂搽于癌灶创面上。

适应证： 宫颈癌出血并伴有感染者。

方八十四

组成： 苦参60克　蛇床子30克　野菊花30克　黄柏15克　白芷15克　地肤子15克　石菖蒲15克

用法： 水煎汁，浸泡宫颈瘤体（用纱布填塞）。

适应证： 宫颈癌。

方八十五

组成： 瓦松30克　红花6克　白矾6克

用法： 水煎，先熏后洗外阴部，每日1~2次，每次30~60分钟。下次加热后再用，每剂药可反复应用3~4天。

适应证： 子宫颈癌，阴道癌，外阴癌。

附注：为民间验方。

▌ 方八十六 ▌

组成：白英 30 克　椿白皮 30 克　阿魏 0.9 克　黄柏 9 克　苍术 15 克　金银花 15 克　乌梅 6 克　甘草 9 克

用法：水煎去渣分 3 天用，每天冲洗阴道 3 次。可用妇女阴道冲洗器吸入药液冲洗，效果更好。

适应证：宫颈癌，宫颈糜烂。

▌ 方八十七 ▌

组成：食用田螺数只

制法：将田螺洗净，除去螺盖，倒伏于清洁容器内 1 夜，即可得浅绿色水液，加冰片细末调成稀糊状备用。

用法：待阴道冲洗、拭去宫颈局部坏死组织后，即将冰片田螺糊剂涂敷于坏死面，再用带线棉球塞于阴道内。每日 1 次，10 次为一疗程。

适应证：宫颈癌放疗后组织坏死。

附注：一般需 3 个疗程以上的治疗。

▌ 偏方集锦 ▌

以下单、偏方也可适用于宫颈癌。

①炒马蔺子（捣碎）18 克，炒漏芦 9 克，加水 500 毫升，熬成 100 毫升，加红糖 10 克，早、晚空腹各服 1 次，每日 1 剂。

②将壁虎数条放入白酒内浸 24 小时，再用香油浸泡 24 小时，取出焙干研末，加入麝香 0.1 克，混匀装瓶勿漏气。每服 1 条，日服 2 次。

③大力消癌散：牛蒡子根和楮实子各等分，共研细末，每服 6 克，每日 2 次。华文卿供方。

④苏铁叶（铁树叶）120 克，红枣 12 枚，加水煎服，每

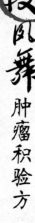

日1剂。

⑤泽漆100克，鸡蛋3个，加水共煮，蛋熟后吃蛋喝汤，1日用完。应坚持服用。

⑥生菱角肉20～30个，加足量水，文火煮成浓褐色的汤液，分2～3次，1日内饮完，可长期服用。

⑦猪脚爪1～2只，薜荔果30克，加水煎煮至猪脚熟烂。吃肉喝汤。常用可防止宫颈癌复发。

⑧豆腐1千克，切成一扁指厚的片，放在笼内蒸约1个多小时，将硫黄30克，分成若干份，用纱布分别包好，夹在已蒸过的豆腐片内，再蒸1个多小时，以后将豆腐片置于砂锅内烤成焦炭，研成面。每服1茶匙，每日3次，白开水送下。

⑨川贝母9～15克，与健壮雄家兔1只同炖熟，连汤服食，每日1剂，早晚2次分服。健康情况好的患者酌加红糖，治疗晚期宫颈癌有效。刘秀戎、孙信元供方。

⑩大麻药根适量，洗净，晾干后捣烂，敷贴患处，有缩块、消炎、止血作用。

⑪鲜桃叶适量，洗净，捣烂，用纱布裹后纳入阴道深处，每日3～4次。

⑫将桑木柴置炉火中燃烧，取出吹灭明火，令烟熏灸阴道口，每日3次，每次约半小时。黄锦清供方。

⑬槐蕈（又名槐耳，是槐树上生长的香蕈）每日6克，水煎服，应长期坚持饮用，还可治阴道癌。

附：治阴道、外阴癌方

▌方一 黑木耳六味汤 ▌

组成：黑木耳10克　当归3克　白芍3克　黄芪3克陈皮3克　桂圆肉3克　甘草3克

用法： 黑木耳水煎饮，日用 2 次；其他药（六味汤）早晚空腹煎饮各 1 次。

适应证： 妇女阴道癌及子宫颈癌。

▌方 二▐

组成： 地骨皮 9～30 克　蛇床子 9～30 克

用法： 水煎，冲洗阴道，每日 1～2 次。

适应证： 阴道癌。

附注： 原发性阴道癌罕见，约占女性生殖器恶性肿瘤的 1%。此病以老年人居多，主要症状是不正常的阴道出血及分泌物增多，其扩散途径主要是直接蔓延或沿淋巴路转移。与宫颈癌的鉴别主要取决于阴道检查。可参考第三十章"治皮肤癌方"使用。

▌方 三▐

组成： 白鲜皮 15 克　薏苡仁 15 克　木通 9 克　大豆黄卷 9 克　龙胆草 9 克　怀山药 9 克　丹皮 6 克

用法： 水煎服，每日 1 剂。

适应证： 女阴部癌。

▌方 四▐

组成： 五倍子 15 克　乌梅 15 克　黄柏 15 克　枯矾 15 克　生甘草 15 克

用法： 共研细末，外撒患处。

适应证： 女阴部癌症溃疡。

▌方 五▐

组成： 当归 15 克　山栀子 6 克　柴胡 6 克　白芍 9 克　茯苓 9 克　牛黄醒消丸（方见 94 页）（冲服）1 丸

用法： 水煎服，每日 1 剂，2 次分服。

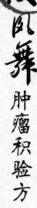

适应证：女阴部恶性肿瘤。

附注：外阴癌是生长于外阴部的上皮性恶性肿瘤，以鳞癌最多，约占 90% ~95%，此外尚有腺癌、原位癌及基底细胞癌。

外阴癌多发生于 60~70 岁的绝经妇女，约占女性生殖系统恶性肿瘤的 2.5% ~3.1%。多数病人伴有外阴白斑或外阴乳头状瘤、外阴慢性溃疡等疾病。主要症状是外阴部肿块伴疼痛及瘙痒，也可发生外阴溃疡、分泌物增多、出血。晚期可蔓延至尿道、直肠及阴道等周围器官和淋巴道转移。

第二十六章　治子宫体癌方

　　子宫体癌又称为子宫内膜癌，系女性生殖器官恶性肿瘤中较多见的一种，多发年龄在 50～60 岁之间，平均年龄 56 岁，较宫颈癌晚 10 年。其患病率和宫颈癌相比约为 1:5。子宫内膜癌的恶性程度较低，发展较慢，转移较晚，一般预后亦较好。

　　宫体癌从组织学上可分为腺癌、棘腺癌和鳞腺癌三个类型，其中约 90% 为腺癌（包括棘腺癌）。从病理学大体形态可分为弥漫型和局限型两种。按病理细胞学分级，根据组织分化程度，将其分为四级：Ⅰ级指高分化的腺癌（未分化细胞不超过 25%）；Ⅱ级指中等分化的腺癌（未分化细胞不超过 50%）；Ⅲ级指较低分化的腺癌（未分化细胞不超过 75%）；Ⅳ级指低分化的腺癌（指未分化细胞在 75% 以上）。宫体癌从临床上可分为四期：0 期为原位癌（临床上一般难以发现）；Ⅰ期为癌灶局限于宫体；Ⅱ期为癌灶已侵犯宫颈；Ⅲ期为癌已侵犯宫旁组织或阴道，但未超出盆腔；Ⅳ期为癌侵犯超出骨盆或已明显侵犯膀胱和直肠。

　　宫体癌的临床表现为不规则子宫出血，尤其闭经后又发生子宫出血为本病的重要表现之一；白带增多，可为淘米水样，常伴有腥臭味；下腹部疼痛；肿瘤压迫膀胱或直肠可出现尿频、排尿困难或排便困难等症状。

　　中医学中对宫体癌的认识比较粗略，只是从一些现象上有较多的描述，大致同宫颈癌类似，在治疗上也基本相同，只是不能采取局部用药，许多治疗宫颈癌的内服药方也可以治疗子

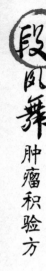

宫体癌，临床上常参考运用。

▌ 方一　腾龙汤 ▌

组成： 大黄2克　芒硝3克　牡丹皮4克　桃仁4克　瓜子仁4克　苍术4克　薏苡仁8克　甘草1克

用法： 水煎服。

适应证： 子宫体癌初期。

▌ 方　二 ▌

组成： 黄芪30克　当归6克　三棱9克　莪术9克　水蛭9克　鸡内金9克　山甲12克　桃仁18克

用法： 共为细末，每次3克，每日2次口服。

适应证： 子宫体腺癌。

▌ 方　三 ▌

组成： 益母草15克　当归15克　丹参15克　川芎9克　丹皮9克　香附9克　陈皮9克　茴香6克　艾叶3克

加减： 流血过多加仙鹤草15克，贯众炭15克，白茅根15克，小蓟炭15~30克；白带多加白芷9克，海螵蛸15克，白鸡冠花60克；腹痛加五灵脂6克，蒲黄6克，元胡6克；气血虚加党参15克，黄芪15~30克。

用法： 水煎，每日1剂，日服3次。

适应证： 子宫体腺癌。

▌ 方　四 ▌

组成： 蒲公英30克　桑寄生30克　败酱草20克　忍冬藤20克　薏苡仁15克　白芍15克　萹蓄12克　海藻10克　五加皮10克　昆布10克　连翘10克　全蝎3克　小金丹6粒（随汤药吞服）

用法： 水煎服。

适应证：子宫体癌术后复发。

▌方　五▌

组成：桃仁 60 克　杏仁 15 克　大黄 9 克　水蛭 30 枚
虻虫 30 枚

用法：水 2 碗，煮取 1 碗，分 3 次服。

适应证：子宫体及附件肿瘤。

▌方　六▌

组成：党参 10 克　白术 10 克　丹参 10 克　山药 10 克
漏芦 12 克　瓦楞子 30 克　石燕 30 克　半枝莲 30 克　甘草
3 克

加减：出血加茜草 15 克，陈棕炭 15 克，侧柏炭 15 克，
地榆炭 12 克；白带多山药加至 20 克，湘莲 10 克；黄带加黄
柏 10 克，苍术 10 克，土茯苓 10 克；腹痛加乌药 10 克，元胡
10 克。

用法：水煎服。

适应证：子宫体癌。

▌方　七▌

组成：蚤休 90 克　赤芍 30 克　当归 30 克　酒大黄 30 克
黄芪 30 克

制法：共为细末，炼蜜为丸，每丸重 6 克。

用法：早晚各服 1 丸，白开水送下。

适应证：子宫体癌。

▌方　八▌

组成：炒马钱子 30 克　桃仁 30 克　干漆 30 克　蝮蛇 30
克　炒川椒 30 克　大黄 60 克　（或不用蝮蛇，用蜈蚣、全蝎）

制法：上药共为细末，炼蜜为丸，每丸重 1 克。

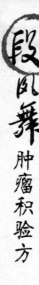

用法： 每服1丸，每日2~3次。

适应证： 子宫体癌，体质较好者。

附注： 此方以攻邪为主，体虚者慎用。方用马钱子、干漆均有毒，服用以少量开始为稳妥。

▌ 方　九 ▌

组成： 马钱子、甘草末、糯米粉各等量

制法： 挑选上好的马钱子，泡入90℃的热水中，恒温保持一天。以后每天换凉水，共泡10天。将泡好的马钱子刮去皮，切成小片，每个马钱子可以切成4~5片。将片晒干后，放在香油内煎（煎时要用砂锅，切不可用铁锅），约15分钟，煎成紫褐色。然后放在草纸上，将油吸干，碾碎成粉，再加入甘草细末和60~120克糯米粉，制成梧桐子大小的丸。

用法： 每日服5~6丸，在临睡前用白开水送下，剂量根据病人情况可以增减，最多吃10丸。

适应证： 子宫体癌。

附注： 马钱子有毒，若上药服量大时，出现牙关紧闭、身上发搔为中毒症状，应停药或减量。迟钝供方。

▌ 方　十 ▌

组成： 大蓟根30克　白英30克　蛇果草15克

加减： 出血加地榆炭30克，芒种草30克；流黄水加贯众30克，火鱼草30克；白带多加石见穿15克，三白草15克，竹节草15克，龙葵30克；腹痛加香附10克，川楝子15克。

用法： 水煎服。

适应证： 子宫体癌。

附注： 上海群力中草药店方。

▌ 方十一 ▌

组成： 苏叶8克　吴茱萸6克　桔梗10克　川木瓜10克

橘红 3 克　槟榔 6 克　桃仁 8 克　红花 5 克　赤芍 10 克　黄芩 3 克　蒲黄 5 克　寄生 8 克　刘寄奴 10 克　通草 6 克　栀子 6 克

　　用法：水煎服。

　　适应证：子宫体癌。

　　附注：王君汇供方。

▓ 方十二 ▓

　　组成：当归 12 克　灵脂 6 克　连翘 6 克　川芎 6 克　益母草 6 克　乳香 6 克　没药 6 克　泽兰 6 克　丹参 6 克　炮姜 3 克　金银花 6 克　蒲黄炭 9 克　甘草 6 克

　　用法：水煎服。

　　适应证：子宫体癌瘤。

　　附注：治疗百例均奏效。徐维范师传方。

▓ 方十三 ▓

　　组成：五灵脂 9 克　黄柏 15 克　知母 15 克　元参 15 克　沉香 6 克　茯神 9 克　生石膏 12 克　太黄 12 克　黄芪 9 克　防风 9 克　山楂 9 克　灵仙 6 克　元胡 9 克　香附 9 克　番泻叶 6 克

　　用法：水煎服。

　　适应证：子宫体癌。

　　附注：治愈 15 例，疗效显著，为经验良方。赵约礼献方。

▓ 方十四　三甲榆蜂汤 ▓

　　组成：生黄芪 60 克　党参 15 克　龟板 15 克　鳖甲 15 克　牡蛎 15 克　蜂房 9 克　蛇蜕 9 克　全蝎 9 克　地榆 15 克　荷叶 15 克　仙鹤草 30 克　茜草 15 克

　　用法：1 剂药煎 2 次，合在一起，分 2 次服。每日 1 剂。

　　适应证：子宫体癌。白带增多，白带有血丝，或断经后出

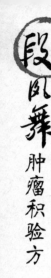

血，或大量出血时。

方十五　仙蕊汤

组成：黄芪 30 克　当归 15 克　党参 15 克　生牡蛎 18 克　大、小蓟各 15 克　龟板 15 克　鳖甲 15 克　白术 12 克　仙鹤草 30 克　贯众 15 克　山豆根 9 克　花蕊石 15 克　紫石英 15 克

用法：1 剂药煎 2 次，合在一起，分 2 次分服。每日 1 剂。

适应证：子宫体癌。不规则的阴道出血或一月月经来几次之时。

方十六　参芪三甲汤

组成：黄芪 60 克　党参 30 克　料姜石 30 克　薏苡仁 30 克　龟板 15 克　丹参 30 克　鳖甲 15 克　牡蛎 15 克　蛇蜕 9 克　蜂房 9 克　天南星 9 克

用法：1 剂药煎 2 次，合在一起，分 2 次服。每日 1 剂。

适应证：子宫各种癌瘤。身体虚弱，出血量多，出现严重的贫血之时。

方十七　椿甲丸

组成：蛇床子 60 克　椿根白皮 30 克　鳖甲 60 克　蜂房 30 克　龟板 60 克　生牡蛎 60 克　仙鹤草 60 克　炒小茴香 30 克　蛇蜕 30 克　全蝎 30 克

制法：共研为细粉，水泛为丸，如绿豆大小。

用法：每次服 6～9 克，每日 3 次，黄芪煎水送下，或开水送下。

适应证：子宫各种癌瘤初起出血之时。

方十八　三蛭丸

组成：鸡内金、水蛭、三七、土鳖虫、白矾、三棱、莪

术、红丽参、炒干漆、蛇床子各等分

制法：上药共研为细粉，水泛为丸，如绿豆大小。

用法：每次服 3~6 克，每日 3 次，黄芪煎汤送下，或开水送下。

适应证：子宫各种癌瘤晚期，稍有活动或排便时出血，并伴疼痛严重、带有臭气等症。

▌ 方十九 砂雄丸 ▌

组成：马钱子 0.018 克　雄黄 0.6 克　青黛 0.6 克　乌梅 0.6 克　硼砂 0.6 克　硇砂 0.6 克

用法：上药共研为细粉，每次服 1.5 克，每日 2 次，黄芪煎水送下，或开水送下。

适应证：子宫各种癌瘤晚期。

附注：以上六方均为贾堃提供。

▌ 偏方集锦 ▌

以下单、偏方可以适用于宫体癌。

①大、小蓟各 18 克，薄荷 9 克，水煎内服，每日 1 剂。

②益母草茎叶 15 克，加水 300 毫升煎煮，每日 1 剂，分 3 次服完。

②红苋菜 200 克，用 4 碗水煎至 1 碗，温服，每日 2~3 次。

③鲫鱼鳞、鲤鱼鳞用文火稍加水熬成鱼鳞胶，每服 30 克，温酒兑水化服。同时还可治乳癌和血友病。

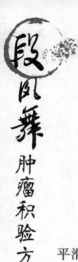

第二十七章　治子宫肌瘤方

　　子宫肌瘤是女性生殖器中最常见的良性肿瘤，是由于子宫平滑肌细胞增生而形成的实性肿瘤。多发年龄为 30～50 岁之间的妇女，尤多见于不孕的妇女。

　　子宫肌瘤可以单个生长于子宫的任何部位，但较常见的是数个或数十个同时生长，此称为"多发性子宫肌瘤"。从病理上看，它主要由梭形平滑肌细胞组成，肌瘤硬度与结缔组织的多少有关。按其肌瘤发生的部位可分为"子宫体肌瘤"和"子宫颈肌瘤"，前者远比后者常见。肌瘤可生长在宫壁的浆膜下、黏膜下和间壁（肌层），以后者发病率最高。

　　临床表现有：①子宫出血：其中以月经周期性过多为常见，非周期性出血较少见。②腹部肿块：下腹正中逐渐增大而坚硬的肿块。③疼痛：部分有下腹疼痛和腰背酸痛。④压迫症状：压迫膀胱可有尿频、尿急、排尿困难、尿痛等，压迫直肠可有排便困难、便秘等。⑤白带增多：继发感染或肿瘤坏死可为黏稠脓性并有臭味之白带。⑥不孕：由于宫腔内有肿物则阻碍受孕。⑦久病尚伴有贫血及其他表现。

　　根据子宫肌瘤的临床表现，可以推测到中医学中一些病证，可能为子宫肌瘤所致，如"癥瘕"、"血症"、"血瘕"、"肠覃"、"石瘕"、"经乱"、"痛经"、"带下"等。证型上分为气滞血瘀、阴虚肝旺、冲任失调和脾虚气弱几种。常采取活血化瘀，疏肝理气、滋阴养肝、调冲任、补肝肾、补脾益气等治疗方法。总的治则应是出血期以止血为主，兼顾消瘤散结，平时则以消瘤为主，兼顾养血调血。因为子宫肌瘤生长缓慢，以中药消除也是缓慢的，所以要求病员坚持长期用药，方可收到理想疗效。

方一 宫癥汤

组成：当归 12 克　炮山甲 12 克　桃仁 12 克　莪术 12 克　香附 12 克　续断 12 克　夏枯草 12 克　怀牛膝 12 克　王不留行 9 克　三棱 9 克　昆布 15 克　薏苡仁 30 克

用法：水煎每日 1 剂，2 次分服。

适应证：子宫肌瘤。

附注：经验方。

方二 加味生化汤

组成：益母草 30 克　当归 24 克　川芎 15 克　桃仁 9 克　炒芥穗 9 克　炙甘草 3 克　炮姜 3 克

加减：肌瘤有结节者加入三棱 6 克，莪术 6 克，肉桂 6 克。

用法：水煎服，每日 1 剂。

适应证：子宫肌瘤，子宫肥大属寒凝气血瘀滞型。

附注：经期出血量多者，该方酌情减量。张玉芬供方。

方三 伏龙归脾汤加味

组成：灶心土（先煎去渣，代水）60 克　炙黄芪 30 克　党参 15 克　杜仲炭 15 克　浙白术 10 克　当归身 10 克　远志 10 克　茯神 10 克　龙眼肉 10 克　炒枣仁 10 克　煨木香 5 克　炙甘草 3 克　生姜 3 片　大枣 7 枚

用法：水煎服，每日 1 剂。

适应证：子宫肌瘤属脾不统血者。

附注：张世濬供方。

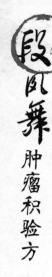

▌ 方四　加减芩连四物汤 ▌

组成： 熟地 12 克　当归 9 克　炒白芍 9 克　黄芩 9 克　马尾连 9 克　川芎 3 克

加减： 阴虚烦热熟地易生地，加玄参 9 克，麦门冬 9 克，旱莲草 9 克，女贞子 9 克；出血多去川芎加牡蛎 30 克，阿胶块（烊化服）15 克，乌贼骨 12 克，侧柏炭 9 克；脾虚加山药 15 克，莲肉 9 克；肾虚加续断 12 克，菟丝子 9 克。

用法： 水煎服。

适应证： 子宫肌瘤属冲任失调者。

▌ 方五　四君子汤加味 ▌

组成： 莪术 60 克　党参 30 克　三棱 30 克　白术 24 克　茯苓 15 克　牛膝 15 克　甘草 9 克

用法： 水煎服，每日 1 剂。

适应证： 子宫肌瘤属脾虚湿阻型。

附注： 曾广盛供方。

▌ 方六　金铃子散合建中汤加减 ▌

组成： 沙参 12 克　生黄芪 24 克　炒川楝 9 克　生白芍 9 克　当归 9 克　桂枝 9 克　吴茱萸 9 克　台乌 9 克　九香虫 9 克　姜黄 9 克　槟榔 9 克　厚朴 9 克　炒小茴 6 克

用法： 水煎服。

适应证： 妇女癥瘕虚证属气滞型者。症见腹中包块，按之移动，时大时小，时有时无，时或疼痛，但无定处。

附注： 王渭川供方。

▌ 方七　加减化癥回生丹（改汤剂）▌

组成： 党参 24 克　红藤 24 克　蒲公英 24 克　生鳖甲 24 克　鸡血藤 18 克　炒五灵脂 12 克　桃仁 9 克　土红花 9 克

地鳖虫 9 克　炒蒲黄 9 克　鸡内金 9 克　水蛭 6 克　琥珀末
（冲服或布包煎）6 克

用法：水煎服。

适应证：妇女癥瘕实证属血瘀型者。症见腹中硬块，按之
不移，疼痛拒按，月经愆期，有时小便淋沥，脉沉涩，舌边紫
暗，苔黄。

附注：王渭川供方。

方 八

组成：海藻 40 克　牡蛎 40 克　丹参 40 克　昆布 20 克
夏枯草 20 克　半夏 15 克　川贝 15 克　瓜蒌 15 克　赤芍 15
克　当归 15 克　蒲黄 15 克　五灵脂 15 克　三棱 10 克　莪术
10 克

用法：水煎服，每日 1 剂。

适应证：子宫肌瘤。

方 九

组成：黄芪 30 克　党参 15 克　三棱 10 克　莪术 10 克
桃仁 10 克　红花 10 克　当归 10 克　昆布 10 克　炮穿山甲 10
克　夏枯草 10 克　王不留行 10 克

或用桂枝 10 克　茯苓 12 克　桃仁 12 克　赤芍 12 克　昆
布 12 克　海藻 12 克　红花 10 克　香附 10 克　皂刺 15 克
夏枯草 15 ~ 20 克

加减：出血多者去红花、桃仁、当归，加汉三七（冲服）
5 克，龙骨 18 克，牡蛎 18 克，海螵蛸 12 克，茜草 12 克，阿
胶 12 克；下腹寒者加吴茱萸 7 克，小茴香 7 克，肉桂 5 克，
夏枯草 15 克；失眠加夜交藤 12 克，远志 9 克，炒枣仁 20 克；
行经期三棱可加至 30 ~ 40 克。

适应证：子宫肌瘤。

附注：董英供方。

▌方 十▐

组成：党参 12 克　制首乌 15 克　天葵子 15 克　紫石英 15 克　鬼箭羽 20 克　海藻 20 克　生贯众 30 克　半枝莲 30 克　甘草 9 克

加减：气滞血瘀选加当归、丹参、川楝子、元胡、香附、三棱；阴虚肝旺，基本方去党参、紫石英，加生熟地、炙龟板、夏枯草、桑寄生、沙参、白薇；脾虚气弱，基本方去首乌、天葵子，加黄芪、白术、白芍、山药、升麻、金毛狗脊。此外，还可根据临床症状，随症加减。

用法：水煎服。

适应证：子宫肌瘤。

附注：杨桂云供方。

▌方十一▐

组成：当归、赤芍、川芎、桃仁、三棱、莪术各 10～15 克　熟地 10～30 克　红花 10 克

加减：证属寒加炮姜、肉桂、附子、小茴香各 10～15 克；症属热加山栀、黄芩各 10～15 克，丹皮 10 克；大便不畅加黑丑、白丑、槟榔各 15～30 克，大黄、玄明粉（冲服）各 10～15 克，皂角 6 克。

用法：水煎服。

适应证：子宫肌瘤。

附注：孙秉严供方。

▌方十二▐

组成：生地 30 克　海藻 30 克　夏枯草 30 克　怀山药 30 克　淫羊藿 30 克　熟地 20 克　鹿衔草 20 克　花蕊石 20 克　红藤 30 克　白芍 15 克　贯众 10 克　侧柏叶 12 克　路路通 12 克　天葵子 12 克

用法：水煎服。

适应证：子宫肌瘤。

附注：本方能减少出血量，调整月经周期，改善体质，使全身症状减轻，控制肌瘤生长，对小型肌瘤有消散作用。

方十三

组成：广木香 15 克　水蛭 6 克　代赭石 24 克　海藻 18 克　丹参 18 克　甘松 12 克　桃仁 12 克　全当归 12 克　凌霄花 9 克　蝼蛄 6 克

加减：饮食欠佳、大便溏泄者加白术 18 克，五爪龙（五叶藤）30 克；失眠梦多、烦躁易怒者加龙胆草 12 克，水牛角 18 克。月经期可用泽兰 15 克，香附 15 克，郁金 15 克，白芍 15 克，熟地 18 克，佛手 18 克，当归 12 克，柴胡 12 克，川芎 12 克。

用法：水煎服，每日 1 剂。

适应证：子宫肌瘤属肝郁气滞型者。

方十四

组成：三棱 12 克　莪术 12 克　苏木 12 克　法半夏 12 克　台乌 12 克　小茴香 9 克　九香虫 9 克　蜈蚣 2 条

加减：腹冷畏寒者，加熟附子 12 克，肉桂 3 克。月经期方同上。

用法：水煎服，每日 1 剂。

适应证：子宫肌瘤属寒凝血瘀型者。

方十五　癥瘕方

组成：地苏木 24 克　石见穿 24 克　蕨根 24 克　黄荆根 24 克　薏苡仁 30 克　生姜皮 9 克

用法：每剂水煎分 6 服，2 日服完。

适应证：妇人癥瘕（子宫肌瘤）。

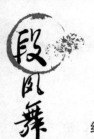
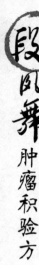

▌方十六▌

组成：白花蛇舌草 30 克　菝葜 24 克　两面针 18 克　石见穿 30 克　炙鳖甲 18 克　生牡蛎 30 克　莪术 9 克　三棱 9 克　太子参 12 克　焦白术 12 克

用法：水煎服。

适应证：子宫肌瘤。

附注：该方服用后除可使肿瘤缩小外，并可使经量减少，经期缩短，血色素及红细胞数提高。

▌方十七　七气汤▌

组成：藿香 9 克　益智仁 9 克　三棱 6 克　莪术 6 克　醋香附 6 克　桔梗 6 克　青皮 9 克　陈皮 4.5 克　桂心 6 克　另加枳壳 6 克

加减：如胃脘痛、呃逆，加砂仁、高良姜、荜澄茄；如吐酸苦水、大便不利者，减去益智仁，加姜黄连、盐吴茱萸、酒大黄。

用法：水煎服。

适应证：子宫肌瘤属气滞者。症见腹部结块，上下攻痛，伴有消化不良、呕吐吞酸。

▌方十八▌

组成：

方一：当归 9 克　川芎 9 克　地黄 9 克　白芍 9 克　桃仁 9 克　红花 9 克　昆布 15 克　海藻 15 克　三棱 9 克　莪术 9 克　土鳖虫 9 克　丹参 15 克　刘寄奴 15 克　鳖甲 15 克　青皮 9 克　荔枝核 9 克　橘核 9 克

方二：当归 9 克　地黄 9 克　白芍 9 克　茜草 9 克　丹参 15 克　阿胶（烊化）12 克　刘寄奴 9 克　益母草 12 克　蒲黄炭 9 克　紫草根 15 克　川芎 9 克

加减：

方一的加减：少腹胀加木香9克，香附12克；腰胀痛者加乌药9克，牛膝9克；脉弦硬、头昏眩者，加夏枯草15克，石决明18克；失血过多、心慌、气短者，加党参15克，黄芪18克。

方二的加减：经来量多如注者，加赤石脂30克，棕榈炭9克，乌贼骨9克，煅牡蛎30克；若偏热者加炒贯众，地榆炭；偏寒者加姜炭6克，艾叶炭9克；心慌、气短者，加党参12克，黄芪15克；小腹坠胀、气虚下陷者，加服补中益气汤加味；腰痛者可加续断9克，杜仲9克；小腹胀加香附12克、枳壳9克，或加橘核9克、荔枝核9克。

用法：方一用于非月经期，方二用于月经期，均为每日1剂。

适应证：子宫肌瘤。症见少腹痛，经来加重，经血量多，舌暗有瘀点，脉沉弦。

附注：刘云鹏供方。

▌方十九▐

组成：龙葵30克　白英30克　鳖甲30克　蛇莓15克蒲包草15克　半枝莲30~60克

加减：腹痛加木香、乌药、元胡；腹胀加大腹皮、厚朴、枳壳；腹水加车前草、泽泻。

用法：水煎，每日1剂，2次分服。

适应证：子宫肌瘤。

▌方二十　乌贼骨散▐

组成：乌贼骨30克　桃仁15克　干姜9克

用法：共研细末，白酒调服空心每服6~9克。

适应证：子宫肌瘤。症见经血不调，少腹重疼如怀子状，胸胁支满，牵引腰背，四肢酸痛，食欲不振。

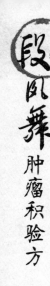

附注：该方虽简单，但效果奇特。

方二十一　见睨丸（汤）

组成：制附子5克　鬼箭羽9克　紫石英12克　泽泻9克　肉桂（后下）1.5克　元胡9克　木香9克　生大黄（后下）9克　三棱9克　水蛭9克　桃仁9克　血竭末（吞）3克

用法：水煎服。

适应证：子宫肌瘤，属血瘀型者。症见下腹肿块，固定不移，疼痛拒按，肌肤不润，月经不调或多或少，舌边紫，苔薄，脉弦。

附注：方见《卫生宝鉴》。

方二十二　血净饮

组成：白术15克　黄芪30克　龙骨18克　牡蛎18克生地12克　海螵蛸12克　茜草9克　川断12克

用法：水煎服。

适应证：子宫肌瘤属血瘀型者。

方二十三　破块调经丹

组成：当归15克　大黄30克　川芎9克　凌霄花15克红花15克　三棱9克　莪术9克　斑蝥（去头足，江米炒）14枚

制法：共为细末，用醋调丸。

用法：每服3~6克，白开水送下。

适应证：子宫肌瘤属气血结聚者。

附注：方中斑蝥有大毒，服药时应注意剂量，并定期化验小便，有血尿即停服或减量。

▌方二十四 吴茱萸汤 ▌

组成： 吴茱萸9克 当归9克 桂心6克 丹皮6克 半夏曲9克 茯苓9克 麦门冬6克 藁本9克 防风9克 细辛4.5克 炙甘草6克 木香6克 干姜6克

用法： 水煎，空心温服。

适应证： 石瘕（子宫肌瘤）属寒湿者。症见少腹积块，按之坚硬不移，时痛时止，月经闭止。

▌方二十五 生脉散加味 ▌

组成： 党参12克 麦门冬9克 五味子6克 生地15克 白芍9克 生龙骨15克 生牡蛎15克 玉竹12克 昆布12克

用法： 水煎服。

适应证： 子宫肌瘤属气阴两虚者。症见腹部肿块渐大，面浮肢肿，头晕目眩，心慌气短，烦热自汗，腰腿酸软，月经先期量多，或淋漓不断，舌苔中剥，舌边芒刺，脉象细弱。

▌方二十六 苍附导痰丸加味 ▌

组成： 苍术9克 香附9克 陈皮9克 茯苓9克 枳壳9克 南星9克 炙甘草3克 夏枯草9克 海藻9克 海带9克 桃仁9克

用法： 水煎服。

适应证： 子宫肌瘤或卵巢囊肿，属痰积型者。症见下腹肿块坚固不移，或如痰核，身体肥胖，面色㿠白，时有呕恶，筋惕肉瞤，月经延期或闭止，舌淡，苔白腻，脉弦或滑。

▌方二十七 小化坚汤 ▌

组成： 夏枯草15克 皂刺15克 香附9克 炒蒲黄6克 昆布6克 海藻6克 艾炭3克 红花3克

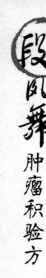

用法：水煎服。

适应证：子宫肌瘤属血瘀型者。

▌方二十八　香棱丸 ▌

组成：川楝子 30 克　公丁香 15 克　三棱 9 克　莪术 9 克　木香 9 克　醋青皮 15 克　小茴香 21 克

用法：共为细末，醋糊为丸，如桐子大，朱砂为衣，空心每服 6～9 克，开水送服，或上药量减半作汤剂内服。

适应证：肠覃（子宫肌瘤）。症见小腹结块胀痛，且胀甚于痛，月经仍每月行，脉象迟、牢。

附注：此方临床运用效果良好。属气虚或热证患者勿用。

▌方二十九　消瘤汤 ▌

组成：当归 9 克　怀牛膝 9 克　川芎 4.5 克　三棱 12 克　莪术 12 克　象贝 12 克　夏枯草 12 克　鸡内金 12 克　玄参 12 克

加减：经期提前，经量过多，色紫者去三棱、莪术，加生地炭 12 克，丹皮炭 9 克，白茅根 30 克；经期延迟，经量过多，色淡者，加阿胶珠 9 克，艾叶炭 1.5 克，熟地炭 12 克；经量过多，色紫成块，伴腹痛甚者，去玄参加益母草 9 克，蒲黄炭（包）9 克，元胡 9 克，藕节炭 30 克；白带过多去夏枯草、怀牛膝，加山药 12 克，牡蛎 30 克；头晕腰酸者加补骨脂 12 克，仙灵脾 12 克，枸杞 12 克。

用法：水煎服，每日 1 剂。

适应证：子宫肌瘤。

附注：该方服用 3 个月内无效则不必继续服用，可更换它方。

▌方三十　活血消癥治覃汤 ▌

组成：土鳖虫 10 克　当归 10 克　赤芍 10 克　炒桃仁 10

克 红花 10 克 甲珠 10 克 皂刺 10 克 五灵脂 10 克 夏枯草 15 克 香附 10 克 山慈菇 10 克 鹿角霜 30 克 黄芩 10 克 桑叶 10 克 金银花 10 克

用法： 水煎服。

适应证： 子宫肌瘤。症见小腹可触及癥块，痛如针刺，月经无定期，量多，有血块，舌质微紫，脉象沉涩。

▌ 方三十一 ▌

组成： 瓦楞子 25 克 三棱 15 克 莪术 15 克 半夏 15 克 桃仁 15 克 木香（后下）10 克 鳖甲 20 克

用法： 水煎服。

适应证： 子宫肌瘤。

附注： 孕妇忌服。

▌ 方三十二 加味桂枝茯苓丸 ▌

组成： 桂枝 30 克 茯苓 60 克 丹皮 30 克 桃仁 15 克 白芍 30 克 丹参 30 克 鸡内金 30 克 当归 30 克 大黄 15 克

制法： 共为细末，炼蜜为丸，每丸重 9 克。

用法： 每服 1 丸，每日 2 次。

适应证： 子宫肌瘤。

▌ 方三十三 ▌

组成： 生黄芪 45 克 水蛭（不用炙）30 克 当归 18 克 知母 18 克 生桃仁（带皮尖）18 克 生三棱 15 克 生莪术 15 克

制法： 上药共为细末，蜜丸如梧桐子大。

用法： 早、晚各服 6 克。月经期停用。

适应证： 子宫肌瘤。

▌方三十四 ▌

组成： 桂枝 12 克　　桃仁 12 克　　赤芍 12 克　　海藻 12 克
牡蛎 12 克　　鳖甲 12 克　　茯苓 18 克　　丹皮 18 克　　当归尾 18 克
乳香 60 克　　没药 60 克　　三棱 60 克　　莪术 60 克　　红花 75 克

制法： 共为细末，炼蜜为丸，每丸重 9 克。

用法： 每次服 1～2 丸，每日服 2～3 次。

适应证： 子宫肌瘤。

▌方三十五 ▌

组成： 地黄 600 克　　桃仁 360 克　　杏仁 360 克　　芒硝 300
克　　甘草 210 克　　大黄 180 克　　黄芩 150 克　　干漆 60 克　　虻
虫 70 个　　水蛭 70 个

制法： 共为细末，炼蜜为丸。

用法： 每服 9 克，每日 3 次。

适应证： 子宫肌瘤。

▌方三十六　化癥回生丹 ▌

组成： 人参 180 克　　安南桂 60 克　　两头尖 60 克　　麝香 60
克　　公丁香 60 克　　川椒炭 60 克　　虻虫 60 克　　京三棱 60 克
藏红花 60 克　　苏子霜 60 克　　五灵脂 60 克　　降真香 60 克　　干
漆 60 克　　没药 60 克　　香附 60 克　　吴茱萸 60 克　　元胡 60 克
水蛭 60 克　　阿魏 60 克　　川芎 60 克　　乳香 60 克　　良姜 60 克
艾炭 60 克　　小茴香炭 90 克　　蒲黄炭 30 克　　苏木 90 克　　杏仁
90 克　　桃仁 90 克　　白芍 120 克　　当归尾 120 克　　熟地 120
姜黄 60 克　　益母草膏 240 克　　鳖甲胶 500 克　　大黄胶 250 克

制法： 将以上全料研细末，以好米醋 750 克熬浓晒干为
末，再加醋熬，如是三次，晒干为末。加鳖甲胶、大黄胶、益
母草膏和匀，再加蜂蜜为丸，每丸净重 4.5 克。蜡皮封护，
备用。

用法：每次 1 丸，每日 2 次，用温开水和黄酒送服。

适应证：子宫肌瘤。

▌方三十七 二甲䗪虫散 ▌

组成：醋山甲、醋鳖甲、䗪虫、炒山药、山楂、莱菔子各 60 克

用法：上药共为细末，每次服 6 克，合蜜嚼服，每日 2 次，1 个月为一疗程。

适应证：腹部肿瘤、子宫肿瘤、卵巢囊肿、慢性肝炎、肝硬化、前列腺肥大、增殖性肠结核等。

附注：久病者须坚守治疗，缓图取效；临床上要随证加减；尚须采取调情志、慎起居、节房事等综合措施，方有良效。欧阳冰方。

▌方三十八 ▌

组成：南星 12 克　土鳖虫 18 克　川乌 18 克　乳香 18 克　没药 18 克　蜈蚣 18 克　马钱子 50 粒

制法：共研细末，用凡士林调膏备用。

用法：每天用膏若干涂敷下腹部或触及包块处。每次敷 2 小时取下。

适应证：子宫肌瘤。

附注：如有皮肤过敏者，可擦肤氢松软膏。

▌方三十九 ▌

组成：苏木 18 克　土元（烤熟）2 个　干漆 15 克　白胡椒 9 克　三棱（酒炒）30 克　牛膝（酒炒）15 克　肉桂 30 克　细辛 12 克　牙皂 15 克　文术（酒炒）30 克　木香 30 克　硇砂 12 克　麝香 1.5 克　鸡骨炭 30 克　京丹（炒）30 克

制法：香油 1 千克，将上药分别炮制共为细末，用文火熬油至油滴水成珠时加入药末，约煎 20 分钟后再下丹，以油提

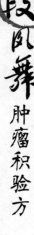

出成绵不断为度。

用法：用布一块，取膏药 60 克，用温水温软化后，摊在布上，将患处用黄酒洗之贴上膏药，保留半个月，如不愈再贴，效果极佳。

适应证：妇女少腹癥瘕积聚。

附注：陈亚如方。

▌ 偏方集锦 ▌

以下单、偏方可以适用于子宫肌瘤的治疗。

①薏苡仁 500 克、三七 150 克共研细面，每服 15 克，每日 3 次，白开水冲服。

②水蛭（干品）研成细面，每服 1～2 克，每日 2 次。也可治输卵管、卵巢肿瘤。

③红花 500 克，三七 30 克，共为细末，每服 3 克，每日 2 次。

④桃树根洗净切段 150 克，瘦猪肉洗净切块 150 克，加水以砂锅共炖，待肉烂即成。每晚睡前服用，孕妇禁用。

⑤桃仁 9 克，䗪虫 9 克，大黄 6 克，以水酒各半，煎取半杯顿服。还用治于卵巢、输卵管肿瘤。

第二十八章 治卵巢肿瘤方

卵巢肿瘤是女性生殖器官较多见的肿瘤，为发生在卵巢上各类肿瘤的总称。其分类之多在全身各器官肿瘤占首位。卵巢恶性肿瘤在女性生殖器官中的发生率仅次于宫颈癌。它可以发生于从幼年至绝经期后的任何年龄，但以30～40岁为最多见，恶性肿瘤多发生在较晚年龄（40岁后），肉瘤则多发生在20～30岁。

卵巢肿瘤有原发的，也有继发的；有单侧的，也有双侧的；有良性的，也有恶性的；有单一性的，也有混合性的；有囊性的，也有实质性的。病理类型可有十几种之多。

从临床表现上看，如果为一侧且为良性较小的肿瘤，症状常不明显，如较大可有下坠感及不同程度的压迫症状；如为两侧，除上述症状外还可有月经紊乱等；若肿瘤并发出血、扭转、破裂、感染等则可有各自相应的症状；如为恶性肿瘤则病情发展快，可较早地出现血性腹水、肿块大而坚硬、贫血消瘦等。

卵巢肿瘤在中医学中仍包括在"癥瘕"的范围内，它可以参考其他妇科生殖器官肿瘤的中医病名。证型分类有气滞血瘀、痰湿凝聚、湿热郁毒等，可采取相应的行气化瘀、祛痰化湿、清利湿热、解毒消瘤的治疗方法。

▌方一 穿山甲散 ▌

组成：炒穿山甲60克 醋炒莪术15克 醋炒三棱15克 醋炒五灵脂15克 当归30克 川芎30克 醋大黄15克 丹

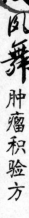

参 30 克　炒黑丑 15 克　醋元胡 15 克　川牛膝 15 克　肉桂 15 克　麝香 0.06 克

制法：上药如法炮制，除麝香外，共焙干研成极细粉末，再加入麝香和匀，用瓷瓶密封待用，也可炼蜜为丸，若缺麝香，也可不用，但疗效稍差。

用法：每服 6～9 克，每日 3 次，饭前白开水送下。

适应证：卵巢肿瘤。

附注：服药期间应加强营养，勿需忌口。敖保世供方。

▌方　二▌

组成：白花蛇舌草 60 克　半枝莲 60 克　橘核 15 克　昆布 15 克　桃仁 15 克　地龙 15 克　土鳖虫 9 克　川楝子 9 克　小茴 9 克　莪术 12 克　党参 12 克　薏苡仁 30 克　红花 3 克

用法：每日 1 剂，煎 2 次分服。

适应证：卵巢癌，卵巢囊肿恶性变。

▌方　三▌

组成：龙葵、蛇莓、白英各 45～60 克　薏苡仁根 30 克　马鞭草 30 克　蒲儿根 30 克

用法：水煎服，每日 1 剂。

适应证：卵巢癌。

附注：上海群力草药店方。

▌方　四▌

组成：山楂 30 克　益母草 15 克　当归 9 克　元胡 9 克　紫草 9 克　川芎 6 克

用法：水煎服，每日 1 剂。

适应证：卵巢癌。

▌方 五▐

组成：当归15克　生地15克　桑寄生15克　香附15克
生大黄（后下）15克　桃仁泥12克　枳实12克　炒鸡内金
12克　赤芍12克　白芍12克　醋三棱12克　焦白术12克
焦山楂12克　郁金12克

用法：水煎服，每日1剂。

适应证：卵巢囊肿。

▌方 六▐

组成：半枝莲50克　龙葵30克　白英30克　白花蛇舌
草30克　鳖甲30克　蒲包草15克

加减：腹痛加木香6克，首乌9克，元胡9克；腹胀加大
腹皮9克，厚朴9克，枳壳9克；腹水加车前子12克，泽泻
12克。

用法：水煎服，每日1剂。

适应证：卵巢肿瘤。

▌方 七▐

组成：当归尾10克　丹参10克　五灵脂10克　川断10
克　三棱6克　莪术6克　乳香6克　没药6克　桃仁6克
赤芍6克　红花6克　鳖甲12克

用法：水煎服。

适应证：卵巢癌。

▌方八　山慈菇莪术汤▐

组成：山慈菇20克　炒山甲30克　防风15克　延胡索
12克　香附12克　两头尖12克　皂角刺12克　莪术12克
羌活9克

用法：水煎服　每日1剂。

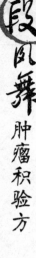

适应证：妇人癥瘕积聚证，如卵巢囊肿、子宫肌瘤等。

附注：用该方的同时，可配合丹火透热疗法（方见 156 页）。

▌方 九▐

组成：当归 9 克　白芍 9 克　熟地 9 克　三棱 9 克　莪术 9 克　元胡 9 克　川芎 6 克　蚤休 30 克　半枝莲 30 克　乌药 12 克　甘草 3 克

用法：水煎服。

适应证：卵巢囊肿。

附注：王怡康供方。

▌方十　加味化坚汤▐

组成：大黄 30 克　桃仁 9 克　杏仁 9 克　橘皮 9 克　丹皮 9 克　桂枝 9 克　甘草 6 克　醋 30 克　蜂蜜 30 克（上两者均冲服）

用法：水煎服，每日 1 剂。

适应证：卵巢囊肿属血瘀凝结型。

附注：丰明德供方。

▌方十一▐

组成：昆布 12 克　海藻 12 克　山慈菇 12 克　生鳖甲 12 克　赤芍 9 克　车前子（包煎）9 克　荆芥穗 4.5 克　白芷 3 克　乳香 3 克　没药 3 克

用法：水煎服。

适应证：卵巢囊肿或输卵管积水属痰湿凝滞型者。

▌方十二▐

组成：侧柏叶 6 克　大黄 6 克　黄柏 3 克　泽兰 3 克　薄荷 1.5 克

制法：共研末煮糊。

用法：加酒少许，外敷腹部，每晚睡前敷，次日上午取下。

适应证：卵巢癌。

▌ 方十三 ▌

组成：熟地 15 克　桂枝 9 克　麻黄 3 克　鹿角胶 9 克白芥子 12 克　姜炭 3 克　当归 9 克　茯苓 24 克　焦山楂 24克　白芍 12 克　生甘草 6 克　大枣 6 枚

用法：水煎服。

适应证：卵巢囊肿。症见下腹部肿块，少腹胀痛，尿频尿急，腰痛膝软，月经延后，舌质略青，苔薄白，脉沉涩。

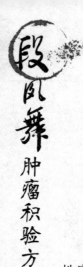

第二十九章 治绒毛膜癌
（滋养叶细胞癌）方

  绒毛膜癌是一种恶性程度很高的女性生殖器肿瘤，约占女性癌瘤的1% ～2%，好发于20～35岁的妇女。

  绒毛膜癌除少数病例原发于卵巢癌等恶性肿瘤外，绝大多数继发于正常或不正常的妊娠之后，其中最多见于发生在良性葡萄胎之后，占50%左右。病变多发生在子宫，可形成单个或多个宫壁深褐色或紫红色2～3厘米或更大的肿物，肿物向内可突入宫腔、向外可突出于浆膜面。病人可出现阴道持续不规则出血，血量多少不定，有时亦可先出现一段时期闭经，然后发生阴道出血，腹部有较明显且生长较快的肿块、下腹部疼痛及转移灶症状；由于失血或肿瘤破坏影响到全身，贫血和消瘦症状明显；并发感染者可有发热。

  肿瘤最常转移到肺，出现咳血、胸痛、胸闷、呼吸困难等；若转移到脑，可出现剧烈头痛、喷射性呕吐、失明、失语、半身瘫痪、抽搐、昏迷，甚至死亡。也可转移到全身其他部位，而出现相应的症状。

  绒毛膜癌属中医学中的"癥瘕"、"崩漏"等范畴，常分为血瘀、血热、气虚、血虚等证型，可采用化瘀活血、清热凉血、益气健脾、补肾养血等方法治疗。

▌ 方一　复方龙葵汤 ▌

  组成：龙葵15克　薏苡仁15克　天花粉15克　紫草根15克　白英15克　丹参15克　山豆根30克　半枝莲30克

用法：每日 1 剂，水煎 2 次分服。

适应证：绒毛膜上皮癌，恶性葡萄胎。

▌ 方二　复方蜂房汤 ▌

组成：当归 9 克　泽兰 9 克　甲珠 9 克　茯苓 12 克　蜂房 6 克　丹参 15 克　山楂 18 克　半枝莲 30 克

用法：水煎，每日 1 剂，2 次分服。

适应证：绒毛膜上皮癌。

附注：服药后可能出现不规则阴道流血，如数量不多，不必停药，亦不需止血，若贫血明显者可适当服用补血药。

▌ 方　三 ▌

组成：紫草根 30 克　赤小豆 30 克　半枝莲 15 克　蒲公英 15 克　败酱草 15 克　山豆根 15 克　阿胶 9 克　生甘草 15 克

用法：水煎服。

适应证：绒毛膜上皮癌。

▌ 方　四 ▌

组成：白花蛇 2 条　蜈蚣 2 条　蜂房 6 克

用法：共研为细末，每服 6 克，日服 1 次。

适应证：绒毛膜上皮癌转移。

▌ 方　五 ▌

组成：薏苡仁 30 克　阿胶 9 克　当归 9 克　香附 9 克　茯苓 6 克　党参 6 克　郁金 6 克　生甘草 6 克　蒲黄（半生半炒）6 克　炒五灵脂 3 克　血余炭 1.5 克

用法：水煎服，每日 1 剂。

适应证：绒毛膜上皮癌已有转移者。

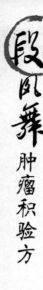

▌方 六▐

组成：紫草根 30 克　升麻 15 克　金银花 15 克　蚤休 30 克　鲜生地 30 克　丹皮 12 克　地榆 9 克　炙鳖甲（先煎）9 克　赤芍 9 克　当归 9 克

用法：水煎服。

适应证：绒毛膜癌属血热型者。症见阴道出血不止，时多时少，色鲜红，口干咽燥，甚至牙龈出血，大便秘结，舌红，苔黄，脉小滑数或弦滑数。

▌方 七▐

组成：天门冬 15 克　麦门冬 15 克　五味子 4.5 克　生地 12 克　炒地榆 12 克　紫草根 30 克　炒山栀 12 克　蒲公英 30 克　石见穿 30 克　徐长卿 30 克　消瘕片（斑蝥肠溶片）1 片（每片含生药 0.2 克）

用法：水煎服。

适应证：绒毛膜癌出现肺转移者，症见咳嗽咯血、胸痛、舌红、脉细弱。

▌方 八▐

组成：薏苡仁 30 克　冬瓜仁 30 克　鱼腥草 30 克　赤小豆 30 克　黄芪 15 克　白及 15 克　败酱草 15 克　茜草 9 克　当归 9 克　党参 9 克　阿胶珠 9 克　甘草 6 克

加减：若腹中有块加蒲黄 9 克，五灵脂 9 克；阴道出血加贯众炭 9 克；腹胀加朴花 9 克；胸痛加郁金 9 克，陈皮 9 克；咯血重用白及、茜草。

用法：每日 1 剂，煎 2 次分服。

适应证：绒毛膜上皮癌、恶性葡萄胎，以及以上疾病早期无转移的术后患者。

▌方九 茅凤汤 ▌

组成: 白茅根 30 克 凤阳菜 12 克 六月雪 12 克 白英 12 克 紫金牛 12 克 臭牡丹 12 克 高粱泡 12 克 淫羊藿 12 克 山楂 12 克 铁扫帚 9 克 紫金皮 9 克 山苍子根 9 克 茜草 9 克 石菖蒲 9 克 竹叶椒 9 克 红花 9 克

制法: 全部药物先用黄酒 60 毫升炒制,再用猪肉共加水煎煮,制成煎剂。

用法: 每日 1 剂,顿服。

适应证: 绒毛膜上皮癌。

附注: 民间验方。

▌方 十 ▌

组成: 五灵脂(包煎)12 克 生蒲黄(包煎)9 克 水蛭 6 克 蜈蚣 1 条 当归 15 克 川芎 6 克 白芍 12 克 熟地 12 克 党参 24 克 白术 9 克 茯苓 9 克 炙甘草 6 克

加减: 体质壮实者,加红花 6 克,桃仁 9 克;体虚者,加黄芪 15 克,枸杞 12 克。或服归脾汤(方见 519 页)以补之。

用法: 水煎服。

适应证: 绒毛膜癌或葡萄胎属血瘀型者。症见血崩或淋漓不止,夹有瘀块,色紫暗,有时少腹疼痛拒按,血块下后痛缓,舌暗红或边尖有瘀点,苔黄,脉弦滑。

▌方十一 ▌

组成: 水杨梅根 60 克 凤尾草 60 克 向日葵盘 90 克

用法: 水煎 1～2 小时成半胶冻状,口服,每日 1 剂,连服 6 个月。

适应证: 绒毛膜上皮癌及恶性葡萄胎。

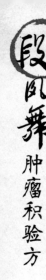

▌方十二▐

组成：海螵蛸 30 克　五灵脂（半生半炒）6 克　蒲黄（半生半炒）6 克　茜草根 6 克　乌药 3 克　红花 3 克　丹参15 克　射干 10 克　山慈菇 10 克　蒲黄炒阿胶 10 克　制乳、没各 10 克　血竭花（另包，分 2 次冲服）17 克

应同时服舒肝散。

用法：水煎，早晚空心服。

适应证：绒毛膜上皮癌。

▌方十三▐

组成：紫草根 30 克　凤眼草 30 克　玉蝴蝶 6 克

用法：水煎服。

适应证：绒毛膜上皮癌。

▌方十四▐

组成：龙葵 90 克　十大功劳根 30 克　白英 30 克　白花蛇舌草 30 克　菝葜根 30 克

用法：水煎服，每日 1 剂。

适应证：绒毛膜细胞癌、恶性葡萄胎。

▌方十五▐

组成：葵树子 60 克　半枝莲 60 克

用法：加水 2 升，煮至半升（约煮 4 小时），1 日内分几次口服。

适应证：绒毛膜上皮癌。

附：治葡萄胎方

▌ 方 一 ▌

组成：半枝莲 60 克　龙葵 30 克　紫草 15 克
用法：水煎服，每日 1 剂。
适应证：恶性葡萄胎。

▌ 方 二 ▌

组成：葵树子 30 克　红枣 6 枚
用法：水煎服，1 日 2 次，连用 20 剂为一疗程。
适应证：恶性葡萄胎、白血病。
附注：恶性葡萄胎，又称侵蚀性葡萄胎。其病变常继发于良性葡萄胎之后。常在良性葡萄胎排出后，阴道持续不规则出血，经再次刮宫仍不见好转；有的患者出现咳血，X 线检查可见肺内有小圆形阴影，有时阴道出现蓝紫色，破溃时发生大出血。尿妊娠试验在葡萄胎排出后持续阳性或一度阴性后又出现阳性。

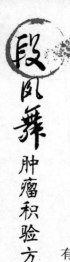

第三十章　治皮肤肿瘤方

　　皮肤肿瘤的范围很广，有先天遗传的，也有后天获得的；有起源于一种细胞的，也有由多种细胞组成的；有局限性，也有全身性的；有从皮肤中发生的，也有从皮肤以外转移而来的。

　　皮肤肿瘤细分起来种类很多，但大体上可分为：疣，痣，囊肿，色素细胞瘤，毛囊、汗腺、皮脂腺、纤维组织、神经组织、脉管组织、脂肪组织、肌肉组织、网状系统、表皮的肿瘤及瘤样病变，以及转移瘤等。这些总不外乎良性和恶性两大类。一般来讲良性皮肤肿瘤比较常见，恶性的则少见。

　　良性皮肤肿瘤虽大都对患者健康无明显影响，但有时会引起疼痛或引起恶变，或与其他疾患混淆，造成误诊。因此也应积极进行治疗。

　　恶性皮肤肿瘤最常见的是皮肤癌，发病率约占所有恶性肿瘤的 1.69% ~ 1.84%。皮肤癌一般分为原位癌（即表皮内癌，可分为派杰病和鲍温病两种）、鳞状细胞癌、基底细胞癌三种，其中后二种较常见。另外，还有少见的附件癌，如汗腺癌、黑色素瘤等。

　　皮肤癌的临床表现：鳞状细胞癌是最常见的肿瘤之一，约占皮肤癌的 80% 以上，常发于 50 ~ 60 岁的男性，好发于头面、躯干、四肢和阴茎部，初起为皮肤表浅之疣状角化斑，边缘硬，呈暗红色，基底部黏连，不易剥离，或为小的淡红色或黄色小结节，表面顶端有角化的钉刺，溃破后形成溃疡，易出血，并有恶臭性分泌物，常呈乳头状或菜花样，生长缓慢，转移较晚。大多是区域淋巴结转移。基底细胞癌较鳞状细胞癌少见，男多于女，好发于中年以上，常为单发，常发于颜面及颈部。初起为粉红色或淡黄色微透明的小结节，如针头到黄豆大，略突于皮肤表面，渐渐生长，或其旁再生小结，而融合成盘形斑块，反复结痂脱屑，形成溃疡，边缘如鼠咬状，病程长达一二十年，一般不发生转移。原位癌多见于中年以上成人，病变可发生在皮肤任何部位，开始为单个红色丘疹，边界明显，表面敷盖有鳞屑或痂皮，底面呈乳头状浸润，损害沿表皮内向四周扩大，可发展成结节或斑片，并可有部分损害瘢痕形成，可因摩擦而形成溃疡。一般病程缓慢不发生转移。如病变穿过表皮，演变成鳞状细胞癌可很快发生转移。

历代医籍中记载的"恶疮"、"恶肉"、"翻花疮（反花疮)"、"石疔"、"石瘤"、"石疽"、"阴疽"、"无名肿毒"、"黑疔"等与皮肤癌很相似；记载的"气瘤"、"血瘤"、"骨瘤"、"筋瘤"、"肉瘤"、"脂瘤"、"脓瘤"等"瘤赘"则可能是一些皮肤良性肿瘤。临床上按证型可分为"湿毒"、"热毒"、"气血虚弱"、"痰凝"、"血瘀"等几种，一般采用清热利湿、化痰散结、祛瘀解毒、补气养血等方法，以内服和外用药物配合进行治疗。

▌ 方一　化癌散 ▌

组成：火硝 500 克　皂矾 30 克　黄丹 60 克　雄黄 9 克　朱砂 3 克　冰片适量

制法：先将火硝、皂矾入锅内加热熔成液体，再把后几味（除冰片外）混合研成细粉，放入上述液体中，搅拌均匀，立即倒于干净平石板上，待冷却后凝结成晶块，再研成细粉。临用时以每 2 克药粉加入冰片 1 克，研细，混匀，即得。

用法：外用，敷于癌肿上，每次适量，隔日换药 1 次。

适应证：皮肤癌。

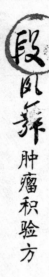

▌方二　五虎膏▐

组成：马钱子 240 克　蜈蚣 30 条　天花粉、北细辛各 10 克　生蒲黄、白芷各 3 克　紫草、雄黄、穿山甲片各 1.5 克　香油 300 克　白蜡 30～60 克

制法：将马钱子水煎刮去皮毛，切片晒干。先用香油炸蜈蚣等八味药至枯，去渣，再入马钱子炸至松黄色（不能炸成焦黑），用罗筛去渣，趁热将白蜡加入炸药之油中，和匀，候冷即成。

用法：外用，涂患处。

适应证：皮肤癌、黑色素瘤、唇癌等体表肿瘤。

附注：此方为民间验方。

▌方三　五虎丹（五灵丹）▐

组成：水银、白矾、牙硝各 180 克　青矾、食盐各 90 克

制法：上药在乳钵内共研至不见水银珠为度，放入炼铜砂罐内加温，蒸发水分，使成"丹胎"。然后将砂罐倒置于一瓷碗内，盐水石膏封口，盛放入荷叶水缸口上，缸内盛水约 10 升，罐上放炭火约 2 小时，瓷碗冷却后取丹，以白色结晶为佳。

用法：

糊剂：将五虎丹结晶研成粉末，用浆糊调，视癌大小粘涂，1 次面积不宜过大，应分次进行。

钉剂：

（1）用于皮肤癌时的配制法：将五虎丹结晶粉末，加入少量蟾酥、红娘子、斑蝥，用米饭搓成钉状，阴干备用（无红娘子时，只用斑蝥亦可）。每根钉直径约 2～3 毫米，长约 2～3 厘米，视肿瘤大小一次嵌入 1～6 根。隆突较高的肿瘤可插其基根部，致使大块坏死脱落。癌组织经用五虎丹腐蚀脱落，遗留之创面改用红升丹撒之，每 2 天 1 次，直到收口为

止。五虎丹、红升丹换药均应敷贴普通外科膏药，密闭创口。

（2）用于宫颈癌时的配制法：取上药炼成白色结晶10份，加1份研碎的蟾酥，均匀混合，以淀粉或米饭作赋形剂，制成棉签大小棱形的药钉，长约1.5～2厘米，干后应用。使用时，以窥阴器暴露宫颈，局部清洁后，于肿瘤体部或基底部埋入药钉，深约0.8～1厘米。如不易插入，可先用尖刀片在所选择部位戳一小孔，再将药钉埋入。应注意将整个药钉埋入组织，不能脱落和外露，检查有无断碎药钉遗留在阴道内，清洁阴道后，操作结束。埋入后药钉数日内可溶解吸收，直至肿瘤组织全部脱落。

适应证：皮肤癌、乳腺管癌、子宫颈癌、阴茎鳞癌等表浅癌肿。

方四 铁石膏

组成：花石草250克 铁杆蒿叶250克 白英500克 千里光500克 泡桐树根（中层皮）1.5千克 桑树根皮（中层皮）750克 生桐油90克 猪油500克 红粉12克 雄黄30克 熟香油120克 青粉9克 铜黄15克 全蝎3条 蜈蚣1条。

制法：先将前六味草、叶、根类中药加水煎煮4～5小时。过滤，滤液浓缩成糖浆状，加入桐油后再熬1小时，再加猪油熬约10分钟，放冷，以次加入红粉、雄黄、青粉、铜黄、香油、全蝎粉、蜈蚣粉调和均匀，即成。

用法：外涂患处，隔日换药1次。

适应证：皮肤癌。

方五 陀僧膏

组成：密陀僧（研末）60克 赤芍、当归、赤石脂（研末）、百草霜各6克 没药、乳香（去油）、血竭、孩儿茶（均研细末）各1.5克 银黝3克 苦参12克 大黄25克

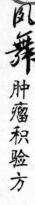

香油 50 克　桐油 100 克

制、用法： 先将赤芍、当归、苦参、大黄入油内炸枯，熬至滴水不散，再下密陀僧末，用槐枝或柳枝搅至滴水成珠，然后将百草霜细筛入，搅匀，再将他药筛入，搅成极匀，倾入水盆内，扯揉千余下，收入瓷盆内，常以水浸之。用时取若干，糊涂患处。

适应证： 表浅的恶性肿瘤，溃或不破，诸般恶疮、流注瘰疬、跌扑损破、金刀误伤等症。

附注： 此方出自《医宗金鉴》。经临床验证有效。

▌ 方六　复方千足虫膏 ▌

组成： 千足虫（马陆）、鲜苎麻根各 180 克　陈石灰、叶烟粉各 30 克　蓖麻仁 60 克　乙醇 50 毫升　二甲基亚 50 毫升

制法： 取乙醇浸泡干千足虫或直接用活千足虫捣烂，加入蓖麻仁泥（蓖麻仁去壳捣烂）、陈石灰、叶烟粉调匀，然后加入鲜嫩蓖麻根调合，最后加入浸包千足虫的乙醇 50 毫升，二甲基亚砜 50 毫升，调成膏状，瓶贮备用。

用法： 用药前，用双氧水和盐水洗净肿瘤疮面后涂敷此膏，每日或隔日 1 次。

适应证： 皮肤癌。

▌ 方七　皮癌净 ▌

组成： 红砒 3 克　指甲 1.5 克　头发 1.5 克　大枣（去核）1 枚　碱发白面 30 克

制法： 先将红砒研细，与指甲、头发同放于大枣内，用碱发白面包好，入木炭火中，煅烧成炭样、研细为末，装瓶备用，或用麻油调成 50% 膏剂。

用法： 外用。粉末可直接敷于肿瘤疮面上，或用膏剂涂抹患处。每日或隔日 1 次。

适应证： 皮肤癌，也可用于乳腺癌、阴茎癌、唇癌。

附注：皮癌净煅烧过程须细心观察，使火力均匀，烧成之药团应完全炭化，色黑发亮，质轻易碎。当打开药团后可见枣肉内有红赤色细丝，指甲、头发分开，且不易破碎者为佳。

方八　改良皮癌净

组成：三氧化二砷 10 克　穿山甲 10 克　黄芩素 10 克活性炭 30 ~ 60 克

制法：先将穿山甲粉碎成粗末，同三氧化二砷混合后放坩锅内煅烧，至冒白烟后离火放冷，研末，加入黄芩素及活性炭细末，混合均匀，用经消毒的麻油调成糊剂，即成。

用法：外用，用药前可先涂搽 1 ~ 2 日消炎膏（如磺胺软膏），待癌肿皮肤表面洁净无痂后，再涂搽改良皮癌净药膏，注意勿触及周围健康皮肤。

适应证：皮肤癌，眼睑皮肤癌。

附注：本药若使用得当，病愈后皮肤上可不留瘢痕。

方九　乌金散一方

组成：牙皂 1.2 克　制砒石 1.5 克　蟾酥 1.5 克　麝香 1.5 克　血余 3 克　蛇蜕 3 克　蜂房 3 克（以上三味均煅过）蝉蜕（酒洗）6 克　血竭 6 克　炙乳香 6 克　僵蚕（炒去丝）6 克　辰砂（研水飞）7.5 克　雄黄 7.5 克　穿山甲（炙黄）7.5 克　全蝎（汤泡七次）9 克　天龙（酒炙去头足）6 克川乌尖 6 克　炙没药 6 克

制法：共为细末，称准分量混匀，装瓶备用。

用法：每服 1 克，砂糖调葱头，酒送下，取汗为度。

适应证：皮肤癌，疔毒肿痛。

方十　乌金散二方

组成：附子 30 克　蛇蜕皮 30 克　干姜 30 克　补骨脂 30 克　黄丹 30 克　川大黄 30 克　蚤休 30 克　藜芦 30 克　槟榔

30 克 旧棉絮 30 克 乱发 30 克 胡粉 30 克 蓼叶 30 克 榆皮 30 克 楸皮 30 克

制法：上药为末，入磁瓶中封固，烧令熟。取出过罗留细粉，入麝香、冰片各 0.3 克（均研细），混匀即成，装瓶备用。

用法：用甘草 30 克、葱白 7 根、白矾 15 克，水煎洗患处，然后撒上药末若干，每日 2 次。

适应证：皮肤癌，一切恶疮。

▌ 方十一 ▌

组成：水蛭 30 克 大黄 5 克 青黛 3 克 香油 60 克 黄蜡 9 克

制法：前三味药共为细末，加香油、黄蜡，熬膏即成。

用法：每取若干涂敷患处。

适应证：皮肤癌。

▌ 方十二 蟾酥软膏 ▌

组成：蟾酥 10 克 磺胺软膏 40 克

制法：将蟾酥溶于 30 毫升清洗液中，再加磺胺软膏，调匀备用。

用法：每次取适量外敷癌瘤处。

适应证：皮肤癌。

▌ 方十三 阳和解凝膏（阳和膏）▌

组成：鲜牛蒡子根叶梗 1.5 千克 鲜白凤仙花梗、肉桂、苏合香油各 120 克 生草乌 90 克 地龙、白及、赤芍、僵蚕、大黄、白芷、附子、生川乌、桂枝、当归、白蔹、乳香、没药各 60 克 川芎、荆芥、陈皮、香橼、续断、五灵脂、木香、防风、麝香各 30 克 大麻油 5 千克。

制、用法：牛蒡和凤仙放于麻油中熬枯去渣，次日除乳香、没药、麝香、苏合香油外，余药均入油中煎枯，去渣滤净，每500克油加黄丹210克，熬至滴水成珠不粘指为度。将乳香、没药、麝香、苏合香油入膏内调和，半月后可用。同时将药膏涂于布上贴患处。

适应证：皮肤癌属寒湿瘀滞，痈疽疮毒肿硬皮色不变，瘰疬痰核，筋骨酸痛等。

▌方十四 白砒条、一效膏 ▌

组成：

白砒条：白砒10克 淀粉50克

一效膏：朱砂50克 冰片50克 炙甘石150克 滑石粉500克 淀粉100克

制法：白砒条中的白砒和淀粉加水做成条状，一端尖，晾干备用。一效膏的药物加麻油适量成糊状，即成。

用法：将患处皮肤按常规消毒，局麻后，用1号注射器针头在肿块周围0.5厘米处刺入肿瘤根部，然后将白砒条由孔处插入，用无菌敷料盖上，待肿块脱落后，每日换一效膏至愈。

适应证：皮肤癌。

附注：田素琴供方。

▌方十五 ▌

组成：枯矾30克 煅石膏20克 黄柏粉10克 黄升丹10克

用法：共研细末，以熟油调敷患处，1日2次。

适应证：皮肤分化性鳞状上皮癌。

▌方十六 改良硇砂散 ▌

组成：硇砂9克 轻粉3克 雄黄3克 大黄3克 硼砂3克 冰片0.15克

制法：以上各药共研细末，用獾油或香油调和成糊剂，

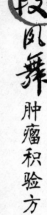

即得。

用法：外用，每日涂搽 1 次。

适应证：皮肤癌（基底细胞癌、鳞状上皮癌）。

▎方十七　皮肤癌洗药方 ▎

组成：蛇床子 30 克　龙葵 30 克　败酱草 30 克　蒲公英 30 克　白鲜皮 30 克　苦参 20 克　五倍子 15 克　花椒 15 克

用法：上药煎水浸洗患处，每日 1～2 次，或洗后敷上他药。

适应证：皮肤表浅肿瘤溃烂后清洗疮口用。

▎方十八　四味汤 ▎

组成：板蓝根 120 克　金银花 9 克　连翘 9 克　皂刺 9 克

用法：水煎，每日 1 剂，2 次分服。

适应证：皮肤癌。

附注：对皮肤癌合并感染和周围组织严重肿痛者有良效。

▎方十九　双花汤 ▎

组成：金银花 18 克　天花粉 18 克　当归 18 克　皂刺 9 克　乳香 9 克　没药 9 克　防风 9 克　白芷 9 克　连翘 9 克　急性子 12 克　赤芍 12 克　陈皮 6 克　川贝 6 克　蛇蜕 6 克　甘草 9 克

用法：水煎内服，每日 1 剂。

适应证：皮肤癌，鼻根鳞状上皮癌。

附注：可配合外用药以增强疗效。

▎方二十　菊藻丸 ▎

组成：菊花 50 克　海藻 50 克　三棱 50 克　蚤休 50 克　制马钱子 50 克　金银花 75 克　漏芦 75 克　马蔺子 75 克　山慈菇 75 克　首乌 100 克　蜈蚣 25 克　黄连 12.5 克

制法： 以上各药共研细末，过 60 目筛，水泛为丸，每丸重 3 克。

用法： 每服 1 丸，每日 2 ~ 3 次。

适应证： 皮肤癌。

附注： 方中马钱子有剧毒，临床服用时应注意。该方服用的同时，可外用五虎丹（方见 392 页）配合治疗。

▌方二十一▐

组成： 荆芥 9 克　老鹳草 9 克　大枫子 9 克　紫花丁 9 克　防风 15 克　白鲜皮 15 克　蛇床子 30 克

用法： 水煎外洗患处，每日 4 ~ 5 次，夏日 2 日 1 剂，冬日 3 日 1 剂。

适应证： 表浅癌肿。

▌方二十二▐

组成： 两面针 60 克　地胆头 30 克　鬼针草 30 克　穿心莲 15 克　金银花 15 克

用法： 每日煎服 1 次，并结合盐水清洗患处，另用百草霜加肥皂水适量调为糊状外敷，每日 3 次。

适应证： 皮肤癌、足背皮肤鳞状上皮癌。

▌方二十三　肿瘤出血方▐

组成： 活蟾蜍 1 只　京墨 1 段约 1.7 厘米长

制法： 将京墨塞入蟾蜍口内，3 天后焙干，研成粉末。

用法： 每用药末少许撒于患处，1 日数次。

适应证： 表浅部肿瘤破溃出血不止。

▌方二十四▐

组成： 赤芍 90 克　白芷 30 克　天花粉 90 克

用法： 共为细末，生鸡蛋清 1 个调药末适量，外敷患处，

2～3 日换 1 次。

适应证：表浅部癌肿。

方二十五　三黄藁莲汤

组成：黄柏 9 克　黄芩 9 克　大黄 6 克　藁本 18 克　半枝莲 60 克　菊花 18 克　金银花 18 克　红花 3 克　川芎 18 克　桃仁 3 克　蔓荆子 18 克。

用法：水煎，每日 1 剂，2 次分服。

适应证：皮肤癌。

附注：可同时配合针刺穴位治疗。

方二十六　瘤消膏

组成：血竭 30 克　紫草根 30 克　水蛭 15 克　穿山甲 15 克　地鳖虫 15 克　松香 120～150 克　蓖麻籽（或蓖麻油）适量

制法：先将紫草根放香油锅内炸成紫草油，再将水蛭炒炭、山甲炒焦，共研细末；血竭、地鳖虫、松香也研细，蓖麻籽去壳捣烂（或用蓖麻油）同放锅内加热熔化，乘热摊涂于牛皮纸或布面上，即成。

用法：外用，每用膏药 1 张，贴敷癌患处，每周换药 2 次。若加点麝香在膏药上则更好。

适应证：皮肤癌。

方二十七　黑布药膏

组成：老黑醋 2.5 千克　五倍子 740 克　金头蜈蚣 10 条　蜂蜜 180 克　梅花冰片 3 克

制法：砂锅盛黑醋火上熬开 30 分钟，加入蜂蜜再熬至沸腾状，用铁筛将五倍子粉慢慢撒入，边撒边按同一方向搅拌，撒完后即改用文火熬成膏状离火，再掺入蜈蚣粉和冰片搅匀即成。做成的黑布药膏质量要求光亮、黑润，储存在瓷罐或玻璃罐中备用（勿用金属器皿储存）。

用法：将药膏涂患处约2～3毫米厚注意不要用金属器械涂药，用黑布或厚布盖上，换药前清洁皮肤，2天换药1次。

适应证：皮肤疤痕癌。

附注：赵炳南方。

方二十八　五烟丹

组成：胆矾30克　白矾30克　磁石30克　雄黄30克丹砂30

制法：以上各药共研细末，置大砂锅内，上面覆盖瓷碗，接口处用熟石膏粉调成糊剂封固，再用黄沙掩埋，只露上盖之碗底，用炭火先文后武，煅烧48小时以上取丹研末，即成。

用法：外用适量，撒敷于癌肿疮面，每日1次。

适应证：皮肤癌，血管肉瘤。

方二十九　白降丹

组成：火硝60克　水银36克　白矾30克　皂矾30克硼砂30克　食盐、青盐各30克

制法：同五烟丹。

用法：外用，取适量撒癌溃疡面上，每日1次。

适应证：皮肤癌，血管肉瘤。

方三十

组成：卤碱粉30克　凡士林100克　液体石蜡适量

制法：将卤碱放入液体石蜡中，调成糊状，再加凡士林搅匀，经消毒后即成。

用法：将局部进行常规消毒，然后取药膏适量敷患处，隔日换药1次。

适应证：皮肤癌溃破流水。

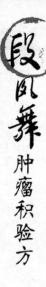

▌ 方三十一 生肌散 ▌

组成： 麝香 3 克　冰片 4.5 克　全蝎 15 克　生大黄 15 克
甘草 24 克　雄黄 24 克　大海马 30 克　黄柏 30 克　广丹 30
克　炮山甲 30 克　姜黄 45 克

用法： 上药共研细末，撒患处。

适应证： 皮肤癌经用五虎丹、皮癌净、白降丹等药腐蚀，
癌块脱落或消失，创面肉芽红活新鲜，活检已无癌细胞生
长者。

附注： 该方可生肌敛口，促使创面愈合。

▌ 方三十二 大黄膏 ▌

组成： 生大黄 30 克　生附子 30 克　川芎 30 克　雄黄 30
克　珍珠（或珍珠母）30 克　黄芩 60 克　白蔹 60 克　茜草
60 克　枯矾 60 克　猪脂油 750 克

制法： 大黄、附子、川芎、黄芩、白蔹并猪油，共熬，煮
沸十余滚，滤去渣，再入珍珠、雄黄、枯矾、茜草细末，搅匀
即成，装瓶备用。

用法： 每取若干外敷患处。

适应证： 皮肤癌，恶肉久不去。

▌ 方三十三 砒钱散 ▌

组成： 白砒 7.5 克　马钱子 5 克　明矾 10 克　黄连 15 克
普鲁卡因 2 克

制法： 先将砒、矾研末，在瓦上煅至青烟尽，白烟出，上
下通红为止，24 小时后与黄连、马钱子细粉及普鲁卡因等混
合制成外用散剂，即成。

用法： 外用，撒于癌肿疮面，每日或隔日换药 1 次。或调
入凡士林后成膏状外敷。

适应证： 皮肤癌。

方三十四 一粒珠

组成：牛黄9克 乳香500克 没药500克 穿山甲500克 蟾酥25克 珍珠6克 麝香6克 冰片12克 雄黄12克 朱砂12克

制法：上药研为细末，用糯米粉打糊为丸，每丸重1.5克，外用蜡壳封固。

用法：每服1丸，人乳化开，陈酒冲服。

适应证：用于由热毒郁滞经络所致的皮肤癌、无名肿毒、疮疖痈肿等。孕妇忌用。

方三十五 梅花点舌丹（疮毒丸）

组成、制法：均见434页。

用法：每服3克，每日1～2次，黄酒或开水送下。或适量外用，醋调化开敷涂患处。

方三十六 小金丹

方见146页。

方三十七 冰螺捻

方见152页。

方三十八 足背癌方

组成：生商陆根适量。

用法：上药砸烂，加盐少许，外敷患处。同时以阳和汤冲服犀黄丸。

适应证：足背皮肤癌。也可适用于其他部位的皮肤癌。

附注：秦伯未治验方。犀黄丸方见481页，阳和汤方见498页。

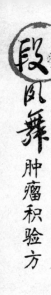

方三十九

组成： 玄参 30 克　当归 20 克　白芍 20 克　旱莲草 20 克　山药 15 克　白术 15 克　丹参 15 克　丹皮 15 克　茯苓 15 克　川芎 10 克　白薇 10 克

用法： 水煎服，每日 1 剂，2 次分服。

适应证： 皮肤癌前期巨大皮角症。

方四十

组成： 地骨皮 50 克　白鲜皮 50 克　土槿皮 50 克　夏枯草 30 克　鸡血藤 25 克　三棱 15 克　莪术 15 克

用法： 水煎熏洗患处，每日 1 次，每次 20～30 分钟。

适应证： 癌变前期巨大皮角症。

附注： 该证比较少见。多发生于老年人受太阳暴晒或磨损的部位。表现为局部皮肤明显过度角化增生，成为淡黄色、棕色的坚硬的角质物。好发生在头面部，突出于皮肤，形状象牛角及羊角，表面皮肤粗糙。除影响美观外，患者并不觉得有任何不适。用刀剪削去皮角，还会缓慢长出来。

如果皮角根部皮肤发红，表示有癌变，应及时治疗。

方四十一　加味活血化瘤丸

组成： 生地 81 克　丹皮 45 克　侧柏叶 45 克　山慈菇 27 克　茜草根 18 克　荆芥炭 18 克　丹参 15 克　川连 13.5 克　羚羊角 3 克　甘草 15 克

制法： 上药共为细末，以米饭适量为丸，如绿豆大。

用法： 每次 1.5 克，每日服 3 次（为儿童量）。

适应证： 小儿血管瘤属血郁脉络、热毒结聚型。症见皮肤血管初起如蚊迹，继而隆起如痱子，然后逐渐增大。

附注： 钟新渊供方。

方四十二 阿魏消瘤汤

组成：阿魏 1.5 克　柴胡 1.5 克　当归尾 4.5 克　赤芍 4.5 克　甘草 1.5 克

加减：瘤在身体上部加桔梗 3 克，在下部加牛膝 2 克。

用法：水煎服。

适应证：婴儿血管瘤属瘀血阻滞型。

附注：忌油腻、生冷食物。张文明供方。

方四十三

组成：一扫光 30 克　山枝根（光叶海桐根）15 克　冰糖适量

用法：每日 1 剂，水炖 2 次服，连用 1~2 个月。配合下方外用。

适应证：小儿血管瘤。

方四十四 外用方

组成：松香 60 克　雨云香 15 克　黄蜡 15 克　白蜡 15 克　铅粉 15 克　樟脑 30 克　桐油 250 毫升

制法：将蜡和桐油加热化开，将其他药研末掺入搅匀即成。

用法：外敷患处，每日换药 1 次，连敷 1~2 个月，同时服用以上汤药方。

适应证：小儿血管瘤。

附注：王春惠献祖传秘方。

方四十五

组成：绵羊脑子（生品）　朴硝各适量

用法：共捣烂调匀如膏，贴于瘤上。

适应证：小儿丹瘤（血管瘤）。

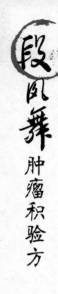

▌ 方四十六 ▌

组成： 蓖麻子5个　白面1匙

制法： 将蓖麻子去皮研烂，和入面，以水调成膏。

用法： 外涂患处。

适应证： 小儿丹瘤。

▌ 方四十七 ▌

组成： 鲜蒲公英叶、茎的白汁不拘量

用法： 涂擦患处，每日5~10次。

适应证： 先天性血管瘤。

▌ 方四十八 ▌

组成： 黄柏9克　儿茶6克　贝母1克　镜锈（铜绿）1克　樟脑1克　轻粉1克　水银1克　冰片0.9克

用法： 共为细末，时时擦之。

适应证： 血管瘤。

附注： 华佗传世方。

▌ 方四十九　七仙膏 ▌

组成： 牙硝、明矾、青矾各150克　砒石、斑蝥、水银各100克　食盐75克　鸦胆子油、百草霜各50克

制法： 牙硝、明矾、青矾、砒石、斑蝥、食盐共研细末，放入罐内加适量水拌匀，加入水银缓慢加热熔化，搅拌使水银不见星点，药物快干时离火，加入鸦胆子油、百草霜成糊状即成。

用法： 用棉签蘸上膏涂患处，干燥后盐水洗去再涂，出现少许渗液或局部发黑时止，自然暴露，一般10天后可逐渐结痂脱落。

适应证： 血管瘤。

附注：周高龙供方。

方五十　及莪散

组成：白及 50 克　莪术 30 克　黄药子 20 克　山慈菇 10 克　蚤休 5 克　五倍子 5 克　硼砂 5 克　雄黄 5 克　紫硇砂 2 克　青木香 2 克　血竭 3 克

用法：诸药为末，合匀备用。用时以沸水适量，加入白酒 10 克、食醋 5 克，合为糊状，敷患处。每日换药，7 天为一疗程。

适应证：血管瘤。

附注：周健提供的家传秘方。

方五十一

组成：黄芪、北沙参、生地、丹皮、紫草、土茯苓、白英、玄参、仙灵脾各取常用量

加减：头面部瘤加川芎，颈部加夏枯草、制香附，上肢加桂枝、桑枝，下肢加牛膝、泽兰、王不留行子。

用法：水煎服。

适应证：血管瘤。

附注：血管瘤是小儿良性肿瘤中最常见的肿瘤之一，约占小儿良性肿瘤的 36%。组织学上不具有肿瘤的特性，只是血管畸形，不算真性肿瘤。可以发生在身体各部，以皮肤及皮下组织最多，可单发或多发。

血管瘤是遗传而来的畸形，在临床上根据外观分为几种。

荔枝状血管瘤：婴儿时期最多见的毛细血管瘤及血管内皮瘤。表面突起，紫红色，呈细颗粒皱褶状，压之可退色。多数是生后就有，少数在发育过程中出现。生后 1~6 个月迅速增大，2 岁后稳定，少数在 6~7 岁时消退。

巨大增生性血管瘤：表皮可与荔枝形相似，但根底深达皮下脂肪、肌肉、骨膜，触诊不活动。多发生在大腿、四肢、脊

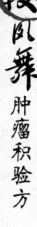

背、肩及头部。

海绵状血管瘤：好发于头颈部皮下层。稍隆起于皮肤，圆形，边界不甚清楚，质柔软，可压缩。

动静脉血管瘤：分浅表及深部两种。血管造影可显示出肿瘤的部位，可见肢体增大，甚至造成畸形、溃疡坏死。

肌间及肌肉内的血管瘤：多在较大的肌肉，半数患者发生在下肢。患肢局部变粗，有不规则的隆起，常合并有皮肤血管瘤，有的患者因静脉炎及静脉石引起疼痛。

内脏血管瘤：如肝血管瘤、颅内血管瘤。若出血会引起严重后果。

▓ 方五十二 ▓

组成：丹参 15 克　白芷 10 克　牛膝 10 克　忍冬藤 30 克　土贝母 15 克　当归 15 克　夏枯草 10 克　白英 15 克　天葵子 20 克　地榆 10 克　槐花 10 克　蛇莓 20 克

用法：水煎服。

适应证：海绵状血管瘤。

附注：严广生供方。海绵状血管瘤是由血管延长屈曲扩张并汇集一处而构成的，暗红色，大小不等，易出血和溃烂。

▓ 方五十三 ▓

组成：当归 9 克　红花 9 克　桃仁 9 克　穿山甲 9 克　川芎 6 克　地鳖虫 6 克　石见穿 30 克　白花蛇舌草 30 克　白英 30 克　饭赤豆 30 克　薏苡仁 12 克　甘草 3 克

用法：水煎服。

适应证：海绵状血管瘤属血瘀气滞者。

附注：王怡康供方。

▓ 方五十四 ▓

组成：党参 10 克　白术 10 克　神曲 10 克　茯苓 10 克

半夏 10 克　　陈皮 10 克　　焦谷、麦芽各 6 克　　甘草 10 克

　　用法： 水煎服。

　　适应证： 海绵状血管瘤。

▌ 方五十五 ▌

　　组成： 白英 30 克　　黄芪 30 克　　木馒头 30 克　　土茯苓 30 克　　党参 12 克　　白芍 12 克　　紫草 9 克　　丹皮 9 克

　　用法： 水煎服，每日 1 剂。

　　适应证： 海绵状血管瘤。

▌ 方五十六 ▌

　　组成： 巴豆 2 克　　冰片 5 克　　制草乌 10 克　　生大黄 15 克　青木香 15 克　　土鳖虫 15 克　　威灵仙 30 克

　　加减： 治疗血管瘤可加红花、川芎；脂肪瘤加草果仁、炒莱菔子、炒苍术；纤维瘤加白花蛇舌草、细辛、羌活。

　　用法： 将以上各药研细和匀，密封备用。用时取适量白醋和白酒（1：2），调敷患处（小儿及皮肤过敏者，药量宜少，并改用蓖麻油或桐油调敷），每 2 天换药 1 次，药末干燥时，可以上述比例的醋酒湿润，疗程不限，病愈停药。

　　适应证： 海绵状血管瘤、脂肪瘤、纤维瘤等良性肿瘤。

　　附注： 龙翔云供方。

▌ 方五十七 ▌

　　组成： 赤小豆 60 克　　陈醋 50 毫升

　　制法： 将赤小豆研成极细末，加入陈醋调成膏。

　　用法： 将患处用水洗净，根据瘤的大小取一块塑料布，把药膏涂在布上敷患处，外用敷料块包扎固定，隔日换药 1 次。注意观察皮肤，如有腐烂者，撒上些土霉素粉即可。

　　适应证： 表浅血管动脉瘤。

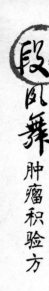

▌方五十八▐

组成：丹参 12 克　泽兰 12 克　王不留行子 12 克　威灵仙 12 克　生牡蛎 30 克　红花 6 克　川芎 6 克　丝瓜络 6 克　山甲 4.5 克　地鳖虫 4.5 克　地龙 9 克　丹皮 9 克　水蛭粉（分吞）1.5 克

用法：水煎头两汁内服，第三汁外熏洗患处，每日 1 剂。

适应证：静脉性血管瘤属瘀热交滞，凝结于络者。症见肢体肿胀，青筋暴露，指趾肥大，患肢疼痛等。

附注：该病多见于深层组织，致使患肢肿胀，而发展为巨肢症，目前尚无良好疗效。方中水蛭粉、生牡蛎可据情增倍，并可加桃仁等活血化瘀药物。颜德馨供方。

▌方五十九　芩连二母丸▐

组成、用法：均见 77 页。

加减：热象明显时加茅根、紫草；有出血情况者加小蓟、三七等。

适应证：毛细血管瘤。

▌方六十　复方健脾术苓汤▐

组成：苍术 9 克　白术 9 克　赤苓 9 克　猪苓 9 克　泽泻 9 克　陈皮 9 克　怀山药 9 克　扁豆花 9 克　炒薏苡仁 9 克　萹蓄 9 克　草薢 9 克　六一散（滑石 6 份，甘草 1 份）（包）9 克

用法：水煎服，每日 1 剂。

适应证：淋巴管瘤。

附注：朱仁康供方。淋巴管瘤是小儿常见良性肿瘤，约占小儿良性肿瘤的 1/5。它由增生及扩张的淋巴管所构成，有人认为它是发育畸形的错构瘤。可以发生在颈、腋窝、纵隔、口腔（唇、舌）和腹腔等处。

临床可将淋巴管瘤的扩张程度分为三类。

毛细淋巴管瘤：比较少见。由稍扩张的淋巴管组成，皮肤见成群的厚壁小泡。多发生在四肢、阴囊皮肤及口腔，一般不需治疗。

海绵状淋巴管瘤：淋巴管扩大成窦，多房，内盛淋巴液，常因本病引起复发性淋巴管炎及败血症，甚至引起脑膜炎。

囊性水瘤：比较多见，常见于颈部、腋下、背、纵隔、腹膜后、肠系膜等部位，发生在软组织深部，肿瘤形成巨大皮囊，含有澄清的淋巴液，常并发感染。

方六十一

组成：夏枯草 15 克　海藻 15 克　生牡蛎 15 克　桑枝 15 克、昆布 30 克　橘核 12 克、天花粉 12 克　天葵子 12 克　桃仁 12 克　赤芍 12 克　丹参 12 克　丝瓜络 12 克　川芎 9 克　甲珠 9 克　黄药子 6 克　白药子 6 克

用法：每日 1 剂，分 2 次水煎服。

适应证：多发性脂肪瘤，纤维脂肪瘤。

附注：脂肪瘤是由于皮下脂肪增生所造成的，其瘤的数目，大小不一，质地柔软如棉，按之可以压扁，推之可以移动，皮色不变，不觉疼痛，亦无全身症状。肿瘤增大到一定程度，就停止发展而固定不变。脂肪瘤属于中医的"肉瘤"范围。

方六十二　乌升丹

组成：乌金散（即巴豆煅成炭）7 份　红升丹（方见 129 页）3 份

制法：上两种药分别研成细粉后，混合均匀，贮入不透光或有色瓶中备用。

用法：将药粉蘸于药棉上，纳入疮内，然后以黑膏药盖贴。

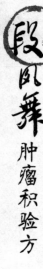

适应证：皮下脂肪瘤自行破溃者。

▌方六十三▐

组成： 陈皮 9 克　半夏 12 克　茯苓 12 克　白芥子 9 克
明矾 6 克　瓜络 15 克　土贝母 15 克　牡蛎 25 克　昆布 15 克
海藻 15 克　山甲 15 克　夏枯草 30 克　桂枝 6 克

用法： 水煎，每日 1 剂，2 次分服。

适应证： 脂肪瘤。

▌方六十四▐

组成： 水银、儿茶、硼砂各 3 克　冰片 0.4 克　麝香、血
竭各 9 克　黄柏 15 克

用法： 共为细末，擦于患处。

适应证： 各种脂肪瘤。

▌方六十五▐

组成： 鲜青牛胆（金果榄）根　高粱酒适量

用法： 用鲜青牛胆根磨高粱酒，涂患处，每日 3～4 次。

适应证： 脂肪瘤、血管瘤。

▌方六十六▐

组成： 生何首乌 240 克　生蚤休 6 克

用法： 上药于石臼内捣如泥，敷于肿瘤上，盖以油纸，每
日换药 2 次。

适应证： 脂肪肉瘤。

▌方六十七▐

组成： 砒石 30 克　硫黄 30 克

制法： 上药加热使刚刚熔化为度，候冷研末备用。

用法： 用时挑破瘤子上的皮，上黄豆大小药丸，用膏药固

定。已溃烂者，撒上药末，听候收口。

适应证：脂肪肉瘤。

附注：脂肪肉瘤是软组织中常见的恶性肿瘤，男性患者居多，发病年龄 40~60 岁。它来源于脂肪细胞和向脂肪细胞分化的间叶细胞，常发生在脂肪较多的部位，如大腿、臀部、腹膜后等处。肿瘤的质地柔软，有时还有囊性感，边界比较清楚，表面皮肤温度低，一般不引起疼痛，即使是腹腔内的巨大肿瘤，也仅因体积大而使患者感到不适。

方六十八　化瘀丸

组成：柴胡 30 克　薄荷 30 克　栀子 30 克　当归尾 30 克　红花 30 克　丹参 30 克　赤芍 30 克　蜈蚣 24 克

制法：上药研末，炼蜜为丸，每丸重 6 克。

用法：早晚各服 1 丸，也可减量改为汤剂，水煎服用。

适应证：多发性神经纤维瘤。

附注：神经纤维瘤可发生于全身各处的神经干或神经末梢，常见于皮肤或皮下组织，可单发或多发。肿块可推动，质地坚韧，界限清楚，没有包膜。切面灰白色，呈半透明状，主要细胞是纤维细胞、还有雪旺细胞，瘤细胞之间有胶原纤维。此瘤为良性，不痛，生长缓慢。

方六十九

组成：半夏 9 克　陈皮 9 克　竹茹 9 克　枳实 9 克　胆星 9 克　人参 9 克　白芥子 9 克　云苓 15 克　郁金 12 克　甘草 6 克

用法：水煎服，每日 1 剂。

适应证：神经纤维瘤属痰湿阻滞经络型者。

方七十

组成：六棱菊 30 克　野菊花 30 克　半枝莲 30 克

加减：也可加当归尾 12 克，象皮 9 克，穿山甲 9 克，全蝎 6 克，蜈蚣 2 条。

用法：水煎服，每日 1 剂，2 次分服，一般服用 20～30 剂为一疗程，停药数日后，继服下一疗程。

适应证：多发性神经纤维瘤，多发性神经瘤，乳房纤维瘤。

▌ 方七十一 ▌

组成：柴胡 15 克　赤芍 15 克　白芍 15 克　茯苓 15 克　夏枯草 15 克　白花蛇舌草 25 克　海藻 25 克　钩藤 25 克　牡蛎 50 克　昆布 15 克

加减：睡眠不好加合欢花 15 克，夜交藤 15 克；病情好转后柴胡减为 7.5 克。

用法：水煎服，每日 1 剂。或按此比例制成蜜丸，每丸重 15 克，每次服 2 丸，每日服 3 次。

适应证：神经性纤维瘤。

附注：一般服药 15～30 天后，赘瘤均有不同程度缩小。个别色素斑变浅：服药 30～90 天，黄豆大以下赘瘤多缩小或消平，遗留粉白色斑。周连举方。

▌ 方七十二　七味内潜膏 ▌

组成：官桂 12 克　公丁香 12 克　生南星 12 克　山奈 12 克　樟脑 12 克　牙皂 6 克　白胡椒 3 克

制法：共研细末，以适量饴糖加冷开水调成软膏。

用法：外敷患处，隔日换药 1 次。

适应证：表皮浅纤维肉瘤。

附注：周学春供方。

纤维肉瘤是发生在纤维组织中的一种恶性肿瘤，为间叶恶性肿瘤中最常见的肿瘤，可发生在软组织的任何部位，但以四肢皮下组织和深部组织为多见。肿瘤呈结节状或不规则形，与周围组织分界尚清楚，切面呈粉红或灰白色，均质如鱼肉状。细胞分化差的生长较快，易发生转移；分化好的生长缓慢，转移较少。

▌ 方七十三 ▐

组成：生黄芪 15 克　党参 15 克　白术 15 克　熟地 15 克　枸杞 1.5 克　怀山药 15 克　天门冬 15 克　茯苓 12 克　首乌 9 克　黄精 9 克　白花蛇舌草 30 克　木香 4.5 克　甘草 4.5 克　大枣 5 个

用法：水煎，每日 1 剂，2 次分服。

适应证：纤维肉瘤。

▌ 方七十四 ▐

组成：龙葵 60～90 克

用法：每日 1 剂，水煎服。

适应证：纤维肉瘤。

▌ 方七十五 ▐

组成：龙葵、蛇莓、白英、枸骨各 45～60 克　土茯苓 15 克　猪殃殃 15 克　苍耳草 45 克

用法：水煎服。

适应证：软组织肿瘤。

▌ 方七十六 ▐

组成：蜈蚣干品 1 条　白矾 1 块如皂角籽大　雷丸 1 个　百部 6 克

用法：上药共为细末，以醋调成糊状，外敷患处。

适应证：丹毒瘤。

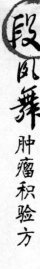

▌方七十七　疗瘤秘方▐

组成：轻粉、白砒、白胡椒、核桃仁、银黢子（即作银子剩下的东西）各等分

制法：上药，研为细末，以老醋调成糊状。

用法：将药糊涂于瘤子的顶部，勿涂到正常的皮肤上；已涂上之药，如干燥了，可随时涂布老醋以湿润之；如药掉了，可按前法再抹药。涂药20天左右，瘤子自行萎缩脱落。若患处未封口，可用白糖撒之，愈后无疤痕。

适应证：中医的各种肉瘤（脂肪瘤）、粉瘤（皮脂腺囊肿）、翻花瘤（皮肤恶性肿瘤）等。

附注：本方有蚀恶肉、生新血、解毒消肿的作用。但药有剧毒，用时宜十分谨慎，只可外用，不能内服。

▌方七十八　箍瘤膏▐

组成：大黄60克　海藻60克　昆布60克　芫花60克石灰（炒红研）60克　半夏30克　五倍子30克　南星30克

制法：上药各为细末。前四味以青炭灰水加醋熬，入后四味搅匀即成膏。

用法：每次以此膏敷患处，1～2日换1次。

适应证：皮肤瘤，痈毒，疮不收口。

附注：疮瘤初起可消，久则可控制其发展。

▌方七十九▐

组成：黄丹9克　黄柏9克　松香9克　细茶9克　轻粉9克　乳、没各15克

用法：共为末，猪胆汁调搽患处。

适应证：脚底生瘤，皮肤瘤。

附注：马培之方。

▌ 方八十　蚁蛳膏 ▌

组成：蚁蛳 10 克　麝香 0.3 克　冰片 3 克　乳香 5 克　没药 5 克　硼砂 3 克

制法：方中除麝香外，共研成末，放入桐油内熬成软膏，待冷，放入麝香即成。

用法：使用时以左手拇食指按压肿块两侧加以固定，作常规消毒，然后取 22 号粗针，在火上烧红后快速刺入肿块中心点，深度以刺入囊壁为宜，随即出针，挑绿豆大小药膏放在针孔处。再盖消毒纱布，用胶布固定。局部保持清洁，10 日取下，1 个月一般可消肿，如未痊愈再作 1 次。

适应证：体表良性肿瘤如脂肪瘤、纤维瘤、皮下囊肿等。

附注：蚁蛳又名地牯牛，喜食蚂蚁。使用火针应细心，要避开血管、神经干、肌腱等。体质虚弱者及孕妇慎用或不用。

▌ 方八十一 ▌

组成：麻黄 2～3 克　鹿角胶 9～12 克　白芥子 6～9 克　姜炭 2～3 克　桂枝 6 克　当归 9 克　青、陈皮各 9 克

加减：虚象明显加熟地黄；肿块消退较慢可加重白芥子的用量。

用法：水煎服。

适应证：多发性皮下脂肪瘤患者，体形较胖，舌淡苔薄白，脉弦滑。

▌ 方八十二 ▌

组成：生猪油 120 克　头发灰 6 克　猪鬃灰 9 克　黑纸炮药（3 个大鞭炮中的黑药面）　剥云散 1 瓶　刺猬皮 4.5 克（用砂锅炒焦研成面）

制法：将猪油加温化开，入诸药末，搅匀成膏，装瓶或罐中备用。

用法：把药摊于瘤上，用棉纱贴上，用桑柴火烤到出汗时把药去掉，再用花椒和蒜瓣子水洗2个小时，然后再用药，再如前法烤洗。

适应证：皮表的良性肿瘤。

附注：一般连续用几次后即可见效。

方八十三 藜芦糊剂

组成：藜芦30克 生猪油30克

制法：将藜芦碾碎过120目筛，然后与猪油混合捣匀成糊。

用法：每次取适量涂于患处或涂于纱布上敷贴患处，每日一换。

适应证：皮肤乳头状瘤。

附注：潘嘉矿供方。

方八十四

组成：乳香10克 没药10克 血竭10克 丁香10克 肉桂8克 小青皮10克 樟脑7克

用法：上药研末外敷，再用消炎止痛膏粘贴，2～3天换1次，一般10次左右获效，治愈者可留下局部色素沉着的凹痕。

适应证：腱鞘囊肿。

附注：囊肿在浅表的疗效显著。王虹石供方。

方八十五

组成：木耳30克 当归、半夏各9克 桂皮、佛手、川牛膝、木瓜各6克 桂枝4.5克

用法：上药混合为细末，分成12包。成人每天服1次，每次1包。发于手者晚饭后服，发于足者饭前服，白开水送下，儿童用量酌减。

适应证：手足筋瘤。

附注：服药期间忌食猪肉。焦玉岭献祖传秘方。

▌ 偏方集锦 ▌

以下单、偏方也可适用于皮肤癌。

①石见穿适量（鲜品为佳），捣烂和猪油调敷患处。可用于皮肤癌溃破。

②用鲜鱼胆汁擦癌患处。

③用野猪胆汁捣葱白如泥，外敷患处。

④新鲜山慈菇根捣烂，用米醋涂敷患处，不但适应于治疗皮肤癌，还用于乳腺癌的治疗。

⑤燕窝泥 50 克，黄柏末 50 克，香油调敷患处。

⑥天胡荽不拘多少，加水煎熬成膏，涂于患处，可治鳞状上皮癌。

⑦了哥王软膏：了哥王鲜叶 1.5 千克，加水浓煎成膏，乘热加无水羊脂 100 克混匀，再加凡士林 200 克，温热混匀，不断捣拌即成软膏，时时涂患处。用于各种体表恶性肿瘤。

⑧芙蓉叶适量、烘干研末，外敷患处，用于癌肿和体表浅层包块。

⑨鼹鼠 1 只，烧黑研末，另取醋 60 克煎至 30 克，再加入适量的鼹鼠粉末，搅成膏状贴患处。或用香油调涂亦可。

提供 2 个单、偏方试治海绵状血管瘤。

①鲜山慈菇块根，磨溶于三花酒中，外敷患处，每天 3 ~ 4 次。为广西民间验方。

②板蓝根 10 克，栀子根 10 克，鹿茸草 30 克，水煎服，每日 1 剂。

以下单、偏方可适用于治疗皮肤肿瘤。

①将真麝香 1 小块放在瘤当中，上加艾绒绿豆大 1 丸灸之，不起泡、不破，瘤自干缩。

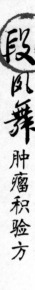

②用竹刺将瘤顶稍稍拨开油皮，勿令见血；取铜绿少许，放于拨开处，以膏药贴之。该方也适用于囊肿。

③将薄荷适量经提取制成油剂，每日涂患处 2~3 次。可治疗肌纤维瘤。

第三十一章　治白血病方

　　白血病是一种与癌症相似的、病因不明的、血液系统的恶性疾病。其分类方法很多：按白细胞系列的异常增生分为粒细胞性、淋巴细胞性、单核细胞性白血病；按病程缓急和白细胞成熟程度分为急性和慢性；按周围血象中白细胞增多与否又分为白细胞增多性和白细胞不增多性。以上各类型之间常发生转变。特异性病理改变为骨髓及其他造血组织中，可见白细胞增生与浸润及大量异常白细胞；非特异性病变则为出血、组织营养不良与坏死、继发感染等。

　　急性白血病病程较短，骨髓及周围血液中主要是异常原始细胞和幼稚细胞。由于正常造血细胞减少，可因感染引起发热，因血小板减少引起出血、贫血；由于细胞浸润引起肝脾肿大、淋巴结肿大、中枢神经系统症状及其他部位的浸润表现等。血液中白细胞总数常不超过 3 万/立方毫米，原始白细胞可高达 90% 以上。急性白血病多属中医学中的"急劳"、"血证"、"温病"等的范畴。根据临床表现一般可分为"热毒炽盛"、"气血两虚"、"气虚血瘀"三型，治疗上采取清解热毒、凉血止血、气血双补、健脾益肾、益气活血等方法。

　　慢性白血病病程较缓慢，骨髓及周围血液中主要为异常的较成熟的白细胞，其次为幼稚细胞。临床表现有发汗、出汗、消瘦、苍白、乏力、贫血、出血、肝肿大、脾肿大、淋巴结肿大、恶病质等。化验检查血液中白细胞常在 10～80 万/立方毫米，有大量异常细胞；骨髓呈显著弥漫增生与末梢血液象相似，但红细胞系和巨细胞系常被抑制而减少明显。临床可分为慢性粒细胞白血病和慢性淋巴细胞白血病。前者的特点是血液中白细胞数高达 10～100 万/立方毫米，多为中性杆状核及晚幼粒细胞，脾肿大明显，胸骨压痛和视网膜变化比较多见；后者的特点是血液中白细胞数多在 10～30 万/立方毫米之间，主要为异常淋巴细胞。有广泛的全身性淋巴结肿大，中等坚硬、无压痛、不黏连。皮肤出现结节和红皮病，扁桃体、唾液腺、泪腺、肺、胸膜、纵隔等易被累及，另外胃肠道浸润也较多见。慢性白血病多属中医学中"血证"、"劳证"、"血虚"、"癥瘕"、"积聚"、"骨蒸"、"痰核"等的范畴。常分为"肝肾阴虚"、"脾肾阳虚"、"血热毒盛"、"气血瘀滞"、"气血双亏"五型，可采用滋补肝肾、温补脾肾、凉血解毒、理气活血、气血双补等方法治疗。急性期体质好的可适当运用化学药物结合治疗以提高疗效。

▌ 方一　复方马钱子汤 ▌

组成：马钱子 0.9 克　蚤休 6 克　山豆根 10 克　射干 10 克　党参 30 克　黄芪 30 克　紫草 30 克　凤尾草 12 克　茜草 6 克　甘草 5 克　另吞服犀黄丸（方见 481 页）1.5 克

用法：水煎服，每日 1 剂。

适应证：白血病。

▌ 方　二 ▌

组成：白花蛇舌草 30 克　狗舌草 30 克　龙葵 30 克　仙鹤草 30 克　北沙参 30 克　金银花 18 克　丹参 18 克　白术 15 克　制黄芪 12 克　当归 12 克　补骨脂 12 克

用法：水煎服，每日 1 剂。

适应证：白血病。

▌ 方三　罂殃汤 ▌

组成：猪殃殃 48 克　川芎 15 克　板蓝根 15 克　铁扁担

15 克　罂粟壳 6 克

用法：水煎，每日 1 剂。或制成浸膏压片服用，每日分 4 次服。

适应证：白血病。

▌方　四▐

组成：猪殃殃 45 克　忍冬藤 30 克　半枝莲 30 克　龙葵 30 克　丹参 30 克　杞子根 30 克　马蹄金 15 克　黄精 15 克

用法：水煎服。

适应证：白血病。

▌方五　猪莲二根汤▐

组成：猪殃殃 60 克　半枝莲 30 克　羊蹄根 30 克　板蓝根 30 克　制黄芪 12 克　当归 12 克　党参 9 克　三棱 9 克　莪术 9 克

加减：发热加生地、丹皮；出血加仙鹤草、白茅根、旱莲草；纳差加炒谷麦芽、焦神曲、陈皮。

用法：每日 1 剂，水煎 2 次分服。

适应证：各型白血病。

附注：可结合化疗同时进行。

▌方六　乌芎汤▐

组成：首乌 60 克　川芎 90 克　当归头 30 克　熟地 30 克　焦白术 30 克　补骨脂 24 克　菟丝子 15 克　牛膝 9 克　云苓 9 克　阿胶 9 克　肉桂 3 克　炮姜 3 克

用法：每日 1 剂，2 次分服。

适应证：白血病。

▌方七　天山猪羊汤▐

组成：羊蹄根 30 克　猪殃殃 30 克　猪苓 30 克　天门冬

30 克　山慈菇 15 克　山豆根 15 克

用法：水煎服，每日 1 剂。

适应证：白血病。

▌方八　三才封髓丹加减▐

组成：太子参 30 克　山慈菇 30 克　生地 15 克　熟地 15 克　天门冬 9 克　麦门冬 9 克　砂仁 9 克　黄柏 9 克　黑山栀 9 克　蚤休 9 克　甘草 9 克

加减：热盛加半枝莲 12 克，犀角粉（冲服）1.5 克；皮下瘀斑加紫草 9 克，鹿角霜（冲服）4.5 克。

用法：水煎服。

适应证：白血病。

▌方九　凤虎汤▐

组成：凤尾草 30 克　虎杖 15 克　鹿茸草 30 克

加减：气虚加党参、黄芪；血虚加当归、红枣。

用法：水煎服，每日 1 剂。

适应证：白血病。

▌方　十▐

组成：党参 30 ~ 60 克　天门冬 15 ~ 30 克　百合 15 克　地榆炭 15 克　熟地 15 克　地骨皮 15 克　阿胶 9 克

用法：水煎，每日 1 剂，分 3 次服。

适应证：急、慢性白血病。

▌方十一▐

组成：黄芪 15 克　龟板 15 克　生鳖甲 30 克　急性子 9 克　赤芍 9 克　三棱 6 克　莪术 6 克　红花 6 克　熟地 15 克

用法：水煎，每日 1 剂，日服 3 次。

适应证：急、慢性白血病。

方十二 益气滋阴解毒汤

组成： 生黄芪 30 克　大青叶 30 克　白花蛇舌草 30 克
薏苡仁 30 克　黑玄参 15 克　细生地 15 克　粉丹皮 15 克　草
河车 15 克　黄药子 9 克　地骨皮 9 克

用法： 水煎服。

适应证： 急性白血病。

方十三 三舌汤

组成： 白花蛇舌草 30 ~ 60 克　羊蹄根 30 克　狗舌草
30 克

加减： 白血病可加徐长卿、墓头回、猪殃殃、蚤休等；恶
性淋巴瘤可加土贝母、夏枯草、僵蚕、土茯苓等。

用法： 水煎分服，每日 1 剂。

适应证： 急性白血病，恶性淋巴瘤。

附注： 本方为经验方。

方十四 701 煎剂

组成： 核桃树枝 60 克　白花蛇舌草 30 克　连翘 30 克
生首乌 30 克　紫草根 15 克　土大黄 15 克

用法： 水煎，每日 1 剂，2 次分服。

适应证： 各种急性白血病。

附注： 可配合激素疗法。

方十五 抗白合剂

组成： 黄芩 10 克　黄连 3 克　金银花 10 克　蒲公英 10
克　紫花地丁 10 克　漏芦 10 克　菟丝子 10 克　淫羊藿 6 克
鸡血藤 10 克　丹参 7 克

用法： 水煎 2 次，分 4 次 2 日服完。

适应证： 各种急性白血病和恶性网状细胞瘤的诱导缓

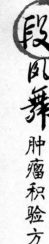

解期。

方十六　补血丸

组成：鹿茸37.5克　红参6克　当归10克　黄芪10克　首乌6克　枸杞6克　淫羊藿6克　丹参6克　川芎4克　红花4克　生地6克　白芍6克　五味子6克　枣仁6克　雄黄2克　香油10克

制法：以上各药共研细末，以香油、蜂蜜调制为丸，共制1000丸。

用法：每服1丸，每日2次。白开水送下。

适应证：各种急性白血病缓解后的维持治疗。

附注：若患者体质较弱者，可与抗白合剂同时服用。

方十七

组成：人参须10克　北沙参30克　山萸肉30克　生龙牡30克　黄芪30克　龙葵30克　白花蛇舌草30克　丹参30克　怀山药15克　杭白芍10克　大麦门冬10克　酸枣仁10克　川芎15克　北五味子6克　炙甘草10克

用法：水煎服。

适应证：急性白血病属正虚型。症见低热汗出、乏力困倦、头晕目眩、食少便稀、腰膝酸软、舌红脉细。

方十八　马黄汤

组成：马钱子0.9克　大黄30克　猪殃殃30克　半枝莲30克　蒟蒻30克　白花蛇舌草30克

用法：每日1剂，水煎2次分服。

适应证：各种急性白血病。

方十九　犀角地黄汤加减

组成：犀角（磨汁和服）1.5~3克　生地黄30克　黄芪

15 克 大青叶 30 克 芦荟 10 克 石膏 30 克 鳖甲 12 克 龟板 12 克 丹皮 9 克 青黛（分冲）6 克 地骨皮 12 克 玄参 9 克 麦门冬 12 克 当归 12 克 藏红花 3 克

用法： 水煎服，每日 1 次。

适应证： 急性白血病

▌ 方二十 清瘟败毒饮 ▌

组成： 生石膏 30 克 生地 15 克 犀角（锉末冲服）1.5 克 黄连 3 克 桔梗 3 克 鲜竹叶 6 克 栀子 6 克 黄芩 6 克 知母 6 克 赤芍 6 克 玄参 6 克 连翘 6 克 丹皮 6 克

用法： 水煎服，先煮石膏，后下诸药冲服犀角末。

适应证： 急性白血病或其他癌症患者发热、火毒炽盛者。

附注： 方中药物和剂量可随病情酌情增减。

▌ 方二十一 ▌

组成： 菝葜 60 克 黄芪 30 克 党参 15 克 熟地 15 克 山豆根 15 克 当归 12 克 龙眼肉 12 克 白芍 12 克 阿胶（烊化）12 克 白花蛇舌草 30 克

用法： 水煎服，每日 1 剂。

适应证： 急性白血病。

▌ 方二十二 白血汤 1 号 ▌

组成： 板蓝根 12 克 半枝莲 12 克 天花粉 12 克 黄精 12 克 太子参 12 克 生地 12 克 熟地 12 克 石斛 12 克 首乌 15 克 麦门冬 9 克 白术 9 克

用法： 水煎服。

适应证： 白血病急性期偏于阴虚发热者。

▌ 方二十三 白血汤 2 号 ▌

组成： 板蓝根 12 克 蚤休 12 克 忍冬藤 15 克 猪殃殃

30 克　生地 12 克　熟地 12 克　石斛 12 克　白术 9 克　马勃 4.5 克　半枝莲 12 克　人中黄 9 克　人中白 9 克

用法：水煎服。

适应证：急性白血病缓解维持期。

▌方二十四　复方蛇舌草汤[②] ▌

组成：白花蛇舌草 30 克　瓜蒌 15 克　板蓝根 30 克　白英 30 克　射干 9 克　紫草根 15 克　蚤休 15 克

用法：水煎服。每日 1 剂。

适应证：急性白血病。

▌方二十五 ▌

组成：猪殃殃 60 克　土大黄 30 克　紫草根 30 克　丹皮 9 克

用法：水煎服，每日 1 剂。

适应证：急性白血病。

▌方二十六　复方猪殃殃汤[②] ▌

组成：

方一：猪殃殃 60 克　羊蹄根 60 克　旱莲草 60 克　石仙桃 30 克　黄精 15 克　丹参 15 克　茜草 12 克　地骨皮 12 克　当归身 9 克

白薇 9 克　柴胡 9 克　生地 9 克　玄参 6 克　大枣 30 克　六神丸（方见 111 页）30 粒（分 3 次随汤药送服）

方二：猪殃殃 30 克　薏苡仁 15 克　黄精 15 克　党参 12 克　羊蹄根 9 克　旱莲草 9 克　当归身 9 克　白术 9 克　黄芪 9 克　白薇 9 克　炙甘草 3 克　大枣 30 克　六神丸（方见 111 页）15 粒（分 3 次送服）

用法：水煎服，每日 1 剂。先用方一，待病情稳定后，再用方二巩固疗效。

适应证：急性白血病。

▌方二十七 白花汤 ▌

组成：白花丹根9克 白花蛇舌草9克 马鞭草9克 葵树子9克 喜树根皮9克

加减：气虚加黄芪、党参、白术、茯苓；血虚加当归、生地、阿胶；肾虚加首乌、旱莲草、枸杞。

用法：水煎服，每日1剂，2次分服。连服20天为一疗程。

适应证：急性白血病。

▌方二十八 ▌

组成：穿山甲15克 土鳖虫10克 昆布30克 海藻30克 鳖甲30克

用法：水煎服。

适应证：急性白血病，也可适用于慢性白血病。

▌方二十九 复方核桃树皮汤 ▌

组成：核桃树皮90克 党参15克 黄芪12克 当归15克 白芍12克

用法：每日1剂，水煎2次分服。

适应证：急性粒细胞性白血病。

附注：能改善发冷、发热、口腔及扁桃体炎的症状，以及肝脾肿大的体征。

▌方三十 祛毒宁血汤 ▌

组成：土大黄15克 粉丹皮9克 玄参20克 生地10克 天花粉10克 大青叶15克 山豆根15克 党参10克 土茯苓12克 半枝莲15克 白花蛇舌草20克 炒麦芽15克

加减：高热加生石膏60克，青蒿15克，知母12克；皮

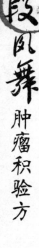

下出血加茜草 12 克，赤芍 10 克。

用法：水煎服，每日 1 剂。

适应证：用于急性粒细胞性白血病诱导缓解的治疗。

▌方三十一　养阴活血抗癌汤 ▌

组成：生地 12 克　麦门冬 10 克　玄参 20 克　赤芍 10 克
丹参 20 克　鸡血藤 30 克　白花蛇舌草 30 克　半枝莲 20 克
蚤休 15 克　草蔻 10 克　金银花 12 克　炙甘草 9 克

用法：每日 1 剂，早晚煎服，30 天为一疗程。治疗过程
可随证加减。

适应证：急性粒细胞性白血病。

▌方三十二　蟾莲汤 ▌

组成：干蟾皮 9 ~ 12 克　半枝莲 30 克　白英 30 克　板蓝
根 30 克　蚤休 15 克　土大黄 30 克　紫草 15 克　射干 9 克

加减：感染发热加大青叶 30 克，金银花 15 克，蒲公英 30
克，紫花地丁 15 克；高热不退另加生石膏 30 克；气血虚衰加
黄精 30 克，黄芪 15 克，党参 9 克，熟地 15 克，当归 9 克；
出血加旱莲草 30 克，大、小蓟各 15 克，丹皮 9 克，犀角粉
3 ~ 9 克（分冲服）。

用法：水煎，每日 1 剂，2 次分服。

适应证：急性粒细胞性白血病。

▌方三十三　猪狗龙蛇汤 ▌

组成：猪殃殃 30 克　狗舌草 30 克　龙葵 30 克　白花蛇
舌草 30 克　仙鹤草 30 克　北沙参 30 克　金银花 18 克　丹参
18 克　白术 15 克　炙黄芪 12 克　当归 12 克　补骨脂 12 克

用法：水煎服，每日 1 剂，2 次分服。

适应证：急性粒细胞性白血病。

方三十四

组成：党参 30 克　首乌 30 克　核桃肉 30 克　熟地 24 克　黄精 24 克　黄芪 18 克　覆盆子 18 克　白术 18 克　枸杞 15 克　当归 15 克　云茯苓 15 克　鹿胶（烊化）9 克　炙甘草 7.5 克

用法：水煎服。

适应证：急性粒细胞性白血病。

方三十五　八味汤

组成：玄参 9 克　生地 9 克　生大黄 9 克　大青叶 9 克　天花粉 6 克　人中黄 4.5 克　蝉蜕 4.5 克

用法：水煎服，每日 1 剂。

适应证：急性粒细胞性白血病。

附注：服药期间忌食油和糖类食物。

方三十六　七星丸（抗白丹）

组成：雄黄 3 克　去皮巴豆 3 克　生川乌 3 克　乳香 3 克　郁金 3 克　槟榔 3 克　朱砂 3 克　大枣 7 枚

制法：先将雄黄、生乌、乳香、郁金、槟榔共研细末，把去皮巴豆置砂锅中以文火炒至微黄为度，去内皮，用双层纸包裹后压碎，微热半小时，稍去油脂。另将大枣煮熟去皮、核，与以上药物混捣如泥，做成黄豆大小丸剂约 90 丸，以朱砂为衣，晾干即成。

用法：口服，成人每日 4~8 丸，小儿每日 1~4 丸，于清晨空腹吞服，连服 3~5 日，休息 1 日。一般先从小剂量开始，逐步增加量，保持大便 4~5 次/日为宜。服药后第 7~28 日间取鲜回回蒜（毛茛科植物）茎叶捣烂匀敷中脘穴周围，再外撒散药（地榆炭、麦芽炭等量研细末混匀）。停药期间用联合化疗（环胞苷、长春新碱、正定霉素、6－巯基嘌呤），可提

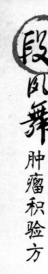

高疗效。

　　适应证：急性粒细胞性白血病、急性白血病、红白血病，尤其是对发病时间不长、发热、出血不明显者疗效较好。

　　附注：本方主要副作用为胃肠道反应，有腹泻、恶心、呕吐、胃脘不适及食欲不振等，可调整药物剂量或对症加减治疗。本方为北京市房山区民间流传验方，据查证原出自古医书《铃医》中。

▌ 方三十七　杀癌7号煎 ▌

　　组成：白花蛇舌草75克　龙葵60克　薏苡仁60克　黄药子9克　三七粉9克　乌梅6克

　　用法：每日1剂，煎2次分服。

　　适应证：急性粒细胞性白血病，恶性网状细胞瘤。

▌ 方三十八　仙鹤草饮 ▌

　　组成：仙鹤草30克　鹿衔草30克　岩珠30克　金银花30克　凤尾草12克　生甘草3克

　　用法：煎水代茶频服，每日数次。

　　适应证：急性粒细胞性白血病。

▌ 方三十九 ▌

　　组成：蟾蜍1只　小鸭蛋1个

　　制法：蟾蜍洗净（不剥皮）。用剪子或小刀从腹壁正中线剖腹（不去内脏）。放鸭蛋于腹腔中，用线缝合。然后加水300~400毫升，煮沸30~40分钟，至蟾蜍肉烂为止。

　　用法：只吃蛋不喝汤，每天1只。

　　适应证：急性粒细胞性白血病。

▌ 方四十　益气补肾和胃汤 ▌

　　组成：生黄芪30克　党参15克　当归12克　熟地15克

枸杞 9 克　肉苁蓉 12 克　生姜 9 克　姜半夏 9 克　竹茹 9 克　菝葜 60 克　白花蛇舌草 60 克　山豆根 15 克

用法：每日 1 剂，早晚煎服。

适应证：急性粒细胞性白血病化疗后白细胞计数低、低热、呕吐时用之。

附注：一般服药后 2~3 周后显效。

▌ 方四十一 ▌

组成：黄根（蝙蝠葛）30 克　新鲜猪骨适量

用法：共煮，每日 1 剂，分 2~3 次服。

适应证：亚急性粒细胞性白血病。

▌ 方四十二　壮阳复血汤 ▌

组成：肉桂 3 克　熟地 15 克　首乌 12 克　天门冬 12 克　枸杞 10 克　仙茅 12 克　仙灵脾 12 克　菟丝子 15 克　菝葜 60 克　白花蛇舌草 30 克　山豆根 15 克　白术 12 克　炒麦芽 18 克

加减：发热加丹皮 9 克，青蒿 35 克；高烧加生石膏 30~60 克，去肉桂；鼻衄、吐血及皮下瘀斑加仙鹤草 30 克。

用法：每日 1 剂，早晚各煎服 1 次，可随证加减。

适应证：急性淋巴细胞性白血病的诱导缓解治疗。

▌ 方四十三　白花蛇舌草汤② ▌

组成：白花蛇舌草 30 克　蒲公英 15 克　金银花 15 克　黄芩 9 克　胡黄连 9 克　马齿苋 15 克　地丁草 15 克　山豆根 9 克　板蓝根 15 克

用法：每日 1 剂，早晚各煎服 1 剂。

适应证：急性淋巴细胞性白血病。

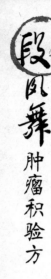

▌ 方四十四　菝葜龙葵汤 ▌

组成： 菝葜 30~60 克　土茯苓 15 克　山豆根 15 克　龙葵 15 克　猫爪草 15 克

用法： 每日 1 剂，早晚各煎服 1 次。

适应证： 急性淋巴细胞性白血病。

附注： 以上两方适用于急淋病的巩固强化（或维持）治疗。

▌ 方四十五　三参汤 ▌

组成： 党参 30 克　沙参 30 克　参须 12 克　生地 30 克　山萸肉 30 克　牡蛎 30 克　浮小麦 30 克　山药 15 克　生白芍 9 克　炙甘草 9 克　麦门冬 9 克　龙骨 9 克　酸枣仁 9 克　五味子 3 克　大枣 10 个

用法： 每日 1 剂，水煎服。

适应证： 急性单核细胞性白血病。

▌ 方四十六　加味补肾生髓汤 ▌

组成： 白花蛇舌草 30 克　杜仲 24 克　怀山药 21 克　茯苓 21 克　生地 18 克　蒲公英 18 克　熟地 18 克　山萸肉 18 克　地丁 15 克　半枝莲 15 克　枸杞 15 克　菟丝子 15 克　女贞子 15 克　生晒参（另煎兑服）12 克　当归 12 克　五味子 6 克　青黛（分冲）6 克　雄黄 3 克　甘草 6 克

用法： 水煎，每 2 日服 1 剂，每剂分 4 次服。

适应证： 慢性粒细胞性、淋巴细胞性白血病。因精气内虚，外感瘟毒病邪，伤其骨髓所致者。

▌ 方四十七　梅花点舌丹（疮毒丸） ▌

组成： 冰片 3 克　硼砂 3 克　葶苈子 3 克　沉香 3 克　血竭 3 克　乳香 3 克　没药 3 克　雄黄 3 克　熊胆 3 克　牛黄 6

克　麝香 6 克　蟾酥 6 克　朱砂 6 克　珍珠 9 克

制法：上药共为细末，蟾酥、熊胆用白酒或人乳汁加温开水化开，和药末混匀捣融，作丸 500 粒，如绿豆大，金箔为衣（今多不用），蜡壳收好，即成。

用法：一般疾病，每服 1 丸，每日 2~3 次；重症者每服 3 丸，每日 1~2 次。若治白血病，每服 10 丸，每日 3 次，温开水送服（8 丸以下效果不显，12 丸以上易发生副作用），外用适量，醋调化开敷涂患处。

适应证：慢性粒细胞性白血病；外用治疗皮肤癌伴有感染者；疔毒恶疮、无名痈肿、乳蛾、咽喉肿痛属阳证者。

▌ 方四十八　当归芦荟丸 ▐

组成：当归 30 克　芦荟 15 克　黄柏 30 克　龙胆草 30 克　栀子 30 克　黄芩 30 克　青黛 15 克　大黄 15 克　木香 9 克

制法：以上各药共研细末，炼蜜为丸，每丸重约 5 克。

用法：口服，每日 3~4 丸，如体质能耐受可逐渐增加到每日 6~9 丸。

适应证：慢性粒细胞性白血病。

附注：服药后可发生腹泻、腹痛现象，一般每天泻 2~4 次，多时可达 6~7 次，腹泻次数与服药剂量有关。可服红枣煎水或上方中加入红枣煎煮纠正腹泻的副作用。

▌ 方四十九　当归龙荟丸 ▐

组成：当归 17 克　龙胆草 17 克　栀子 17 克　黄芩 17 克　黄连 17 克　黄柏 17 克　大黄 17 克　芦荟 17 克　青黛 17 克　木香 7 克　麝香 2 克。

用法：共研细末，为丸，每丸重 6 克，每次 1 丸，每日 2 次口服。

适应证：慢性粒细胞及淋巴细胞性白血病。

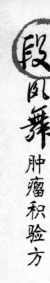

◼ 方五十 ◼

组成： 金银花 24 克　石膏 24 克　当归 12 克　板蓝根 12 克　玄参 12 克　蒲公英 30 克　藤梨根 30 克　半枝莲 30 克 天门冬 6 克　麦门冬 6 克　生地 30 克　苦参 9 克

用法： 水煎，每日 1 剂，3 次分服。

适应证： 慢性粒细胞性白血病。

◼ 方五十一　青麝散 ◼

组成： 青黛 30 克　麝香 0.3 克　雄黄 15 克　乳香 15 克

用法： 共研细末，每次 0.1～1 克，每日 3 次口服。

适应证： 慢性粒细胞性白血病及真性红细胞增多症。

附注： 郭士魁供方。

◼ 方五十二　慢粒片 ◼

组成： 猫爪草、苦参、黄芩、黄柏、雄黄、当归、诃子肉、青黛散各 1 份　土鳖虫、水蛭各半份

制法： 上药研粉混合制成糖衣片，每片含生药 0.25 克。

用法： 治疗剂量为每日 5～7.5 克，维持剂量为 2.5～5 克/日，分次口服，可配合马利兰反复轮替运用。

适应证： 慢性粒细胞性白血病。

附注： 本方长期服用能引起皮肤瘙痒、色素沉着、角化过度和脱屑等慢性砷中毒表现，个别病人出现轻度四肢末梢神经炎症状。张之南供方。

◼ 方五十三　资生汤加味 ◼

组成： 山药 24 克　牛蒡子 6 克　鸡内金 12 克　玄参 12 克　土白术 9 克　煅牡蛎 30 克　鳖甲 30 克　半枝莲 30 克 毛慈菇 24 克

用法： 每日 1 剂，早晚水煎服，兼服化癥回生丹（方见

376 页），每次 6 克，每日 2 次，口服。

适应证：慢性粒细胞性、淋巴细胞性白血病。

方五十四 安露散

组成：蜈蚣 30 克　全蝎 30 克　僵蚕 30 克　土鳖虫 30 克

制法：共研细末，制成内服散剂，或加糖制成糖块（每块含药量 0.3 克）即成。

用法：口服，每次 0.3 克，每日 3 次。若治疗急性白血病者每次 0.3～1 克。可蒸鸡蛋和服。

适应证：慢性粒细胞性白血病。

方五十五 抗白一号

组成：青黛 240 克　莪术 60 克　雄黄 60 克　莪术 1 千克

制法：前 3 味共研细末，以莪术煎汤泛丸，每丸重 1.5 克。

用法：每服 1.5 克，日服 3 次，维持量为每日服 1.5 克。

适应证：慢性粒细胞性白血病。

附注：服药一段时间后病情稳定，可改为维持量。上海铁路中心医院方。

方五十六 青黄散②

组成：青黛与雄黄比为 9：1 或 8：2

制法：上两味药混合研细后，作成片剂或以粉剂装胶囊。

用法：先从小剂量开始服用，每次 3 克，每日 3 次饭后服。如无明显不良反应，可增至每次 5～6 克，每日 3 次。

一般服药 7 日左右开始见效。40 天左右白细胞降至正常，幼稚细胞随之消减。脾脏缩至正常则需时稍长些。当白细胞降至 1 万左右时须减量。多数病人能完全缓解或部分缓解。

适应证：慢性粒细胞性白血病。也可适用于急性早幼粒细胞性白血病。

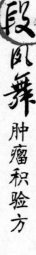

附注： 服青黄散后，部分病人有副作用发生，主要有恶心、腹痛、大便溏或次数增多，少数有黏液便及便血。此外，还可有色素沉着、皮疹、手脚掌皮肤增厚、疼痛。若副作用严重，特别是有便血、皮疹时应及时停药。

雄黄含有三硫化二砷（AS_2S_3），为了防治砷中毒，可在服药过程中，每2个月用二巯丁二钠1克加入5%葡萄糖40毫升中缓慢静脉注射，每日1次，连用3日，促使砷的排泄。周霭祥供方。

方五十七　息风汤

组成： 当归10克　赤芍15克　钩藤9克　天麻6克　全蝎6克　地龙9克

用法： 每日1剂，早晚煎服。4～5剂可收效。

适应证： 脑膜白血病。症见头痛头晕、颈强、恶心、呕吐、口眼歪斜，甚至昏迷、抽搐。

附注： 症状严重者可配服安宫牛黄散。

方五十八

组成： 黄药子9克　广角（土大黄）9克　骨碎补6克　丹皮炭21克　生地炭30克　白芍炭15克　三七粉4.5克

用法： 水煎，冲服三七粉1.5克，日服3次。

适应证： 白血病伴见神经系统症状和出血症状者。症见昏迷或躁动不安，口干口渴，全身有出血点，或便血、尿血者。

方五十九

组成： 生黄芪24克　南归尾6克　丹皮6克　苍术6克　党参15克　生龟板15克　生鳖甲15克　石决明15克　地骨皮9克　干地黄12克　阿胶（烊化）12克　另可加入秋石30克

用法： 水煎服。

适应证： 慢性髓白血病。

附注：蒲辅周方。

▌ 偏方集锦 ▌

以下单、偏方可适用于白血病。

①蒲葵子50克，红枣6枚，水煎，每日1剂，2次分服。连用20天为一疗程。

②何首乌15克，白芷9克，水煎，每日代茶饮用。

③菌灵芝30克，加水煎熬2小时，共煎3次服，同时服蜂乳以增强疗效。

④野百合（农吉利）30克，猪脾脏（烤干研末）30克，共为末，每服1克，每日3次。

⑤马齿苋60克，阿胶9克，水煎，日服3次。

⑥接筋草15克，水煎服，每日1剂（接筋草正名为"老蜗生"，为豆科植物天蓝苜蓿的全草）。

⑦墓头回15克，羊蹄根30克，水煎服，每日1剂。

⑧鸡血藤30克，为1次量，水煎服，应长期服用。用于放射线引起的白血病。

⑨苦豆子1克，或苦豆根或全草1.5~3克，选其一种为末，为1次量，每日服2~3次。

⑩青黛，每服3~6克，每日3次，冲服或装入胶囊内吞服（煎服无效）。青黛及其有效成分靛玉红，具有良好的抗白血病作用，又不抑制骨髓，还能增强机体免疫功能，是治疗白血病疗效较好的中药。

以下单、验方适用于治疗急性白血病。

①土大黄30~60克，水煎服，每日1剂。

②岸边须根状新鲜柳树根，不拘量，每日用30~60克，切碎，水煎服，要持之以恒地服用，不可间断。

③于蟾蜍研为粉末，小儿每服0.25克，大人每服1克，每日2~3次。

④紫金锭（方见108页），小儿每服1/2～1片，大人每服2片，每日2～3次。

⑤六神丸（方见111页），每日90～120粒，分3～4次口服，也可用于慢性白血病。

以下单方可适用于治疗急性淋巴细胞性白血病。

①长春花15克，水煎服，每日1剂。

②焦山栀，首次用28个，加水煎成50～100毫升的汤液内服，早晚煎服2次。第2天再增加20个和前药同煎，服法同前。4～5天后将药渣倒弃，重用新品如前法，连服3～4周后，休息7日。

以下单、偏方可适用于慢性粒细胞性白血病的治疗：

①洗碗叶根9～30克，水煎代茶饮。

②漆姑草（干品）250克，水煎，每日1剂内服。

③雄黄研粉，每次0.3～0.9克，吞服，每日1～2次，服药1周后白细胞开始下降。因禁忌症多，副作用严重（可参考438页方五十六青黄散②附注部分），应灵活掌握用量和疗程。

④土大黄30～60克，苦参15克，水煎服，每日1剂。

⑤喜树皮根及果实。研成细末制成水丸，初服每次3克，每日3次，以后视血象改变药量。尤其与化学药物或放疗结合使用时，更应极度慎重，因为此药有影响造血功能的副作用。

⑥黄蜡30克，火上熔化后，加入鸡蛋5个，再入阿胶粉3克搅匀，分2次服完。适用于白血病造成的脾肿大。

⑦蟾蜍1只，将砂仁9克从其口中填入腹内，用黄泥包好，放火上烤酥为细面，每次服3克，每日服3次。

⑧异体血穴位注射法：在病人肾俞、心俞、膈俞、绝骨等穴位上，每穴注射异体健康血液0.5毫升，隔日1次，10天为一疗程。

⑨牛黄解毒片，每次服2～6片，每日4次，也可用于急性白血病。

第三十二章　治骨肿瘤方

　　骨肿瘤是生长在骨的基本组织、附属组织等处的肿瘤。有良性与恶性、原发性与继发性的区分。

　　良性者有骨瘤、骨旁骨瘤、骨样骨瘤、良性骨母细胞瘤、软骨瘤、骨软骨瘤、良性软骨母细胞瘤、生骨性纤维瘤、非生骨性纤维瘤、骨巨细胞瘤（Ⅰ级和Ⅱ级）、骨血管瘤、骨脂肪瘤、骨神经鞘瘤、骨神经纤维瘤等。其中以骨软骨瘤最常见，软骨瘤次之。骨的良性肿瘤一般预后良好。

　　恶性者有骨肉瘤、骨旁骨肉瘤、软骨肉瘤、纤维肉瘤、骨巨细胞瘤（Ⅲ级）、骨血管内皮肉瘤、骨脂肪肉瘤、骨未分化网状细胞瘤、骨原发性网状细胞肉瘤、多发性骨髓瘤、脊索瘤、四肢长骨造釉细胞瘤等。其中骨肉瘤最常见，软骨肉瘤次之，骨纤维肉瘤较少见。骨恶性肿瘤预后与发现早晚、恶性程度、治疗措施方法妥当与否有关。

　　原发性骨肿瘤是指开始即发生于骨基本组织及骨附属组织的肿瘤，以良性者居多；转移性骨肿瘤是指从他处转移到骨的肿瘤，均为恶性，发病远较原发者为多，常来自乳腺、甲状腺、前列腺、肺、肾等处的癌症，是晚期癌症的表现形式之一。

　　不同类型的骨肿瘤发病的年龄、性别和部位也不尽相同。骨软骨瘤、良性软骨母细胞瘤、骨肉瘤及骨囊肿均多发于10～20岁，骨巨细胞瘤多发于20～40岁，脊索瘤、多发性骨髓瘤及转移瘤，多发生于40～50岁；软骨瘤、骨软骨瘤、软骨肉瘤及骨肉瘤多发生于男性，女性少见。脊索瘤男性最多，女性极少。骨巨细胞瘤、纤维异常增殖症，男女发病相似；骨软骨瘤、骨巨细胞瘤、纤维肉瘤等多发生于四肢长骨，软骨肉瘤、转移瘤、骨髓瘤、脊索瘤等多发生于躯干骨，软骨瘤多发生于手足短骨。

从临床表现上看，良性骨肿瘤因其发展较慢，无明显症状，只是在浅表部位时或摸到肿块，在某些部位可引起压迫症状及局部功能障碍。恶性骨肿瘤因其发展较快，故常合并全身症状，如乏力、贫血、营养不良，甚至恶病质等。另外疼痛和压痛是最常见的症状，轻者稍有酸痛不适，重者令人难忍，尤以夜间为重。骨转移性肿瘤常以疼痛为主诉，且常有固定的压痛。肿瘤的生长可造成骨骼的各种畸形和局部骨折。肿瘤压迫邻近组织和器官可出现相应的症状和功能障碍。

骨肿瘤属于中医学"骨瘤"、"骨疽"的范畴。其病因于先天禀赋不足，肾气虚衰，毒邪乘虚侵入，蕴于骨骼而成。治以滋肾填精补虚、解毒清热、化瘀散结等方法。

段凤舞先生治疗骨恶性肿瘤的方子见第二十一章"治肾肿瘤方"内容。

▌ 方 一 ▌

组成：黄芪30克　茯苓皮30克　薏苡仁30克　白花蛇舌草30克　山楂30克　山药15克　狗脊12克　续断12克　黄药子12克　当归10克　天花粉10克　乌梅10个

用法：水煎服，每日1剂。

适应证：骨癌。

▌ 方 二 ▌

组成：白鲜皮（后下）50克　白花蛇舌草100克　寻骨草25克　大枣30克

用法：水煎服，每天早晨4~5点钟时服，每日1次即可。

适应证：骨癌，肺癌。

方三 散血膏

组成： 南星、防风、白芷、柴胡、土鳖虫、自然铜、桑白皮各9克 细辛、荆芥、当归、甘草各7.5克 升麻6克 续断10.5克 风藤12克 附子、遍地红、过山龙各15克 猴骨、龙骨、桂皮各18克 丹皮21克 红丹500克 黄芪39克 香油1升

制法： 先将香油置火上煎熬，后加诸药煎枯去之，最后再加入红丹为黏稠状，离火，待温度下降后，涂布牛皮纸上，收以备用。

用法： 外用，贴敷患处。

适应证： 骨肉瘤，溶骨性骨肉瘤。

附注： 可同时服用抗癌片，或结合其他疗法，以提高疗效。骨肉瘤是最恶性的一种骨肿瘤，早期出现局部持续剧痛难忍，有压痛，迅速肿大，皮肤紧绷发亮，表面静脉怒张呈紫铜色，体重减轻明显。

方四 骨瘤粉

组成： 三棱、莪术、生半夏、地鳖虫、生川乌、商陆、桃仁、乳香、没药各9克 麝香0.3克 木鳖子、斑蝥各0.9克 红花6克 雄黄3克

制、用法： 以上各药共研细末，取适量外用，撒敷于癌肿处，或用蜜糖调和后涂敷，隔日1次。

适应证： 骨肉瘤。

附注： 本方只可外用，严禁内服。用药后偶有局部瘙痒发泡，一般可停药数日即可自愈，如反应严重时可将方中斑蝥改用阿魏3克，反应即会减轻。

方 五

组成： 寻骨风30克 白英30克 羊蹄根30克 补骨脂

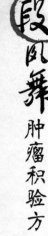

15 克

　　用法：水煎服，每日 1 剂。

　　适应证：骨肉瘤。

▌方六　骨瘤散 ▌

　　组成：

　　方一：蜈蚣、全蝎各 9 克　白果、斑蝥各 9 克　东丹 30
　　　　　克　生石膏 15 克

　　　　　共为细末

　　方二：明矾、生石膏各 15 克　天南星、蟾酥各 1.5 克
　　　　　玉桂 45 克

　　　　　共为细末

　　方三：生地、石见穿、煅牡蛎各 15 克　玄参、知母、楂、
曲各 9 克　寒水石、地骨皮、半枝莲各 30 克　丹皮 4.5 克

　　用法：先将方一药末轻放在小膏药上，远离臀部，循经贴
上小膏药，7 日以后，将方二药粉撒在大膏药上，贴患处臀
部，在期间内服方三，水煎每天 1 剂。

　　适应证：骨肉瘤。

▌方　七 ▌

　　组成：山豆根 30 克　海藻 15 克　山慈菇 12 克　菊花 9
克　皂角刺 9 克　三棱 9 克　莪术 6 克　马钱子 6 克

　　用法：水煎服，每日 1 剂。

　　适应证：骨肉瘤。

　　附注：马钱子有毒，应在医生指导下服用为妥。

▌方　八 ▌

　　组成：党参 9 克　黄芪 9 克　当归尾 9 克　赤芍 9 克　白
术 9 克　丹参 9 克　王不留行子 9 克　川断 12 克　夏枯草 12
克　狗脊 12 克　海藻 12 克　海带 12 克　寄生 30 克　牡蛎 30

克　陈皮6克　炙甘草6克　全蝎粉4.5克　地龙粉4.5克（上两者均吞服）　小温中丸（包煎）12克

　　用法：水煎服，每日1剂，二黄丸（每粒0.15克重）每周吞1粒。

　　适应证：溶骨性骨肉瘤。

▌方　九▐

　　组成：蜈蚣、全蝎、土鳖虫、僵蚕各1只

　　制法：上药焙黄共研细末，装入1个鸡蛋内，搅匀，以纸糊口，放笼中蒸熟后，再入水中煎煮1小时，即成。

　　用法：每日服1个药鸡蛋。

　　适应证：骨肉瘤，骨瘤。

▌方　十▐

　　组成：精制卤碱粉100克　淀粉10克　蒸馏水100毫升硬脂酸镁1毫升

　　制法：上药混匀制成片剂，每片重0.5克。

　　用法：每次2片，每日服2次，15天为一疗程。第一个疗程后，下一个疗程均较前一个疗程的每次用量增加1克，连续用5个疗程。

　　适应证：成骨肉瘤。

▌方十一　贴骨瘤疼极方▐

　　组成：生地120克　泽泻60克　山药60克　山萸肉60克　丹皮60克　茯苓60克　人参30克　当归30克　麦门冬30克　地骨皮30克　黄柏（盐水炒）15克　知母（童便炒）15克　木香9克　砂仁9克　龙骨30克　鹿角胶（酒化）120克

　　用法：共为末，蜜丸，如梧桐子大，每服9克，每日2~3次。白开水送服。

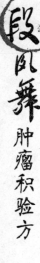

适应证：贴骨瘤疼痛难忍。

▌方十二▌

组成：小麦 30 克　炒白芍 10 克　炒白术 10 克　茯苓 10 克　党参 10 克　当归 10 克　鹿角霜 10 克　骨碎补 10 克　补骨脂 10 克　桑寄生 15 克　制女贞子 15 克　炙甘草 6 克

用法：水煎服，每日 1 剂。

适应证：颅骨黄色瘤。

附注：颅骨黄色瘤是一种遗传性脂质沉积病。病理特点为一种黄色肉芽肿样改变，主要发生在头部的膜状骨，也可侵犯其他骨、内脏、胸膜、淋巴结、皮肤、心包等处。病变可破坏整层颅骨而引起局部鼓出，如侵犯眶内可引起眼球突出。病人多为 10 岁以下儿童，症状可有发育矮小、性征发育欠佳、尿崩症、肥胖及大块颅骨缺损等。

▌方十三　藁芎乳没散▌

组成：藁本 30 克　川芎 30 克　乳香 30 克　没药 30 克　赤芍 30 克　当归 30 克　红花 30 克　三七 30 克　夏枯草 60 克　白芷 15 克　薄荷 15 克　桃仁 15 克

用法：上药共研细末，每次 3 克，每日 2 次口服。

适应证：骨瘤。

附注：骨瘤是骨组织肿瘤中最为良性的一种肿瘤。青少年多见，好发生在颅骨及上（下）颌骨，生长缓慢，症状较少，主要为局部压迫症状，偶有恶性变者。

▌方十四▌

组成：雄黄 3 克　雌黄 3 克　黄连 12 克　黄柏 12 克　黄芩 12 克　青木香 10 克　白芷 10 克　丁香 6 克　狼跋子 12 克

加减：肿瘤初期加穿心莲 12 克，穿山甲 12 克；肿瘤后期加麝香 0.6 克。

用法：将药物研细末，调拌凡士林或熬炼成膏，外敷贴患处。

适应证：骨肿瘤。

附注：临床上应综合性施术和配合中药、手术、放射线、化学药物治疗。

▌ 方十五 ▌

组成：黄柏 12 克　吴茱萸 20 克　蝮蛇 20 克　姜 3 克　蒜 2 克

用法：研细末，调拌凡士林，外敷贴患处。

适应证：骨肿瘤。

▌ 方十六 ▌

组成：地龙 20 克　乌贼骨 12 克　龙骨 12 克　儿茶 12 克　白及 12 克　寒水石 6 克　黄丹 3 克　田螺 2 个

用法：研为细末，调拌凡士林或熬炼成膏，外敷贴患处。

适应证：骨肿瘤。

▌ 方十七 ▌

组成：蟾蜍 12 克　蜣螂 12 克　芫花根 20 克　大力根 20 克　梧桐 12 克　羚羊角 6 克

用法：研为细末，调拌凡士林或熬炼成膏，外敷贴患处。

适应证：骨肿瘤。

▌ 方十八 ▌

组成：鹿角 6 克　白蔹 12 克　麦饭石 12 克

用法：研为细末，调拌白酒，外敷贴患处。

适应证：骨肿瘤。

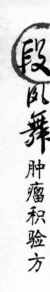

▌ 方十九 ▐

组成: 芒硝 12 克　石灰 6 克

用法: 研细末,以麻油调拌为膏,外敷贴患处。

适应证: 骨肿瘤。

▌ 方二十　化瘀补髓汤 ▐

组成:

方一:丹参 30 克　半枝莲 30 克　山豆根 30 克　蒲公英 30 克　补骨脂 30 克　透骨草 30 克　赤芍 15 克　丹皮 15 克 生地 15 克　蚤休 15 克　葛根 15 克　姜黄 9 克。化瘀丸 2 粒, 每日 2 次

方二:补骨脂 30 克　骨碎补 30 克　透骨草 30 克　女贞 子 30 克　桑寄生 30 克　丹参 30 克　白花蛇舌草 30 克　生地 15 克　熟地 15 克　丹皮 15 克　山豆根 15 克　葛根 15 克　姜 黄 9 克。化瘀丸 1 粒,每日 2 次

方三:枸杞 30 克　菟丝子 30 克　覆盆子 30 克　黑豆 30 克　补骨脂 30 克　骨碎补 30 克　生薏苡仁 30 克　鸡血藤 30 克　紫河车 9 克　鹿角胶 9 克　黄藤 15 克　当归 15 克。化瘀 丸 1 粒,每日 2 次

用法: 水煎,每日 1 剂,2 次分服;化瘀丸随汤药吞服。

适应证: 骨瘤及多发性骨髓瘤。方一用于血瘀毒盛,骨髓 空虚者;方二用于骨空瘀阻而热毒不盛者;方三用于气血虚 弱,肝肾久亏而致精亏骨空。并可根据具体病情,三方配合 使用。

▌ 方二十一　活血解毒复骨汤 ▐

组成: 茅莓 30 克　徐长卿 30 克　生半夏 30 克　大叶虎 杖 30 克　丹参 30 克　生地 15 克　甘草 6 克

加减: 胸腹满闷,恶心呕吐,加土茯苓、茵陈、半枝莲、

半边莲、薏苡仁；伤食加孩儿茶、山楂、麦芽、六神曲；疲乏、气促，加黄芪、党参、红枣、黄精；面色萎黄、唇舌淡红，加鸡血藤、熟地、首乌；口渴、津液亏损，加生地、麦门冬、天门冬、沙参、花粉；疼痛加元胡、川楝子、云南白药。

用法：水煎服。每日1剂，早晚分服。

适应证：多发性骨髓瘤。

附注：骨髓瘤是发生于骨髓内的一种浆细胞瘤，为多发性，预后恶劣。高发年龄为中老年人，好发生在椎体、肋骨、胸骨、颅骨和盆骨等处。病人早期有患处间歇性疼痛，继之为持续性剧烈疼痛；病情严重时有进行性贫血、恶病质等。

方二十二

组成：牛腿骨90克　牡蛎90克　夏枯草30克　石斛30克　首乌30克　女贞子30克　杜仲30克　川断30克　蒺藜30克　当归30克　白术30克　黄芪30克　龙骨30克　骨碎补30克　三棱15克　乳香15克　没药15克　熟地15克　蜂蜜500克

用法：水煎熬膏内服，每次2~3汤匙，每日3~5次。

适应证：骨巨细胞瘤。

附注：骨巨细胞瘤又叫破骨细胞瘤，是较多见的一种原发性骨肿瘤。好发生在长骨的骨骺内，肿瘤生长活跃，局部破坏性较大。临床表现，多发生在骶骨下端、桡骨下端、股骨上端、胫骨上端，其他骨亦可发生；发病前多有损伤史；局部肿胀、疼痛，病情进展迅速，可有病理性骨折，亦可转为恶性。

方二十三

组成：当归12克　赤芍9克　儿茶9克　雄黄9克　刘寄奴9克　血竭9克　乳香6克　没药6克　冰片3克　西红花2.1克　麝香0.15克

用法：共研细末，调敷患处。3日换药1次；若3日内敷适应证：骨巨细胞瘤。

▌方二十四 ▌

组成：海藻 12 克　昆布 12 克　半夏 12 克　陈皮 9 克　青皮 9 克　连翘 9 克　贝母 9 克　当归 12 克　川芎 6 克　独活 9 克　自然铜 6 克　鸡内金（研冲）9 克　甘草 6 克

用法：水煎服。

适应证：骨巨细胞瘤，骨巨细胞癌。

▌方二十五 ▌

组成：元胡 9 克　乳香 9 克　没药 9 克　丹参 9 克　红花 9 克　刘寄奴 9 克　牛膝 9 克　续断 9 克　益母草 9 克　苏木 6 克　血竭 6 克　土鳖 3 克

用法：水煎服，每日 1 剂。

适应证：骨巨细胞瘤。

▌方二十六 ▌

组成：龙葵 30 克　白英 30 克　苍耳草 30 克　蛇莓 15 克　土茯苓 15 克

用法：水煎，每日 1 剂，2 次分服。

适应证：软骨瘤。

附注：软骨瘤是骨组织的一种良性肿瘤，好发生在手足管形短骨的中心部位，由透明软骨、钙化软骨或骨化软骨组成。临床表现主要为局部逐渐肿胀呈球形或梭形，有一定压迫症状，皮肤正常；如有恶性变者则病情发展迅速，局部症状更为明显。

▌方二十七 ▌

组成：黄芪 12 克　忍冬藤 18 克　鹿角霜 18 克　紫花地

丁 15 克　公英 12 克　牡蛎 15 克　乳香 9 克　没药 9 克　赤芍 9 克　西红花 3 克　血竭 3 克　白芥子 4.5 克　甘草 3 克

用法：水煎服，每日 1 剂。

适应证：手指软骨瘤，软骨瘤。

▌方二十八▐

组成：自然铜（醋淬）6 克　血竭 6 克　禹余粮 30 克　白及 9 克　骨碎补 9 克

用法：上药共为细末，蜜水各半调敷患处，日敷 1 次。

适应证：手指软骨瘤，软骨瘤。

▌方二十九▐

组成：石斛 120 克　杜仲 90 克　夏枯草 90 克　海藻 60 克　骨碎补 60 克　龙骨 60 克　牡蛎 60 克　川断 60 克　黄精 60 克　狗脊 60 克　寄生 60 克　忍冬藤 60 克　橘络 60 克　三棱 30 克　莪术 30 克　丹参 30 克　䗪虫 30 克　乳香 30 克　没药 30 克　蜈蚣 15 条

加减：若病在上肢，加姜黄 30 克；在下肢，加牛膝 30 克；在脊柱，加鹿角 90 克。

制法：以上各药加水适量，再加蜂蜜 500 克，熬成浸膏。

用法：每次 2~3 茶匙，每日 4 次饮服。

适应证：骨血管瘤。

附注：骨血管瘤是骨的良性病变，多发生于脊椎骨及颅骨内，很少在其他长骨内发生。

脊椎血管瘤比较多见，但临床症状不明显。患者多为女性，均为青壮年。早期症状是局部疼痛、肌肉痉挛和僵硬，也有的出现感觉障碍。严重的症状是压迫脊髓引起的截瘫。X 线片上为骨质缺损的疏松区。

颅骨血管瘤多发生在成年人，病程可达数年或数十年。早期仅有骨板隆起，甚硬，无压痛；有的病人感到压迫感。X 线片可见病灶有骨针从中央向周围放射。

其他骨血管瘤很少见，虽X线上有些特点，但都不典型，没有规律性，仍需依靠病理学检查确诊。病人多因局部肿物、疼痛、压迫而就诊。

▌ 方三十 ▌

组成： 凤尾草24克　炙鳖甲24克　夏枯草15克　板蓝根15克　柴胡9克　龙胆草9克　地骨皮12克　僵蚕12克　蝉衣12克　地龙12克　漏芦6克　生姜2片

用法： 水煎服，每日1剂。

适应证： 多发性骨血管瘤。证属肝胆风火，夹痰毒入络者。

附注： 胡安邦供方。

多发性骨血管瘤又称骨血管瘤病，发生在男性儿童。约半数病人合并有软组织或内脏的血管瘤。全身骨骼均可有血管瘤病的病灶。

病人早期临床症状与骨血管瘤相似，唯可能疼痛、肿胀范围较多。病情发展后，可见局部包块，呈囊性，中央可触及骨质缺损，有搏动感，皮肤绷紧、光亮。X线片上可见骨骼有多处不规则的多房性或单房性"囊性"疏松阴影，可以发生在长骨或扁平骨上。

▌ 方三十一 ▌

组成： 海藻30克　昆布30克　牡蛎30克　骨碎补30克石斛15克

用法： 水煎服，每日1剂。

适应证： 骨血管内皮细胞瘤。

附注： 骨血管内皮细胞瘤为血管来源的恶性骨肿瘤。很少见，男多于女，发病年龄不等，分多发和单发两型，后者较多，且好发于下肢和脊椎。症状以痛和肿块为主，发展较快，可合并病理骨折和压迫症状。

有的病人血沉率加快，血小板减少，X线见骨干或干骺端呈筛孔状、蜂窝状或肥皂泡状溶骨，有时可见软组织阴影。

方三十二

组成： 生薏苡仁24克　熟薏苡仁24克　桑寄生24克　怀山药12克　山萸肉9克　仙灵脾9克　赤芍9克　白芍9克　川牛膝9克　丹参9克　牛黄醒消丸（方见94页）3克（分吞）　六味地黄丸（方见538页）12克（分吞）　小金片（方见146页）9～12片（每日分3次服）

用法： 水煎服，每日1剂。

适应证： 骶尾部脊索瘤。

附注： 钱伯文供方。

脊索瘤是脊髓肿瘤的一种。起源于胚胎的脊索残余，好发于男性的骶尾部。发生于骶骨的脊索肿瘤常将骶骨大部破坏，并向前侵及盆腔、向后压迫马尾神经根。肿瘤组织周围有纤维组织包裹，瘤质较软，有时呈胶冻状。本病为缓慢起病，症状逐渐出现，主要为神经根及周围组织压迫症状。

附：治骨结核方

方一　骨痨散

组成： 藤黄180克、生川乌、生草乌、生白及、生甘草各120克　麝香3.9克　狗宝3克

制法： 先将藤黄、川乌、草乌、白及、甘草共轧成细面和匀，然后将研极细之狗宝、麝香面兑入备用。

用法： 将适量药粉放入碗内，以滚白开水调成稠糊状，以敷后不往下流为度。用量根据病位不同，如膝关节可用药粉

30~45 克，腰关节可用 24 克。敷时病灶处应稍厚于周围的 0.5 厘米。外用纱布，胶布固定，如在腰部可用腹带固定。

适应证：骨与关节结核未溃者。

附注：方中如缺麝香、狗宝可改用生龙骨 15 克、山奈 30 克代替，效果亦好。忌服螃蟹、无鳞鱼。此方为段凤舞先生家传方。

▌方二 骨痨丸 ▌

组成：当归、熟地、补骨脂、牛膝、防风、威灵仙、宣木瓜各 9 克 杜仲、茯苓、川芎、乳香、没药各 6 克 木耳 500 克

制法：共为细面，炼蜜为丸，每丸重 6 克。

用法：每日服 1 丸。

适应证：骨痨及由骨痨所发生的截瘫或疼痛不止者。

附注：此方为段凤舞先生家传方。

▌方三 狼毒枣 ▌

组成：狼毒 9 千克 大枣 12 千克

制法：先将狼毒置锅内以水浸没，上置笼屉，将大枣放屉中，水烧开后，以文火保持水开，蒸枣 2 小时半，将枣晾干备用（弃去狼毒）。

用法：饭前服，成人每日 3 次，头两日每次服枣 10 个，第三日开始，每次增加 1 个，渐增至每次 20 个为度。

适应证：骨结核，淋巴结核，副睾结核，肺结核等。

第三十三章　治胸、腹腔肿瘤方

胸腔肿瘤除肺、食管肿瘤外，还有纵隔肿瘤、胸腺肿瘤、胸膜肿瘤和其他癌肿的胸部转移瘤等。因外表看不见摸不着，故历代医籍中很少记载。腹腔肿瘤则恰巧相反，因从体征上可以摸到腹部有肿物的存在，故中医对其之命名和描述很多，很详细。常称为"癥瘕"、"积聚"、"痞块"等，这些大概包括了所有腹腔脏器的肿瘤。主要的有中、下消化道肿瘤，肝、胆、胰、脾肿瘤，泌尿生殖系部分肿瘤以及腹腔转移瘤；还有一些尚不能确定脏器和性质的肿瘤或包块。中医对其有独特的治疗方法并收到良好的治疗效果。现将其有关章节尚未介绍的方子归纳为本部分，作为我们治疗良、恶性肿瘤的参考方。

▌方一　龙华丸 ▌

组成：壁虎 15 克　地龙 9 克　僵蚕 6 克

制法：共为细末，炼蜜为丸，每丸重 1.5 克。

用法：每次服 1～2 丸，每日 2 次。

适应证：纵隔肿瘤。

▌方　二 ▌

组成：夏枯草 30 克　昆布 12 克　海藻 12 克　牡蛎 15 克　土贝母 15 克　桔梗 15 克　丹参 15 克　丹皮 15 克　生地 15 克　山药 15 克　橘叶 9 克　赤芍 9 克

用法：水煎服，每日 1 剂，可冲服龙华丸。

适应证：纵隔肿瘤。

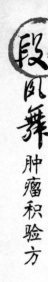

▌ 方 三 ▌

组成：夏枯草 30 克　牡蛎 30 克　黄药子 30 克　海藻 12 克　昆布 12 克　蟅虫 12 克　土贝母 9 克　白英 9 克　蜂房 15 克

加减：气急加苏子 9～15 克；胸痛加瓜蒌 30 克，元胡 9 克；咳嗽加杏仁 9 克，桔梗 15 克。

用法：水煎服，每日 1 剂，分 2 次服。

适应证：纵隔肿瘤。

▌ 方 四 ▌

组成：丹参 25 克　红花 25 克　白术 25 克　黄芪 25 克　党参 25 克　山药 25 克　清半夏 15 克　白芍 15 克　莪术 15 克　柴胡 15 克

用法：水煎服，每日 1 剂，2 次分服。

适应证：胸腺瘤。

附注：上方可随症加减。周耀群供方。

▌ 方 五 ▌

组成：白英 30 克　龙葵 30 克　菝葜 30 克　山海螺 30 克　生薏苡仁 30 克　生牡蛎 30 克　蛇莓 15 克　山慈菇 15 克　夏枯草 15 克　浙贝母 10 克

用法：水煎服，每日 1 剂。

适应证：胸腺癌。

▌ 方 六 ▌

组成：半枝莲 120 克　蒲公英 30 克

用法：每日水煎当茶饮。

适应证：继发性胸膜肿瘤。

方七 广术溃坚汤

组成：姜制厚朴1.5克 黄芩1.5克 黄连1.5克 益智仁1.5克 草豆蔻1.5克 当归1.5克 柴胡1克 生甘草1克 泽泻1克 神曲1克 青皮1克 陈皮1克 广术6克 升麻6克 红花6克 吴茱萸6克

加减：口渴加干葛1.2克。

用法：上药加水煎，空腹服。

适应证：腹中积块，坚硬如石。

附注：忌酒、醋。

方八 五虎丸

组成：大黄9克 三棱9克 莪术9克 巴豆（去油）3粒 斑蝥（去头、足、翅）5个

制法：以上各药共研细末，用草纸折叠7层，将药末摊于纸上，铺箅子上，置锅内蒸3沸，取出，调细面粉少许，炼蜜为丸，如绿豆大。

用法：成年人每次服5丸，每日服2次，白开水送下。

适应证：腹内痞块。

附注：本方以攻破为主，药性峻烈，虽经蒸制，终非缓剂，适用于体壮脉实的病人。服药时应小量适用，逐渐增量，以免发生意外。一般服药后会出现大便微泻现象。

方 九

组成：硇砂（以好醋1盏浸1宿，去砂石）15克 香墨（研细）1指节大 炮姜、制附子、炒莪术、筒子漆、青皮、官桂、巴豆（去皮膜，不去油用，研细）、三棱、酒大黄、木香各0.3克

制法：以上诸药为末，做成水丸如绿豆大小。

用法：每次服5丸，每日服两次。

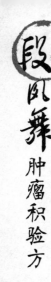

适应证：腹腔肿瘤。

▌方十　半夏厚朴汤▐

组成： 半夏 9 克　姜制厚朴 2.4 克　桃仁（去皮尖，研如泥）7 个　神曲 1.8 克　昆布 1.5 克　三棱、当归梢、猪苓、升麻各 1.2 克　苍术、茯苓、泽泻、柴胡、陈皮、黄芩、肉蔻、草蔻（面煨）、生甘草各 0.9 克　木香、青皮各 0.6 克　吴茱萸、干姜、黄连各 0.3 克　苏木、红花各 0.15 克

加减： 渴加干葛 0.9 克。

用法： 水煎温服。

适应证： 中满腹胀，内有积块，坚硬如石。

▌方十一　指迷七气汤▐

组成： 三棱 9 克　莪术 9 克　青皮 9 克　陈皮 9 克　枳壳 9 克　桔梗 9 克　益智仁 9 克　藿香 9 克　官桂 9 克　乌药 6 克　槟榔 15 克　大黄 21 克　甘草 3 克

用法： 水煎，早晨空心服，停 5~6 日再服 1 剂。

适应证： 腹中痞块，肚大青筋，面黄肌瘦。

附注： 身体虚弱者应在医生指导下运用。

▌方十二　理气活血化癥汤▐

组成： 当归 10 克　赤芍 10 克　五灵脂 10 克　元胡 10 克　没药 10 克　香附 10 克

用法： 水煎服。

适应证： 腹内瘀血内结成块。症见腹部可触及癥块，痛如针刺，按之痛甚，舌微紫，脉沉涩。

▌方十三　沉香百消丸▐

组成： 醋香附 150 克　五灵脂 150 克　黑、白牵牛子（二丑）500 克　沉香 15 克

制法： 上药共碾极细面，醋糊为小丸。

用法： 每次服 6 克，姜汤送下。

适应证： 癖积成块，癥积攻痛，久成鼓胀，腹大坚硬。

附注： 孕妇忌服。

方十四 化铁金丹

组成： 黄芪、人参、白术、当归、川芎、陈皮、青皮（去瓤）、香附、乌药、槟榔、枳壳（麸炒）、枳实（麸炒）、木香、沉香、苍术（米泔浸）、山楂肉、神曲（炒）、草果、麦芽（炒）、草豆蔻、萝卜子、苏子、白芥子、三棱、莪术、厚朴（姜汁炒）、小茴香、白矾、牙皂、黄连、赤芍、柴胡、龙胆草、甘草各 15 克　生大黄 18 克　牵牛子（用头末）24克　乳香、没药、阿魏、硇砂（用瓷罐煅过）各 15 克　皮硝30 克

制法： 上药为细末，酽醋打稀糊为丸，如梧桐子大。

用法： 每次服 50 丸，空心米汤送下，午间、夜间白水下，日进 3 服。

适应证： 腹腔积块，症属热者。

方十五 神化丹

组成： 硇砂 9 克　炒干漆 9 克　血竭 9 克　红娘子（去翅）20 个　斑蝥（去翅、足）20 个　乳香 4.5 克

制法： 以上药为末，枣肉合捣如泥，做丸如豌豆大。

用法： 每次服 1~5 丸，临卧时，用枣汤、姜汤或红花苏木汤送下。

适应证： 腹内诸痞积血气块。

方十六 溃坚汤

组成： 当归、白术、半夏、陈皮、枳实、山楂肉、香附、厚朴砂仁、木香各等分

加减：左胁有块加川芎；右胁有块加青皮；肉食成块加姜炒黄连；粉面成积加神曲；血块加桃仁、红花、官桂，去半夏、山楂；痰块加海浮石、瓜蒌、枳实，去山楂；饱胀加萝卜子、槟榔，去白术；壮健人加莪术；瘦弱人加人参少许。

用法：取上药粗末 30 克，加姜 1 片。水煎服。

适应证：五积六聚，诸般癥瘕、痃癖血块等。

▌ 方十七　化痞丸 ▌

组成：三棱 15 克　莪术 15 克　阿魏 15 克　海浮石 15 克苏木 15 克　雄黄 15 克　煅瓦楞子 15 克　五灵脂 15 克　香附 15 克

制法：取上药进行干燥，混合碾细，用净水迭成小丸，每克不得少于 10 粒。

用法：每次服 3～6 克，每日服 2 次。

适应证：诸积内痛，痞满成积。

附注：孕妇忌服。

▌ 方十八　续随子丸 ▌

组成：续随子（去皮）30 枚　腻粉 6 克　青黛（炒）3 克

制法：上三味，先研续随子令烂，次下二味，合研匀细，以烧糯米软饭为丸，如鸡头大。

用法：每服先烧大枣 1 枚，剥去皮核，烂嚼，取药 1 丸，捶破并枣同用，冷腊茶清下。服后即卧床休息。

适应证：腹部肿瘤及咽中涎积等。

▌ 方十九　加味羚羊骨六味汤 ▌

组成：羚羊骨 24 克　丹皮 18 克　玄参 18 克　生地 18 克夏枯草 30 克　花粉 12 克　白芍 12 克　栀子 12 克　浙贝母 9 克

用法：水煎服，每日1剂。

适应证：癥瘕积聚、瘿气疝肿属肝阴不足、气滞不运者。

▌方二十 消痞核桃 ▌

组成：莪术120克　当归120克　白芥子120克　急性子120克　皮硝250克　海蛤粉250克　大核桃100个

用法：上药同煎煮1日1夜，每日食核桃3~9个。

适应证：腹腔肿瘤。

▌方二十一 活络效灵丹 ▌

组成：当归15克　丹参15克　乳香15克　没药15克

用法：水煎服，若为散，1剂分作4次服，温酒送下。

适应证：腹内肿块。

▌方二十二 捶凿丸 ▌

组成：甘遂0.3克　菀花0.3克　芫花0.3克　桂心0.3克　巴豆0.3克　杏仁0.3克　桔梗0.3克

制法：上药中菀花、芫花熬令香，巴豆、杏仁去皮熬令变色，分别捣烂焙干，过细筛，以白蜜混合反复捣匀，做成小豆大小丸。

用法：每次服1丸，每日3次，长期服用。

适应证：腹腔肿物、囊肿。

附注：服药期间忌食猪肉、芦笋、生葱。

▌方二十三 治腹内痞块不消方 ▌

组成：当归105克　赤芍105克　乌贼骨90克　穿山甲90克　白芷90克　大贝90克　枳壳75克　大黄75克　生甘草75克　莪术（醋制）60克　木香45克　土鳖虫45克

用法：上药共研成细末，每服4.5克，每日2次，用黄酒30毫升冲服。

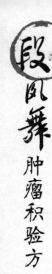

适应证：腹中痞块坚硬，腹大如怀。

▌方二十四　木香汤▐

组成：木香 30 克　海马 1 对（雌者黄色，雄者青色）大黄（炒、剉）、青橘皮（热水浸，去白，焙）、白牵牛（炒）各 60 克　巴豆 49 粒

制法：上药中青橘皮以童子便浸软，裹巴豆，以线系定，入小便再浸 7 日，取出，麸炒黄，去巴豆，只使青橘皮并余药粗捣筛。

用法：每次服 6 克，水 1 盏，煎三五沸，去滓，临睡温服。

适应证：远年虚实积聚瘕块。

▌方二十五　醋煮三棱丸▐

组成：京三棱（醋煮、切片、晒干）120 克　川芎（醋煮，微软，切片）60 克　大黄（醋湿纸裹，火煨过）15 克

制法：以上三味药，共为末，水煮和为丸，如桐子大。

用法：每次服 30 丸，温开水送下，不拘时服。

适应证：一切积聚，不拘远年近日。

▌方二十六▐

组成：巴豆肉（纸裹打去油）5 粒　红曲（炒）90 克小麦麸皮（炒）30 克

制法：上药均研为细末，总和为丸，如玉米粒大。

用法：每次空腹服 10 丸，白开水送服。

适应证：腹部肿块属寒症者。

▌方二十七　五香至宝丹▐

组成：檀香、丁香、木香、沉香、藿香、紫蔻、炒陈曲、炒麦芽、炒山楂、大腹皮、莱菔子、厚朴、肉桂各 12 克　当

归、三棱、莪术、硇砂、元胡、芒硝、槟榔、吴茱萸、粉甘
草、赤芍、枳实、川芎、牛膝、干姜各9克　干漆、胡黄连各
6克　红曲、二丑各36克　大黄360克

制法： 共研细末，水泛为丸，如绿豆大小。

用法： 成人每次服3～4.5克，白开水送下，每日服1次，
夜间临睡时服。儿童用量酌减。服药可采用少量间断服法，以
免伤正。

适应证： 男女老少所患五积六聚、腹腔肿块。

附注： 服药后1～2小时腹中作响，略有攻逐疼痛现象，
次日早晨，大便泄下脓样黏液或如胶冻异物，泄泻多至3次即
止。忌食生冷腥腻食物。孕妇勿服。

▌ 方二十八 ▐

组成： 硇砂10克　血竭10克　急性子10克　穿山甲10
克　朱砂10克　三棱60克　肉桂6克　鸡蛋20个

用法： 上药为细面，均分装入20个鸡蛋内，面包烧熟
（面和鸡蛋皮都食之），每次吃1个鸡蛋，每日2次。

适应证： 癥瘕积聚，腹部肿块，按之硬而不痛，面黄不欲
食，时有寒热，舌质紫有斑点，脉弦细，或滑实有力。

附注： 史懋功供方。

▌ 方二十九 ▐

组成： 当归10克　丹参20克　三棱12克　莪术12克
五灵脂12克　生蒲黄12克　土元12克　穿山甲12克　白及
10克　皂角6克　昆布15克　海藻15克　生黄芪20克　广
木香10克　红花6克

用法： 水煎服。

适应证： 腹内肿块。

附注： 吴润苍供方。

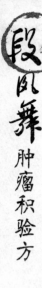

方三十　七贤仙丹

组成： 雄黄（研极细）3克　朱砂（水飞）3克　生川乌3克　郁金3克　槟榔3克　制乳香3克　巴豆（去净油）3克

制法： 共为细面，醋调白面成浆状，加入药面混合均匀，制成绿豆大丸药。

用法： 成人每次服7丸，每日服1～2次，淡姜汤送下；小儿用量按年龄递减。上述服用剂量为一般规定，可根据体质强弱、病情轻重，适当增减。

适应证： 五积六聚，胃中刺疼，胀满倒饱，吞酸，以及小儿肚大筋青，面黄肌瘦，或食滞不消等。

附注： 服后腹鸣、轻泻，微有腹疼。

方三十一　痞气丸

组成： 赤石脂（火煅醋淬）60克　川椒（炒去汗）60克　干姜（炮）60克　桂心15克　附子（炮）15克　大乌头（炮去皮脐）7.5克

制法： 上药为细末，炼蜜和丸，如梧桐子大，以朱砂为衣。

用法： 每次服50丸，米汤送下。

适应证： 腹内痞块。

方三十二

组成： 天仙藤（炒）30克　乳香6克　没药6克　元胡（醋炒）6克　吴茱萸6克　干姜6克　小茴香15克

用法： 共为细末，每次服9克，好酒调服。

适应证： 腹部肿瘤。

方三十三

组成：醋炒三棱 15 克　莪术 15 克　黑、白丑各 15 克　槟榔 15 克　茵陈 15 克

制法：上药研细末，醋糊为丸。

用法：每次服 4.5 克，每日服 2 次。

适应证：腹中痞块。

方三十四　梭莪丹刺鸡蛋

组成：三棱 90 克　莪术 90 克　丹参 120 克　皂角刺 120 克　米醋 80 毫升

制法：上 5 味药加水适量，煮取浓汁，浸鸡蛋 7 枚（药汁量以淹没鸡蛋为度），连续浸渍 7 日（以蛋壳变软为度）。服时用大勺轻轻捞出，蒸熟即成。

用法：每次吃 1 个鸡蛋，每日 1 次，重者可 1 日 2 次。

适应证：腹中积聚。

方三十五

组成：阿魏 15 克　白芥子 120 克　白术 90 克　三棱 60 克　莪术 60 克

加减：妇女患者加当归、川芎、干漆，均用酒炒，各 30 克。

制法：上药中后四味俱炒干，研为细末，以阿魏热酒溶化，和入为丸，如玉米粒大。

用法：每日早晚各服 6 克，白开水送下。

适应证：腹部肿瘤。

附注：何日中方。

方三十六　真人化铁汤

组成：三棱 1 克　莪术 1 克　青皮 1 克　陈皮 1 克　炒神

曲 1 克　山楂肉 1 克　香附 1 克　枳实（麸炒）1 克　厚朴
（姜制）1 克　黄连（姜汁炒）1 克　当归 1 克　川芎 1 克
桃仁（去皮）1 克　红花 1 克　木香 1 克　槟榔 2.4 克　甘草
0.6 克

用法：水煎服。

适应证：腹内积聚。

▓ 方三十七　山楂内消丸 ▓

组成：山楂 90 克　炒麦芽 90 克　五灵脂（醋炒）90 克
陈皮 120 克　香附（醋制）120 克　制半夏 60 克　青皮（醋
炒）60 克　厚朴（姜制）60 克　砂仁 45 克　莪术（醋制）
30 克　三棱（醋制）30 克　炒莱菔子 60 克

制法：上药共研细粉，凉开水泛小丸。

用法：每次服 9 克，白开水送下。

适应证：痞块癥瘕，倒饱吐酸，胸满气胀，大便燥结。

附注：孕妇忌服。

▓ 方三十八 ▓

组成：穿山甲 15 克　鳖甲 15 克　小茴 15 克　炒蒺藜
15 克

用法：上药共研细末，早晚空腹服 4.5 克。

适应证：腹部痞块。

附注：石正玉供方。

▓ 方三十九 ▓

组成：荸荠 100 个　古铜钱 20 个　海蜇 1 片　青皮 100
克　芒硝 120 克　烧酒 90 毫升

用法：上药加水煮沸后浸泡 7 天，每日早晨吃荸荠。第 1
日吃 4 个，以后每日递增 1 个，加到 14 个为止，直至吃完。

适应证：痞块。

附注：张圣之供方。

▌方四十▌

组成： 丹参9克　莪术9克　三棱9克　皂角刺3克

用法： 水煎服。

适应证： 腹腔肿瘤。

▌方四十一　消瘀汤▌

组成： 生牡蛎12克　炙鳖甲9克　鸡内金9克　炒三棱9克　炒莪术9克　醋青皮9克　赤芍9克　炒枳壳9克　柴胡9克　茯苓9克　大丽参6克

用法： 水煎服，每日1剂，2次服完。

适应证： 两肋下痞块坚硬，腹部逐渐膨大，青筋暴露，身体日渐消瘦，四肢无力；重者小腿和阴囊水肿。

▌方四十二　硇砂煎丸▌

组成： 大个黑附子（重17.5克以上）2枚　木香9克（补骨脂微炒）　荜茇30克　硇砂9克

制法： 先将附子当中挖空，将硇砂加水熬干后为末，放入附子挖空处，以挖出的附子末盖口，外用面裹约半指厚，灰火中烧至面为黄色，去面，同木香、荜茇为末混匀，再将裹附子之面为末，以醋调煮糊和药末为丸如梧桐子大。

用法： 每次服15~30丸，生姜汤送下。

适应证： 积块疟癖，一切凝滞。

附注： 老人及虚人不忌服。

▌方四十三▌

组成： 阿魏6克　乳香9克　没药9克　礞石9克　雷丸9克　槟榔9克　枳实9克　赤茯苓9克　常山9克　漆渣9克　晚蚕砂15克　水红花9克　老鸡肫皮7个

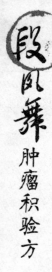

制法：上药均为末，神曲打糊为丸，如梧桐子大。

用法：每次服 30 丸，黄酒送下。

适应证：腹内痞块。

▌ 方四十四 ▌

组成：炒党参 9 克　三棱 9 克　炙甲片 9 克

用法：上药研成细末，每次服 3 克，每日 3 次，开水送下。

适应证：多年痞块瘕积。

▌ 方四十五 ▌

组成：砂锅底（陈久者佳）60 克　皂矾 60 克　红枣 120 克　黄蜡 60 克　核桃仁 100 克　红糖 200 克

制法：将砂锅底用醋炒，用皂矾一起共为细面，与红枣（去核）、核桃仁、红糖共捣为泥，再将黄蜡化开和入为丸。

用法：每次服 6 克，每日 2 次。

适应证：积聚（肝脾肿大和腹内其他肿块）。

附注：水自平供方。

▌ 方四十六 ▌

组成：贯众 1 千克　牵牛子 500 克　槟榔 250 克　三棱 120 克　莪术 120 克　大黄 60 克　雷丸 15 克　白芷 30 克　茴香 30 克

制法：用皂角、茵陈各 250 克浓煎汤和剂，捣匀为丸如绿豆大。

用法：每次服 15 克，用紫苏、枳壳、葱白、陈皮、土瓜根等分为末，取适量煎水送服丸药。

适应证：腹中积聚癥瘕。

方四十七 鸡肫皮饮

组成：鸡内金6克 法半夏6克 炒山楂6克 炒神曲6克 炒麦芽6克 枳实4.5克 焦槟榔4.5克 陈皮4.5克 炒白术4.5克 熟大黄3克 莪术3克

用法：水煎服。或研为细面，早晚各服3克也可。

适应证：脾积病证。

方四十八

组成：炙鳖甲60克 海藻60克 丹参60克 牡蛎60克 穿山甲45克 全蝎30克 蜂房30克 木香24克 红花15克

用法：水煎，每日1剂，2次分服。同时配合针刺。主穴：章门（双）、痞根（双）。配穴：胸背部反应点、内关（双）、足三里（双）。

适应证：腹膜间皮瘤。

方四十九

组成：半枝莲60克 山豆根30克 炙鳖甲30克 制牡蛎30克 夏枯草15克 女贞子15克 天南星12克 枳实12克 党参9克 白术9克 茯苓9克 陈皮9克 半夏9克 地龙9克 炙甘草9克

用法：水煎，每日1剂，2次分服。同时配合针刺，取穴同腹膜间皮瘤方。

适应证：腹壁广泛转移性黏液腺癌。

方五十

组成：核桃500克 三棱15克 莪术15克

用法：将核桃砸破而不致碎，加3碗水，和药同煎至水干为止。每次吃3~4枚核桃，每日2次。

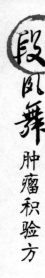

适应证：癥瘕积聚。

▌方五十一▌

组成： 绿矾 120 克　核桃仁 10 个　杏仁（去皮尖）24 个　胡椒 30 粒

制法： 绿矾为末，以面 100 克作皮包之蒸熟，和他药共捣如泥，丸如梧桐子大。若药丸太硬，加熟蜜和软再做丸。

用法： 每次服 20 丸，空腹温酒服下。

适应证： 腹内癥瘕积聚。

▌方五十二　散聚汤▌

组成： 半夏 1.2 克　槟榔 1.2 克　当归 1.2 克　大黄（酒浸）3 克　陈皮 3 克　杏仁 3 克　桂心 3 克　茯苓 3 克　甘草 1.5 克　附子 1.5 克　川芎 1.5 克　枳壳 4.5 克　厚朴 4.5 克　吴茱萸 4.5 克

用法： 水煎服，每日 1 剂。

适应证： 腹内聚块，心腹绞痛，攻刺腰胁，少腹膜胀，大、小便不利。

▌方五十三　阿魏丸▌

组成： 胡黄连 7.5 克　瓜蒌仁 15 克　炒萝卜子 30 克　食盐 7.5 克　生南星（漂洗）30 克　连翘 15 克　生半夏（漂洗）30 克　象贝母 15 克　阿魏（醋浸）15 克　焦山楂 30 克　焦六神曲 30 克　炒麦芽 30 克　黄连 30 克　石碱 7.5 克　生姜 120 克　芒硝 7.5 克

制法： 除后两味外，共研细粉，用姜打汁，芒硝化水泛丸，如绿豆大。

用法： 每次服 3～6 克，温开水送服。

适应证： 腹腔肿瘤。

附注： 应遵医生指示服用。

方五十四　阿魏化痞膏①

组成： 生川乌 12 克　生草乌 12 克　三棱 12 克　莪术 12 克　当归 12 克　巴豆 12 克　大黄 12 克　穿山甲 12 克　红大戟 12 克　生半夏 12 克　桃仁 12 克　赤芍 12 克　青皮 12 克　礞石（研）12 克　郁金 12 克　阿魏（研）15 克　黄丹 210 克

制法： 用芝麻油 500 克，置锅内熬沸，将上药入油锅炸枯，滤去渣，加火再熬，熬至滴水成珠，加入黄丹用棍搅匀，继续熬至烟尽时，再加阿魏细末搅匀，即成药膏。

用法： 按痞块的大小，裁取净布一块，将药膏摊布上，撒少许麝香于药膏上，贴在患处，两周更换 1 次。

适应证： 腹内痞块。

附注： 贴膏药后，有的患者大便下瘀血或鼻孔出血，有的患者没有任何反应。用药期间，忌食腥腻、生冷食物。

方五十五　阿魏化痞膏②

组成： 三棱 60 克　莪术 60 克　穿山甲 60 克　大黄 60 克　生川乌 60 克　生草乌 60 克　木鳖子 60 克　当归 60 克　蜣螂 60 克　白芷 60 克　厚朴 60 克　香附 60 克　大蒜 60 克　使君子 60 克　蓖麻子 60 克　胡黄连 60 克　黄丹 3 千克　阿魏 240 克　樟脑 180 克　雄黄 180 克　肉桂 180 克　乳香 36 克　没药 36 克　芦荟 36 克　血竭 36 克

制法： 黄丹以前诸药入麻油熬制成膏。以下药味各研细末，按每 500 克膏油调入药末 15 克的比例，混搅均匀即成。

用法： 用火烘烊后贴患处。

适应证： 腹部结块，胀满疼痛。

附注： 孕妇忌用。本膏外用敷肿块上有消散癥瘕痞块作用。因各地处方不同，这里采用的是北京出品的成药处方。

▌ 方五十六　阿魏化痞散 ▌

组成： 川芎3克　当归3克　白术3克　赤茯苓3克　红花3克　阿魏3克　鳖甲尖（炙酥研）3克　大黄（酒炒）24克　荞麦面（微炒）30克

用法： 上药共为末，每服9克，好酒1茶盅，空腹调稀饭服下。

适应证： 腹部肿瘤。

附注： 忌生冷腥晕。服药后，腹痛便出脓血为验。

▌ 方五十七　神仙化痞膏 ▌

组成： 当归3克　川芎3克　赤芍3克　黄连3克　黄芩3克　黄柏3克　栀子3克　红花15克　肉桂15克　丁香15克　生地黄15克　草乌15克　巴豆仁15克　大黄60克　苏木30克　川乌30克　穿山甲20片　蜈蚣6条　白花蛇1条（或30克）　桃枝6.6厘米　柳枝6.6厘米　枣枝6.6厘米（上药油熬）　松香30克　乳香30克（箬叶炙过）　没药30克　血竭15克　天竺黄9克　轻粉9克　硇砂4.5克　胡黄连9克　阿魏15克　麝香3克（上药各为细末）

制法： 前22味药剉细，以香油1000克浸7日，桑柴慢火熬至焦黑色，去渣，起白光为度。放冷，滤净澄清，取750克再入锅，桑柴火熬至油滚，陆续下飞过黄丹炒黑色30克、烧过官粉30克，水飞过炒褐色密陀僧30克，仍慢火熬，极沸时止，再加嫩松香120克，黄蜡250克，熬至滴水成珠，用厚绵纸时时摊药贴，贴自己皮上试之，老嫩得所，方住手离火，待微温下后细药末（麝香除外），陆续入膏内，不住搅动均匀，以冷为度。铲出以温水洗去浮腻，埋在阴地下21日，去火毒，狗皮摊膏。

用法： 同时先用白酒煮朴硝洗患处，晾干后，取膏药时时炭火烤热，加麝香少许，将膏药贴患处，以手熨之。

适应证：腹内积聚、癥瘕痞块。

附注：用药期间忌厚味、生冷及房欲、怒气。可配合服用汤药。

▌ 方五十八　贴痞膏 ▌

组成：水红花子 6 克　生大黄 3 克　朴硝 3 克　山栀子 3 克　石灰 3 克　酒醅 1 块（如鸡蛋大）

用法：共捣成膏，用布摊开，贴痞块上，再用烫瓶烫黄帕勒之。3 日后揭起。

适应证：腹腔肿瘤。

▌ 方五十九　消痞膏① ▌

组成：栀子、桃仁、杏仁、小枣各 7 个　鸡蛋 1 个去黄

制法：先将小枣去核煮烂，再将栀子、桃仁、杏仁研碎，与枣混合，加鸡蛋清，调匀，并适量加入小麦细面，捣成软膏。

用法：用青布 1 块，约 1.6 平方分米大，上铺薄竹叶，将软膏摊在上面。贴腰眼（为奇穴，位于第四、五腰椎棘突间旁开 3~4 寸，腰部挺直时有凹陷处）上，男左侧，女右侧。用绷带或胶布固定。24 小时后揭去。

适应证：痞积，腹中积块，消化不良，面黄肌瘦，头发打缕。

附注：该方为民间效方。方中的药物，虽系行滞、消积、清热、化瘀之品，但药力轻微，适用于痞块初期及儿童患者。成人或较重的痞块病人，应结合其他方法治疗。

▌ 方六十　消痞膏② ▌

组成：麝香 3 克　密陀僧 180 克　阿魏 150 克　羌活 30 克　水红花子 30 克　穿山甲 9 克　香油 900 克

制法：火候照通常熬膏法。膏成时下麝香。搅匀即成，装

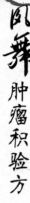

瓶备用。

用法：用布照痞大小摊贴。凡患痞癖处，肌肤定无毫毛，须看准以笔圈记，用膏贴之。另用水红花子 9 克研末，烧酒 1000 克泡之，时饮 1 杯，痞消乃止。

适应证：腹腔肿瘤，肝、胃癌。

▌方六十一 ▌

组成：栀子 7 个　斑蝥 7 个　巴豆 7 个　杏仁 7 个　蜂蜜 60 克　芒硝 30 克　葱白 120 克

制法：上药放臼中，共捣如泥即成。

用法：取药泥摊于布上，贴敷肿块处，24 小时后取下，停半日再换药敷之，一般需连敷 3 ~ 4 次。

适应证：腹部痞块。

附注：门光远供方。

▌方六十二　愈痞饼 ▌

组成：鳔头（土炒）、鸡内金（炒）、君子仁各 9 克　槟榔 6 克　全蝎 3 克　蜈蚣 1 条　小麦面 250 克　白糖 200 克　穿山甲（土炒）1.5 克

制法：将各药研为细末，掺入白糖、小麦面。用水调为面剂，烙成焦饼 20 张。

用法：成年人每日早、晚各吃 1 张，儿童每日早晚各吃半张。吃到痞块消失为止。

适应证：腹内痞块，面容黄瘦。

附注：本方为一经验秘方，是药物和食物配合的药饵疗法，攻邪而不伤正气，有消积、健胃的功能。《黄帝内经》说："药以去之，食以随之。"用白糖为矫味剂，患儿欲食而不痛苦。服药后，病轻者，用一料时可有大便下脓血、腹中微疼，病重者用三料后才有这种反应，可以暂停用药，待反应停止后再用。部分病人服药后可无反应。

方六十三　麝香大蒜膏

组成： 麝香 0.45 克　大蜈蚣（研末）2 条　银朱 3 克　阿魏 6 克　独头大蒜　黑西瓜子仁各 7 个

制法： 将上药共捣如泥，抟为丸，黄丹为衣。

用法： 摊青布上，贴于尻骨空上处，约贴半小时，病轻的贴 1 次，病重的贴 2 次，一帖即可痊愈。如经过 20 余日不愈或尚未根除，即再贴 1 次。

适应证： 左肋下积聚痞块。肚腹胀硬，腹现青筋，发高烧，四肢无力，形容消瘦，牙龈出血，头发干枯。

附注： 贴药约半小时后，患者口鼻中闻有蒜味时，即将药膏揭去，如贴膏处发现水泡，可用消毒银针刺破，保持局部清洁干燥，待其自愈。用药期间忌食猪肉、荞麦面、榆皮面，并预防感受寒凉。

方六十四

组成： 阿魏 60 克　乳香 60 克　没药 60 克　芒硝 60 克（以上共研细末）　大黄 60 克　乱发 60 克　白芥子 90 克　木鳖子（去壳）21 个　穿山甲 45 克　肉桂 45 克　川独活 45 克　香油 1.2 千克

制法： 将大黄以下七味药入香油中煎黑去渣，待油冷凝，入锅内，趁油冷时加水飞净细炒爆黄丹 600 克，将油煎滚，用铁筷子不住地搅动，直到黄丹黑熟，软硬以能提起将凝为度，再加入魏、乳、没、硝四味细药末于内搅匀，即成膏药。

用法： 贴膏药时，先用芒硝研细，随患处铺半指厚，以纸盖定，用热熨之良久，硝少再加量，后熨之，反复几次，再贴膏药。

适应证： 腹内包块。

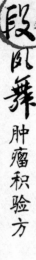

方六十五 椿皮膏

组成：椿树皮 2000 克　鲜生姜 120 克

制法：臭椿树的皮，去净外皮，剥取里层的嫩皮，切为 2 寸左右的长条。再将鲜生姜切碎。然后把椿树的嫩皮和鲜生姜放在锅里，加清水，用木柴火煮，约 4～5 小时，至水微黏，水色微黑，即滤去渣，继续再煮。煮至滴水成珠时，按痞块的大小，摊在布上，即成膏药。

用法：先用鲜生姜擦患病处，然后将椿皮膏贴患处。可在膏上撒少许麝香。

适应证：痞块积聚，肚腹胀大，寒热咳嗽，消瘦倦怠。

附注：贴椿皮膏十余日后，痞块逐渐软化。如果是流动性的痞块，可以逐渐固定。贴上膏药后，皮肤周围起颗粒水泡，流黄水，或大小便排出瘀血恶物，此为药效所致。初贴时，微感疼痛也为正常现象。此方孕妇忌用。

方六十六

组成：甘遂、巴豆、干姜、韭子、槟榔各等分

制法：共为细末，收米饭为丸，如弹子大。

用法：用时，早晨花椒煎汤净手，将香油涂掌中，次将药擦，一时便泻。

适应证：腹中积聚。

方六十七

组成：阿魏 9 克　蜈蚣（去头足）1 条　杏仁 7 个　连须葱头 3 个

用法：上药共捣如泥，贴痞块处。

适应证：腹中痞块。

▌ 方六十八　熨痞方 ▌

组成： 麝香0.6～0.9克　阿魏6克　芒硝60克　荞麦面适量

用法： 熨痞方第一层，用麝香掺肉上，第二层用阿魏，第三层用芒硝，俱匀铺于上。先用荞麦面和成条，量痞块大小围住，铺药于内，以青布盖之。随烧热砖四五块，轮流布上熨之。觉腹中气行宽快为有效。

适应证： 腹中痞块。

附注： 也可用吴茱萸加酒煮熟，外敷患处，以上法热熨之也效。

▌ 方六十九 ▌

组成： 黄牙鱼1尾（米泔水洗净）　韭菜20根　葱头7个

用法： 上三味共捣烂，入锅内加热，乘热以绢袋包敷患处。

适应证： 腹中痞块。

▌ 方七十　鸡蛋消痞膏 ▌

组成： 栀子7枚 皮硝6克　鸡蛋（去壳）1枚　飞罗面10克　大葱（带须）5厘米长　大枣7枚

用法： 上药六味共捣烂，合蜂蜜调成膏，摊青布上贴患处，3日换药1次，数次即效。

适应证： 积聚。

▌ 方七十一 ▌

组成： 白矾60克　雄黄60克

用法： 上两味共研为末，面糊调膏，摊于布上贴患处。

适应证： 腹腔肿瘤。

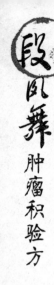

▌ 方七十二　三圣膏 ▌

组成： 风化石灰 250 克　大黄 30 克　肉桂 15 克

制法： 先将瓦器炒极热，再将研末的大黄加入炒红取出，然后将研碎的肉桂末略烧炒一下，把诸药入米醋和成膏备用。

用法： 将膏摊绢上贴患处。同时服用消块的药物。

适应证： 腹胁积块，腹内积聚。

▌ 偏方集锦 ▌

以下单、偏方也可适用于腹腔肿瘤。

①三棱草 5 千克，水煎浓缩成稠膏，每次以米酒送服 4 克，每日 2 次。

②木瓜 30 克、桑叶 15 克、大枣 3 枚，水煎频服，可用于腹腔肿瘤疼痛不止。

③僵蚕研为末，以白马尿冲服。

④山稔根 45 克，以黄酒、清水各半煎服。久病者加羊肉 250 克煎服，用于腹部肿瘤及腹痛初期者。

⑤射罔 60 克，花椒 300 粒，捣末，鸡子白和为丸，如大麻子。每服 1 丸，渐增至如大豆大，1 丸至 3 丸为度。射罔为草乌捣汁煎缩而成。

⑥金盏菊干根 30～60 克，以酒水煎服。

⑦千金子 15 克，水煎服。

⑧红娘子鸡蛋：鸡蛋 1 枚打一小孔，入娘子 6 枚，湿纸封口，外用黄泥裹煨熟，去泥、壳及红娘子，用米酒送服鸡蛋。每日服 1 次，5 次为一疗程。注意红娘子有毒，不可用手拿取。此方须在医师指导下使用较妥当。

⑨乌桕树根鲜二层皮，每次 9 克，水煎服。用于腹部肿瘤，水肿。注意体虚者慎用，不可服量过大，以免引起中毒。

⑩用葶苈或虎杖根泡酒饮用。

⑪用猪肝一块（不可落水），以竹刀剖开，入巴豆 3 克

（去壳）于肝内，饭锅蒸熟，去巴豆不用，将肝淡食，用好酒空心送下。过3日后，服以下古钱方：用极古钱3个，以无声者为上。其钱称得若干重，用荸荠、核桃仁各取与古钱相同重量，共入瓷罐内，加小半碗水，慢火熬至钱研得碎为度。三味共捣烂如泥，以原汁为丸，分作3丸。每日服1丸，1丸又分3次服。初次空心服，二次食远服，三次食后服。

⑫用桑柴灰汁3升，鳖1只，用煮如泥，去骨再煮如膏，丸如梧桐子大。每服10丸，随食饮下。

⑬南星、半夏、芫花、自然铜均生用，等分为末，醋糊丸如梧桐子大。每服5～7丸，食前温开水送下。

⑭用黄酒曲2000克炒黄色，苍术1000克米泔水浸泡一宿，切片焙干研末，皂矾500克以好醋1碗煮干，立即盖锅于地上一宿取出为末，酒醋糊为丸如梧桐子大。常服30丸，加至40～50丸，空心好酒或米汤送下，1日服3次。治诸般积块，脾胃怯弱，饮食不消，腹胀面黄，四肢倦怠，酸疼无力等。

⑮用木鳖子7枚去壳捣烂，好酒拌匀，以瘦猪肉200克切薄片，涂药于上，火上炙熟，令患者随嗅随吃，服1个月为一疗程，忌煎炒食物。

⑯用雄雀粪和干姜、桂心、艾各等分为丸，如梧桐子大，空心米汤送服10丸。

⑰鳖甲焙黄，和诃子皮、干姜各等分为丸，如梧桐子大，空心服30丸。

⑱葱白汁120克，姜汁120克，水胶240克，好黄酒2盅，同水熬成珠，摊狗皮上贴痞处，每2～3日一换。

⑲老鳖1个，苋菜1千克，煎水浓缩熬膏，取适量摊纸上，贴脐眼或痞块痛处。

⑳红芥菜子不拘多少（约1酒杯，生姜汁浸一宿）、麝香3克、阿魏9克，共捣烂如膏，摊布上贴患处，毛巾扎紧固定，1～3日一换，以消为度。

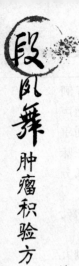

附：治脐息肉方

▌ 方一　硇砂合剂 ▌

组成：硇砂6克　枯矾6克　朱砂6克　冰片0.6克

制法：上药研细末，装瓶密封备用。

用法：用3%的双氧水洗净脐心，擦干后撒上硇砂合剂少许，敷料盖上，2日换药1次。脐周围感染或湿疹者涂以1%紫药水。

适应证：用于脐息肉。

附注：息肉越小，效果越好，息肉超过0.5立方厘米者，可配合细丝线结扎，疗效更好，并可缩短疗程。史靖邦供方。

第三十四章 治多种肿瘤方

有一些肿瘤治方，可以治疗三种以上不同种属和部位的肿瘤，或可以治疗多种肿瘤的某个相同的中医证型（如血瘀、痰湿等）。因此，无法将这些方子归纳到某部位肿瘤方的门下，只好专将此类方子归为一个部分。

方一 犀黄丸

组成：犀牛黄0.9克　麝香4.5克　乳香30克　没药30克　黄米饭30克

制法：上药前四味各研细末，黄米饭捣烂为丸，晒干（忌火烘）。

用法：每服9克，每日1～2次，陈酒或温开水送服。

适应证：乳岩、横痃、瘰疬、痰核、流注、肺痈、肠痈等证。现代常用于治疗各种肿瘤、淋巴腺结核及性病所致的腹股沟淋巴腺肿大等。

附注：久服损胃气，有虚火者不宜服。

方二 加味犀黄丸（胶囊）

组成：牛黄3克　麝香3克　乳香165克　没药165克　三七15克　生晒参15克　鸡内金30克　川贝母30克　紫河车30克　阿胶30克　海马30克

加减：乳腺癌加山慈菇30克；肺癌加羚羊角粉15克，冬虫夏草30克；肝癌加鳖甲30克。

制法：上药后九味共为细末，加入牛黄粉和麝香，混匀，装胶囊中，每粒重0.3克，瓶内存放，加盖密贮，勿漏气。

用法：每次服1~3粒，每日1~3次，白开水冲服。

适应证：各种常见良、恶性肿瘤，有抗癌、消瘤和预防癌肿复发的作用，并可用于治疗各型肝炎、肺炎和各种感染性疾病。

附注：此为段凤舞先生和他人合作研制成的经验方，曾获科技成果奖，现已批量生产。

方三　抗癌乙片（丸）

组成：黄药子30~60克　蚤休60克　山豆根120克　夏枯草120克　白鲜皮120克　败酱草120克

制法：上药共为末，制成片剂，每片重0.5克；或药末加蜜为丸，每丸重约6克。

用法：片剂每次服5片，每日3~4次；丸剂每次服1~2丸，每日2~3次，温开水送下。

适应证：各种癌症。如食管癌、贲门癌、胃癌、肠癌、肺癌等，并有抑制食管上皮重度增生、预防癌变的作用。

附注：经多年临床观察，未发生较严重的毒副反应。

方　四

组成：川乌30克　黄药子30克　三七30克　蚤休30克元胡30克　芦根30克　山慈菇30克　冰片6克

用法：共为细末，日服3次，每次3克，开水送服。

适应证：各种肿瘤，并有较好止痛作用。

方五　仙方活命饮加减方

组成：金银花100克　防风25克　白芷25克　当归100克　陈皮25克　白芍50克　象贝25克　花粉50克　乳香25克　没药25克　穿山甲100克　皂角刺100克　蒲公英100

克 生大黄 50 克 败酱草 100 克 紫花地丁 100 克

用法： 每日 1 剂，煎 3 遍，将汁合在一起，分 8 次温凉服。每次约 150～200 毫升。

适应证： 各种晚期癌肿，热象明显、体质尚可者。

附注： 虚寒型病人不用。乔玉川供方。

▌ 方六 巴豆五物丸 ▌

组成： 巴豆（去皮心）60 克 杏仁（去皮尖）30 克 续随子（去壳）30 克 桔梗 60 克 商陆 30 克

制法： 巴豆先加水熬（不能熬黑），另研如脂。杏仁、续随子也分别研如泥，桔梗、商陆各均须精选新鲜，先捣桔梗、商陆为细末，将其余药合匀，又捣二千杵，蜜和丸，如绿豆大，密器中贮之，莫令泄气。

用法： 饭前空腹服 2 丸，每日 2 次，白开水送下。病重者 3～4 丸，长期服用者每日 1 丸。

适应证： 癌症、癌性胸腹水。症见腹内聚积坚硬，心腹痛，大腹水胀，面目四肢浮肿，妇女血结经闭、下恶物。

▌ 方七 抗癌片 ▌

组成： 丹药（见后附文）、琥珀、山慈菇、白及、山药各 30 克 田三七 60 克 牛黄 18 克 黄连、黄芩、黄柏各 15 克 桑葚、甘草、银花、黄芪、蕲蛇各 9 克 陈皮、贝母、郁金各 6 克 犀角 0.9 克

制法： 将炼好的丹粉，刮下置阴凉处数月，以去火毒，再加牛黄、琥珀、田三七等共研细末，并加入其他诸药细粉及适量辅料，制粒，压片即成。每片内含丹药 0.003～0.005 克，片晾干收贮备用。

用法： 口服，每次 1 片，每日 2～3 次，饭后服，1 个月为一疗程。

适应证： 宫颈癌，食管癌，鼻咽癌，肺癌，肝癌，肠癌，

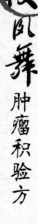

胃癌，乳腺癌，卵巢癌，纵隔肿瘤及溶骨性骨肉瘤等。

附注：服药后有少数病人可引起口腔炎，严重时可减量或暂停数日，即能自愈。服药期间禁食鸡肉、鲤鱼、牛肉、母猪肉；少吃葱、蒜及少饮浓茶。

附：丹药

组成：明矾、牙硝、水银各60克　煅皂矾30克　朱砂15克

制法：将上药共研细末，以不见水银为度，放入生铁锅内用大瓷碗覆盖，碗上加压，碗缝以石膏粉严封。先文火后武火，炼制3小时，离火待冷，揭开碗盖，碗上附着之粉末即为丹药，以红而亮者为上。

用法：入抗癌片中做药用。

▌方八　二粉丸▐

组成：轻粉15克　红粉30克　核桃仁15克　杏仁15克桃仁15克　黑芝麻15克　人参15克　生半夏15克　生南星15克　生姜15克　炒木鳖子仁24克　炒巴豆（带皮）9克儿茶9克　松罗茶15克　蛤粉15克　珍珠3克　珍珠母15克　朱砂3克　雄黄15克　琥珀6克　藿香3克　沉香3克槐米15克　大黄18克　黄连9克　陈皮6克　金银花9克

制法：以上各药共研细末，蜜枣肉为丸，如黄豆大小，即成。

用法：每次服1丸，每日1次，可逐渐增加至每日3～5丸。

适应证：胃癌、肠癌、肝癌、胰腺癌、肺癌、膀胱癌等多种肿瘤。

附注：部分病人服药后有轻微恶心、腹泻反应，可不必停药。

方九 人工牛黄散

组成：人工牛黄 10 克　制乳香 15 克　制没药 15 克　海龙 15 克　黄芪 30 克　山慈菇 30 克　香橼 30 克　炒三仙各 30 克　夏枯草 60 克　三七粉 60 克　首乌 60 克　薏苡仁 60 克　紫花地丁 60 克　莪术 60 克　仙灵脾 60 克

加减：若有肝郁气滞者加柴胡、青皮、赤芍、白芍、郁金等；脾虚痰湿者加茯苓、白术、陈皮、半夏等；气血双亏者加党参、当归、阿胶、鸡血藤等。

用法：共为细末，或配水丸内服，每次 3 克，每日 2 次。

适应证：适用于多种肿瘤的治疗或预防癌瘤的复发。

方十 软坚丸[②]

组成：全蝎 30 克　僵蚕 30 克　木鳖子 30 克　灵仙 30 克　蜈蚣 40 条　急性子 24 克　蜂房 21 克　炙狼毒 9 克　阿魏 15 克　五灵脂 15 克　山慈菇 51 克　糯米炒红娘子 4.5 克

用法：共为细末，水泛为丸，每次服 1.5 克　每日服 2 次。

适应证：食管癌，胃癌，肝癌，肺癌，乳腺癌。

方十一 消癌片[②]

组成：红升丹（方见 129 页）300 克　田三七 600 克　牛黄 180 克　黄连 150 克　琥珀 300 克　陈皮 60 克　黄芩 150 克　黄柏 150 克　犀角 9 克　贝母 60 克　山慈菇 300 克　桑葚 90 克　山药 300 克　郁金 60 克　金银花 90 克　黄芪 90 克　蕲蛇 60 克　白及 300 克　甘草 90 克

制法：上药为末，共制成片剂，每片 0.5 克。

用法：每次 1 片，每日服 2~3 次。饭后半小时服，1 个月为一疗程，4~6 个月为一个治疗期，每疗程后停药 7 日左右。

适应证：舌癌，鼻咽癌，脑瘤，食管癌，胃癌，肝癌，泪囊癌，骨肉瘤，乳腺癌，结肠癌，宫颈癌。

附注：治疗时，可根据患者气血盛衰，体质强弱予以辨证施治。如气虚加用四君子汤，血虚加用四物汤，气血两虚者两方合用。服药期间禁食蒜、葱、浓茶、鸡、牛肉、鲤鱼等。

▌方十二　抗癌丸[⑤]▌

组成：僵蚕 60 克　蜈蚣 24 克　生山甲 24 克　炙马钱子 12 克　硫黄 9 克　蜂房 9 克　全蝎 12 克　石见穿 30 克　急性子 30 克　壁虎 12 克

制法：共为细末，炼蜜为丸，每丸重 3 克。

用法：每次服 1 丸，每日 2 次。

适应证：食管癌，胃癌，肝癌，肺癌。

▌方十三　抗癌汤[③]▌

组成：

方一：半边莲 30 克　生石膏 30 克　夏枯草 12 克　山豆根 15 克　天花粉 15 克　火麻仁 15 克　松子仁 15 克　郁李仁 15 克　神曲 15 克　槟榔 12 克　生地 12 克　赤芍 12 克　杏仁 9 克　桃仁 9 克　穿山甲 9 克　郁金 9 克　知母 9 克　黄连 3 克　大黄 3 克　冰片 3 克

方二：金银花 30 克　半边莲 30 克　土茯苓 30 克　红藤 24 克　丝瓜络 21 克　夏枯草 12 克　白头翁 12 克　杭菊 12 克　玄参 12 克　元胡 9 克　山慈菇 9 克　天南星 6 克　黄连 6 克　沉香 3 克　射干 9 克　青黛 9 克　紫草根 9 克

用法：水煎，每日 1 剂，2 次分服。两方可交替使用或按情选用。

适应证：食管癌，脑瘤，肝癌，肺癌，胃癌，乳腺癌及宫颈癌。

方十四 抗癌粉（抗癌 1 号）

组成：红粉 30 克　轻粉 30 克　全蝎 60 克　蜈蚣 90 克　川乌 90 克　草乌 90 克　乳香 90 克　没药 90 克　当归 90 克　元胡 90 克　胎盘粉 90 克　血竭 60 克　肉桂 60 克　三七粉 60 克　玳瑁 60 克　蟾蜍皮 20 个

制法：共为细面，装入胶囊内。

用法：每次服 0.6 克，日服 2 次，白开水送下。

适应证：各种癌症。

方十五

组成：狗宝 30 克　上沉香 15 克　石见穿 30 克　桑树榴灰 30 克　海马 30 克　龙骨 30 克　海狗肾 1 条　白硇砂 9 克　赤金箔 40 张　燕窝 6 克　砂仁 6 克　人参 15 克　楳术 15 克　橘仁 15 克　朱砂 3 克　白蔻 15 克　红蔻 15 克　羚羊角 4.5 克　麝香 3 克　蛤蚧 2 对　当归身 30 克　大云 30 克　千金子 15 克　酒军 15 克　三棱 15 克　莪术 15 克　茯苓 30 克　鹿茸 15 克　生半夏 15 克　红花 15 克　生甘草 15 克

用法：上药各研细末，每次服 1.5 克，每日 2 次。

方十六 神农丸

组成：炙马钱子 9 克　炮山甲 9 克　当归 9 克　川芎 6 克　犀角末 6 克　全蝎 6 克　蜈蚣 6 克　雄黄 3 克　甘草 2.5 克

制法：先将马钱子用油炸至黄色，与上药共为细末，炼蜜为丸，每丸重 1.5 克。

用法：每次服 1 丸，每日 2 次，白开水送下。

适应证：鼻咽癌，消化道癌，乳腺癌。

方十七 青龙丸

组成：制马钱子 360 克　山甲珠 180 克　僵蚕 180 克　乳

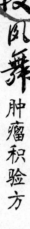

香 90 克　没药 90 克　川贝 60 克　蝉蜕 60 克　蛇蜕 60 克　陈皮 60 克　半夏 60 克　猴枣 45 克　明雄黄 36 克　狗宝 15 克　轻粉 6 克　麝香 4.5 克

制法：上药研细末，另用金银花、蒲公英各 120 克，水煎取汁，做成小水丸。

用法：每次服 3～4.5 克。

适应证：乳腺癌，食管癌，宫颈癌，无名肿毒，疔毒恶疮等。止痛作用较好。

附注：方中马钱子、雄黄、轻粉均有剧毒，服药以少为佳，反应不大时可渐增量，但需谨慎。孙秉严供方。

▌方十八　平消丹（丸、片）▌

组成：枳壳 30 克　炒干漆 6 克　五灵脂 15 克　郁金 18 克　白矾 18 克　仙鹤草 18 克　火硝（消石）18 克　制马钱子 12 克

制法：共研为细末，水泛为丸，或制成糖衣片。

用法：每次服 1.5～6 克，每日 3 次，白开水送下。

适应证：肺癌、胃癌、食管癌等癌瘤。

附注：本品可与手术治疗或放疗、化疗同时进行，毒性轻微，可长期服用。平消片原名为 P235 片，贾堃供方。

▌方十九　消瘤丸② ▌

组成：全蝎、蜂房、蛇蜕各等分

制法：共研末，水泛为丸，如梧桐子大小，即成。

适应证：各种良、恶性肿瘤。

附注：胡安邦供方。

▌方二十　消瘤丸③（原老丹）▌

组成：全虫 300 克　牛黄 120 克　巴豆（炒黑）120 克　雄黄 120 克　红粉片 90 克　血竭 90 克　白及 90 克　天麻 90

克　僵蚕 90 克　蝉蜕 90 克　茅术 90 克　大黄 90 克　硇砂 60 克　礞石 60 克　木香 60 克　苏合香 30 克　斑蝥 30 克　沉香 30 克　冰片 30 克　珍珠 15 克　乳、没各 15 克　麝香 15 克　蜈蚣 200 条

制法： 上药为细末，为丸如桐子大。

用法： 每次服 2 丸，可逐渐加至 5~6 丸。

适应证： 脑瘤，喉癌，食管癌，乳腺癌。

附注： 该药方有毒，应清晨空腹时使用，以使药力专行。孙秉严供方。

方二十一　消瘤丸④

组成： 桂枝 90 克　云苓 90 克　丹皮 90 克　海藻 90 克　昆布 90 克　红花 90 克　桃仁 90 克　夏枯草 90 克　莪术 90 克　香附 90 克　炒三仙各 90 克　鳖甲 150 克　生薏苡仁 150 克　王不留行子 120 克。

制法： 上药共为细末，炼蜜为丸，每丸重 9 克。

用法： 每次服 1 丸，每日 2 次，白开水送下。

适应证： 良、恶性肿瘤，甲状腺瘤，各种纤维瘤，脂肪瘤。

附注： 中国中医科学院广安门医院肿瘤科用方。

方二十二　神仙追毒丹

组成： 五倍子（槌破洗焙）90 克　山慈菇（去皮净焙）30 克　千金子（去壳、研去油取霜）30 克　山豆根 30 克　朱砂 30 克　雄黄 30 克　全蝎 30 克　红芽大戟（去芦洗净焙干）45 克　麝香 6 克

制法： 除麝香外共研细末，再加入研碎的麝香，以糯米饮为丸，分 40 丸。

用法： 每服 1 丸，生姜、薄荷汁、井花水研服。

适应证： 各种癌肿。

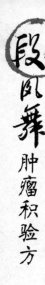

▌ 方二十三　胜利丹 ▌

组成： 雄黄15克　乳香7.5克　没药7.5克　石膏5克　山甲珠7.5克　蜈蚣3条　蜗牛10克　全蝎15克　血竭7.5克　轻粉2.5克　朱砂10克　冰片10克　蟾酥10克　硼砂10克　大黄15克　白芷5克　麝香0.5克

制法： 朱砂、轻粉、冰片、麝香共研细末，与其余药末混匀，用面粉适量做糊，调制成丹，晾干，备用。

用法： 每次服2~3克，每日1次，饭后服。开始时用量宜小，逐渐增至常用量。

适应证： 肺癌、胃癌、食管癌、宫颈癌等多种晚期肿瘤。

附注： 少数病人服药后有恶心、呕吐等现象，严重时可减量或暂停用药。服药期间禁食葱、蒜、韭菜、辣椒、无鳞鱼、鸡肉、蘑菇等。可配合用独角莲捣烂外敷患处。

▌ 方二十四　严灵丹 ▌

组成： 蛴螬（焙）120克　一级茶叶180克　急性子（炒）100克　天门冬90克　麦门冬90克　木香90克　生地黄90克　桃仁90克　狗宝60克　九香虫（焙）60克　山甲60克　三棱60克　红花60克　槐花45克　槐角45克　雄黄30克　柿蒂30克　莱菔子30克　硼砂30克

制法： 上药共研细末，炼蜜为丸，每丸6克为1剂。

用法： 每日1~2剂，白开水送下。服药时间以每餐前或餐后2小时为妥。

适应证： 食管癌，乳腺癌，子宫颈癌及多种癌。

附注： 孙秉严供方。

▌ 方二十五　三仙丹 ▌

组成： 水银15克　火硝（消石）15克　明矾15克

制法： 将以上药物，密闭于炼锅中加热升华，取红色升华物，即得。

用法：每次服 0.2～0.8 克，每周 1 次，须严格掌握用量。

适应证：食管癌，贲门癌，甲状腺肿瘤，乳腺癌，胃淋巴肉瘤。

方二十六　化瘤丹

组成：樟丹（煅）60 克　川军 90 克　金礞石 45 克　山甲（醋炙）45 克　苍术 30 克　雄黄 30 克　沉香 30 克　黄芩 30 克　血竭 21 克　乳香 21 克　没药 21 克　冰片 15 克　芥穗 15 克　蟾酥 15 克　朱砂 15 克　硇砂 12 克　天麻 12 克　巴豆霜 12 克　甘草 12 克　川芎 12 克　金银花 12 克　杜仲 12 克　蜗牛 12 克　全虫 9 克　白及 6 克　麝香 3 克　斑蝥（去头翅）7 个　蜈蚣 3 条

制法：上药除蟾酥、朱砂外，共研细末，服人乳汁浸蟾酥，再用黄酒兑入上药面，做丸如小黄豆粒大，朱砂为衣。

用法：每次服 1 粒，每日服 3～7 粒，食前 2 小时或食后 2 小时服。

适应证：喉癌，食管癌，子宫癌。

方二十七　新丹

组成：蜈蚣 400 条　蝉蜕 450 克　土茯苓 450 克　全虫 300 克　地龙 300 克　铁甲军 300 克　乌蛇肉 300 克　枸杞 300 克　木瓜 300 克　血珀 240 克　滑石 240 克　蛇蜕 150 克　山甲 150 克　松香 150 克　苦丁茶 150 克　防风 150 克　薏苡仁 150 克　木通 150 克　雄黄 150 克　海金沙 150 克　陈皮 150 克　天虫 90 克　斑蝥 30 克，

制法：共为细末，炼蜜为丸，每丸重 9 克。

用法：每日 1～2 丸，白开水送服。

适应证：膀胱瘤，脑瘤，喉癌，肝癌，结肠癌，宫颈癌。

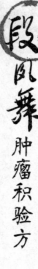

▌ 方二十八　化毒片 ▌

组成： 红粉 240 克　轻粉 240 克　白降丹（方见 401 页）300 克　乳香 300 克　没药 300 克　儿茶 450 克　乌贼骨 1.2 千克　夏枯草 450 克　蜂房 600 克　猫眼草 30 千克　核桃枝 600 克　元明粉 600 克　土贝母 3 千克　枯矾 600 克　大枣 150 克　川军 600 克　生巴豆仁 90 克

制法： 上药轧细为末，加赋形剂压制成片，每片 0.3 克。

用法： 每次服 2~5 片，每日服 1 次。

适应证： 肺癌，胃癌，骨肉瘤，直肠癌，宫颈癌，腹壁肿瘤。

附注： 该方为剧毒成药，应在清晨空腹时服用，服药 3 小时后再进易消化食物。以上三方均为孙秉严提供。

▌ 方二十九　复方青根片 ▌

组成： 青蒿 300 克　藤梨根 250 克　大黄 100 克　佛手 100 克　地榆 100 克　野葡萄根 250 克　半边莲 250 克　号桐 100 克　丹参 250 克　白花蛇舌草 250 克

制法： 将大黄、佛手研成细末，青蒿按蒸馏法提取挥发油，再将其余药物加水煎煮，制成浸膏，烘干，研细，全部药粉混合后，加入青蒿挥发油及辅料，制粒，干燥，压片即成。每片重 0.5 克。

用法： 每次服 4 片，每日 3 次。

适应证： 肝癌、胃癌、乳癌、肺癌等多种恶性肿瘤。

▌ 方三十　鱼红散 ▌

组成： 鱼鳔 24 克　伏龙肝 12 克　天灵盖 6 克

用法： 共为细末，每服 6 克，日服 2 次。

适应证： 乳腺癌，直肠癌，宫颈癌。

▌方三十一　癌散 ▌

组成：生卷柏 500 克　山甲 30 克　蜈蚣 15 克　全虫 15 克

制法：将生卷柏去净土，去除根干，待干燥后，研极细末，再把山甲、蜈蚣、全虫等研末混合，或炼蜜为丸，每丸重 6 克。

用法：胃癌可服面药，每次 3~6 克，每日 2~3 次，饭前服，白开水送下。连服 1 个月为一疗程。宫颈癌、直肠癌、肺癌可服丸药，每次 1 丸，每日 3 次。

适应证：胃癌，直肠癌，宫颈癌，肺癌。

附注：癌症早期用生卷柏，晚期用煅卷柏，纯研末入药。此方为马济提供。

▌方三十二　延中丸 ▌

组成：干蟾 5 个　鳖甲 150 克　黄精 75 克　丹参 75 克　三棱 75 克　莪术 75 克　白花蛇 75 克　僵蚕 75 克　青黛 75 克

制法：上药共为细末，水泛为丸，代赭石为衣，每丸重 6 克。

用法：每次服 6 克，每日服 3 次。白开水送下。

适应证：消化道癌，肝癌，肺癌，乳腺癌，白血病。

▌方三十三　平瘤丸 ▌

组成：蜂房、蛇蜕、血余炭、陈棕炭、苏地龙、木鳖子各等分

制法：上药共研细末，炼蜜为丸，每丸重 6 克。

用法：每次服 1~2 丸，每日 2 次。

适应证：各种癌症，寒热持平者。常用于溃疡型胃癌和肿瘤患者的上消化道出血。

方三十四　敌癌丸

组成： 白花蛇舌草 60 克　穿心莲 60 克　虎杖 60 克　金牛根 60 克　枝花头 60 克　急性子 15 克　水蛭 15 克　徐长卿 30 克　韩信草 30 克　蟾蜍 16 个　壁虎 16 克　蜈蚣 16 条

制法： 以上药共研细末，用猪胆汁调成糊状，再加荸荠粉适量，泛制成丸，如绿豆大小，即成。

用法： 每次服 10 克，每日 3 次。

适应证： 消化系统肿瘤，鼻咽癌，舌癌，甲状腺癌，乳腺癌等。

方三十五　鳖石散

组成： 鳖甲（醋炙）400 克　石燕子（烧红，用童尿炸）50 克　石蟹子（烧红，醋制）50 克　冰片 5 克

加减： 热毒炽盛加牛黄 10 克，麝香 1 克共研末，另服，每次 0.3 克；瘀血出血症，可加服三七粉，每服 7.5 克；晚期病情较重，加服硇砂（炒）5 克，蟾酥 1 克（用人乳 1 酒盅将蟾酥放入发酵后烘干），共末，每服 0.4 克，宜隔日或 3 日送服 1 次，切忌每天服用。如症见呕恶，可配服旋覆代赭汤。

用法： 共为细末，每服 7.5 克，每昼夜服用 4 次。

适应证： 各种肿瘤，肿物坚硬，包块较大者。

方三十六　黄芪鳖甲汤

组成： 人参 15 克　黄芪 15 克　鳖甲 30 克　生地黄 15 克　天门冬 15 克　白芍 15 克　茯苓 15 克　半夏 10 克　紫菀 15 克　桑皮 15 克　桔梗 10 克　地骨皮 15 克　柴胡 10 克　秦艽 15 克　知母 15 克　肉桂 5 克　甘草 10 克

用法： 水煎，每服 1 剂，分 2 次服。

适应证： 各种肿瘤。

附注： 肿瘤较大而坚硬者，可配合鳖石散（方见上）服

用。以上二方均为金秀文提供。

方三十七 抗癌合剂

组成：金牛根 30 克　丁葵草 30 克　茅莓 30 克　铁包金 30 克　韩信草 30 克　徐长卿 30 克　枝花头 30 克　白茅花 15 克

用法：水煎，每日 1 剂，2 次分服。

适应证：多种肿瘤。如鼻咽癌、舌癌、甲状腺癌、消化系统癌肿、乳腺癌、骨肉瘤及白血病等。

方三十八 补益消癌汤

组成：黄芪 30 克　人参 9 克　金银花 9 克　陈皮 9 克　地榆 9 克　贯众 9 克　蒲公英 9 克　大蓟 9 克　小蓟 9 克　龙眼肉 15 克　生地 15 克　杜仲 15 克　三七（冲服）6 克

用法：水煎服，每日 1 剂。

适应证：肺癌、结肠癌、宫颈癌、膀胱癌等伴有贫血、出血、发热者。

方三十九

组成：狗苦胆 7 个　草白蛇 7 条　紫花地丁（带根）30 克　金银花 30 克　连翘 30 克　荞麦面少许

制法：将中间 4 味药，共研细末，狗胆汁和为丸，荞麦面为衣阴干，如梧桐子大小。

用法：病初期每服 30 丸，每日 1 次。病中期视病情可加至 50 丸。温开水送下。

适应证：各种癌症，预防癌扩散。

附注：史孝城供方。

方四十

组成：仙鹤草 60 克　白英 25 克　槟榔 9 克　甘草 3 克

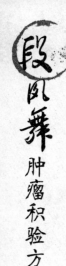

用法：水煎服，每日 1 剂。

适应证：各种癌症（不包括白血病）。

▌ 方四十一 ▐

组成：半枝莲 200 克　山豆根 100 克　露蜂房 100 克　山慈菇 100 克

制法：共研细粉，制成绿豆大丸剂。

用法：每次服 15 丸，每日 2～3 次，饭后服。

适应证：各种肿瘤。

▌ 方四十二 ▐

组成：白花蛇舌草 250 克　地龙 30 克　蜈蚣 30 克　蜂房 30 克　蒲公英 30 克　板蓝根 30 克　全蝎 30 克　蛇蜕 30 克

制法：共为细末，炼蜜为丸，每丸重 6 克。

用法：每天早晚各服 1 丸。

适应证：各种癌症。

▌ 方四十三 ▐

组成：红车轴草、堇菜叶、钝叶酸模（或皱叶酸模）根各等量

用法：水煎煮，每日 1 剂。

适应证：各种癌症。

▌ 方四十四　扶正抑癌汤 ▐

组成：人参（最好用朝鲜参、生晒参或红参）5 克　黄芪 15 克　北五味 10 克　薏苡仁 15 克　云茯苓 30 克　猪苓 30 克　泽泻 15 克　土茯苓 30 克　苦荞头 30 克　丹参 25 克　灵芝 5 克　生甘草 5 克

加减：鼻咽癌加露蜂房 10 克；肺癌加枇杷叶 30 克，杏仁 12 克，无花果 15 克；膀胱癌加龙葵 30 克；胃癌加半枝莲 30

克；子宫癌加三棱、莪术各 15 克；食管癌加硇砂（冲服）5
克；肝癌加核桃树枝 50 克，蚤休 15 克。

用法： 水煎服，每日 1 剂。

适应证： 各种恶性肿瘤。

附注： 周录贵方

▌ 方四十五 握药 ▌

组成： 红矾 15 克　葱须 3.5 千克　巴豆（去皮）7 个
大枣 7 个

制法： 先将红矾、巴豆研细面，大枣、葱须蒸烂捣碎，然
后将这四种成分混匀，用布包好即成，或不包备用。

用法： 若布包者可用手握 12 小时，隔日 1 次；若不包者，
可将药分次外敷四心（双手、脚心），交叉外用，右手心、左
脚心，左手心、右脚心，2 天更换药物 1 次。用后均需洗净
手脚。

适应证： 各种肿瘤，尤其是鼻咽癌、直肠癌、膀胱癌。

▌ 方四十六 救苦膏（观音大士救苦膏）▌

组成： 大黄 60 克　甘遂 60 克　蓖麻子 60 克　生地 30 克
川乌 30 克　草乌 30 克　三棱 30 克　莪术 30 克　巴豆 24 克
羌活 24 克　黄柏 24 克　麻黄 24 克　皂角 24 克　肉桂 24 克
枳实 24 克　大戟 24 克　白芷 24 克　香附 21 克　芫花 21 克
厚朴 21 克　杏仁 21 克　穿山甲 21 克　防风 21 克　天花粉 21
克　独活 21 克　全蝎 21 克　槟榔 21 克　桃仁 21 克　细辛 21
克　五倍子 21 克　玄参 21 克　蛇蜕 15 克　黄连 15 克　当归
45 克　蜈蚣 10 条　黄丹 1120 克　密陀僧 120 克

制法： 前 35 味入麻油中浸熬，然后加入黄丹、密陀僧收
膏，装瓶备用或做丸剂，如绿豆大。

用法： 内服每次 7~9 丸，以少量开始，可渐增量。或以
膏外敷患处。

适应证：肝癌腹水，乳腺瘤，甲状腺瘤。

▌ 方四十七 ▌

组成： 川芎 12 克　桃仁 6 克　穿山甲 3 克　血竭 12 克　水蛭 3 克　三棱 3 克　蚤休 3 克　黄连 3 克　天南星 12 克

加减： 痰结者加青礞石 6 克，皂角刺 12 克；湿聚者加藿香 6 克，通草 12 克；气阻者加香附 12 克，青木香 6 克；血瘀者加大黄 6 克，生蒲黄 3 克；郁热者加犀角 3 克，生地 20 克。

制法： 将穿山甲、水蛭进行煅烧，然后混合其他药物研为细末，调拌凡士林或熬炼成膏剂备用。

用法： 将药膏贴敷患处或穴位上。硬块部位深者，宜先拔罐刺血，然后外敷贴穴位，可选阿是穴（即疼点或患处），或痛点前后、左右对称穴位。痰结者加贴膻中穴；湿聚者加贴神阙（肚脐）；气阻加中脘；血瘀加血海；郁热加大椎。

适应证： 多种癌症，特别是可以扪及的肿瘤。有软坚止痛的作用。

▌ 方四十八　阳和汤 ▌

组成： 熟地黄 30 克　白芥子（炒研）6 克　鹿角胶 10 克　上肉桂（去皮研粉）3 克　姜炭 1.5 克　麻黄 1.5 克　生甘草 3 克

用法： 水煎 2 次分服，每日 1 剂。

适应证： 肿瘤属虚寒证者，良性软组织肿瘤属阴寒之证者。

▌ 方四十九　女贞寄生汤 ▌

组成： 女贞子 30 克　桑寄生 30 克　生薏苡仁 30 克　生黄芪 30 克　生地 15 克　炒麦芽 20 克　陈皮 9 克　玉竹 30 克　制首乌 15 克　沙参 15 克

用法： 水煎服。每日 1 剂，2 次分服。

适应证：癌症气虚、阴虚证。症见久病体虚，精气耗伤，心慌气短，腰酸腿软，面色苍白，头晕目眩，舌淡、苔少，脉沉细或细弱无力。

▌ 方五十 ▌

组成：生赭石 30 克　生牡蛎 30 克　芦根 30 克　旋覆花 9 克　鸡内金 9 克　麦芽 9 克　苏子 9 克　半夏 12 克　生水蛭 2 只　海浮石 15 克　竹茹 15 克　台参 24 克　蜈蚣 5 条

用法：水煎 2 次后合而为一，分 3 次服完。

适应证：气郁结聚所致的肿瘤。

▌ 方五十一 ▌

组成：灵脂、元参、茯苓、防风、元胡、香附各 9 克　盐黄柏、金银花、大黄各 12 克　知母、黄芪各 15 克　沉香、当归各 6 克

用法：水煎，每日 1 剂，2 次分服。

适应证：湿热瘀积所致的肿瘤。

▌ 方五十二　解毒消瘤汤 ▌

组成：拳参、半枝莲、龙葵各 30 克　白花蛇舌草 60 克　北豆根 10 克

用法：水煎服。

适应证：用于各种癌症患者具有毒热证象者。

▌ 方五十三　清瘤丸 ▌

组成：银花、白芷、大青叶、夏枯草、栀子各等量　冰片少许

制、用法：共为细末，炼蜜为丸，每丸重 6 克，每服 1 丸，每日 2~3 次。

适应证：各种肿瘤属于实热证者。

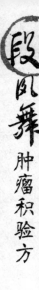

▌方五十四　解毒清热汤▐

组成：蒲公英30克　野菊花30克　大青叶30克　紫花地丁15克　蚤休15克　天花粉15克　赤芍10克

用法：水煎服。

适应证：各种肿瘤在热毒炽盛时均可运用。

附注：此方药味苦寒，中病即止，不可久服，以免伤正。赵炳南方。

▌方五十五　白英菊花饮▐

组成：白英30克　野菊花30克　臭牡丹30克　三颗针15克　苦参15克　白头翁15克　蚤休15克　白花蛇舌草20克

用法：水煎，每日1剂，2次分服。

适应证：鼻咽癌、胃癌、肺癌等肿瘤证属毒热型者。症见发热身痛，口干舌燥，头痛，大便干结，小便黄赤，局部红肿，灼热压痛，舌苔黄，脉弦数。

▌方五十六　追风下毒丸▐

组成：甘遂60克　大戟60克　芫花60克（上药俱炙）生大黄80克　芒硝80克　生甘草120克

用法：上药共为末，水泛为丸，如梧桐子大。每次服6～12丸，每日2次，早晚饭后白开水送下。

适应证：由湿热痰聚所致的多种肿瘤。

附注：本丸剂有耗气伤阴，劫液伤津之虞，一般中病即止。因泻下峻猛，对于气虚、血虚、年老体衰、产后亏损者，宜慎用或忌用。林通国供方。

▌方五十七　涤痰汤▐

组成：姜半夏8克　胆南星8克　橘红6克　茯苓6克

枳实6克　人参3克　石菖蒲3克　竹茹2克　甘草1.5克
生姜、大枣为引

用法：水煎分服。

适应证：肿瘤患者属痰证者。

方五十八

组成：半夏15克　海藻9克　昆布9克　橘红9克　人参6克　明矾粉3克　小麦9克　蜂蜜15克

用法：水煎，每日1剂，2次分服。

适应证：痰瘀结聚所致肿瘤者。

方五十九

组成：夏枯草50~90克　海藻30~50克　白芥子30克
白花蛇舌草50~60克　全瓜蒌30克　法半夏20克　浙贝母
15克　青皮15克

用法：每日1剂，水煎2次，分3次服完。

适应证：热痰结聚所致的各种良、恶性肿瘤。

附注：此方为基础方，可根据不同情况加减运用。朱曾柏
经验方。

方六十　丹莪紫草汤

组成：丹参30克　莪术20克　紫草20克　地榆20克
艾叶20克　石见穿20克　壁虎5克

用法：水煎，每日1剂，2次分服。

适应证：多种癌症属血瘀者。症见胸胁刺痛，脘腹胀满，
痛有定处，肿块坚硬，大便干，小便涩，舌紫有瘀斑，脉
沉弦。

附注：月经过多或有出血倾向者慎用。

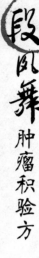

▌ 方六十一 ▌

组成： 当归12克　桃仁12克　红花12克　五灵脂12克 川芎9克　赤芍9克　香附9克　元胡9克　三棱6克　莪术 6克　大黄6克　紫油桂6克　鳖甲6克　苏木3克

用法： 共为细末，炼蜜为丸，每次服6克，每日2次，白 开水送下。

适应证： 血瘀结聚所致的肿瘤。

▌ 偏方集锦 ▌

以下单、偏方可适用于多种肿瘤的治疗。

①狼毒3克，水煮后捞出，再打入2个鸡蛋，煮熟后吃蛋 喝汤。用于胃、肝、肺癌及甲状腺乳头状癌，有改善症状的作 用，部分病人可见瘤块缩小。

②石上柏25～100克，瘦猪肉100克，或大枣6个，加水 6～8碗，煎6个小时，成1碗左右，每日1剂，连服1～3个 月。用于女性滋养叶细胞肿瘤的肺转移病灶及肺癌、喉癌、鼻 咽癌、食管癌、胃癌、肝癌、宫颈癌和皮肤癌等。个别人服药 后出现头晕现象，可能与煎煮时间较短有关。

③将紫杉茎皮1千克，放入黄酒2500克中浸泡7日后饮 用。每次5～10毫升，每日2次，用治各种癌症。

④乌骨藤30～45克，白胡椒10粒，加水煎服，用治各种 癌症。

⑤昆布40克，小麦1千克，加水煎，1日分多次服用。

⑥鲜核桃树枝0.33米（或60克），鸡蛋4个，加水同煎， 蛋熟后，去壳再煮4个小时。每次吃鸡蛋2个，1日服2次。 用治多种癌症，如食管癌、子宫颈癌、胃淋巴肉瘤等。本方有 较强的抗癌功效，民间流传较广，是安全有效的食疗医方之 一。核桃树枝的用量可据病情增减，一般可用15～150克。注 意煎煮时间一定要长，吃蛋的同时也可酌情喝一些核桃树枝

汤，也有以核桃青皮代替树枝运用的。

⑦石见穿、半枝莲各30克，煎汤代茶经常服用。可用治多种癌症。

⑧露蜂房、蝉蜕、僵蚕各等分，共研末，炼蜜丸，每次服9克，每日2次，白开水送下，适用于治疗各种癌症。

⑨花椒树枝煮鸡蛋。用法及适应证同核桃树枝煮鸡蛋方。可参考。

⑩蒙自木蓝根15~30克，加入白酒500克，浸泡7日后启用，每次服5~10毫升，日服3次，或每日9~15克，水煎服，用于各种肿瘤。蒙自木蓝又名大铁扫把、铁马豆、白豆，多见于云南等地。

⑪东北鲟干鱼鳔（炒）、伏龙肝各40克，共研细末，每次服10克，每日3次。用于恶性肿瘤的治疗。

⑫消化系统、神经系统肿瘤可用壁虎粉3~6克吞服，消化系统肿瘤常加入急性子（凤仙花子）30克；脑瘤、鼻咽癌、绒癌则加入葵树子30~60克；牙龈癌则加蜂房9克。

⑬白英、地榆各等分，切碎炒微黑色，共研末和匀，每日取15~24克，绢包水煎，空腹时分2次温服，用治于各种癌症。

⑭卤水1升，加入乌梅27个，放在砂锅或搪瓷缸内，煮沸后细火持续煎20分钟左右，放置24小时，滤过备用。成人量，每次服3毫升，每日6次，饭前、饭后各服1次（开始可每服2毫升，渐增至3毫升）。用于各种癌瘤的治疗。初服可有轻度腹泻或癌瘤局部疼痛加剧现象，无需处理。不能耐受者可减少次数或剂量。对体表癌如阴茎癌、宫颈癌等可同时作为擦剂。

一般服药1个月后症状减轻，2~4个月症状明显减轻，癌瘤缩小。服药期间禁食红糖、白酒、酸、辣等刺激食物。

⑮鸡蛋壁虎散：将壁虎1条放入去蛋清的鸡蛋壳内，封口蒸熟，烘干研粉；或者将壁虎焙干为末，与鸡蛋黄搅匀蒸熟，

再烘干研粉，每服 0.9 克，每日 3 次，或调香油外敷患处。用于治各种良、恶性肿瘤。

⑯甜瓜的新鲜根和鲜枝条各 120 克，松木 60 克，水煎，每日 1 剂。用于治胃癌、膀胱癌、子宫癌。此方为美国、加拿大民间方。

⑰新鲜猪拉拉藤 250 克或干品 30 克，红糖适量，捣汁服（干品加水煎服），用治于乳腺、下颌腺、宫颈、食管癌，部分病人服药后有头晕、恶心感。

⑱败酱卤鸡蛋：败酱卤汁 300 毫升，煎煮鲜鸡蛋 2 枚，煮熟后吃蛋喝汤，每日 1 次，用于治癌症属阳性红肿，症见周身发热不退，烦躁口渴，症情危急者最为适宜。败酱卤是败酱草制成的食用卤浆，有解毒养阴之功。此方为康丕杰提供。

⑲薏苡仁 30～50 克，研碎煎服，或与大米同煮粥，常年服用。用于治胃癌、喉癌、吉田肉瘤、恶性网状细胞增多症。

⑳毛花杨桃（毛冬瓜）鲜根 75 克，水煎，15～20 天为一疗程，连用 4 个疗程，疗程间休息几天。用于治胃癌、鼻咽癌、乳腺癌。

㉑菝葜（干品）250～500 克，洗净、切片、晾干浸入 3～3500 克水中，1 小时后用文火煎煮 3 小时去渣，加入肥肉 50～100 克再煎 1 小时，约得煎液 500 毫升，为 1 日量，分数次服完。用于治胃癌、食管癌、直肠癌、乳腺癌、宫颈癌、鼻咽癌等，尤其是对胃、食管癌效果较好。

㉒以下各单味药均适用于各种癌症：

山油柑根皮或树皮 15～30 克，石菖蒲 10 克，鲜梅果酱 10 克，小蓟全草 15 克，苍耳叶、茎或果实 10 克，老鹳草茎叶 10 克，地胆草 6～9 克，红花 5 克，青蒿 10～15 克，鱼腥草茎叶 20～30 克，茯苓 15 克，香茶菜叶或茎 10 克，桑根皮 15 克，槲寄生叶、茎或花汁 15 克，栀子实 10 克，鲜黄花耳草 30 克，蛇莓 9～30 克，猪苓 15 克，葵树子（干品）30 克，酸浆果 1500 克，箬竹叶汁 30 克。

每次选用 1～3 味，加水煎煮，分次服用。

㉓蜈蚣晒干研末，每日量约 2～3 条蜈蚣，分次服。用于治各种癌症，对癌性溃疡患者疗效较明显。

㉔在陶瓷杯中放入硫酸铜 50 克，眼镜蛇（干品）50 克，研粉混合。放在日光下曝晒，待药色变白，贮藏在暗处，每次 15 毫克，用牛油拌服。注意在制备蛇药时，不要接触铁制品，以免降低药效。此方可治疗各种肿瘤。

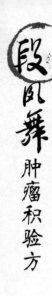

第三十五章　治癌瘤并发症、继发症、后遗症方及预防癌症复发方

第一节　治疼痛方

▌方　一▌

组成：当归10克　川芎7克　赤、白芍各10克　生、熟地各6克　桃仁10克　红花10克　元胡10克　细辛3克　花椒10克　荜澄茄10克　乳香7克　没药7克　六曲30克　焦楂30克

用法：水煎服。

适应证：各种恶性肿瘤晚期疼痛。症见肿瘤局部疼痛或由于转移引起的全身疼痛。

附注：此方为段凤舞先生经验方。

▌方二　活血化瘀汤②▌

组成：生地100克　川芎50克　赤芍50克　当归100克　丹参100克　青皮50克　枳壳40克　玄胡30克　桃仁40克　红花30克　三棱30克　莪术30克　生大黄50克　麝香粉0.9克（装胶囊内服用）

用法：水煎服，麝香吞服，每次0.3克。

适应证：各种晚期癌肿，瘀血疼痛剧烈者。

▌方　三▌

组成：元胡9克　穿山甲9克　沉香末9克　眼镜蛇粉30克

用法：共为细末，每次服3克。

适应证：各种肿瘤，晚期肿瘤疼痛。

附注：无眼镜蛇可用白花蛇代替。

▌ 方四　抗癌止痛散 ▌

组成：山慈菇 30 克　黄药子 30 克　川乌 30 克　元胡 30 克　北重楼 30 克　三七 30 克　冰片 9 克

用法：上药共为细末，每次服 3 克，每日服 3 次。

适应证：各种癌症的疼痛。

▌ 方五　麻沸散 ▌

组成：羊踯躅 9 克　茉莉花根 3 克　当归 3 克　石菖蒲 0.9 克

用法：水煎服。

适应证：原为手术麻醉剂，现可作为癌性疼痛的止痛药。

附注：方见《华佗神方》。

▌ 方　六 ▌

组成：鳖胆汁适量

制法：将活鳖（雌雄均可）洗净，投入砂锅或铝锅沸水中（水应淹没鳖）煮 5～10 分钟后，取出胆囊挤出胆汁。

用法：鳖在 500 克以下，胆汁为 1 次量，500 克以上，胆汁为 2 次量。1 日 1 次空腹内服。

适应证：癌症患者顽固持续性剧烈疼痛。

▌ 方　七 ▌

组成：朱砂莲块根不拘量

用法：上药刮粉，用白开水或白酒吞服 0.5～1 克，每日 1～2 克。

适应证：各种癌痛。

附注：朱砂莲又名一点红，原植物为大叶马兜铃。也可用其鲜叶 3～5 片，嚼烂服用，必要时可增大剂量。虚弱患者忌用。

方八　止痛膏

组成： 蟾蜍粉 1 份　凡士林 10 份

制法： 先将凡士林稍加热后，把蟾蜍粉加入搅匀即成。

用法： 将药涂抹到疼处或肿块周围即可。

适应证： 肝、肺、甲状腺、淋巴、纤维肉瘤等肿瘤引起的疼痛。

附注： 本方有较好的止痛和吸毒作用。个别病人用药后局部会起疹子，洗净药后几天内疹会自行消失。

方　九

组成： 松香 15 克　乳香 15 克　没药 15 克　血竭 5 克冰片 3 克或再加蟾酥 0.5 克

制法： 上药共为末，酒泡或醋调备用。

用法： 每日 4～6 次，涂抹痛处皮肤上。

适应证： 肿瘤疼痛或肿瘤压迫神经所致肢体疼痛。

附注： 王济民供方。

方　十

组成： 三棱 12 克　地鳖虫 12 克　天南星 12 克　王不留行子 12 克　川乌 12 克　草乌 12 克　樟脑 3 克　红花 10 克桃仁 8 克　消石 3 克

用法： 上药研细末，拌醋调糊状，外敷贴痛处。

适应证： 癌肿疼痛。

方十一

组成： 蟾蜍（干品）6 克　雄黄 3 克　姜黄 0.6 克

用法： 共末加酒捣如泥，外敷贴痛处。

适应证：癌症引起的疼痛。

▌ 方十二 ▌

组成与用法：见 477 页方七十一

适应证：癌症局部肿痛。

▌ 方十三 ▌

组成：麝香 0.2 克

用法：外敷贴痛点或穴位上，然后温灸。

适应证：癌瘤疼痛。

▌ 方十四 ▌

组成：硇砂 120 克　冰片 5 克　高粱酒 500 毫升

用法：上药泡酒后，7 天启用，外擦肿块局部，每日数次。

适应证：各种癌痛，对骨肉瘤引起的疼痛尤为适宜。

▌ 方十五　止痛擦剂 ▌

组成：硼砂 10 克　枯矾 15 克　冰片 45 克　95％酒精 500 毫升

制法：先将冰片溶化于酒精内．然后再投入硼砂、枯矾，混合后即成。

用法：外擦患处，每日数次。

适应证：晚期癌瘤疼痛。对食管癌、胃癌、胰腺癌等癌痛的止痛效果较满意。

附注：一般病人擦 1 次药可止痛 6～8 小时，晚期病人则可止痛 2～3 小时。对肺癌、肝癌等癌瘤引起的疼痛效果较差。

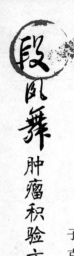

第二节　治发热出汗方

▌方　一▌

组成： 知母 10 克　生石膏 30 克　生薏苡仁 30 克　五味子 10 克　天花粉 15 克　炙鳖甲 15 克　嫩青蒿 30 克　葛根 10 克　玉竹 10 克　太子参 15 克　粉丹皮 10 克　三仙各 10 克

用法： 水煎服。

适应证： 癌性发热。症见午后高烧，口舌干燥，不思饮食，周身乏力。

附注： 此方为段凤舞先生经验方，临床运用疗效较好。

▌方二　高烧汤▌

组成： 生石膏 30~60 克　麦门冬 30 克　花粉 30 克　大青叶 20~30 克　板蓝根 20~30 克　生地 20 克　生山药 15 克　玄参 15 克　沙参 15 克　佩兰 15 克　冬瓜仁 15 克　薄荷 10 克

加减： 若服上方后烧仍不退，可加羚羊角粉 0.5 克，水牛角粉 10 克，或加紫雪散 1 剂。

▌方三　低烧汤▌

组成： 陈皮 10 克　良姜 10 克　荜茇 10 克　白术 10 克　桂枝 15 克　干姜 15 克　附子 15 克　肉桂 15 克　山药 15 克　党参 15 克　黑芝麻 20 克　大青叶 20 克　板蓝根 20 克　熟地 30 克　生黄芪 30 克　肉苁蓉 30 克

用法： 每日 1 剂，2 次分服。

适应证： 肿瘤病人低烧不退，以下午多见，属寒郁症者。

附注： 以上两方均为孙秉严提供。

▌ 方 四 ▌

组成： 白花蛇舌草 30 ~ 60 克　青蒿 15 克　白薇 15 克　地骨皮 15 克　黄芩 15 克

用法： 水煎服，每日 1 剂。

适应证： 癌性低烧。

▌ 方五　敛汗丹 ▌

组成： 五倍子 1.5 克　朱砂 0.6 克

制法： 以上两味药研细混匀备用。

用法： 每晚睡前以水调药成糊状，外敷脐上，连用 3 天，每晚 1 次。

适应证： 肿瘤病人出虚汗，尤以夜间汗多者。

附注： 若连用 3 天无效者，换其他方法。此方为段凤舞先生经验方。

第三节　治出血方

▌ 方一　化血丹 ▌

组成： 三七 6 克　花蕊石 9 克　血余炭 3 克

用法： 共研细末，分 2 次，白开水送服。

适应证： 癌性咯血、吐血、尿血及便血等出血症状。

附注： 张锡纯方。

▌ 方 二 ▌

组成： 新鲜委陵菜全草 60 ~ 120 克，或用干品 15 ~ 30 克

用法： 切碎，水煎 2 次，2 次煎液混合，加入少量红糖再煎片刻，分 2 次服。每日 1 剂，必要时可续服 1 ~ 2 剂。

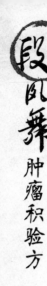

适应证：癌症出血。

附注：止血效果以委陵菜根部最强。

方三　止血丹

组成：陈京墨 300 克　儿茶 240 克　牛胆汁 240 克　胡黄连 240 克　黄连 240 克　三七粉 45 克　明白矾 30 克　大、小蓟炭各 30 克　熊胆 30 克　蒲黄炭 24 克　大戟 15 克　文蛤 15克　牛黄 12 克　冰片 12 克

制法：上药研细末，制成水丸，或将药末装入胶囊中。

用法：每次服 3~4.5 克，每日 2~3 次。血止停服。

适应证：子宫肌瘤的大出血，疮疡及肿瘤溃破流血，鼻出血，肺结核咯血，食管癌吐血等。

附注：孙秉严供方。

方　四

组成：蟑螂（去翅）5 只

制法：将上药放瓦上焙干，研末备用。

用法：每用 1 只，以湿豆腐皮包裹，滚开水送服，每日 1次，连服 5 日，不可间断。

适应证：癌症吐血。

方　五

组成：活蟾蜍 1 只　京墨约 1.6 厘米长

制法：将墨锭塞入蟾蜍口中，5 天后将蟾蜍烤干，研成细末。

用法：外撒患处。

适应证：肿瘤局部出血。

第四节　治胸腹水肿方

▌方　一▌

组成: 半边莲 30 克　陈葫芦 30 克　了哥王根 12 克

用法: 水煎服,每日 1 剂。

适应证: 癌性胸腹水。

▌方　二▌

组成: 甘遂 9 克　砂仁 9 克

制法: 上药共为细末,取大蒜头捣烂,和药末,水调成糊。

用法: 将药糊敷于脐上。

适应证: 癌性胸腹水。

▌方　三▌

组成: 鲜龙葵 50 ~ 500 克

用法: 水煎服,每日 1 剂。

适应证: 癌性胸水。

▌方　四▌

组成: 川象贝 9 克　鱼腥草 30 克　蒲公英 30 克　蚤休 30 克　徐长卿 15 克　白英 30 克　铁树叶 20 克　石见穿 15 克　留行子 12 克　丹皮 9 克　白花蛇舌草 50 克　泽泻 20 克　猪苓 15 克　茯苓 30 ~ 60 克

加减: 胸水加猫人参 60 克(少数患者用 120 ~ 150 克),葶苈子 30 ~ 60 克,桑白皮 15 ~ 30 克。

用法: 水煎服,每日 1 剂。

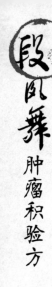

适应证：原发性肺癌合并胸水。

附注：药物剂量仅供参考。郭松云供方。

▌方　五▐

组成：赤小豆 90 克　血腥草 30 克

用法：水煎服，每日 1 剂。

适应证：癌性胸腹水。

▌方六　九龙丹▐

组成：乳香、没药、木香、血竭、儿茶、巴豆（不去油）各等分

制法：上药共为细末，生蜜调成一块，瓷盒盛之，作丸如绿豆大。

用法：每次服 9 丸，空腹热酒 1 杯送下，大便 4～5 次后始吃稀粥，肿甚者间日再用 1 次。

适应证：癌性腹水，鱼口便毒，横痃等。

▌方　七▐

组成：半枝莲 30 克　半边莲 30 克　生薏苡仁 30 克　车前子 12 克　茯苓 12 克　路路通 12 克　丹参 15 克　龙葵 15 克　泽泻 9 克　泽兰 9 克　甘草 3 克　猫眼草 9 克

用法：水煎服，每日 1 剂。

适应证：癌性腹水。

▌方　八▐

组成：石蒜　蓖麻子等分

制法：共捣烂、拌匀，摊纸上，备用。

用法：取药膏纸敷两足心。外用布包扎，1 日 1 次。

适应证：癌性胸腹水。

附注：久敷若局部起水泡，停药后涂蜂蜜可消失。

▌ 方 九 ▌

组成：牛蒡子 60 克

用法：炒研为末，每服 6 克，每日 3 次。

适应证：癌性浮肿。

第五节 治感染方

▌ 方一 消炎膏 ▌

组成：如意金黄散 240 克 雄精（即雄黄中的上品）、苏雄各 60 克 冰片 3 克 双氧水、玉黄膏各适量

制法：将上药 4 种分研细末，混匀备用。此散即为消炎散。

用法：临用前先用双氧水调玉黄膏和匀成稀糊，再徐徐兑入消炎散，调成稠膏，外敷患处。如敷后药膏发干，可用凉龙井茶水淋于药上，以保持湿润。一般每日换药 1 次，如药膏太干，可每日换 2 次。

适应证：体表肿瘤伴有炎症时，及温毒发颐、痈疽、发背、痄腮、疔疖、乳痈、跌仆损伤、湿痰流毒等红肿痛热者。

附注：本膏有刺激性，故疮疡溃后，浸流脓水或表皮有湿疹者均禁用。此方为段凤舞先生家传方。

附：如意金黄散方

天花粉、黄柏、大黄、片姜黄各 48 克 白芷 30 克 厚朴、橘皮、甘草、苍术、生南星各 18 克

▌ 方 二 ▌

组成：小罗伞 150 克 珍珠草 150 克 栀子 60 克 乳香 30 克 没药 30 克 红花 30 克

用法：上药共为细末，鸡蛋清调敷或开水调敷患处。

适应证：急性粒细胞性白血病所致的皮肤脓肿。

▌ 方三　漏芦升麻汤 ▌

组成： 漏芦 10 克　大青叶 10 克　升麻 8 克　黄芩 5 克　玄参 5 克　炒牛蒡子 5 克　苦桔梗 5 克　连翘 5 克　生甘草 5 克

用法： 水煎服。

适应证： 喉癌、扁桃体癌、肺癌、食道癌和其他恶性肿瘤并发感染而致发热、头面红肿、咽嗌堵塞、水药不下，皮肤红肿，生恶疮、恶毒。

▌ 方四　五味消毒饮 ▌

组成： 紫花地丁 30 克　蒲公英 30 克　金银花 30 克　野菊花 30 克　紫背天葵 30 克

用法： 水煎，或加入黄酒 100 克，略煮数沸，滤出药液，药渣再煎，2 次药液混合后，分 3 次服。

适应证： 肿瘤伴有感染属热毒炽盛者。

附注： 根据病情加减运用。原方为治疗疔毒、痈疮疔肿属阳证者。阴疽忌用，脾胃素虚者慎用。

第六节　预防放疗、化疗反应方

▌ 方一　放疗扶正方 ▌

组成： 北沙参 30 克　鸡血藤 30 克　天门冬 15 克　麦门冬 15 克　石斛 15 克　天花粉 15 克　女贞子 15 克　生黄芪 15 克　麦、稻芽各 10 克　鸡内金 10 克　竹茹 10 克　橘皮 10 克　五味子 6 克

加减： 必要时可加西洋参 5～6 克。

用法： 水煎分服，每日 1 剂。

适应证：放疗期间的配合用方，能减轻放疗的副作用。

附注：根据放疗部位和不同反应，可随证加减。

▌ 方二 化疗扶正方 ▌

组成：生黄芪 30 克　太子参 30 克　焦三仙各 30 克　鸡血藤 30 克　女贞子 15 克　枸杞 15 克　茵陈 15 克　菟丝子 10 克　鸡内金 10 克　清半夏 10 克　白术 10 克　茯苓 10 克

用法：每日 1 剂，2 次分服。

适应证：化疗时同服此方，可减少毒副反应，增强化学药物疗效。

附注：以上两方均为经验方。

▌ 方　三 ▌

组成：石斛 30 克　天花粉 30 克　芦根 60 克　生地 15 克玄参 12 克　天、麦门冬各 12 克

用法：水煎服，每日 1 剂，每日 3 次分服。

适应证：用于防治化疗反应。

▌ 方　四 ▌

组成：人参或西洋参 3 克

用法：口中含服，每日 2～3 次。

适应证：防治头颈部癌肿放疗后的副作用。

第七节　治血象下降方

▌ 方　一 ▌

组成：鹿茸粉 3 克　人参粉 6 克　三七粉 6 克　阿胶 6 克紫河车 6 克

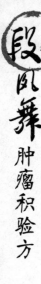

用法：上药共为细末，早、晚各服 1.5 克。

适应证：癌症病人放疗、化疗所致的白细胞、血小板减少。

附注：临床观察，该方的升白细胞和升血小板作用较好，一般用药后 7 日即可见效。此方为段凤舞先生经验方。

方二　生血丸

组成：人参 30 克　当归 30 克　麦门冬 30 克　桑葚 30 克　女贞子 30 克　鱼鳔 30 克　桂圆肉 30 克　乌梅炭 30 克　黄芪 66 克　山萸肉 45 克　熟地 45 克　阿胶 45 克　巴戟天 45 克　首乌 90 克　炒白术 60 克　猪骨髓 150 克　牛骨髓 450 克　补骨脂 24 克　紫河车（焙干）2 个

制法：上药共为细末，用骨髓捣合成丸，每丸重 9 克。

用法：每次服 1 丸，每日服 3 次。

适应证：癌症贫血、形体消瘦、白细胞及血小板减少。

方三　加味补血汤

组成：党参 15 克　丹参 15 克　白芍 15 克　熟地 15 克　穿山甲 15 克　虎杖 15 克　鸡血藤 15 克　黄芪 50 克　大枣 15 克

用法：水煎服，每日 1 剂。

适应证：放疗、化疗所致的白细胞和血小板减少。

方四　生血方

组成：太子参 15 克　当归 9 克　清半夏 9 克　陈皮 9 克　鸡血藤 10 克　补骨脂 10 克　黄精 10 克　枸杞 10 克　白术 12 克　何首乌 15 克　石韦 30 克　三七粉（包冲）3 克　大枣 7 个

用法：水煎，每日 1 剂，2 次分服。

适应证：癌症患者因放疗、化疗造成血中白细胞、血小板等成分减少或所致的体质虚弱、头晕目眩、少气无力等。

附注：此方为中国中医科学院广安门医院肿瘤科用方。

▌ 方五　归脾汤 ▌

组成： 党参 12 克　黄芪 9 克　白术 9 克　龙眼肉 9 克
当归 9 克　酸枣仁 9 克　炙远志 9 克　茯神 9 克　木香 6 克
炙甘草 6 克　生姜 3 片　大枣 3 个

用法： 水煎服。

适应证： 恶性肿瘤放疗、化疗后所致的白细胞或全血细胞
减少，证属心脾两虚者。

▌ 方　六 ▌

组成： 黄芪 9 克　党参 9 克　当归 9 克　首乌 12 克　熟
地 12 克　补骨脂 12 克　女贞子 12 克　墨旱莲 12 克　炙甘草
3 克

用法： 水煎服。

适应证： 放疗、化疗所致的白细胞和血小板减少。

▌ 方　七 ▌

组成： 生黄芪 15 克　鸡血藤 15 克　生地 9 克　阿胶珠 9
克　当归 9 克　白术 9 克　党参 12 克　陈皮 6 克　草豆蔻 6
克　焦三仙各 9 克

加减： 有出血现象时，生地改为生地炭 9 克，加仙鹤草
15 克、地榆炭 9 克、三七粉 3 克（2 次分冲服）；血小板减少
加抽葫芦 30 克、商陆 15 克，党参增至 30 克。

用法： 水煎服。

适应证： 放疗后白细胞、血小板下降。

▌ 方　八 ▌

组成： 大狼把草 15 克　鸡血藤 12 克　党参 9 克　黄芪 9

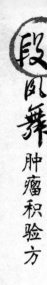

克　灵芝草 9 克　当归 9 克　白芍 9 克　木香 9 克

用法：研末冲服，每次 15~30 克，每日 2 次。

适应证：肿瘤化疗后骨髓抑制。

▌方　九▐

组成：黄芪 15 克　丹皮 15 克　鳖甲胶 15 克　龟板胶 9克　白茅根 30 克　仙鹤草 30 克　小蓟 30 克　大枣 30 克

用法：水煎服。

适应证：放疗致气阴两伤。表现为疲乏无力、皮肤黏膜出血、血小板减少等。

▌方　十▐

组成：女贞子 30 克　生薏苡仁 30 克　升麻 9 克　卷柏 15克　芜荽 30 克　大枣 30 克

用法：水煎服，每日 1 剂，可连续服用。

适应证：放疗、化疗所致的血小板减少。症见鼻出血、牙龈出血、皮下出血等。

▌方十一　参芪仙灵汤▐

组成：红参 15 克　黄芪 24 克　当归 9 克　熟地 15 克枸杞 15 克　首乌 15 克　菟丝子 15 克　仙茅 15 克　仙灵脾 15克　补骨脂 15 克　紫河车 15 克　鸡血藤 15 克　桑葚 9 克巴戟天 10 克

用法：每日 1 剂，早晚各煎服 1 次。

适应证：化疗引起的白细胞降低。

▌方十二　扶正汤▐

组成：熟地 15 克　阿胶 9 克　首乌 30 克　党参 12 克黄芪 15 克　女贞子 12 克　枸杞 9 克　薏苡仁 30 克　鸡血藤15 克　陈皮 9 克　焦三仙各 9 克

用法：水煎服。

适应证：肿瘤病人放疗、化疗后所致的白细胞减少、身困体乏、精神疲倦、饮食减少等。

附注：杨宝印供方。

方十三 五耳粥

组成：五加根 30 ~ 40 克　白木耳 10 克　大米 30 克

用法：先将刺五加根剁成小片，冷水浸泡 15 ~ 30 分钟，再加水适量煮 30 分钟，趁热过滤。用此滤液加入大米、木耳（水不够时，可酌加凉开水）。煮至米熟时即可食用。

适应证：癌症所致气虚畏寒、少语声微，或化疗所致白细胞下降。

方十四

组成：鸡血藤 30 克　虎杖 30 克　当归 9 克　甘草 9 克

用法：水煎服，每日 1 剂，2 次分服。

适应证：放疗所致的白细胞下降。

方十五

组成：猪腰 1 个　补骨脂 15 克

用法：上二味，加配佐料同煮，喝汤吃猪腰。

适应证：化疗所致的白血球减少，并治疗腰痛。

第八节　治消化道反应方

方　一

组成：清半夏 10 克　竹茹 10 克　橘皮 10 克　云茯苓 10 克　党参 10 克　白术 10 克　旋覆花 6 克　代赭石 15 克　焦

山楂 30 克　六曲 30 克　甘草 6 克　生姜、大枣引

用法： 水煎服，每日 1 剂。

适应证： 癌症病人因化疗所致恶心、呕吐、食欲不振等。

附注： 汤药应在开始化疗前 2 天服用，至化疗结束后数天停止。此方为段凤舞先生经验方。

▌ 方二　降逆汤 ▌

组成： 茯苓 12 克　生甘草 6 克　旋覆花 9 克　代赭石 18克　香橼皮 9 克　焦远志 9 克　焦三仙各 9 克　刀豆子 12 克丁香 6 克　姜半夏 12 克　姜竹茹 9 克　陈皮 9 克　柿蒂 9 克

用法： 水煎服。

适应证： 化疗所致的胃肠道反应。

附注： 以上药量仅供参考。徐怀文供方。

▌ 方　三 ▌

组成： 旋覆花 9 克　竹茹 9 克　橘皮 6 克　代赭石 15 克沙参 15 克　玉竹 15 克　薏苡仁 30 克　芦根 30 克

用法： 水煎服。

适应证： 放疗所致的津液灼伤，胃肠蕴热。症见恶心、呕吐、食纳减少。

▌ 方　四 ▌

组成： 半夏 9 克　茯苓 9 克　苏梗 9 克　陈皮 4.5 克　枳壳 4.5 克　竹茹 9 克　木香 4.5 克　代赭石 30 克

用法： 水煎服。

适应证： 化疗引起的恶心呕吐毒副反应。

▌ 方　五 ▌

组成： 赭石 15 克　旋覆花 9 克　陈皮 9 克　竹茹 9 克炒山楂 15 克　藿香 15 克　石斛 30 克　砂仁 9 克

用法：水煎服。每日 1 剂，可连服数剂。

适应证：放疗、化疗后恶心呕吐、食欲不好、口干舌燥等。

▌方　六▌

组成：党参　茯苓　白术　黄芩　赤芍　白芍　香附　焦三仙各 9 克　生薏苡仁、瓜蒌各 30 克　金银花 15 克　陈皮 6 克

加减：胃中有热者加马尾连 15 克；恶心欲吐加柿蒂、竹茹、姜夏各 9 克；胸胁胀痛加郁金 9 克；腹胀加木香、川楝各 9 克。

用法：水煎服。

适应证：放疗、化疗后所致的消化不良。

▌方　七▌

组成：谷芽 12 克　白术 9 克　鸡内金（研末分冲服）6 克　山楂 6 克　六曲 6 克　陈皮 4.5 克　木香 4.5 克　砂仁 3 克

用法：水煎服。

适应证：化疗所致的食欲不振。

▌方八　保食汤▌

组成：焦三仙各 30 克　山药 15 克　半夏 15 克　木香 10 克　竹茹 10 克　陈皮 10 克　厚朴 10 克　香附 10 克　枳壳 10 克　炙甘草 10 克　砂仁 6 克　吴茱萸 6 克　黄连 3 克　大枣 5 个　生姜 5 片

用法：水煎 2 次，早晚服。

适应证：癌症病人食欲不佳。

附注：服药数剂后一般可提高食欲。孙秉严供方。

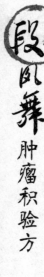

▌方　九▐

组成：白术9克　茯苓9克　石榴皮9克　木香4.5克
陈皮4.5克　甘草3克

用法：水煎服。

适应证：化疗所致的腹泻。

▌方　十▐

组成：槐花米30克　生地炭30克　地榆炭30克　伏龙
肝（包）30克　椿根皮15克　诃子9克　白术9克　陈皮6
克　甘草3克

用法：水煎服。

适应证：放疗后便血。

▌方十一▐

组成：山药30克　党参30克　葛根30克　薏苡仁30克
扁豆12克　白术12克　枳壳10克　升麻10克　血余炭10
克　陈皮10克　茯苓10克　罂粟壳10克　白蔻10克

用法：水煎服，每日1剂。

适应证：放射后所致血便黏液多，肛门坠痛，纳呆，乏
力，面色萎黄，舌胖苔白，脉细缓，属脾虚湿困者。

▌方十二▐

组成：党参30克　黄芪30克　葛根30克　生地炭12克
乌梅12克　阿胶（烊化）12克　白术12克　升麻10克　罂
粟壳10克　当归炭10克　甘草10克

用法：水煎服。

适应证：放疗后出现肛门严重坠痛，排便不畅，血便多，
食少乏力，消瘦贫血，烦热，咽干，舌红无苔，脉沉细无力等
属于脾肾两虚者。

附注：以上两方为贾河先提供。

▌ 方十三 ▐

组成：马齿苋 30 克　败酱草 30 克　杭白芍 15 克　白头翁 15 克　山楂 15 克　乌梅 9 克　槐角 9 克　地榆 9 克　秦皮 9 克

用法：水煎服。

适应证：放疗所致肠道蕴热，症见腹痛、下坠、大便带脓血。

▌ 方十四 ▐

组成：白芍 10 克　焦山楂 10 克　焦六曲 10 克　炒荆芥 6 克　赤石脂 15 克　禹余粮 15 克

加减：出血加仙鹤草 30 克，茜草 30 克，赤芍 10 克，槐花炭 10 克，侧柏炭 10 克，地榆炭 10 克；疼痛加槟榔 10 克，木香 6 克；热症加黄芩 10 克，黄柏 10 克，白头翁 30 克；气虚加党参 10 克，黄芪 10 克。

用法：水煎服。

适应证：放射性直肠炎。

▌ 方十五 ▐

组成：地榆 15 克　槐花 15 克　小蓟 30 克　仙鹤草 30 克　血见愁 30 克　椿皮 15 克

用法：水煎服，隔日 1 剂，或每周 3 剂，可连服 3~4 周。

适应证：宫颈癌或大肠癌放疗后反应。症见里急后重，大便次数较多，便时疼痛，或有黏液血便。

▌ 方十六 ▐

组成：黄芩 12 克　黄柏 12 克　石莲子 12 克　黄连 10 克　秦皮 10 克　升麻 10 克　陈皮 10 克　厚朴 10 克　白头翁 15

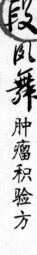

克　白芍 15 克　马齿苋 30 克　白花蛇舌草 30 克

用法：水煎，每日 1 剂，2 次分服。

适应证：子宫颈癌患者放射治疗后 2～3 个月，出现大便黏液多，肛门灼痛，里急后重，尿短赤，舌红，苔腻，脉数等湿热症状者。

▌ 方十七　铁刺铃肉汤 ▌

组成：铁刺铃 250 克　猪肉 100 克

用法：铁刺铃加冷水 1.5 升，煮成 1 升去渣，药汁中加入猪肉 100 克，再煮，吃肉喝汤。

适应证：对宫颈癌放疗所致的腹痛、腹泻、便血等直肠反应有防护作用。

第九节　治放射性膀胱炎方

▌ 方　一 ▌

组成：生地 10 克　竹叶 10 克　仙鹤草 15 克　大蓟 15 克小蓟 15 克　茜草 15 克　木通 6 克　木香 6 克

用法：水煎服。

适应证：放射性膀胱炎。

▌ 方　二 ▌

组成：瞿麦 15 克　滑石 18 克　木通 6 克　黄柏 6 克　白茅根 30 克　小蓟 30 克　旱莲草 30 克　甘草 9 克

用法：水煎服。

适应证：放疗所致的蕴热下注膀胱。症见尿频、尿痛、血尿。

▌ 方 三 ▌

组成: 大蓟 15 克　小蓟 15 克　瞿麦 15 克　白茅根 30 克　荠菜花 30 克　茜草根 30 克

用法: 水煎服。

适应证: 放（化）疗引起的血尿。

第十节　治放射性肺炎方

▌ 方 一 ▌

组成: 瓜蒌 30 克　小蓟 30 克　沙参 15 克　天门冬 15 克　百部 15 克　杏仁 12 克

用法: 水煎服。

适应证: 放疗致肺阴灼伤而出现的咳嗽带血、胸闷气短。

▌ 方 二 ▌

组成: 南、北沙参各 12 克　麦门冬 12 克　知母 9 克　桑白皮 15 克　肺形草 30 克　石豆兰 30 克　芦根 30 克　杏仁 9 克　薏苡仁 9 克　炙紫菀 12 克　炙枇杷叶（包）12 克

用法: 水煎服。

适应证: 放射性肺炎。

▌ 方 三 ▌

组成: 清半夏 9 克　茯苓 9 克　杏仁 9 克　冬花 9 克　前胡 9 克　冬虫夏草 9 克　阿胶 9 克　麦门冬 9 克　陈皮 6 克　桔梗 6 克　芦根 15 克　瓜蒌 15 克　生黄芪 15 克

用法: 水煎服。

适应证: 放（化）疗所致的咳嗽。

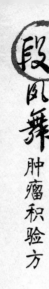

▌方 四▌

组成： 沙参 30 克　麦门冬 9 克　青蒿 12 克　杏仁 12 克　桔梗 9 克　前胡 9 克　瓜蒌 15 克

用法： 水煎服，每日 1 剂。

适应证： 放射治疗所致的胸闷胸痛、咳嗽吐痰不利等。

▌方 五▌

组成： 瓜蒌 15 克　薤白 9 克　郁金 9 克　香附 9 克　丹参 9 克　清半夏 9 克　杭白芍 9 克　柴胡 6 克　木香 12 克

用法： 水煎服。

适应证： 放（化）疗所致的胸疼、咳嗽。

▌方 六▌

组成： 活蟾蜍 1 只　白胡椒 20 粒

制法： 将胡椒放入蟾蜍口内，3 天后于火上焙干，研成细末。

用法： 每次服 1 克，每日 2 次。

适应证： 肿瘤病人慢性放射性肺炎。

第十一节　治化疗所致静脉炎方

▌方 一▌

组成： 山豆根 10 克　连翘 10 克　威灵仙 10 克　冰片 3 克　甲基亚砜 3 毫升　凡士林 65 克

制法： 上药研细末，加入甲基亚砜和凡士林，混合均匀即成。

用法： 每次取少许涂患处，每日 2 次。

适应证：化疗输液引起的静脉炎，有消炎止痛的作用。

方二　化毒散膏

组成：化毒散（为市售方，方略）60 克　冰片 15 克　去毒药粉（方见后附文）150 克

制法：将以上诸药共研成细末，用凡士林 1.25 千克调匀成膏。

用法：外敷患处。

适应证：肿瘤病人化疗引起的静脉炎，局部红肿疼痛，静脉血管发红。

附注：赵炳南方。

附：去毒药粉

组成：马齿苋 30 克　大黄 30 克　地丁 30 克　败酱草 30 克　绿豆粉 30 克　赤芍 24 克　生石膏 24 克　白及 6 克　血竭 6 克　冰片 3 克　薄荷 3 克　草红花 3 克　雄黄 3 克

制法：共研成极细末，即成。

用法：配化毒散膏用。

方三　二黄煎

组成：黄柏 30 克　黄连 15 克（或马尾连 30 克代替）

制法：将上两味药浓煎，去渣过滤，候凉即成。

用法：以纱布蘸药湿敷患处，每日 4 ~ 6 次。

适应证：肿瘤病人因放疗所致的放射性皮炎或化疗药物刺激所致的静脉炎及软组织急性炎症。

附注：在化疗中，用二黄煎湿敷静脉穿刺部位，还可预防静脉炎的发生；在治疗静脉炎时，可加入草红花，炎症会吸收更快些。此方为段凤舞先生家传方。

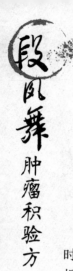

第十二节　治放射性皮炎方

▌方一　龟板散 ▌

组成：炙败龟板一味研成细末

用法：若局部渗液不多者，可直接撒于患处；若渗液较多时，也可先用二黄煎（方见前）湿敷，待渗出减少后再用龟板散。

适应证：肿瘤病人所致的放射性皮炎、渗液或多或少，或溃疡不愈合。

附注：此方为段凤舞先生经验方。

▌方二　生肌玉红膏 ▌

组成：当归 60 克　白蜡 60 克　紫草 60 克　白芷 15 克 轻粉 12 克　血竭 12 克　甘草 36 克　麻油 500 克

制法：上药共为细末，以麻油调膏备用。

用法：每用适量外敷患处。

适应证：放疗所致的放射性皮肤溃疡，日久不愈。

▌方　三 ▌

组成：山大黄、寒水石、赤石脂各等分　加 2% 冰片

用法：共研末，混合撒患处。

适应证：放疗所致的皮肤损伤。

▌方　四 ▌

组成：女贞叶 250 克　麻油 500 克　黄蜡（冬天 75 克，夏天 90 克）

制法：女贞叶入麻油中煎，待叶枯后捞出，加黄蜡熔化收膏备用。

用法：外敷损伤处，每日 1 次。

适应证：放射性皮肤损伤，烧烫伤。

附注：本药作用的特点是促使创面愈合速度加快，放射性损伤 10 天左右可愈合，Ⅱ烧伤 8 天左右可愈合。此药具有清热、消炎、止痛、生肌作用，在使用时不需特殊消毒。

▋ 方五　化瘀生肌粉 ▋

组成：珍珠 0.2 克　炉甘石 3 克　生龙骨 3 克　轻粉 1.5 克　冰片 0.6 克

用法：共研细末，外敷患处，每日换药 1 次。

适应证：肿瘤因放疗、术后或者自然溃破，久不愈合者。

第十三节　治放疗、化疗所致阴虚方

▋ 方　一 ▋

组成：石斛 9 克　知母 9 克　乌梅 9 克　玄参 12 克　麦门冬 12 克　天花粉 15 克　石豆兰 15 克　芦根 30 克　茅根 30 克

用法：水煎服。

适应证：放射治疗后口干、咽燥、舌红。

▋ 方二　沙参麦门冬汤 ▋

组成：沙参 9 克　麦门冬 9 克　玉竹 6 克　桑叶 4.5 克　白扁豆 4.5 克　天花粉 4.5 克　甘草 3 克

加减：若伴有音哑加射干、凤凰衣、桔梗、蝉蜕，外用青黛末、冰硼散研末吹喉；鼻子堵塞加十大功劳叶、鹅不食草；

口干显著加青果、女贞子、枸杞，加大沙参、麦门冬用量；有脓鼻涕加苍耳、农吉利、金银花、蒲公英、野菊花；头晕头痛加蔓荆子、僵蚕、细辛、白芷、开嘴花椒；口鼻有血性分泌物，加三七粉、茅根、仙鹤草；局部出现溃疡加生黄芪、金银花、天葵子、紫花地丁、蒲公英；血象下降加石韦、大枣、枸杞、女贞、生黄芪、黄精；纳差加炒稻麦芽、砂仁、六曲。

用法：水煎服。

适应证：喉癌、鼻咽癌等放疗后引起的副作用。

▌方三　益气养阴解毒方 ▌

组成：南、北沙参 20 克　生黄芪 20 克　生地 20 克　石斛 15 克　天门冬 15 克　麦门冬 15 克　玄参 15 克　蚤休 15 克　黄芩 10 克　太子参 30 克　龙葵 30 克　半枝莲 30 克

用法：水煎分服。

适应证：肺癌、胃癌、肝癌、食管癌的手术治疗、放射线治疗或化学药物治疗之后；以及白血病化学药物治疗后出现乏力、口干、舌红少苔、便干、干咳少痰、脉细数无力等气阴两虚症状。

▌方四　滋阴润燥汤 ▌

组成：生地 15 克　枸杞 15 克　麦门冬 12 克　沙参 12 克　山楂肉 12 克　阿胶 10 克　人参 3 克　甘草 6 克

加减：若出血加白茅根、仙鹤草；气虚加黄芪、山药；血虚加当归身、制首乌、白芍；欲呕加竹茹、陈皮。

用法：水煎，每日 1 剂，2 次分服。

适应证：用于鼻咽癌、口腔癌、喉癌等肿瘤病人放射治疗后出现的口干咽燥、津枯肤燥等症。

▌方五　扶正生津汤 ▌

组成：麦门冬 12 克　天门冬 12 克　沙参 10 克　玄参 9

克 生地 10 克 白茅根 12 克 玉竹 9 克 金银花 9 克 白花蛇舌草 30 克 白英 20 ~ 30 克 党参 12 克 茯苓 10 克 白术 10 克 丹参 12 ~ 15 克 甘草 3 克

加减： 脾胃虚寒选加黄芪、砂仁、大枣，酌减茅根、玄参、麦门冬、天门冬、生地；气血两虚、白细胞降低选加枸杞、黄芪、鸡血藤，酌减茅根、玄参、麦门冬、天门冬；头痛选加川芎、独活、防风、白芷，酌减白花蛇舌草、茅根、玄参；发热选加黄芩、青蒿、连翘；食欲不振选加麦芽、山楂、建曲、鸡内金；便秘选加干瓜蒌、麻仁、大黄；失眠烦躁选加枣仁、五味子、珍珠母；放疗结束 1 个月，减去丹参、金银花。此后若局部皮肤及软组织出现萎缩或硬化，丹参应继续使用，并加大剂量。

用法： 放疗期间，每日服 1 剂，每剂煎 3 次，代茶饮用，放疗结束后，再服 60 ~ 90 剂。以后每年服 150 剂左右，坚持 2 ~ 3 年或更长。

适应证： 鼻咽癌，以及对其作放射治疗所引起的副作用。

附注： 鼻咽癌放射治疗之副反应，最早见有唾液腺损伤、口腔黏膜受伤，出现口干、咽痛、吞咽困难、食欲减退、大便秘结、骨髓抑制以及全身虚弱。放疗过程中少数有严重副反应者，除服上方外，最好停止放疗 1 ~ 2 周，进行中西医结合对症处理，然后再行放疗。潘明继等供方。

▌方六 养津饮 ▌

组成： 雪梨干 30 克 芦根 30 克 花粉 15 克 玄参 15 克 茅尼 15 克 麦门冬 9 克 生地 9 克 桔梗 9 克 杭菊花 12 克

加减： 口腔糜烂者加板蓝根、金丝草；口干不欲饮，舌苔白腻加佩兰、金丝草。

用法： 水煎，每日 1 剂，2 次分服。

适应证： 用于鼻咽癌等放疗后反应。症见口干，舌燥，恶心，胃纳下降，白细胞降低，口咽部黏膜充血水肿、糜烂及唾

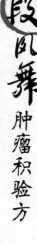

液腺受到损害而引起的咽喉干燥疼痛等。

▌方 七▌

组成：银耳 9 克

用法：每天炖冰糖服，连服 2～3 个月。

适应证：放疗、化疗所致阴虚病人。

附注：本方对鼻咽癌放疗热性反应及肝、肺、白血病、骨髓性肿瘤等中、晚期患者出现的肾阴虚，效果良好。

第十四节 治放疗、化疗其他反应方

▌方 一▌

组成：秋季自然脱落的柿树叶

制法：将柿叶洗净晒干，研细过筛备用。

用法：每次服 5 克（症重者 10 克），每日 3 次。

适应证：肿瘤放疗后出血，及其他各种出血。

▌方 二▌

组成：桑枝 30 克　鸡血藤 30 克　忍冬藤 30 克　络石藤 30 克　薏苡仁 30 克　牛膝 15 克　防己 12 克

用法：水煎服。

适应证：放疗所致气血瘀滞、经络不通而出现的上下肢浮肿、沉重感。

▌方 三▌

组成：蔓荆子 9 克　玉竹 9 克　甘菊花 9 克　蒺藜 9 克　冬桑叶 9 克　麦门冬 9 克　山豆根 9 克　川芎 6 克　射干 6 克

用法：水煎服。

适应证：放疗、化疗所致的头痛。

▍方 四 ▍

组成： 丹参30克　茵陈30克　车前子15克　莱菔子30克　蒲公英30克　丹皮15克

用法： 水煎服，可连服数剂。

适应证： 放疗、化疗所致的肝脏损害，肝功能不佳。症见肝脏肿大，肝区痛胀不适，恶心、厌油腻等。

第十五节　预防肿瘤术后复发方

▍方一　核慈丸 ▍

组成： 核桃仁250克　山慈菇250克　白芍250克　薏苡仁500克

用法： 共为细粉，炼蜜为丸，每丸重9克。每次服1～2丸，每日2次，白开水送下。

适应证： 预防乳癌或脑瘤术后复发，也可于手术后放疗、化疗期间运用。

▍方二　扶正祛邪方 ▍

组成： 生黄芪30克　太子参30克　半枝莲30克　白花蛇舌草30克　白英30克　藤梨根30克　焦三仙30克　草河车15克　龙葵15克　白术10克　云茯苓10克　陈皮10克　补骨脂10克

用法： 水煎分服，每日1剂。

适应证： 在各种癌症术后，或放疗、化疗后的间歇期，作维持和预防复发治疗。

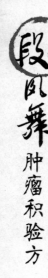

▌ 方三　调理脾胃方 ▌

组成： 生黄芪 30 克　生三仙各 30 克　党参 15 克　石斛 15 克　陈皮 10 克　半夏 10 克　枳壳 10 克　厚朴 10 克　云苓 10 克　鸡内金 10 克　砂仁 6 克

用法： 水煎分服，每日 1 剂。

适应证： 肿瘤病人的术后恢复，尤其是消化道肿瘤术后的胃肠功能的恢复；巩固疗效，预防肿瘤复方。

▌ 方四　健胃防癌茶 ▌

组成： 向日葵杆心（或向日葵托盘）30 克

用法： 煎水代茶饮。

适应证： 预防胃癌，并对胃癌、胃手术后的吻合口炎症有防治作用。

附注： 耿汉顺供方。

▌ 方　五 ▌

组成： 人参叶 3 克　新生儿脐带 1 条

用法： 人参叶煎水代茶饮，冲服脐带干粉。以上为每日量。

适应证： 增强肿瘤病人的免疫功能，预防复发。

附注： 无脐带者，也可改用南瓜蒂 2 个焙干磨粉代替。

▌ 方　六 ▌

组成： 女贞子 30 克　桑寄生 30 克　生薏苡仁 30 克　黄芪 30 克　沙参 30 克　玉竹 30 克　生地 20 克

用法： 水煎服，每日 1 剂。

适应证： 癌症体虚，精气耗伤，心慌气短，腰酸腿软，面色苍白，头晕目眩，脉沉细，舌淡少苔。

附注： 补药易碍胃，必要时加陈皮、炒山楂等。

方七　八珍汤

组成： 人参 3 克　白术 3 克　白茯苓 3 克　当归 3 克　川芎 3 克　白芍 3 克　熟地 3 克　炙甘草 1.5 克

用法： 水煎服。

适应证： 癌症病人气血双虚者。

方八　十全大补丸

组成： 八珍汤加黄芪 3 克　肉桂 3 克

制法： 上药共研细末，炼蜜为丸，每丸重 9 克。

用法： 每次服 1 丸，每日 2 次。

适应证： 同上方。

方九　人参养荣汤

组成： 白芍 90 克　当归 30 克　陈皮 30 克　黄芪 30 克 桂心（去粗皮）30 克　人参 30 克　白术 30 克　炙甘草 30 克 熟地 21 克　五味子 21 克　茯苓 21 克　远志（炒，去心） 15 克

用法： 共为粗末，每服 12 克，加生姜 3 片，大枣 2 枚， 水煎去渣温服。

适应证： 癌症晚期阴阳俱虚者。

方十　归脾汤

方见 519 页。

适应证： 癌症病人属心脾两虚，气血不足者。

方十一　补中益气汤

组成： 黄芪 15 克　党参 12 克　白术 12 克　当归 9 克 炙甘草 6 克　陈皮 3 克　升麻 3 克　柴胡 3 克

用法： 水煎服。

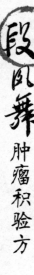

适应证：癌症病人属脾胃气虚或气虚下陷者。

▌方十二　六味地黄丸（汤）▌

组成：熟地24克　山药12克　山茱萸12克　泽泻9克
牡丹皮9克

用法：共研细末，炼蜜为丸，每次服6～9克，每日2～3
次，温开水或淡盐汤送服 也可水煎服。

适应证：癌症病人属肾阴不足者。并可治疗食管上皮增生
（癌前变）症。

附注：上方加知母、黄柏，名为知柏地黄丸，可用于癌症
阴虚火旺者，对泌尿系癌症也有防治作用；上方加附子、桂枝
名为金匮肾气丸或八味丸，用于癌症肾阳不足者；上方加五味
子、麦门冬名为麦味地黄丸，用于癌症属肺肾阴虚内热者，对
肺癌有一定的防治作用，常服有延年益寿的功效，故又称为八
仙长寿丸。六味地黄汤加减可参照"治肾肿瘤方"内容。

附1 肿瘤病人的饮食宜忌

　　任何疾病的饮食调养都是不容忽视的。从某个角度来讲，饮食的科学性甚至比用药的正确性更具有重要意义。病人如果能得到及时和正确的治疗，又能够配合适宜的饮食调养，那么对病人的体质恢复和疾病痊愈将起到决定性的作用。因此，"三分治疗，七分调养"这句话并不算夸张。肿瘤病人的调养比一般疾病更为重要，除了环境、情绪的调养外，饮食调养更应讲究科学。这是因为所有癌症中 80%～90% 都与环境因素有关，其中 1/3～1/2 与饮食有关。印度医学专家更是强调饮食疗法的重要性，他们认为所有的疾病，也包括癌症，唯一的病因是"血中毒"，即废物在体内的积累。这可以靠吃蔬菜、水果和没有煮过的食物来治愈。

　　对于肿瘤病人的饮食宜忌，目前还存在许多争议点，这是由于癌病因很复杂，如今尚未彻底搞清，笼统地讲吃什么好、吃什么不好，都不是科学的态度。我们只能就现有的资料，结合临床上的经验，谈谈看法。

　　从中医学的角度看，人类生存于自然界中，要想少得病或不得病，只有顺应大自然的规律，使人体的内环境（中医称人体为小天地）与外界的自然环境（大天地）相适应。任何违背自然规律的行为都会有损于人体的健康。因此，大自然恩赐给我们的、未被污染的天然食品，大多都是对人体有益无害的。但是从现代研究对食物的结构和成分的分析验证，所得的结论却与中医的不太相同。现代研究认为，虽然多数含致癌物质的食物是人为造成的，可是也有部分天然食品确实含有较强的致癌物质。这样说来，大自然对于人类也并非只赐予美好的东西，鲜花和毒草在世界上是同时存在的。它可以带给人们幸福，也可以给人们降下灾难。正如老普里利所说："自然到底是人类的一个慈爱的亲娘，还是人类的一个恶毒的后妈——这一点很难证明。"

综合以上中医学和现代研究的看法，我们认为应该这样区分防癌食物和致癌食物：根据病人的体质情况，选择相应寒热属性的天然食品，以现代医学方法测得不含致癌物质而含抗癌物质者，作为防癌抗癌食品；反之，含有致癌物质的天然或人工合成（包括加工）的食品，且不适宜病人体质食用者则为致癌食品。比如说天然食品大蒜，中医学认为脾胃虚寒的癌症病人，适宜行滞气、暖脾胃的性温味辛之品；现代研究发现大蒜素和硒、锗等微量元素具有抗癌作用，大蒜同时具备这两点，就可以作为脾胃虚寒者的抗癌防癌食品。但是大蒜却不能作为胃肠湿热或阴虚火旺者的抗癌防癌食品，因为他们虽然也是癌症患者，但是服用大蒜后却不能起到抗癌作用，反而使病情加重，但选用同样含有抗癌物质的绿豆芽却可以起到防癌抗癌作用，所以后者的防癌食品只能是性凉味甘的绿豆芽。致癌防癌食品的含义可以以此类推，不再举例说明。我们认为，这样的区分方法，既体现了现代医学的"成分营养"说，又照顾到中医学的"辨证施治"观点，在临床实践中也确实收到了很好的效果。

食物防癌是干扰或中止癌肿形成的一条途径，它能摧毁或抵抗某些致癌物质；食物致癌主要是食物本身或食物经污染后产生的致癌物质，直接或间接地作用于机体而诱发癌症。食物防癌和致癌的作用，在体内的过程是缓慢的。如果认为，吃几次防癌食物就会永不得癌症，或吃了些致癌食物就注定马上得癌症都是不正确的。但是，若因长期食用含致癌物质的食物而生癌的病人，在抗癌药物治疗中，仍然不改变原来的致癌饮食为防癌饮食，那么疗效是不会理想的。因为一方面在积极地杀灭癌细胞，另一方面又在不断地向体内摄入致癌物质，为癌细胞的生长和繁殖创造条件，这样的癌症病人是难以根治的。

有人认为肿瘤病人不能增加营养，增加营养就会助长癌细胞的生长、繁殖，对病人不利，这是片面的看法。实验证明，给肿瘤患者营养会刺激肿瘤细胞增殖和代谢，促进癌细胞进入对抗癌药物敏感的阶段，掌握时机应用抗癌药物就能发挥更大的治疗作用。所以化疗时配合高营养饮食是有好处的，国外已将营养疗法作为整个抗癌治疗计划的一个重要组成部分。所以营养疗法是整个机体受益大于肿瘤受益，因机体受益后必将提高机体的免疫功能，使整个机体的抗病能力提高。

中医学一贯主张治病必求于本。注意饮食宜忌，可以说是一种求本的防治癌症的方法，它顺应了自然。现依照中医学对食物性味和功效的认识及现代研究对食物成分的研究结论，扼要地将防癌、致癌的常见食品做些介绍，供大家参考选用。

具有防癌抗癌功效的食物

蔬菜类

大蒜 性温味辛，有行滞气、暖脾胃、消癥积、解毒、杀虫的功效。其中含有大蒜素，能从多个方面阻断致癌物质之一的亚硝胺合成。大蒜所含的微量元素硒、锗、镁等都具有抗癌作用。另外，大蒜还含有丰富的维生素 C、B_1、B_2 以及钙、磷、铁等，对维持人体的健康都有好处。常食大蒜也可抗菌消炎、减少慢性炎症的癌变机会，对预防食管、胃癌及多种癌瘤均有一定的作用。以生食效果较好。但阴虚火旺的癌症患者不宜多食。

洋葱 性味与大蒜相同，它对肝脏、肌肉等组织中的物质的氧化还原起着重要的作用。洋葱中含有大蒜中的一些抗癌物质，同时还含有谷胱甘肽，它能与致癌物质结合，有解毒作用。洋葱中的维生素 A 和维生素 C 均有抗癌防癌作用。洋葱也应以生食为妙。

胡萝卜 性平味甘，有健脾化滞的功效。胡萝卜含丰富的胡萝卜素，胡萝卜素在体内可转化为维生素 A，而维生素 A 具有抗癌作用。胡萝卜中的木质素能提高生物体免疫能力 2~3 倍，间接地抑制或消灭体内的癌细胞。胡萝卜中含钼较高，也含有吲哚，都具有抗癌作用。在化疗期间大量食用胡萝卜可明显减轻毒副反应。胡萝卜生吃可以最大限度地保持营养成分不被破坏，现已生产出胡萝卜原汁饮料和浓汁口服液，很适宜癌症患者服用。

苦瓜 性寒味苦，有清暑涤热、明目解毒的功效。过去一般认为苦瓜的苦，不过是味道问题，经研究发现苦瓜中含有很苦的奎宁，奎宁能解热。此外，苦瓜中还含有明显生理活性的蛋白脂类。经国外有关科学试验发现，苦瓜的蛋白脂能驱使免疫细胞去消灭癌细胞，也能提高机体的免疫功能。但是脾胃虚寒的癌患者不宜多食，以免伤胃。

茄子 性凉味甘，有清热活血、止痛消肿的功效。果实和种子中均含有抗癌的有效物质龙葵碱，其中以种子中含量最高。动物实验证实，茄子能抑制消化系统肿瘤的增殖。捣烂外用也可适用于表浅部位的肿瘤和疮疡痈疽。

十字花科蔬菜类 它包括白萝卜、大白菜、小白菜、油菜、荠菜、榨菜、大头菜、芜青、甘蓝、塌古菜、卷心菜和菜花等。其中卷心菜、菜花、甘蓝中含有较多的天然多酚类化合物（这几种蔬菜是已经研究检验肯定成分的，其他的几种蔬菜也可能有），此类化合物中的一些吲哚类具有强烈的酶诱导能力，能增强酶的活性，阻断致癌物诱发肿瘤，减慢肿瘤的生长速度。另外，蔬菜中的粗纤维、木质素、大量的维生素 C、胡萝卜素，以及一些微量元素，都能从不同方面和不同程度上抑制肿瘤的发生和发展。但值得注意的是，蔬菜中还含有大量的硝酸盐类物质，若蔬菜采收后在室温下存放，由于细菌和酶的作用，硝酸盐可还原为具有致癌作用的亚硝酸盐，同时蔬菜中的维生素 C 也逐渐被破坏。所以，蔬菜应以新鲜者较好。

此类蔬菜还以生食为好，白菜可以绞汁内服。

芦笋 俗称龙须菜，学名为石刁柏。性微温，味苦甘，有润肺镇咳、祛痰杀虫的功效。其嫩芽肉质洁白、鲜嫩、口味甘甜香郁。它的抗癌机理，迄今还是个谜，有人认为，与其含有组织蛋白有直接关系。这种蛋白能有效地控制癌细胞生长，并能使细胞生长正常化。芦笋应煮熟后服用。如果是罐头，可倒入果汁机中以高速打成泥状，贮存于冰箱中，每天给患者食用2次，每次4汤匙（多食也无害），也可加水稀释冷饮或热饮均可。现有用芦笋为原料，生产的治乳腺癌的药片有良好疗效。

豆芽菜 性平味甘，有清热解表、分利湿热的功效。它有意想不到的营养和治病价值，几乎是一种完美、理想的蔬菜。含有丰富的综合性矿物质、氨基酸、大量的维生素和若干最强力的抗癌物质。把豆芽菜和其他食物一起煮，可以提高其他食品的营养价值。豆芽菜所含的叶绿素，可以防止直肠癌和其他一些癌症。但目前市场上出售的快速无根豆芽最好不吃，其中的有害物质含量很高。

番茄、丝瓜、韭菜等蔬菜中都含有丰富的维生素 A 或维生素 C。维生素 A 类对肿瘤有抑制作用，它能使由病毒、化学物质与电离辐射引起的培养细胞恶变逆转；能防止或延缓致癌物所诱发的动物肿瘤的发生；能使皮肤角化病、口腔白斑病消退；延缓移植性肿瘤的发展；阻断促进剂对小鼠皮肤乳头瘤的促进作用；抑制促进剂所引起细胞的某些反应。维生素 C 能从多方面增强体液免疫和细胞免疫的功能，增加人体对癌症的抵抗力；能刺激人体产生干扰素，使病毒失去活性，从而可以抑制病毒的诱癌作用；利用维生素 C 的强抗氧化作用，还可抑制人体内的亚硝胺等致癌物质的吸收和合成。

莴苣、南瓜、豌豆中也含有一种能分解亚硝胺的酶，具有抗癌作用。

仙人掌的根部和茎部的"角蒂仙"，可以作为菜吃，具有很好的抗癌作用，并可治疗心脏病和糖尿病。吃的方法是将仙人掌外皮削掉，将肉质部分切片或切丝后，加佐料做凉拌菜吃，或榨汁内服。

█ 食用真菌类 █

银耳 又名白木耳，性平味甘淡，具有补肾壮脑、强精滋阴、提神、荣血、强壮、清热润肺、生津、止咳、润肠益胃、补气强心等功效。内含蛋白质、脂肪、钙以及多糖、粗纤维等。银耳中的多糖有 A、B、C 三种，均有抑制肿瘤生长的作用，其中以多糖 C 效果最好。其他成分，如粗纤维和钙都有预防癌症的作用。有研究证实，银耳制剂可提高机体的免疫功能，增强巨噬细胞的吞噬作用，增加免疫球蛋白的含量，从而抑制癌瘤的生长，达到治疗目的。

木耳 即黑木耳，性平味甘，有凉血、活血、止血、益胃、润燥的功效。内含蛋白质、脂肪、多种糖类、维生素、微量元素和矿物质等，也具有抗癌作用，并能治疗糖尿病，现已有制成的片剂服用。其抗癌的成分和机理有待进一步研究。

香菇 又名香蕈、冬菇等。性平味甘，无毒，有滋阴、润肺、养胃、活血益气、健脑强身的功效。是一种高营养低脂肪的保健食品，含蛋白质、脂肪、糖、多种维生素和矿物质。其中最主要的有 30 多种酶及 7 种人体必需的氨基酸。香菇中所含的多糖和 13 - β - 葡萄糖苷酶，据实验证实香菇能增强细胞免疫和体液免疫，提高机体的抗癌能力的作用。香菇多糖对小鼠肉瘤的抑制率达 98%。

猴头菇 又名猴菇。性平味甘，有利五脏、助消化、补虚损的功效。猴头菇味道鲜美，营养丰富，含蛋白质、碳水化物、脂肪、粗纤维、16 种氨基酸、矿物质及维生素。猴头菇内提取的多肽、多糖和脂肪族的酰胺类物质对肉瘤有抑制作用。现药厂已生产出猴菇菌片，临床观察对胃癌、贲门癌和食管癌均有效。

▌ 水产品类 ▌

海带 性寒味咸，有软坚散结、行水的功效。是一种经济价值很高的海产品。它营养丰富，所含的蛋白质中包括18种氨基酸；含醣类约占60%；还有多种有机物、碘、钙、磷、铁等十几种矿物元素和多种维生素。海带抗癌的成分主要是一种海藻酸钠的化合物，它与一种能够致癌的放射性锶^{90}亲和力很强，可以在锶^{90}被机体吸收前，将它排出体外，起到抑制癌瘤发生的作用。海带中含纤维较多，能促进肠道中致癌物质的排泄。海带所含大量的钙和碘，分别可以预防肠癌和甲状腺癌。但应注意海带不能吃得太多，这是因为体内摄入过多的碘，也会造成高碘性甲状腺肿大。

海草 又名海马蔺，学名为大叶藻。性寒味咸，有软坚化痰、利水泄热的功效。除含有海带中的主要抗癌成分外，其中的多糖（STS）具有较强的抗癌作用。

紫菜 严格说不属于水产品类，因为它不生长在水里，而是生长在海边岩石上的一种植物。它有与海带、海草类似的成分，故放在一起介绍。紫菜其性寒，味甘咸，有化痰软坚、清热利尿的功效。除含有蛋白质、碳水化合物、钙、磷、铁外，还含有丰富的碘元素，对颈部肿瘤、甲状腺肿瘤、子宫肿瘤均有一定作用。但注意每次也不能食入太多，以免引起腹胀、腹痛。

海参 性温味甘，有补肾益精、养血润燥的功效。海参的营养价值极高，富含高级蛋白质和脂肪、碳水化合物、氨基酸、钙、磷、铁、碘、维生素等营养成分，胆固醇含量极微，为滋补珍品。海参体内有一种粉红色的腺体，从腺体中可以提取出海参素。海参素对肉瘤和腹水瘤均有治疗作用。海参中还含有硫酸黏多糖，能抑制癌细胞的生长和转移，明显增强机体巨噬细胞的吞噬能力。由于海参的营养丰富，所以特别适宜肿瘤的辅助和滋补扶正治疗。但若癌症患者脾弱不运、痰多，不

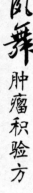

段风舞 肿瘤积验方

宜多用。

除此之外，还有许多有抑制癌症作用的海产品，如杂色蛤、河豚油、鲸鱼油、蟒鱼胆汁、黄鮟肝等等。海洋中的低等动物，如海月水母、风疾珊瑚、柳珊瑚、海绵动物以及一些其他藻类植物等，也都具有抗癌活性。

沙丁鱼　性平味甘咸，有补五脏、消肿去瘀的功效。其优质蛋白中富含核酸，核酸在细胞功能中所起的作用是非常严密而又高度复杂的，具有滋养细胞、延长寿命、免罹癌症的作用。另外，沙丁鱼还含有多种维生素和矿物质，如维生素 A、D、B_1、B_{12} 及钙、硒等，对人体均有益处。

带鱼　性温味甘，有暖胃、补虚、和中、泽肤的功效。肉中含高蛋白、脂肪、多种维生素和矿物质。其抗癌成分主要在鱼鳞上。鱼鳞硬蛋白中含有纤维性物质，和植物纤维具有相同的抗癌作用。上海东海制药厂从带鱼鳞中提取的 6 - 硫代鸟嘌呤为较好的抗癌药物，故吃带鱼请不要刮去鳞。带鱼对于癌症病人之脾胃虚弱、消化不佳者食用最适宜。但病人处于感染发热阶段最好不要食用，以免加重症状。

青鱼、赤缸鱼、鲑鱼、鲫鱼、鲤鱼、鳗鱼、黄花鱼等有鳞的鱼类，作为食品对癌症病人体质的恢复都是有好处的。鱼的营养成分与鸡、牛、猪肉相近，但蛋白质含量高，易被人吸收利用，均可根据条件选择食用。

鱼鳔　性平味甘，有补肾益精、滋养筋脉、止血、散瘀消肿的功效。鱼鳔为石首鱼、鲟鱼、鳇鱼的鱼鳔，商品统称为鱼肚。鲟鱼、鳇鱼的鳔称为黄唇肚、黄鲟胶。鱼鳔为高级菜肴，主要成分为胶原蛋白质，多作为癌症病人的辅助滋养调理。将鱼鳔用香油炸酥，每服 5 克，日 3 次，可治疗食管癌和胃癌。但纳差胃呆、痰多者忌食。

鱼皮　美国免疫学专家研究表明，鱼皮细胞中的亮氨酸能防治癌症。他们将鱼皮中的白细胞素——亮氨酸植入患有癌症的白鼠细胞中，结果白鼠身上的癌肿消失了。由此推断，可能是鱼皮中的白细胞素激发白鼠的淋巴细胞，杀灭或抑制了癌细胞。

乌龟、老鳖　其肉性平味甘咸，有滋阴补血、益肾健骨的功效。含有丰富的蛋白质、脂肪、糖类、钙、磷、铁和维生素 A、B_1、B_2、PP 等。现已发现其蛋白质中有抗癌成分。龟板和鳖甲对肿瘤均有治疗作用。我国研制成功一种能减轻肿瘤病人症状的药物"海龟胶"，有很高的营养价值，与其他药物合用治疗原发性肝癌和肝肿瘤，可减轻病人症状，使病人增强体质和延长寿命。鳖甲有抑制结缔组织增生的作用，提高血浆蛋白的功能，增加肿瘤病人机体的抵抗力，消除肿块。但脾胃阳虚的病人勿多食鳖肉和鳖甲煎剂。

虾　性温味甘，有补肾、壮阳、通乳的功效。虾的营养较高，是一种高蛋白低脂肪的食品，含钙量居众食品之首，还含有糖类、矿物质和多种维生素，对于肾阳虚的癌症患者尤为适宜。但热症患者及食虾过敏者忌用。

▎ 粮食类 ▎

玉米　性平味甘，有调中开胃、益肺宁心的功效。含有较多的淀粉、蛋白质、脂肪、醣类、维生素和矿物质。玉米蛋白中有胶蛋白，脂肪中有亚油酸，维生素中有 A、E 和酶类。据专家验证，玉米食品有抗癌作用，玉米面和玉米粥里含有抑制肿瘤生长的多种氨基酸，还含有谷胱甘肽成分，它能使体内致癌物质失去毒性，减少抗癌药物的副作用。此外，玉米里硒和镁的含量也相当丰富，硒能分解体内的过氧化物，使肿瘤细胞得不到氧的供应，抑制其发展；而镁能加速体内物质的排出，对癌症有预防作用。玉米是粗粮，含大量植物纤维，也有预防肠癌的作用。但注意以食用新鲜玉米为好，发霉的玉米不但无防癌作用，还有致癌的危险。

小麦　性凉味甘，有养心、益肾、除热止渴的功效。小麦内含淀粉、蛋白质、糖、脂肪、维生素 B_1、维生素 B_2、维生素 E、酶类、卵磷脂、矿物质和抗自由基微量元素。后者具有防癌作用。上海医务人员发现肿瘤患者体内自由基损伤产物的含量为正常人的 2~4 倍，经抗自由基治疗，病人临床的各种症状明显改善，因此，增加人体抗自由基含量是人类防癌的有效途径之一。日常生活中增加面食即可起到防癌效果。日本也曾发现麦杆中的半纤维素有高度的抗癌作用，麦杆中的多糖类有抗肉瘤 -180 作用，麦苗青汁饮服也有抗癌疗效。

黄豆　性平味甘，有健脾宽中、润燥消水的功效。含有丰富的蛋白质、脂肪和碳水化合物以及胡萝卜素，维生素 B_1、B_2、D、E、PP 和矿物质等。埃及癌症研究所发现，黄豆含有的硒元素有一定的防癌作用。

用黄豆加工成的豆制品也是有效的防癌食物。

豆腐中含有 5 种抑制癌症细胞生长的物质。经对胃癌患者与健康人群进行对照研究发现，每天食用豆腐、豆浆的人患癌症的危险性要减少 50%。豆腐中钙的含量也很丰富，钙能使体内调节细胞分裂繁殖的钙调蛋白的协调作用增强，从而起到防治肠癌的作用。豆腐若与猪血放一块炖食，不仅味美可口，而且可以发挥动物蛋白和植物蛋白的互补作用，增强抗癌防癌效果。值得注意的是，生黄豆中含有的皂甙、脲酶、胰蛋白酶抑制素所对人体有害的物质，应在浸豆水中加入约占大豆重量 0.05% 的纯碱，再将豆浆加热煮熟后即可消除以上有害物质。

绿豆　性凉味甘，有清热解毒、消暑利水的功效。绿豆中含有大量蛋白质、B 族维生素及钙、磷、铁等矿物质。绿豆配合生甘草与抗癌化学药物同用，能减轻抗癌药物的副作用。癌症伴有感染发热者服用效果也好。在熬绿豆汤时，不要加明矾，以免产生二氧化硫和三氧化硫等有害物质。另外，病人若脾胃虚寒明显者，要注意以少食为好。

小豆、黑豆、薏米等杂粮都可搭配食用。因为粗粮的成分中首先是有所谓"生命之源"的胚芽。胚芽是由碳水化合物，脂肪，粗蛋白，纤维，维生素 A、B_1、B_2、B_6、E、K，烟酸，叶酸、丰富的矿物质和酵素等组成。因此，长期食用粗粮有强壮作用。在杂粮中赤小豆可以利尿清血、消除疲劳；黑豆含有许多氨基酸（赖氨酸和色氨酸等），促进物质代谢，增强体质；薏米可能具有防止癌细胞发育的作用。薏米仁酯对腹水瘤有明显的抑制作用，能延长胃癌病人的存活期，还可以用于治疗肺癌、肠癌、宫颈癌、绒毛膜上皮癌。

红薯 性平味甘，有补中和血、益气生津、宽肠胃、通便秘的功效。主要成分为淀粉和碳水化合物。美国生物学家发现，红薯中含有一种称之为 DHEA 的化学物质，有抗结肠癌和乳腺癌的作用。这在动物试验中已得到证实。据推测，将此种化学物质用于人体，也可取得同样的效果。癌症患者可以多食红薯，但胃酸过多和易胀气的人应适当少食些。

▌ 瓜果类 ▌

草莓 性凉味酸甘，有润肺、生津、健脾、和胃、解酒、滋养、补血的功效。草莓内含果糖，蔗糖，葡萄糖，柠檬酸，苹果酸，氨基酸，胡萝卜素，维生素 B_1、B_2、C 和 PP，以及钙、磷、铁等矿物质。维生素 C 含量尤其丰富，很适宜癌病人食用。草莓中的植物酸均是保护细胞对抗某种致癌基因的物质，特别是吸烟产生的化学质。这些酸可解除烟中与大气中的多环芳香族烃，也可对抗熏肉与发霉花生中所含的化学质。

猕猴桃 又名藤梨、阳桃、羊桃、毛梨，性寒味酸甘，有清热生津、健脾止泻之功。内含糖、脂肪、钙、磷、铁和多种维生素，其中维生素 C 含量很高，还含有人体必需的氨基酸，无疑对癌症患者是有益的。北京大学生物系陈德明等人在实验中发现，猕猴桃有可杀伤离体癌细胞的"多肽"。多肽对离体腹水癌细胞及宫颈鳞状上皮癌细胞均有杀伤作用。猕猴桃的抗肿瘤、抗衰老作用很值得进一步研究。

苹果 性平味甘，有补心益气、生津止渴、健脾止泻的功效。苹果营养丰富，除含苹果酸、柠檬酸、酒石酸、糖类、多种维生素及矿物质外，还含有丰富的纤维素和果胶。纤维素对大便有充实、成块作用，利于防癌；果胶为良好的血浆代用品，又容易与放射性元素锶结合，有助于机体排除锶，对其他有致癌作用的污染物，也可能有类似作用。

番木瓜 性平味甘，有健胃肠、助消化、润肺燥、除热痰、通乳汁、益身体等功效。番木瓜内含糖分，有机酸，蛋白质，脂肪，维生素 A、B、C、E，矿物质，番木瓜碱，木瓜蛋白酶，木瓜凝乳酶，番茄烃，色素等。菲律宾的医学科学家，从番木瓜中提取出一种有抗癌作用的生物碱类物质，用于治疗淋巴性白血病取得一定疗效。他们的试验证明，将番木瓜的蛋白酶注入癌组织，可使癌瘤缩小。因此，番木瓜在合成抗生素和抗癌剂方面，有着令人鼓舞的前景。还有的资料表明，番木瓜碱具有抗癌活性。

因木瓜中有兴奋子宫的成分，孕妇不宜多食番木瓜，以防流产。番木瓜蛋白酶是有效的抗原，无论内服、注射均有可能发生过敏反应，因此要慎用。

杏 性温味甘酸，有润肺定喘、生津止渴的功效。杏内含糖，蛋白质，钙，磷，铁，维生素 A、B_1、B_2、C 等；杏仁性温味辛苦有毒，有止咳、平喘、润肠的功效。杏仁内含的营养成分比杏更丰富，除杏中的营养外还含有苦杏仁甙、苦杏仁酶。

杏仁中含有大量的维生素，它是含有氰酸的化合物，这种化合物在体内便分解成氰酸和苯甲醛。现已确知氰酸有剧毒，能杀死癌细胞；苯甲醛也有很强的抗癌作用。但苦杏仁有毒，服用时应掌握剂量，可参见《抗癌中药毒性一览表》。杏中也含有维生素 B_{17}，另外还有许多食物也含有维生素 B_{17}，如枇杷、梅、桃、苹果、李子、樱桃、粗米、粗麦、玉米、荞麦、芝麻、南瓜子、桑葚、葡萄干、芹菜、豆类等，可以适当选用。

无花果 又名稳花果、奶浆果、蜜果、品仙果，性平味甘，有健脾和胃、消肿解毒、润肠、滋养等功效，主含葡萄糖、果糖、蔗糖、柠檬酸、苹果酸等，无花果的乳汁液含酶类、甾类及蛋白脂等。无花果的提取液治疗晚期胃癌有效。其抗癌范围甚广且无毒性，其味甘美能作水果鲜食，也可做成果干、果酱、蜜饯等食用。日本已将无花果制成针剂，广泛用于咽喉癌、腺癌、宫颈癌、膀胱癌等多种癌症的治疗上。鲜果捣烂或干果研粉撒于疮面，可以治疗皮肤癌。

乌梅 又名酸梅，性温味酸，有敛肺、开胃、生津止渴、清热解毒、除烦满、安心神的功效。青梅中含苹果酸、枸橼酸、酒石酸、琥珀酸、β谷甾酸、三萜等。熟梅含糖分较多。乌梅具有一定的抗肿瘤作用。动物实验表明乌梅对小鼠的皮下肉瘤有一定的抑制作用，体外实验也同样发现乌梅有抑制肿瘤细胞活性的作用。其抗癌原因，在于乌梅能增强白细胞的吞噬能力，提高机体的免疫机能。乌梅虽有许多对人体有益的作用，但中医认为凡有实邪者忌服乌梅。

大枣 性平味甘，有补气健脾、益血养心、壮身安神等功效。大枣的营养很丰富，含较多的糖、蛋白质、脂肪、多种维生素、胡萝卜素、单宁、硝酸盐、有机酸、磷、钙、铁等物质。大枣维生素C的含量在水果中居前几位。有抑制癌细胞繁殖的作用，还能防止癌细胞扩散、转移。大枣的热水提取物中含有大量的环式磷酸腺苷（cAMP），对体外培养的瘤细胞生长抑制率可达90%。

荸荠 又名地栗、马蹄、乌芋、尾梨等。性凉味甘，有清热止渴、利湿化痰、益气明目、消食开胃化积、降压利尿等功效。荸荠内含淀粉、蛋白质、脂肪、钙、磷、铁、维生素C等，还含有一种不耐热的抗菌成分"荸荠英"。有报道说，荸荠含有防治癌症的成分，属于抗癌食物。因其性偏凉，脾胃虚弱者不宜多食。生食时注意洗净、削皮或用开水烫一烫，以免感染姜片虫病。

菱角 味甘，生者性凉，可清暑解毒、除烦止渴；干或熟者性平，有益气、健脾止泻的功效。内含丰富的淀粉，葡萄糖，蛋白质，脂肪，维生素 B_1、B_2、C，胡萝卜素及钙，磷，铁，麦角甾四烯，β－谷甾醇等。中医有"平常服之，能轻身耐老"的说法，现代医学研究发现菱肉有抗肝癌作用。对癌细胞的变性及组织增生均有抑制效果。据日本医学研究报道，用菱角防治食管癌、胃癌、子宫癌、乳腺癌有一定效果，主要方法是将菱壳、菱肉或茎、叶柄及果柄煎汤服用。脾胃虚弱者不宜生吃，以免寒凉之性损伤脾胃。

▌肉蛋奶类▌

鹅肉 性平味甘，有益气补虚、和胃止渴的功效。鹅肉内含蛋白质（多种氨基酸），脂肪，维生素 A、B、C，钙，磷，铁，锰等矿物质。适用于癌症病人气虚、阴虚所致的体虚、消瘦和手足心热等。但湿热内蕴的病人不宜食用鹅肉。

鸭肉 性寒凉味甘，有滋五脏之阴、清虚劳之热、补血行水、养胃生津的功效。鸭肉中含蛋白质、脂肪、碳水化合物、各种维生素、矿物质等，对于癌病人身体虚弱、低烧、食少、大便干燥和有水肿等表现者，最为适宜。对中焦有寒而致的腹疼、腹泻、腰疼、痛经的病人以暂时不食鸭肉为宜。

动物肝脏 常食用的有猪肝、羊肝、牛肝等。猪肝性温、羊肝性凉、牛肝性平，其味均为甘苦，均有养血补肝明目的作用。肝内含有丰富的维生素 A、叶酸、大量的核酸和一定量的硒，这些成分在抗癌保健方面均可起到有益的作用。美国密执安大学医学中心分离并鉴定出肝中的一种被称为细胞色素 P－450 的物质，可以部分地解决污染、药物成瘾、酒精中毒，甚至癌症的问题。他们还认为，肝中聚集了一种特殊物质具有显著的抗癌能力。

蚕蛹 性平（温）味甘（辛咸），有消疳积止渴的功效。蚕蛹内含较多的蛋白质、脂肪、钙、磷等，并含有 18 种氨基酸，其中包括人体必需的 8 种氨基酸。据实验证实，蚕蛹中含有一种广谱免疫物质，对癌症有特殊疗效。日本将其生产一种抗癌剂α-干扰素。

鹅血 性平味咸，有微毒，有开噎解毒的功效。现已发现鹅血中含某种抗癌因子，能增强人体免疫功能，产生抗体，老鹅血的治疗效果较好。口服生鹅血有缓解食管癌症状的作用。上海一医药科研单位，将鹅血干燥，制成鹅血片剂，治疗胃癌、淋巴瘤、肝瘤、鼻咽癌等恶性肿瘤，有效率达65%；治疗各种原因引起的白细胞减少症，有效率为62.8%。据临床验证，鸭血对缓解肿瘤症状也有一定疗效。

猪血 性平味咸，有健脾消胀、补血润便的功效。猪血是一种蛋白质含量很高的食物，它含的血浆蛋白进入人体后，经胃酸及消化液中酶的分解产生一种可消毒、润肠的物质，能使存留在肠道的一些能诱发癌症的毒素及时排出体外，保护胃肠道不受有毒物质侵害。有报道以新鲜猪血口服治疗白血病有一定的疗效。目前，科学工作者还利用猪血粉生产出原卟啉钠和血卟啉衍生物的新药。以原卟啉衍生物为起始原料的血卟啉衍生物是卟啉类光敏药物，能与激光配合治疗多种癌症。

鸡蛋 味甘，蛋白性微寒，有育阴润肺、清热解毒、行瘀止痛的功效；蛋黄性微温，有养阴血、益精髓、补中气、息风解痉安神的功效。鸡蛋含蛋白质，脂肪，卵磷脂，生物素，维生素 A_1、B_2、B_6、D 以及铁，磷，钙，钾，镁，钠，矽等矿物质。营养十分丰富，现经研究，发现鸡蛋中含有抗癌物质。另外从增进健康、增强抵抗力方面来讲，对癌症的防治也是大有好处的。但也有报道说妇女卵巢癌与食用过多的鸡蛋有关。

牛奶 性平味甘，有补虚损、益肺胃、生津润肠的功效。牛奶的蛋白质中含有人类所必需的 8 种氨基酸，尤以植物蛋白质所缺乏的蛋氨酸和赖氨酸更为丰富。有人认为，牛奶含的酪氨酸，可能有抑制体内形成亚硝酸盐的作用，对于防止消化道癌变有积极的作用。另外，据报道，常食酸乳酪有预防乳腺癌的作用。

羊奶　性温味甘，有补虚养血的功效。羊奶与牛奶相比，山羊奶较富于脂肪及蛋白质，而绵羊奶更高，为有黏性乳白液。据一些专家认为，羊奶不仅含有丰富的维生素，而且还含有某些防癌物质，是一种特殊的天然抗生素，对肺炎和其他呼吸道疾病有一定作用。

马奶　性凉味甘，有补血润燥、清热止渴的功效。马奶所含的乳蛋白等皆较牛奶低，质较清稀，癌症患者可以根据自己的生活条件和自身的寒热属性酌情选用。

▌饮料类▌

茶叶　性微寒、味甘苦，有清热解毒、醒酒、消暑、治痢、消食、利尿、强心等功效。内含咖啡碱、茶多酚、脂多糖、黄酮类化合物。茶叶有防癌作用，茶叶的热水提出液，能防止硝酸胺的形成。日本专家调查发现，住在产茶区的居民，患胃癌较少；还以感染肿瘤的白鼠做试验，饮茶的白鼠癌瘤繁殖的速度要慢得多。拿接种过腹水癌的小白鼠做实验，证明茶叶可以抑制腹水癌的生长，以乌龙茶和绿茶为最突出。我国科研人员在研究抗癌药物中发现茶叶有预防多种癌肿的作用。茶叶中的某种成分经过血液循环，可防治全身各个部位的癌细胞，对血液的癌症——白血病也有一定的控制作用。目前已知的抗癌成分有茶多酚、鞣剂、维生素 C 和维生素 E 等，而以 D - 儿茶素为最重要。但注意饮酒后不要喝茶，以免引起肾寒、阳痿；儿童不宜饮茶，以免造成智力下降；贫血病人不宜饮茶，以免症状加重；心脑血管病变严重的人也不宜饮茶，以免加重病情；并要注意不饮过浓的茶，不饮霉变的茶，不饮放置过久的茶水。

蜂蜜　性平味甘，有润肺补中、润燥滑肠、清热解毒、健脾益胃、缓中止痛的功效。蜂蜜的成分很复杂，营养也很丰富，内含 16 种氨基酸，30 多种糖类，10 多种有机酸，丰富的酶类、脂肪、淀粉、各种维生素、矿物质、乙酰胆碱、去甲肾上腺素、抗菌物质和一些芳香物质等60多种。蜂蜜能治疗多种疾病，虽未见蜂蜜治疗癌症的报道，但从百岁老人中有80%常食蜂蜜，这一调查事实可以得出结论，蜂蜜对健康是有益的，能增强人的抗病能力，对癌症病人也是适宜服用的。但是痰湿内蕴、中满痞胀及肠滑泄泻的患者忌服；婴儿也不宜服用，以免受到蜂蜜中的少量毒素的损害。有人认为，蜂蜜以生食为佳，加热后营养易破坏。

蜂乳 又名蜂王浆，性平味甘酸，有滋补、强壮、益肝、健脾的功效。蜂乳的营养价值比蜂蜜高得多。它除了含有蜂蜜中的许多成分外，还含有促进发育和抗肿瘤的有效成分，多达70多种。蜂乳有刺激生殖能力、增强机体抵抗力、促进新陈代谢、提高造血机能、修复组织、增殖细胞、调节血压血糖和营养神经等作用，对多种疾病有较高的疗效。

蜂乳中的脂肪类物质含有抗肿瘤物质，如10-羟基-$\triangle^2$-癸烯酸具有强烈抑制移植性 AKR 白血病、6C3HED 淋巴癌、TA3 乳腺癌及多种腹水型艾利虚癌等癌细胞生长的作用，其具体的抗肿瘤机制尚待进一步研究。由此看来，肿瘤及多种疾病患者服用蜂乳是有益的，但也应适量为好。因蜂乳中含有大量维生素和激素，过量使用也会导致中毒或异常发育的。

花粉 是花的雄性成分，其性味随植物的种类不同而各异。其化学组成很复杂，不同花的花粉成分差别很大，主要含多种维生素、17种氨基酸、脂肪、脂肪酸、糖类、淀粉、矿物质和少量的激素。花粉营养丰富，有人认为它对人体的作用可能比蜂蜜更大。花粉制成的片剂和口服液，可作为复壮药剂，癌症患者服用后可以增强抵抗力、延长寿命。以服花粉为辅的放射疗法，对女性生殖系统癌瘤的良好作用是不可否认的。

以上简要地介绍了肿瘤病人适宜服用的常见饮食，在实际生活中，对肿瘤病人和健康者有益的食物远远不止这些，大家可以举一反三，同时可以参考后面的《日本民间抗癌食物表》。病人还应结合自己的具体情况，如肿瘤的类型、生长部位和体质的虚实、寒热属性，选择较合适的抗癌防癌饮食，以加快病情的痊愈。

有争议的抗癌、致癌食物

辣椒　性热味辛，有温中、散寒、开胃、消食的功效。有人认为辣椒的寒热随体质不同而变化，即（病人）有寒则（辣椒）属寒，有热则属热，不知是否有道理，此暂作一家之言。经过对辣椒中的成分分析，发现它含有辣椒素，这种化学物质，既具有致癌性，又具有抗癌性。专家对印度和韩国常吃辣椒的人进行的流行病学研究显示，大量的辣椒素会引起结肠癌，但是，小量的辣椒素如被吸收进入血液循环而到达肝脏的话，这些辣椒素却有抗癌作用。具体吃多少辣椒对身体有益无害，目前尚不能确定，我认为尽量以少吃点为好，尤其是阴虚火旺的癌患者以不吃为宜。

咖啡　用普通方法焙干的咖啡豆中，可有少量 3，4－苯并芘为致癌物质，但在焙焦的咖啡豆中，3，4－苯并芘的含量要高出 20 倍。

咖啡的主要成分是咖啡因。咖啡因可以破坏受损害细胞的正常增殖速度。受损害的细胞因没有时间进行必要的修补，便带着本身的缺陷大量繁殖起来，这些畸形细胞的大量迅速增殖，就能形成癌肿。另外，咖啡因对正常细胞也有不良影响，它可以促进细胞组织的老化，易引起突变。因此，有人认为，咖啡对胰腺癌和膀胱癌的形成有着不可忽视的影响。

但是也有人提出相反的看法，认为咖啡因能通过一种还不为人知的机理抑制肿瘤的诱发，就是说咖啡具有一定程度的防癌作用，特别是能够预防结肠癌和直肠癌的发生。他们并且认为咖啡不会加速已生成肿瘤的发展。用动物做实验，以人每天喝70~80杯咖啡的量，让老鼠连喝2年之后，并没有产生任何促进老鼠的某一器官生癌瘤的情况。

肥肉 肥肉中以动物脂肪为主，当然也含有多种营养物质，可以供给机体的需要。西方国家经过流行病学和动物实验证实，摄入过量的脂肪可以导致高血脂症、冠心病、动脉硬化、肥胖，甚至乳腺癌、结肠癌等疾病，使人们对肥肉欲而远之。但是据英国一家医杂志最近报道：低脂肪饮食者患心脏病的危险低，却有更高的癌症发病率。美国威斯康星大学食品研究人员发现，肥肉和乳酪中含有一种称为复合亚麻泊酸（简称CLA）的物质，是一种强有力的抗癌物质，此种物质的防癌效力，来自它可以抵消细胞中罕见形态的氧分子所产生的有害影响。CLA是亚麻泊酸的一种变体，它是人体所有细胞都吸收的一种基本脂肪酸，它可以防止实验室中的白鼠患癌。因此，我认为适当食用些肥肉也有防癌作用。应注意不要食用过量，以免引起心血管疾病，也不能将肥肉过分加热，以免产生一些有害的物质。

鸡肉 性温味甘，有益五脏、补虚损、健脾胃、强筋骨、填精髓、活血脉等功效，营养很丰富。对于癌病人能否吃鸡有两种不同的看法。

一种认为，鸡肉能增加患者的抵抗力和吞噬细胞的吞噬功能，能改变癌肿的增殖周期或破坏它的增殖，癌病人食用后对身体有极大的补养作用。

另一种人认为，鸡肉性温，食用后易助长内热，并易使旧病复发。并且许多鸡肉是不合食品卫生要求的，如存放时间过久的鸡肉、被污染的鸡肉、病死的鸡、中毒致死的鸡和有肿物生长的鸡，吃后都易出现不良后果。另外，鸡屁股内有鸡的"腔上囊"组织，它含有巨噬细胞吞噬的致癌物质，摄入体内对人体不利。临床上也看到确实一些癌病人吃鸡后，短期内出现病情复发或加重的情况。

酱类食品 包括豆酱、豆豉、酱油、酱菜等，它们都含有大量的酵素。有人认为，酵素能促进人体中复杂的化学反应，有利于对肠内有益微生物的增殖，从而起到抑制癌症的作用。但是也有人认为，酱类食品在加工和贮存的过程中，很容易被霉菌污染而产生具有致癌性的霉毒素。因此，酱类食品以卫生条件较好，贮存期较短者为优，在没有搞清是否有霉菌污染之前，还是以少吃较妥。

另外，对于含有抗癌物质的瓜果蔬菜及其他一些食品，都应以新鲜、无污染为前提。放置过久甚至出现腐烂现象者，不但失去抗癌物质，而且往往会产生一些致癌或致病的物质。若单纯强调其抗癌的一方面，而忽略了食物的质变，是很片面的观点，明智的方法，还是不吃为好，以免损害健康。

不宜食用或可能含有致癌物质的食物

▌水产类▐

螃蟹、无鳞鱼（鳝鱼、鲇鱼、鲃鱼、鲅鱼筹） 段凤舞先生认为癌症病人不宜食用此类食物，其先辈对此也是这样认为的。螃蟹和无鳞鱼类都是喜欢生活在水底或泥沙中的生物，其性寒凉，而癌病人多属脾胃虚寒或寒湿证，食用后对病人身体不利。另外，中医历来认为此类食物为发物，容易引起旧病复发。从临床上观察，确实也可见到病人食用上述食物后病情加重或复发的。从现代医学的角度来分析，我们认为，这很可能与下列因素有关：

螃蟹和无鳞鱼不同于一般鱼类，离开水会很快死亡；也不同于水陆两栖动物青蛙、龟、鳖类，离水后会存活很长时间，螃蟹、无鳞鱼虽捕获后还能存活一段时间．但它们离开适宜的环境后，生命力会逐渐减弱以至处于濒死状态。这时，它们体内的蛋白质结构开始崩解，脱羧酶作用强的细菌乘机生长繁殖，将鱼、蟹体内丰富的组氨酸经脱羧酶作用，脱掉羧基产生有毒的组胺和类组胺物质。一旦它们死后，蛋白质崩解得更快（比捕后立即死亡的鱼快得多），有毒物质产生得更多。人吃了这些食物后会出现头晕、头痛、心慌、胸闷，重则呼吸急迫、心跳加速、血压下降等中毒症状。

对鱼蟹过敏者，食后还会出现哮喘、吐泻、腹痛、口舌四肢发麻和起风疹块等变态反应。若蟹没有充分煮熟，蟹常带有的大量的副溶血性弧菌，进入人体后则会发生感染性中毒，表现为腹痛腹泻、恶心呕吐、发热，严重者甚至造成脱水、电解质紊乱、全身痉挛、血压下降等不良后果，蟹还往往带有肺吸虫的囊蚴，可寄生在人体肺部，造成肺脏损伤。肿瘤病人体质本来就很虚弱，若再吃进很容易引起中毒的螃蟹和无鳞鱼，弄不好就会因食物中毒而加重病情，降低病人机体的抵抗力，导致肿瘤复发，甚至由此而丧生。但是，究竟这些食物本身是否会有致癌物质或促使病情恶化的物质，尚无可靠证据。

为了慎重起见，肿瘤病人以忌食螃蟹、无鳞鱼为好。

咸鱼　市场上出售的各类咸鱼，鱼体内含有的大量二甲基亚硝酸盐，进入体内能被代谢转化成致癌性很强的二甲基亚硝胺，这是引起鼻咽部癌的因素之一。动物实验进一步证实，它不仅具有特定的器官亲和性，并可通过胎盘作用于下一代。二甲基硝胺更易对较小年龄的孩子发生作用，食用时间越长，量越大，长大后得鼻咽癌的可能性越大。据专家的分析，一个人如果从出生到10岁经常食用咸鱼，将来患鼻咽癌的可能性比不常食用咸鱼的人大30～40倍。南方沿海地区鼻咽癌发病率高的原因，恐怕与食咸鱼的生活习惯有关。另外，鱼露、虾酱、咸蛋等食物中同样含有较多的亚硝胺类致癌物质，也应少吃些为好。

▌ 食品类 ▌

油煎油炸食品　此类食品本身不一定有致癌作用，但是由于油烟及油脂加热过高，或反复加热的油，使制作环境及食品产生有害物质，如醛、酮、氧化物、环氧化物、内脂、热聚合物和低级脂肪酸等，若食物煎炸过焦后还可产生致癌物质多环芳烃，这些物质长期蓄积人体组织内，具有一定的致癌作用。

烤制食品 用木炭火烤制牛排，可以测出其中有 15 种不同的多环芳烃，把烤肉时的油滴在木炭上，烤制出来的食品中致癌物苯并（a）芘的含量更高，所以要少吃烤牛排、烤羊肉串等食品。烤制的淀粉类食品（米、面、玉米等），不要用煤火、天然气火等有烟火烤，不烤糊的话，一般不产生致癌物。据测定，烘制食品一般也不产生苯并（a）芘。

熏制食品 如熏肉、熏肝、熏鱼、熏鸡、熏蛋、熏豆腐干等，多种多样的熏制食品。因熏制食品的表层已经变焦，加上烟气微粒大量附着，致癌物质苯并（a）芘含量相当大。

霉变食品（物） 米、麦、豆、玉米、花生、棉籽等食品被霉菌污染后，会产生各种毒素，这些毒素具有较强的致癌作用。主要的霉毒素有黄曲霉毒素、白地霉毒素、环氯霉毒素、柄曲霉毒素、展青霉毒素、岛青霉毒素和黄变米毒素等。霉毒素能引起机体发生肝癌、胃癌、肠癌、肾癌、乳腺癌、卵巢癌、肉瘤等。所以食物一旦发霉腐烂，最好不要再食用。若稍有霉变，也应以清水反复洗涤干净，并进行高温处理后方可食用。另外，在沥青路上晒过的粮食也含有致癌物质。

▍菜果类 ▍

酸菜 有些地区为了保存蔬菜，家庭自行制作酸菜，供长年食用。流行病学调查发现，食管癌的发生与吃酸菜有关系。经测定分析，酸菜中有致癌物质亚硝胺及其前身亚硝酸盐和硝酸盐，并发现从多数酸菜中可检出致癌霉菌白地霉。据动物试验，酸菜汁浓缩后喂小鼠可诱发食管癌和胃癌。因此，长年累月吃酸菜是很危险的。

蕨菜 又称乌糯，多年生草本，高 1 米左右，幼叶可食用。据日本东京大学医学科研所研究，发现蕨菜中含有一种致癌物，能使实验鼠发生乳腺癌和肠道癌，若将蕨菜进行水泡清洗，其中的致癌物可溶于水，从而减弱或消除了致癌性。蕨菜属蕨类植物，其种类甚多，我国大约有两千多种，有人认为多数蕨类植物中均含有致癌物质。

槟榔　是一种水果，也是一味杀虫中药。内含多种生物碱、鞣酸、树脂、色素、槟榔碱等。槟榔水提取物给大鼠皮下注射可诱发恶性纤维间质瘤。有人认为槟榔碱的水解产物可能是致癌物。我国云南、广西、广东部分地区居民有嚼槟榔习惯。国外调查报告指出，嚼槟榔与口腔、喉、食管和胃肿瘤的发生有关。

苏铁　又称铁树，果实可以作为食品，种子和叶子可以入药。我国广东、广西、福建及云南等省有苏铁生长。其茎内淀粉、种子及部分种属的幼叶可以吃。从苏铁中提取的苏铁素有强烈的致癌性，可诱发肝、肾、结肠等脏器致癌。苏铁果实经用水多次漂洗后可去除毒性物质，食用比较安全。

洋蘑菇　为人工培殖的二孢蘑菇，人们食用较多，是因其色白、光滑、肉质厚、味道鲜美。但是其中含有肼类衍生物，同时又含有酶，能使肼类衍生物水解，水解的肼类能诱发肺癌和血管瘤。另外，因为是人工培养，其培养基多采用棉籽壳，而棉籽中所含的残留农药，也可渗到蘑菇中去。摄入过多，可使人诱发肝癌。

▌ 糖盐酒类 ▌

白糖　对人体健康有较大的危害性。日本专家指出，在正常情况下，人体中一个白细胞的平均噬菌能力为14，而在人吃一个糖馒头之后则变为10，吃一块甜点心之后变为5，喝一杯浓奶油巧克力后变为2，吃一杯香蕉甜羹则变为1，这极大地降低了人体的抵抗力。日本的研究人员对死于胃癌和子宫癌的成人做尸体解剖发现，尸体的血液中钙含量显著减少，这也

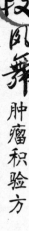

通过小白鼠实验得以证实。表明癌症与缺钙有密切联系。而能造成缺钙的白糖，被认为是导致某些癌症的诱发因素之一。

白糖是由甜菜或甘蔗中提炼出来的纯净的糖，营养不如红糖丰富。红糖也是由甜菜或甘蔗中提炼出来，但它含有棕色物质"糖蜜"、叶绿素、叶黄素、胡萝卜素、铁、钙质和一些活性物质，对人体的健康有益，癌病人吃红糖要比白糖为好，但是最好还是吃生蜂蜜。

食盐　食盐的主要成分是氯化钠。现在发现氯化钠是致癌促进剂，喜吃咸食的人患食管癌的可能性比正常人高 12.3 倍，患胃癌者的比例也成倍增加。因此，要学会吃淡食，目前市场上供应的低钠盐，不仅对高血压病人适用，同时也有预防癌症的作用。实际上，氯化钠每天摄入量 3 克即可满足人体正常的生理需要。

酒　酒中含有致癌物，已知的有亚硝胺、多环芳烃［如苯并（a）芘、苯并蒽及蒀等］和由石棉滤器中转到酒中的石棉纤维等。酒精本身是否与癌发生有关，尚无定论，但是动物实验已证明酒对酶活性、免疫机能有影响。酗酒可造成营养缺乏，这与癌瘤的发生可能有间接的作用。因此，酒精本身可能只是癌症的一种促进因素。

一般认为长期大量饮酒可引起舌、口腔、喉、咽、食管、胃、胰、肺、肾、前列腺、肠等癌症。常饮酒者又易发生肝硬化，因肝硬化而肝细胞再生，从而转化为肝细胞肝癌。专家们认为，无论什么酒（白酒、果酒、葡萄酒、啤酒等）都含有一定量的致癌物质。其中以啤酒危险性最大，葡萄酒次之，威士忌又次之。若嗜酒的同时又爱抽烟，则致癌率会进一步提提高。

▌ 饮用水污染 ▌

利用漂白粉消毒饮用水，水中残余的氯可能具有致癌性。生化专家认为，氯同土壤和水中的自然酸起作用产生新的化合物，新的化合物有可能引起膀胱癌、结肠癌、直肠癌和胃癌。美国、加拿大和欧洲的一些国家正在减少水净化过程中的用氯量。在我国肝癌高发地区的各种流行因素中，不洁饮水是重要的危险因素。大量资料表明，饮塘、沟类地面污染水的居民肝癌发病率高，特别是水中的有机氯农药与肝癌发病率有一定关系。另外，污染水中的微生物微粒、放射性核素、固体微粒、无机溶解物、有机化学制品，也是引起多种癌症的因素。所以，在有条件的地方还是饮深水井水较符合卫生标准的要求。在饮水池中放入料姜石或用沸水浸泡麦饭石水饮用，都可起到预防肿瘤的作用。

▌ 中草药类 ▐

槟榔、苏铁 已在前面讲过，此不再重复。另有一些中药也含有致癌物质。

款冬花 是中医常用的一味止咳药，已知其含有植物甾醇、皂甙、鞣质、挥发油等。将8%～32%比例的款冬花粉掺入大鼠饲料中，结果喂食8%的含该药饲料600天后，10只动物中发生肝血管内皮肉瘤；喂16%～32%的含该药饲料的12只大鼠有8只发生肉瘤。因此，款冬花对人类也很可能有一定的致癌作用，不宜作为中药长期服用。

千里光、野百合等中药 含有可能致癌的成分。例如在西德市场上出售的一种治疗糖尿病的药剂，就含有千里光属植物，已经动物实验证实对肝脏有致癌作用。

滑石粉 每克中含有370万条石棉纤维。具有致癌作用。

藿香、辛夷 含的挥发油里有一种叫胡椒酚醚的成分，在体内代谢后的产物具有致肝癌的可能性。

紫草 含有乙酰紫草素，水解得紫草素，是萘醌衍生物，动物实验发现有致癌作用。将含紫草根粉的饲料喂大鼠，诱发出肝细胞瘤、肝血管内皮肉瘤和膀胱瘤，致癌成分可能是吡咯双烷类生物碱。

巴豆 巴豆中的巴豆油是一种癌症促进剂，其中已经分离出 11 种促癌成分。在用甲基胆蒽诱发小鼠皮肤癌的同时，加上巴豆油，可缩短肿瘤发生的时间，增加癌的发生率。另外续随子、乳浆草、棉籽油、槲寄生中也含有促癌成分。

白屈菜、虞美人和紫堇 全草或茎块中都含有血根碱，此碱对地鼠、豚鼠、田鼠都有致癌作用。

八角茴香、花椒、姜、胡椒、蓴煎、橙皮、丁香、桂花、零陵香、细辛、土荆芥、玫瑰、肉蔻、桂皮等中药 含有一种致癌物质黄樟素，可引起动物患肝癌、肺腺癌。

百草霜、各种炭化后用的中药（如棕榈炭、血余炭、地榆炭、艾叶炭等）、被煎制得焦糊的中药和人中白（陈年尿硝）、人中黄（浸人粪中的竹筒装甘草）以及一切发霉变质的中西药物 都可能含有致癌或促癌的物质，应引起重视。

致癌的物质还很多，如食品添加剂类中的色素、防腐剂等，就不再一一介绍了。

附2 日本民间抗癌食物表（供参考）

名称	科名	食用部分	用量、用法	作用
青昆布	翅藻科	叶状体	食用或炒后分次服	抗各种癌
海带	昆布科	叶状体	40克加2升小麦同煎	抗各种癌
长紫菜	红毛藻科	叶状体	食用	抗各种癌
海蕴	海蕴科	叶状体	生、熟，煎食用	抗各种癌
冬菇	伞菌科	子实体	食用，煎服	抗各种癌
蘑菇	伞菌科	子实体	食用，煎服	抗各种癌
石耳	石耳科		食用，20克加水煎服	抗胃癌
菜花	十字花科	花蕾	食用	抗各种癌
萝卜	十字花科	块根	食用	抗各种癌
虎耳草	虎耳草科	叶	食用或用鲜汁饮用	抗胃、食道癌
马齿苋	马齿苋科	全草	食用或3克煎服	抗各种癌
芥麦	蓼科	种仁	食用	抗各种癌
无辣蓼	蓼科	嫩芽	食用	抗各种癌
藜	藜科	茎、叶	食用或煎服	抗各种癌
笋瓜	葫芦科	果实	食用	抗各种癌
山杏	蔷薇科	果肉	食用	抗各种癌
梅	蔷薇科	果肉	制果酱食用	抗各种癌
			制酸梅汤饮用	抗胃癌
纳豆	豆科	种子	食用	抗各种癌
大豆	豆科	大豆黄卷	食用	抗各种癌
菜豆	豆科	种子	煮熟食用	抗胃癌

名称	科名	食用部分	用量、用法	作用
葛	豆科	淀粉	食用	抗各种癌
紫藤	豆科	嫩叶	食用鲜汁饮用	抗各种癌
赤车使者	荨麻科	叶、茎	食用	抗各种癌
芒果	漆树科	果实	食用	抗食道癌
胡桃	胡桃科	种仁	食用	抗各种癌
莴苣	菊科	叶	煮熟食用或鲜汁饮用	抗各种癌
番茄	茄科	果实	食用	抗各种癌
苦苣苔	苦苣苔科	叶	食用或 10 克煎服	抗胃癌
胡麻	胡麻科	种子、油	食用	抗各种癌
小疣草	鸭跖草科	叶、茎	食用或 10 克煎服	抗胃癌
葱	百合科	叶、茎	食用	抗各种癌
大蒜	百合科	鳞茎	食用（少量）	抗各种癌
魔芋	天南星科	块茎	食用	抗各种癌
薏苡	禾本科	仁	食用或煎服	抗各种癌
玄米	禾本科	糙米	煮熟食用	抗各种癌
陈米	禾本科	陈米	食用	抗胃癌
小麦	禾本科	全 麸	食用	抗各种癌
玉蜀黍	禾本科	种子	食用或煎服	抗各种癌
蜗牛	蜗牛科	全体	煮熟食用或焙干服	抗各种癌
蜊蛄	河虾科	全体	食用	抗子宫癌
海参	刺参科	全参	食用	抗各种癌
蜂王	蜜蜂科	王浆	食用	抗各种癌
青鱼	鱼纲鲤科	青鱼卵	食用	抗各种癌
泥鳅	鳅科	肉	食用	抗乳腺癌

名称	科名	食用部分	用量、用法	作用
鱼干	鱼纲	干鱼	食用	抗各种癌
鳖	鳖科	肉、甲	食用煎服	抗各种癌
山雀	山雀科	肉	食用或1只加水煎服	抗各种癌
牛	牛科	乳	食用（煮熟）	抗各种癌

注：上表内容参考了《中医研究情报资料室》编译的资料。用时应遵医嘱。

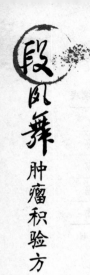

段凤舞 肿瘤积验方

附 3　抗癌中药毒性一览表

药名	别名	常用量	中毒症状	毒性防治	备考
人参	孩儿参、棒棰、人衔、土精、神草、黄参、血参、地精、百尺杵、海腴	上好参一般 3～9 克，救虚脱用至 30 克，均为每日量	轻度中毒：失眠、抑郁、面赤，体重减轻 重度中毒：口渴发热、烦躁、胸闷憋气、面色苍白或唇面发绀、抽搐惊痉、呼吸困难、出血	急性中毒早期（服药 4 小时内），用藜芦末 1.2～1.5 克，沸水调服之；另用萝卜煮水服，甘草 120 克，蔗糖 60 克，水煎服	人参本无毒，多因使用不当或用量过大引起不良反应
山慈菇	毛菇、毛慈姑、白毛姑、泥冰子、白地栗、山茨菇、金灯、鹿蹄草、朱姑	煎服每次 3～6 克，每天 1 次；丸散剂每次 0.6～0.9 克，每天 2～3 次	初见烦躁不安、心悸胸闷、心率缓慢、心律不齐，继而如霍乱出现吞咽困难、频繁剧烈呕吐、腿肚抽筋、腹痛、剧烈泄泻、血尿、少尿、白血球减少、昏迷	剧烈吐泻用防风 15 克，生姜 30 克，水煎 20 分钟，肉桂（焗）6 克，甜醋 1 碗，糖、盐少许调服	正虚体弱患者慎服

续表

药名	别名	常用量	中毒症状	毒性防治	备考
马钱子	番木鳖、苦实、马前、牛银、大方八、苦实把豆儿、火失刻把都	每次 0.3 ~ 0.9 克,每天 2 ~ 3 次,作丸散剂,外用每次不超过 3 克	咀嚼肌及颈肌强硬,有抽筋感,咽下困难,焦虑不安,继而气喘汗,阵挛性惊搐,角弓反张,四肢强直,握拳,咬牙,瞳孔呈强直性惊厥,握拳,四呈痉笑面容,受刺激则抽搐;严重者神昏,呼吸急促,心率快,律不齐,甚至引起死亡	让病人卧于清静处,避免声、光刺激,用香油 30 克、黄糖 30 克,五倍子末 12 克,调和后急灌服。轻度中毒用肉桂 6 克焖服,或生甘草 60 克煎水频服。强直者用南星、防风,天麻各 12 克,蜈蚣 3 条,白僵蚕 15 克,全蝎 6 克,甘草 10 克,水煎服	马钱子毒性剧烈,应严格管理,以免滥用或错用,并应制后服用

续表

药名	别名	常用量	中毒症状	毒性防治	备考
川乌头、草乌头	川乌头简称川乌。草名有重,茛,乌头,乌喙,奚毒,鸡毒,千秋,毒公,果负,耿子,帝秋,独白草,土附子,草乌,竹节乌头,金鸦,断肠草	5~10克,每日1次,水煎服,炮制后毒性下降,但仍应久煎,直至入口无麻辣感为度,否则易致中毒	轻度:口唇,舌尖,指(趾)发麻,热流涎,腹痛呕吐,烦如虫爬,恶心,胸部压重感,但神志清 中度:烦躁汗出,四肢拘挛,言语障碍,呼吸困难。血压下降,体温不升,面色苍白,皮肤发冷,脉迟弱,心律紊乱 重度:神志不清或昏迷,口唇,指端紫绀,脉微欲绝,二便失禁,心脏呼吸衰竭死亡	药方中可配甘草,蜜糖和生姜。轻度中毒可用白蜜120克,冲凉开水服。鲜雍菜头500克,捣汁顿服。心律失常,可用苦参30克,煎水服。另外,犀角,川连,银花,黑豆,绿豆也有解毒作用	忌与半夏,贝母,瓜蒌,白及配伍运用。阴虚阳亢,热症疼痛及孕妇忌服

续表

药名	别名	常用量	中毒症状	毒性防治	备考
天南星	虎掌、半夏精、蛇芋、虎膏、山苞米、蛇包谷、三棒子、药狗丹、野芋头、蛇六谷、蛇木芋、斑杖、大扁老鸦芋头	生南星每次量为0.3~1克,每天1~2次,多入丸散剂,外用适量。制南星可作煎剂,每次量为3~9克,每天1次	中毒的潜伏期很短,服后15~30分钟(快者2分钟)即可发病。初见口腔咽喉发痒、灼热,麻木,嘴唇、舌体肿胀,继而味觉消失,声音嘶哑,张口困难,舌因肿胀而运动失灵,不能言语,大量流涎,口腔黏膜糜烂,全身症状可有发热头昏,神志慌神疲,四肢发麻,重者心呼吸困难,甚至呼吸停止	口服中毒者忌用吐法。可用鸡蛋清6~8个,甜醋400毫升,蜜糖60克,冷水1碗,调服之。或用生姜捣烂取汁,每2~3小时1次,每次服5~10毫升;或用干姜30~60克,水煎,加红糖适量调服。若呼吸困难、神志昏蒙者,可用苏合香丸3克,姜汁送服	生南星引起的后遗症,主要是智力迟钝、语言障碍。阴虚燥痰及孕妇忌服

续表

药名	别名	常用量	中毒症状	毒性防治	备考
半夏	地文、水玉、守田、示姑、和姑、蝎子草、老黄嘴、老鸹头、老鸹尚头、老鸹眼、生鸹头、麻芋果、三步跳、天落星、麻草子、老鸹瓜蒜、地雷公、裂刀莱、地巴豆、泛石子、三叶老	生半夏入药内服需久煎，并配生姜、干姜或炙甘草，用量以少量开始。制半夏每次3～9克，每天煎服，1～2次	初期见口、舌、咽喉灼痛肿大，声音嘶哑，吞咽困难，言语不清，味觉丧失，流涎，恶心呕吐，胸部闷压感，腹痛、心悸，面色苍白，脉弱无力。严重者，喉头痉挛，呼吸中枢麻痹，血压不升，甚至死亡	白矾末10克，生姜自然汁5毫升，调匀，一次服下。醋30～60克，加姜汁5毫升，一次内服。防风60克，绿豆30克，甘草15克，水煎激服各半。绿豆衣15克，一花30克，连翘30克，生姜15克，甘草9克，水煎2饮合在一起，服一半，4小时一次	一切血虚及阴虚燥咳、津伤口渴者忌服
黄药子	黄独、香芋、黄狗头、零余薯、木药子、大苦、土卵、金钱吊虾蟆、金丝吊蛋、土首乌、铁秤砣毛卵陀、雷公薯、山慈菇、黄蟆薪	煎汤内服，每次9～15克，每天1次，中毒量30～60克。每天0.9克，顿服或分服，不宜长期服用	多在服药1～2小时后发病，但病情进展缓慢。初见口、舌、咽喉有烧灼感，及头晕恶心、流涎呕吐、腹痛泄泻(泻下水样)，瞳孔缩小，6～7天后神疲乏力、食欲减退，上腹不适，继而出现巩膜黄染、皮肤黄疸、肝功能改变，黄疸、肝昏迷、呼吸困难，因心脏麻痹而死亡	口服中毒早期，宜用吐法，吐尽即用鸡蛋清5～6只，或淀粉糊、活性炭调服。生姜(取汁)30克，白米醋60克，甘草10克，水煎激服。岗梅250克，水煎分3服。绿豆汤频服。葡萄糖盐水，加能量合剂点滴。呼吸抑制时，给予呼吸兴奋剂	脾胃虚弱及肝脏疾患者慎用，连续服药2～3周患者宜定期检查肝功能

续表

药名	别名	常用量	中毒症状	毒性防治	备考
巴豆	猛子树仁、刚子、江子、老阳子、双眼龙、巴菽、毒鱼子、双眼虾、巴仁、巴果、巴米、豆贡、八百力、巴仁、芒子、大叶双眼龙、贡仔、銮豆	做丸散剂服巴豆霜一次量为0.1~0.3克，每天1~2次。内服巴豆油1/4滴，1~3小时后，即发峻泻。巴豆仁20滴（1克）可致死。巴豆仁致死量15~20粒	皮肤接触巴豆油，出现急性皮炎，脓疱状皮疹，有烧灼感；入眼可致结膜、角膜发炎而肿痛流泪；口服喉咙肿痛、恶心、呕吐、眩晕、腹绞痛，30分钟至3小时即排出水样大便，里急后重，血便，剧烈吐泻引起脱水、脉搏细弱、体温下降、皮肤湿冷、血尿或尿闭，严重者可因循环衰竭而死亡	轻症中毒：用冷水500毫升灌服，可反复使用；大豆500克煮熟叶或根捣汁，每服100毫升；芭蕉叶或根捣汁，花生油100~200克内服。板蓝根120克水煎服。石菖蒲15克，苦参12克，加水煎，每4小时服1剂。生绿豆100克，黄柏10克，甘草10克，水煎频服。皮肤红肿灼痛者，用黄连煎红水外擦。角膜发炎时，用5%黄连汤洗眼	无寒实积滞者、体弱和孕妇忌服，不能与牵牛子同用。巴豆内服需去油。或制成霜。巴豆需去霜。巴蜡丸吞服

续表

药名	别名	常用量	中毒症状	毒性防治	备考
杏仁	杏核仁、杏子、木落子、苦杏仁、杏梅仁	成人用量为每次3~9克，每天1~2次，宜煎服，不宜作散剂。煎煮后毒素被破坏	中毒多在服后1小时（快者30分钟）出现症状。轻度者头痛、眩晕、口内苦涩，流涎，4~6小时后，上述症状可消失。中度者，并有恶心、呕吐、腹泻、腹痛等。重度者，上述症状更加明显，呼吸困难，急促或呈潮式呼吸，常突然昏倒，瞳孔散大，对光反射消失，牙关紧闭。危险时，可产生阵发性痉挛或强直性痉挛，最后因呼吸中枢麻痹而死亡	中毒早期（服药4小时以内者）宜用吐法。可用1:5000高锰酸钾或3%双氧水溶液洗胃。杏树皮60克（去外表皮，留中间纤维部分）煮沸20分钟，温服。生萝卜或白菜1000~1500克，捣烂取汁，加红糖或白糖适量，调匀，频频饮服。雍菜根500克，捣烂开水冲服（去渣）。轻度中毒可静注10%~20%硫代硫酸钠2~5克。呼吸麻痹可大量肌注或静注山梗菜碱50~100毫克，静注尼可刹米，每次0.5克	阴虚咳嗽及大便溏泄者忌服。桃仁、李子仁、苹果仁、樱桃仁、枇杷仁、梅仁、中毒症状和解救方法同苦杏仁相似，可参考

续表

药名	别名	常用量	中毒症状	毒性防治	备考
白果	银杏、鸭脚子、飞蛾叶、灵眼、佛指甲、佛指柑、公孙树子、鸭掌树子	成人每次 3~9 克，每日 1 次，水煎服。约8~12粒	中毒潜伏期不等，最短 1 小时，最长达 14 小时，平均2~3 小时。初期呕吐(多不恶心)，腹痛泄泻，头昏头痛，继而发热，极度恐惧感，惊厥怪叫，肢体强直，轻微刺激即抽搐，瞳孔散大，对光反射消失。危重者神昏，呼吸困难，口唇紫绀，下肢瘫软，可死于心力衰竭。白细胞计数增高。外用可引起皮肤刺激症状，如脱皮、触痛等	洗胃、灌肠，硫酸镁或硫酸钠导泻，口服活性炭混悬液吸附毒素。静滴糖盐水。惊厥、烦躁者，给子巴比妥类药物。呼吸困难，给子呼吸兴奋剂，吸氧，人工呼吸。心衰可用毒 K0.25 毫克加糖水静滴。白果壳 30 克，水煎服。山羊血(生品)200毫升口服，每日 3 次。甘草30 克，半夏、防风各 10 克，水煎顿服	有实邪者忌服

续表

药名	别名	常用量	中毒症状	毒性防治	备考
望江南子	槐豆,野鸡子,金豆,金角子,江南豆,角儿,水爪豆,黄豇豆,风寒豆	每次内服6~10克,每天1次,水煎。若作散剂,每次1.5~3克,每天2~3次	中毒缓慢,多在服药1~3天发病。初见恶心呕吐,昏睡不醒,时间住往很长,睡眠期间常伴躁动,乱语,甚至狂笑乱闹等。肝脏肿大,谷丙转氨酶升高,个别出现黄疸,心律紊乱,窦性心动过缓,房室传导阻滞。少数患者因肝衰竭死亡	口服若已超过4小时者,可用生大黄12克,生甘草10克,急忌煎顿服。若见神昏嗜睡,可用鲜姜汁调服苏合香丸。若昏睡狂躁,四肢抽搐,舌红苔黄,脉弦滑者,可水调紫雪丹3克内服	
牵牛子	黑牵牛,白牵牛,黑丑,白丑,二丑,金铃,草金铃	煎剂每次4.5~9克,每天1次;入丸散剂每次0.3~1克,每天2~3次。	初见头晕头痛,大量呕吐,剧烈的腹痛腹泻,大便混有黏液绿色水样稀便,心率快,言语障碍,突然发热,可见无痛血尿,腰部不适;重者全身热昏迷,皮肤紫绀,呼吸迫促短浅	口服中毒者,因有剧烈呕吐,不宜再用吐法,可取五倍子(研末)12克,水调温服。泻下无度者,可用甘草15克,粳米30克煮汁加赤石脂末30克,送服,每天2剂。尿血用三七(冲)6克,甘草15克,生地30克,犀角(先	孕妇及胃弱气虚者忌服

续表

药名	别名	常用量	中毒症状	毒性防治	备考
艾叶	艾蒿、冰台、艾蒿、医草、黄草、炙草、蕲艾、家艾、甜艾、草蓬、艾蓬、狼尾蒿子、香艾、野莲头	内服煎汤3~9克,(或入丸散,捣汁用)每天1次,每次不宜超过12克。艾叶油每天用量0.3毫升,分3次服	多在服药1~4小时后出现症状。初见咽喉干渴,继而腹痛、恶心、呕吐,头晕耳鸣,四肢震颤,甚则全身痉挛、意识模糊、抽搐、肌肉弛缓、遗忘、幻觉、黄疸、肝功能异常,孕妇可致子宫出血引起中毒。慢性中毒则感觉过敏,四肢麻痹,共济失调,癫痫样痉挛	(煎)9克,水煎冷服,每天2剂。也可服五苓散、六一散 中毒早期(服药4小时内)先饮牛奶或蛋清,以指催吐,再饮蛋清、牛奶。抽搐用牛黄0.6克,冲服。昏迷抽搐,用紫雪丹1.5克(或安宫牛黄丸1丸)送服,或乙醚吸入,或巴比妥类药物内服或肌注。中毒性肝炎时用茵陈、板蓝根各30克,山栀、龙胆草、甘草各9克,车前子(布包)15克,水煎服,或静滴糖水加保肝药物	阴虚血热者慎用

续表

药名	别名	常用量	中毒症状	毒性防治	备考
附子	附片、附块、黑附子	内服,煎汤每次3～15克,每天1次。如病情需要增加剂量,也应由少到多逐渐增加,并应久煎为宜	急性中毒表现为麻、颤、乱、竭四大特征。麻即麻木,多于服药半小时内先见舌麻、口麻、面麻,最后全身麻木。颤即颤抖、唇舌肢体颤动。言语不清。乱即心乱,心乱胸闷,烦躁不安,甚则抽搐,心律紊乱、脉微,血压下降。竭为衰竭,表现为下肢麻木、肢冷,神昏;慢性中毒中表现为下肢麻木、小便不利,甚至尿痛、视力模糊等	中毒早期(4～6小时之内),可即用肉桂3～6克,泡水口服,服后可呕吐。用生姜汁3～4匙口服,或以绿豆30克,煎水内服。除生草15克,煎水内服,甘草、生姜外,干姜、肉桂、屋角、黄连、防风、黑豆、绿豆等均有一定解毒作用。心律失常可用苦参、人参,黄芪等均有一定解毒30克,水煎服。西医治疗在早期可洗胃、导泻,大量静脉输液,给予维生素B、C。神昏、呼吸困难,可给予5%碳酸氢钠肌注。心律失常可用阿托品,利多卡因	阴虚阳盛、真热假寒及孕妇均禁服

· 578 ·

表3 抗癌中药毒性一览表

续表

药名	别名	常用量	中毒症状	毒性防治	备考
细辛	小辛、细草、少辛、独叶草、金盆草、山人参、万病草、细参、烟袋锅花	常用量2～5克,每天1次,水煎服。丸散剂则每次0.5～1克,每天1～2次	中毒多在服药1～2小时(快者30分钟)发病。出现头痛,呕吐,出汗,呼吸迫促,烦躁不安,口渴面赤,颈项强直,瞳孔散大,毛发竖立,体温、血压上升,全身震颤,肌肉紧张,牙关紧闭,角弓反张,意识不清,四肢抽搐,狂躁,无规则的不自主运动,眼球突出,最后因呼吸麻痹而死亡	轻度中毒用绿豆250克,用少许,水煎至5碗频服。用盐少许,厚朴、石菖蒲、芒硝(冲)各9克,大黄15克,水煎服,4小时1次,以导泻各。呼吸困难用茶叶、半边莲各15克,甘草9克,水煎每小时服1次。痉挛,狂躁者可静注戊巴比妥钠0.3～0.5克,日2～3次	气虚多汗,血虚或阴虚阳亢头痛,阴虚咳喘或痰热者均忌用

续表

药名	别名	常 用 量	中 毒 症 状	毒 性 防 治	备 考
瓜蒂	甜瓜蒂、苦丁香、瓜丁、甜瓜把	煎剂每次 3～6 克,每天 1 次;散剂每次 0.6～1.5 克,每天 2～3 次,鼻腔吹入,吸入 0.1 克,90 分钟内分 3 次用完,小儿酌减	中毒多在服药后 30 分钟左右发病,头晕眼花,上腹不适,胃脘灼痛,呕吐频繁,吐出物带血或胆汁,腹泻样便,脱水后见烦躁口渴,脉细弱,血压下降,呼吸困难,唇爪紫绀,甚至昏迷抽搐,四肢厥冷,心律失常,呼吸中枢麻痹而死亡	呕吐不止,可喝冷稀粥,生姜汁 5 毫升,开水冲服。剧烈呕吐者,取麝香 0.03～0.06 克冲服,或半夏 9 克,甘草 6 克,水煎服。呼吸困难,昏迷不醒,也可冲服麝香,或生姜捣烂布包蒸后擦胸背。中毒严重者用高丽参 10 克,干姜 20 克,炙甘草 20 克,肉桂 6 克,水煎服。西药可用阿托品,尼可刹米,并可吸氧	体虚、失血、上焦无实邪者忌服

续表

药名	别名	常用量	中毒症状	毒性防治	备考
苍耳子	莫耳实、牛虱子、胡寝子、苍郎种、棉螳螂、苍子、胡苍子、饿虱子、苍棵子、苍耳蒺藜	煎剂每次 3～9 克，每天 1 次，或入丸散剂。外用适量	中毒多在服药 1～3 天后发病，吃生苍耳子者则较快，往往干吃后4～8 小时发病，初见懒动纳呆、头晕、头痛、恶心、呕吐、便秘或腹泻、腹痛，精神萎靡，继而出现肝大、嗜睡或烦躁不安、发烧、胃肠出血，严重者昏迷、抽搐、休克，尿闭，心肾衰竭	中毒早期，宜用吐法，吐后即用牛奶或豆浆 500 毫升温服。服药超过 4 小时，应口服芒硝导泻。轻度中毒者，可喝糖水或二花甘草绿豆汤，或板蓝根 120 克。有胃肠出血者，可用甘草炭各 30 克，远志、血余炭各 9 克，三七粉（冲）1.5 克，沙参 15 克，水煎服。昏迷、休克可用硝酸土的宁皮下注射，抽搐者禁用	血虚之头痛、痹痛忌服

药名	别名	常用量	中毒症状	毒性防治	备考
龙葵	苦菜、苦葵、老鸦眼睛草、天茄子、天泡草、七粒扣、乌疔草、黑星星、野茄子、惹子草、野归菜、野海椒、龙葵草、山海椒、龙眼草、耳坠菜	常用量 15～30克,中毒量 45～60克	恶心、呕吐、腹痛、腹泻(常因剧烈吐泻而失水,造成休克状态)、血压下降,酸碱平衡失调,头晕,头痛等。严重的体温升高,抽搐,呼吸困难,也可出现肠原性紫绀症,最后以心衰,呼吸麻痹而死亡	给予 1:5000 高锰酸钾液或0.5%的鞣酸溶液洗胃,然后服活性炭。剧烈呕吐腹痛时,皮下或肌注阿托品。肠源性紫绀用 1%美兰注射液静注。还可对症用呼吸中枢兴奋剂、输氧等,严重脱水及血压下降可给予补充液体和升压药	
秋水仙	雅蒜、天葱、水仙、金盏银台、俪兰、女史花、姚女儿	常用量 6～9克。水仙碱的致死量约为 20～30毫克	中毒症状可参考山慈菇	用 1:4000 高锰酸钾溶液洗胃,内服鞣酸蛋白。大量输液,必要时给氧或人工呼吸。给予呼吸兴奋剂,其他解毒方法可参考山慈菇	内服慎重。多捣烂外用。

续表

药名	别名	常用量	中毒症状	毒性防治	备考
长春花	雁来红、日日新、四时春、三万花	常用量 6～15克,中毒量15～30克	中毒发生在服药后 3～6 小时,可见食欲下降、恶心、腹泻、腹痛、口腔炎、指(趾)头麻木、四肢疼、肌颤、腱反射消失,少数可有头痛、精神抑郁、脱发、失眠、低血压、白细胞和血小板下降	早期用 0.5% 鞣酸溶液洗胃,静滴糖盐水加能量合剂,口服维生素 C、B₁、B₆、胱氨酸等。胃肠道反应时,服香砂六君子汤、香砂养胃丸;甘草 15 克、绿豆 30 克,水煎服。血象下降可用鸡血藤 60 克、黄芪 15 克、当归、益母草各 9 克,水煎服	
喜树	旱莲、水栗、水桐树、天梓树、千张树、旱莲子、野芭蕉、水漠子、南京梧桐	常用量 9～15克(根皮),3～9克(果实),中毒量15～45克	恶心、呕吐、食欲下降、膀胱炎、尿痛、腹胀、白血球下降,大量腹泻、呼吸困难、昏迷,最后呼吸中枢麻痹而死亡	早期应洗胃,静滴糖盐水或肌注阿托品和呼吸兴奋剂。用黄柏、枳壳、甘草各 9 克、藿香 12 克,水煎服	果的作用和较根皮的毒性均大的大

续表

药名	别名	常用量	中毒症状	毒性防治	备考
丁哥王	小叶金腰带、指皮麻、九信菜、山黄皮、千年矮、铁骨伞、狗颈树、石冷皮等	常用量15克，中毒量30~45克，宜久煎服	恶心、呕吐、大量腹泻、腹痛等	吃冷白粥，大量饮浓茶、盐水。桂皮3克研末，冲服；或甘草、防风各6克，水煎服，也可先洗胃，必要时补液	孕妇忌服
七叶一枝花	草河车、重楼、蚤休、拳参、三层草、白河车、七层塔、白甘遂等	常用量3~9克，中毒量30~60克	恶心、呕吐、头晕、头痛、眼花。严重的引起痉挛。潜伏期约1~3小时	高锰酸钾水洗胃，口服硫酸镁导泻、氯丙嗪、阿托品肌注止痉镇吐。甘草15克先煎，后与白米醋、生姜汁各60克混合嗽服各半	体虚、无实火热者、阴证外疡及孕妇忌服

续表

药名	别名	常用量	中毒症状	毒性防治	备考
羊踯躅	闹羊花、八厘麻、老虎花、石棠花、水兰花、一杯醉、阿头晕花、坐山虎、影山黄、玉支、羊不食草、黄株、黄标、搜山虎、黄杜鹃、南天竺草等	羊踯躅花用量为每次 0.3~0.6 克,入丸散剂一天为每次 1~2 次;干果为每次 0.3~0.9 克,作煎剂或入丸散剂均可,每天 1~2 次,小儿酌减	中毒多在服药后 30 分钟~1 小时发病。初见恶心呕吐、头昏、流涎,或则口唇干燥,肤煤红,呃咳频频。继而发热,肠鸣腹泻,步态蹒跚,出冷汗,瞳孔散大,对光反射迟钝,心跳先慢后快,心律不齐,脉促后言乱语,狂躁乱舞,胡言乱结,谵呼吸气促,唇甲发绀,神志模糊。严重者,昏迷抽搐,血压下降,小便失禁,脉大而虚,呼吸浅短	服药 4 小时内者,可服黄糖水探吐,吐尽后,以鸡蛋清 5~6 只,黄糖 60 克,米醋三匙开水 500 毫升调冲服,用绿豆衣 90 克,二花 30 克,栀子,甘草各 15 克,水煎服。或用灵磁石、绿豆衣各 15 克,二花、黑豆、茯神、甘草各 12 克,灯心 1.5 克煎服,朱砂少许(1~1.5 克)冲服。若昏迷狂乱可服安宫牛黄丸 1 丸,梨汁 1 碗送服,也可用紫雪丹 1.5 克代之	体弱及气血虚弱者忌服。常人也不可多服、久服。

药名	别名	常用量	中毒症状	毒性防治	备考
白头翁	野丈人、胡王使者、白头公	常用量 3～15克，中毒量 30～45克	内服中毒后，口腔灼热，随后肿胀、咀嚼困难、剧烈腹痛，腹泻，排出黑色腐臭粪便，有时带血，脉缓、呼吸困难，瞳孔散大；严重的，十余小时死亡。外用中毒后，接触的皮肤、黏膜可以发生肿胀、疼痛	早期可用 1∶2000 高锰酸钾溶液洗胃，然后服蛋清、冷面糊。腹痛用阿托品。甘草 15 克、绿豆 60 克，水煎 2 次，每 1 小时服 1 次，2 次服完，连服 3～4 剂。剧烈腹痛腹泻，用焦地榆 15 克、盐黄柏 9 克、粟壳 6 克、炙甘草 9 克，水煎 2 次，早晚分服。皮肤中毒可用清水、硼酸水或鞣酸溶液洗涤	虚寒泻痢忌服

表3 抗癌中药毒性一览表

续表

药名	别名	常用量	中毒症状	毒性防治	备考
石龙芮	苦堇、水堇、彭根、鬼见愁、清香草、胡椒菜、姜苔、小水杨梅、鸡脚爬草	外用适量,捣汁或煎膏涂。内服煎汤3~9克	内服中毒后,口腔灼热,随咀嚼困难,随后肿胀,剧烈腹痛,腹泻,排出黑色腐臭粪便,有时带血,瞳孔散大,十余小时死亡。外用中毒后,接触的皮肤、粘膜可以发生肿胀、疼痛	早期可用1:2000高锰酸钾溶液洗胃,然后服蛋清、冷面糊。腹痛用阿托品。甘草15克,绿豆60克,水煎2次,每1小时服1次,2次服完,连服3~4剂。剧烈腹痛腹泻,用焦地榆15克,盐黄柏9克,栗壳6克,炙甘草9克,水煎2次,早晚分服。皮肤中毒可用清水、硼酸水或鞣酸溶液洗涤	气虚血弱,无风寒湿邪者忌服。白头翁、石龙芮、威灵仙均含白头翁素和白头翁醇
威灵仙	能消、九草阶、风车、鲜须苗、黑骨头、七寸风、牛闲草、牛杆草、老虎须、辣椒藤、黑须公等	内服,水煎6~9克;浸酒或入丸散。外用,敷患处(捣)适量			

药名	别名	常用量	中毒症状	毒性防治	备考
半边莲	急解索、蛇利草、细米草、鱼尾花、金菊草、吹金鸡舌、蛇啄草、呼血草、腹水草、奶顺风旗、单片莲、箭豆草、奶儿草、猪积草	内服，煎汤15~30克	流涎、恶心、呕吐、头痛、腹泻、血压上升、脉搏先慢后快、精神混乱、肌肉颤搐、呼吸困难、瞳孔散大。严重者，血压下降、昏睡、陣发性痉挛、惊厥，最后因呼吸麻痹及心脏麻痹而死亡	用1：4000高锰酸钾水或2%鞣酸洗胃，饮服甜桔梗水煎液，或服用黄豆120克，或甘草250克水煎，或生姜榨汁适量服用。惊厥者可肌注本巴比妥钠静脉输液0.1克/次，必要时输氧及人工呼吸	虚证忌服
商陆	荡根、夜呼、当陆、白昌、章柳根、见肿消、山萝卜、水萝卜、白母鸡、长不老、春牛头、下山虎、牛大黄、野萝卜、狗头三七等	内服，煎汤3~9克，每天1次，宜久煎2小时左右。超过此量，往往发生中毒症状。外用适量，若作丸剂，应反复蒸晒，以减其毒	服药30分钟~3小时发病。初见恶心呕吐、吐血、腹痛、腹泻、便血，继而发热、呼吸急促、心率增快、血压升高、尿少或失禁、眩晕或头痛、言语不清，甚则手足乱动、站立不稳、神智模糊。严重者昏迷抽搐，瞳孔散大，对光反射消失、血压下降，呼吸衰竭；最后可因心跳或呼吸衰竭死亡	中毒早期以食醋探吐及含漱，鸡蛋清或米糊饮之，多饮浓茶、绿豆汤，静滴糖盐水，或1%亚甲兰、维生素C。石菖蒲、黄柏、川楝子各9克，元胡12克，水煎服。腹痛、泄泻、发热用防风、甘草各15克，绿豆（焗）60克，肉桂（焗）3克，煎水顿服。神昏用安宫牛黄丸。	脾虚水肿、胃气虚弱及孕妇忌服

续表

药名	别名	常用量	中毒症状	毒性防治	备考
甘遂	主田、肿手花、化骨丹、重泽、甘泽、苦泽、鬼丑、陵泽、猫儿眼、萱根子、陵藁、甘藁等	内服常用量1.5～3克,中毒量9～15克。外用研末调用适量	服药30分钟～2小时后出现腹痛、腹泻、里急后重、恶心、大量呕吐、头晕、头痛、心悸、血压下降、脱水、呼吸困难、脉搏细弱、体温下降、谵语、发绀,最后发生呼吸或循环衰竭而死亡	温开水洗胃、硫酸镁导泻或高位灌肠,静滴糖盐水。腹痛剧烈时肌注吗啡,佐以阿托品,必要时输氧、输血、人工呼吸、心脏按摩。服冷灰水、蛋清。大青叶30克,黑豆15克,水煎服。下利不止用人参、黄连各6克,水煎服	气虚、阴伤、脾胃衰弱者及孕妇忌服,年老者慎服
芫花	头痛花、闹鱼花、棉花条、九龙花、浮胀草、米花、老鼠花、赖头花、野丁香花、大龙花、金腰带、癞头花等	内服常用量1～3克,中毒量6～30克	恶心、呕吐、剧烈腹痛、腹泻、头晕、头痛、脱水、出血性下痢、肌肉痉挛、昏迷等	洗胃、导泻,口服鞣酸蛋白、阿拉伯胶粉,静滴糖盐水。吃冻冷粥、饮冷浓茶、白及研末冲服。黄连、山栀各9克,甘草15克,黄豆30克,水煎服	体质虚弱及孕妇忌服

续表

药名	别名	常用量	中毒症状	毒性防治	备考
京大戟	大戟，下马仙，将军草，震天雷，膨胀草，天平一枝香，龙虎草等	内服常用量1.5～3克，中毒量9～15克	服药1～3小时后出现咽喉部肿胀、充血，剧烈呕吐、腹痛，吐出物带血，腹泻、心悸，血压下降。严重时，出现虚脱、眩晕、昏迷、痉挛，瞳孔散大，最后因呼吸麻痹而死亡	洗胃，静滴糖盐水，呼吸抑制时运用呼吸兴奋剂。甜桔梗30克，水煎服。石菖蒲30克，黑豆15克，水煎1次顿服。芦根120克，白茅根30克，二花15克，水煎服	虚寒阴水及孕妇忌服。体弱者慎用
狼毒	续毒，绵大戟，山萝卜，断肠草，川狼毒，一把香，红火柴头花，红狼毒，月腺大戟等	内服用量0.9～2.4克，中毒量6～15克。因种类多，用量不等，以少为妙，不效渐增量	口腔及咽喉肿痛，并出现恶心、呕吐，腹部绞痛，腹泻，血压下降，烦躁。严重时，精神失常，眩晕，举步不稳，痉挛等	服药在8小时以内，可用1:4000高锰酸钾水洗胃，洗完后服活性炭末，静滴糖盐水加维生素C。腹泻严重服黄连素片。板蓝根30克，黑豆50粒，水煎服。白薇6克或绿豆30克，三棵针15克，水煎服	内服宜慎。体弱者及孕妇忌服

· 590 ·

表 3 抗癌中药毒性一览表

续表

药名	别名	常用量	中毒症状	毒性防治	备考
泽漆	猫眼睛草、五朵云、铁骨伞、五点草、五凤草、乳浆草、绿叶绿花草、白种乳草	内服常用量 1.5～9 克，中毒量 15～45 克。外用适量	剧烈腹痛、峻泻、恶心、呕吐、头晕、头痛、烦躁不安、严重脱水成休克状态。中毒潜伏期 1～3 小时，血压下降	洗胃，服活性炭末、蛋清汤或冷面汤灌服。大青叶、生绿豆、黑豆各 30 克，甘草 15 克，煎服。腹痛剧烈肌注元胡针。对症选用镇静或兴奋药	气血虚者禁用
干漆	漆渣、土漆、块漆底、漆脚、山漆	内服 2.4～6 克，中毒量 15～24 克	浮肿以颜面、手背、小腿等处最为严重。个别病人皮肤起水泡、瘀斑、遗烂等症状，多为过敏反应	局部用 3% 硼酸水湿敷。选用抗过敏药物，苯海拉明、非那根等，服用止痒片。蟹 15 克，水煎服，也可外洗患处。甘草 15 克、绿豆、地肤子、蛇床子、苦参、知母各 9 克，水煎服	对漆过敏者、孕妇及体虚无痰者均忌用

续表

药名	别名	常用量	中毒症状	毒性防治	备考
山豆根	山大豆根、黄结、苦豆根、广豆根、北豆根	常用量9～15克,中毒量30～90克	服药后约1～3小时出现恶心,呕吐,腹痛,腹泻,面色苍白,昏迷等	用1：4000的高锰酸钾溶液洗胃,然后服活性炭末20克。大量输液,促毒物排出。昏迷时给予氯酯醒或回苏灵肌注。	脾胃虚寒泄泻者忌服
鸦胆子	苦参子、老鸦胆、苦榛子、解苦楝、小苦楝、鸭胆子、鸭蛋子、鸦蛋子	常用量每次5～20粒,1日3次,用龙眼肉或胶囊装服	恶心,呕吐,腹泻,便血,胃肠道充血,出血,肝脏脂肪变性及充血,肾脏充血及变性,头昏,全身无力,呼吸慢或困难,尿量减少,体温增高,眼结膜充血,四肢麻木或瘫痪,昏迷,抽搐等	甘草9克,水煎即服,然后吃红糖和冷面粥或稀饭。芦根60克,绿豆30克,二花15克,葛根,甘草各9克,水煎服。并可洗胃,导泻,内服蛋清,牛奶,活性炭。静滴葡萄糖水加维生素C	脾胃虚弱,呕吐者忌服
芦荟	奴会、奴荟、讷会、象胆、劳伟	常用量1.5～4.5克,中毒量9～15克	服用过量,可引起恶心,呕吐,出血性胃炎,腹痛,严重腹泻,里急后重,血便,流产,肾炎等	大量饮服浓糖茶。党参、白术、云苓、陈皮、半夏各9克,地榆炭15克,木香6克,砂仁,甘草各3克,水煎服	孕妇忌服

续表

药名	别名	常用量	中毒症状	毒性防治	备考
大黄	川军、将军、西吉、黄良、火参、肤如、锦纹大黄	常用量：煎汤3～12克，或入丸散。外用适量	恶心、呕吐、腹痛、盆腔充血，严重腹泻。常因失水过多产生虚脱、休克、昏迷等症状	茶叶15克，红糖适量，煎汤频服。干姜、生地榆各9克，红糖适量，煎汤服。腹痛剧烈时，白芍15克、台乌、黄连、元胡、藿香各9克，甘草6克，木香3克，水煎服	表证未罢、血虚气弱、脾胃虚寒、无实热、积滞、瘀结及孕妇慎用
虎杖	活血丹、活血龙、苦杖、阴阳莲、山茄子、九龙根	常用量：煎汤9～30克内服，浸酒或入丸散。外用适量			
千金子	续随子、联步、滩板数、千两金、菩萨豆、拒冬、打鼓子、一把伞、小巴豆、看园老	常用量1.5～3克，中毒量9～15克	多在服药1～3小时发病，剧烈呕吐、腹痛、腹泻、头痛、头晕、烦躁不安、体温升高、出汗、心悸、血压下降；严重时，电解质紊乱，呼吸循环衰竭	洗胃，服活性炭、牛奶、蛋清，用芒硝或硫酸镁导泻，静滴糖盐水。板蓝根30克，生绿豆30克，黄豆15克，水煎服。呼吸或心力衰竭时，给予吸中枢兴奋剂及洋地黄制剂	中气不足、大便溏泄及孕妇忌服

续表

药名	别名	常用量	中毒症状	毒性防治	备考
百部	百部草、百部根、百条根、闹虱药、野天门冬、百奶、九虫药、一窝虎、牛虱药	内服煎汤 3~9 克。外用适量	恶心、呕吐、头昏、头痛、面色苍白、呼吸困难；严重时，因呼吸中枢麻痹而死亡。	洗胃，导泻，大量补液以补充液体稀释毒素，给予呼吸中枢兴奋剂。半边连 15 克，水煎，立即服。生姜 60 克榨汁，和白米醋 60 克，共饮服	热嗽，水亏火炎者禁用
延胡索	元胡、元胡索、玄胡、玄胡索、延胡	内服常用量 4.5 克~15 克，中毒量 60~120 克	服药后 1~4 小时出现头昏、面色苍白、血压下降、脉搏弱、心跳弱而无力等	中毒早期以 1:2000 高锰酸钾或 1%~2% 鞣酸溶液洗胃。再口服硫酸镁 20 克导泻。血压下降选用恢压敏、多巴胺等	孕妇忌服

药名	别名	常用量	中毒症状	毒性防治	备考
木通	王翁、丁翁、丁父、万年、万年藤、附支、通草	常用量3～6克。有认为9～15克,中毒量60~90克	服药后3～6小时发病。出现恶心、呕吐、上腹不适、头痛、胸闷、食欲减退、腹胀、腹痛,继之有腹泻。重症出现尿频、尿急、面部浮肿,逐渐全身浮肿、尿少、神志不清,肾表死亡	中毒病变进展缓慢,往往迁延1个月左右,肾功能始渐严重。因此,应注意早期治疗,一般对症治疗。首先应限制液体输入量,以防脑及肺水肿,可用乳酸钠纠正酸中毒,尿少属气虚者,用生黄芪45克、肉桂(焗)6克、黄柏10克,水煎加蜜糖60克温服	内无湿热、津亏、气弱、精滑、溲频及孕妇忌服。肝肾功能损害者不用

药名	别名	常用量	中毒症状	毒性防治	备考
茵陈蒿	绵茵陈、臭蒿、绒蒿、野兰蒿、马先、茵陈蒿、细叶青蒿、安吕草、婆婆蒿、白蒿、猴子毛	常用量：煎汤9～15克，每天1次。中毒可因药量大，但与品种不同也有关	发病缓慢（多在服药3～4天后发病），初见头晕气短、乏力胸闷，心率慢，呼吸快，继而烦躁不安，甚至神志不清；严重者可昏迷、四肢抽搐，呼吸不规则，口唇四肢发绀。有的可出现阿－斯综合征，表现为初时心跳加快、节律混乱，继而心跳骤停，脉搏消失，昏厥抽搐，唇指紫绀，瞳孔散大	头晕气短，心悸胸闷属气阴两亏者，用西洋参10克，龙眼肉20克，水煎服；重者每天2剂。若呼吸微弱神志不规则，神志昏迷者，用苏合香丸或至宝丹。若全身冷汗、血压偏低，脉结代者，可用熟附片10克，高丽参（另炖）12克，生姜15克，大枣12枚，水煎，徐徐服之	非因湿热引起的发黄忌服

续表

药名	别名	常用量	中毒症状	毒性防治	备考
斑蝥、红娘子、青娘子	斑猫、龙尾、鳖蝥、斑蚝、龙蚝、晏青、斑菌、腃发、龙苗、羊米虫、龙虎斑毛、老虎斑毛、花斑毛、花壳虫、小豆虫、花罗虫、屁尾虫、青娘子、章瓦	斑蝥有剧毒，内服每次0.03~0.06克，红、青娘子，内服每次0.15~0.3克，均炒炙研末，作丸散剂服，每天1剂。小儿用量酌减。外用适量。	服药后30秒~4分钟内发病。表现为消化道及生殖、血液系统的损害，泌尿道初见口咽灼烧感，呕吐带血，胸闷腹下腹痛，继而腹部绞痛，尿少尿频、排尿困难、血尿，男子阴茎勃起，女子流产、子宫出血，外周血象增高，高烧，血压升高，严重者肢体厥冷、全身麻木，谵语痉挛，大汗，气促，脉弱、心肌损害，血压下降，急性肾衰或全身衰竭死亡。	口服中毒者，用活性炭混悬液洗胃，硫酸镁导泻，然后氧化镁每次10~15毫升。赤石脂末30克，蛋清5~10只，冷开水调服。轻度中毒用绿茶60克，甘草15克，黑豆30克，或黄连10克，焗服，或煎顿服。或玉簪根20克，捣汁服或百部、高葱白各30克，水煎服。惊厥给予镇静剂以纠正烧、冬眠灵。静滴乳剂末巴比妥钠。补液以纠正酸脱水。中毒。	斑蝥中毒，忌用香油，以免毒素吸收加重。红娘子、青娘子中毒均可参照斑蝥中毒的症状和治疗方法。体弱、孕妇忌服

药名	别名	常用量	中毒症状	毒性防治	备考
蟾酥	蟾蜍眉脂、蟾蜍眉酥、癞蛤蟆浆、蛤蟆酥、蛤蟆浆	成人内服每次0.015～0.03克，每天1次	服药30分钟～1小时，即有顽固的恶心、呕吐，吐出物为胃内容物，后见黑绿色（为血、胃酸及胆汁混合物），腹疼、腹泻，体力不支，头晕，同时有心悸、胸闷，口唇及四肢麻木、心动过缓伴有心律不齐等。严重者口唇青紫、抽搐，最后循环、呼吸衰竭而死亡	蟾酥入目，可用紫草汁冲洗或滴眼。轻度中毒，用生甘草适量，咀嚼吞汁，再用鲜生姜汁1匙、黄精适量冲水服。频频呕吐、腹痛腹泻、脉迟者，用藿香正气丸2瓶，理中丸1丸，1次服下。若昏睡烦躁、面青、口鼻气冷，冷汗淋沥迟者，苏合香丸1丸，水化灌之。西药物可洗胃、灌肠，对症药物处理	孕妇忌服。蟾酥外用时注意不可入目
蟾蜍	蟾蜍蛛、蚵蚾、癞虾蟆、石蚌、癞格宝、癞蛤蟆、癞巴子、癞蛤蟆、蛤蟆虫、蚧蛤蟆、蚧巴子	煎汤，每天1只。散剂，每次1～3克。每天2～3次。小儿酌减			
全蝎	虿、虿尾虫、全虫、杜伯、蛜、主簿虫、蛜蜽、茯背虫、蝎子	内服常用量3～9克。中毒量30～60克。也有认为常用量2.4～4.5克，蝎尾0.9～1.5克	服药1～4小时后，出现头痛、头昏，血压升高，且有溶血作用，严重时，患者血压突然下降，呼吸困难，昏迷，发抖，最后多因呼吸中枢麻痹而死亡	玄明粉18克，冲服导泻。二花30克，土茯苓15克，绿豆15克，半边莲9克，甘草9克，水煎服。五灵脂、生蒲黄各9克，雄黄3克，共研末，分3次以醋冲服	血虚生风者忌用

续表

药名	别名	常用量	中毒症状	毒性防治	备考
蜈蚣	天龙、百脚、吴公、蝍蛆、百足虫、千足虫、金头蜈蚣、嗷高姆	内服常用量1~3条或1.5~4.5克,中毒量15~30克	服药30分钟~4小时后,出现恶心、呕吐、腹痛、腹泻、全身无力、不省人事、心跳及脉搏缓慢、呼吸困难、体温下降、血压下降	茶叶适量,泡水频服。凤尾草120克,二花90克,甘草60克,水煎服。速冲制马钱子末0.6克,以对抗毒素,3小时后重复1次。心率慢用人参、五味,甘草各9克,附子12克,水煎服	孕妇忌服
地龙	蚯蚓、丘蚓、曲蟮、土龙、虫蟮、坚蚕、土螾、引无等	内服常用量9~15克,中毒量60~120克	服药3~6小时后发病。出现头痛,血压先升高以后突然降低,腹痛,胃肠道有时有出血现象、心悸、心慌,呼吸困难等	中毒后,立即服盐水一杯。葱三根,甘草15克,水煎服	脾胃素弱者慎用

药名	别名	常用量	中毒症状	毒性防治	备考
水蛭	水麻贴、肉钻子、沙塔干、蚂蟥、马鳖、至掌、蚂蚬、红蜓、马蜞、马蛭	内服常用量1.5~4.5克，中毒量15~30克	服药1~4小时后，出现恶心、呕吐、子宫出血。严重时，能够引起胃、肠出血，剧烈腹痛、血尿、昏迷等症	绿豆15克，甘草30克，水煎服。剧烈腹痛时，可服云南白药0.9克，一日3次。子宫出血时，肌注牛西西针2毫升，一日2次。昏迷休克时，用万年青9克、半边莲6克，水煎服	体弱血虚、无瘀血停聚及孕妇忌服
猪靥	猪气子、猪甲状腺	猪甲状腺粉常用量90~160毫克/日。初用量宜小，为一般用量的1/4~1/5（约18~40毫克/日），渐增量至常用量	服药10~24小时发病。初见头晕头痛、心悸多汗、手指震颤、皮肤瘙痒、全身酸痛、腹部隐痛、烦躁不安、失眠多梦、发热恶寒、脉搏增快而不规则、脉压增大、视物模糊、讲话不清。重者可见嗜睡、心力衰竭、肌肉震颤，甚至全身痉挛、心电图可见心室性心动过速，左心室电压增高，多属代偿性改变	口服中毒者，用生萝卜1000克，捣烂取汁频饮。也可用干萝卜500克，山楂250克，水煎服。嗜睡、神志模糊，可服安宫牛黄丸1丸，萝卜汁送服	牛蒡中毒同参考猪靥中毒的症状和治疗方法

续表

药名	别名	常用量	中毒症状	毒性防治	备考
青鱼胆	鲭胆	内服常用量 1.5～2.4 克。外用适量点眼或涂敷	服药 5～12 小时（快者 30 分钟）发病。出现呕吐，多次水样腹泻，腹痛或无腹痛，并且见腹胀、黑便，胸闷烦躁、小便少，甚至无尿，呼吸迫促，口内有血性泡沫痰，四肢厥冷，血压下降，心悸，两肺满布湿罗音。严重的，因急性肾衰、急性肺水肿、中毒性肝炎、中毒性心肌炎而死亡。	催吐、洗胃及补液，静注 20%甘露醇 250 毫升，静脉缓慢注射解毒 K0.125 毫克，加氨茶碱 0.25 克，必要时改用异丙基肾上腺素 2 毫克，加 250 毫升盐水静滴。绿豆 120 克，水煎顿服。大青叶 12 克，黄柏、山栀各 6 克，芦根 30 克，土茯苓、沙参各 15 克，甘草 6 克，水煎服	血虚昏暗之目病者不宜用

续表

药名	别名	常用量	中毒症状	毒性防治	备考
白花蛇	五步蛇、蕲蛇、盘蛇、百步蛇、盘蛇、五步棋蛇、龙蛇、尖吻蝮、塞鼻蛇	内服常用量3~4.5克,中毒量24~45克	服药1~3小时后发病。出现头痛、头昏、血压升高、心慌,心悸。严重时,患者血压下降、呼吸困难、昏迷,最后多因呼吸中枢麻痹而死亡	绿豆15克,甘草30克,水煎,当茶饮。土茯苓15克,野菊花15克,半边连9克,甘草9克,水煎服。雄黄、白芷各9克,吴茱萸、贝母、威灵仙,五灵脂各12克,细辛2.4克,共研细末,每服9克,黄酒冲服	阴虚内热者忌用
硫黄	石硫黄、石留黄、昆仑黄、黄牙、黄硇砂	内服常用量0.9~3克,中毒量9~15克	头晕、头痛、全身无力、耳鸣、心悸、气短、恶心、呕吐、腹胀、腹痛、腹泻、便血、体温升高、意识模糊、瞳孔缩小、对光反应迟钝,继则出现昏迷,并可合并肺炎、肺水肿	静注1%美兰10毫升,加入50%葡萄糖水40毫升,或注入20%硫代硫酸钠40毫升。柚子树叶30克,或生绿豆粉15克,或甘草15克,黑豆30克,水煎服。必要时可吸氧,做人工呼吸,给予抗生素控制感染	阴虚火旺及孕妇忌服

药名	别名	常用量	中毒症状	毒性防治	备考
砒石	砒黄、信砒、信石、人言、信石、土信。砒石有白砒与红砒之别	砒石:内服0.01～0.03克(1天量);外用可研末撒或调敷,或入膏药贴之。砒霜:内服0.003～0.006克(1天量)外用同砒石。因其用量甚微,单用时须加赋形剂	本品毒性甚烈,入腹后1～2小时(快者15～30)分钟即可出现症状。初见咽喉有烧灼感,咽干口渴,流涎呕吐,继而出现阵发性或持续性腹痛,伴泄泻;严重者吐泻频繁,导致脱水,并使血压下降;肾脏因受损害而出现尿少,蛋白尿、血尿,眼睑面部浮肿,面色青黑;神经系统症状主要是眩晕头痛,谵妄抽搐,甚或出现气急胸闷,腹式呼吸消失等膈神经麻痹症状。	急性中毒可用1～5000高锰酸钾,或1%硫代硫酸钠,或活性炭混悬液,或温开水洗胃,再用氧化铁溶液30毫升内服(配制方法:硫酸亚铁100份,加水300份;另取氧化镁20份,加水100份,两液分别保存,临用时等量混合,每5分钟给1匙,直至呕吐,才停止给药),再给硫酸镁25克导泻。必要时可用温水或肥皂水作高位清洁灌肠。静滴葡萄糖盐水加维生素C。还可用二巯基丙醇二巯基丙磺酸钠静脉注。腹痛,腹泻时,应皮下注射吗啡(阿托品)。中药可用绿豆120克,或积雪草60克,或防己60克,大黄3克,水煎服。明矾3克,大黄克,水煎服。甘草24克,甘草15克,水煎服。	体虚、阴亏血虚及孕妇忌服
雄黄	黄金石、石黄、天阳石、鸡冠石、腰黄、雄精、明雄黄	雄黄:内服每次0.2～1.2克,每天1次,入丸散。外用适量	慢性中毒主要表现为食欲减退,疲乏无力,反应迟钝,发落视弱,头晕烦躁,四肢麻木,腿痛跛行;皮肤接触者可发生皮炎,出现各种皮疹,色素沉着,表皮角化等		

续表

药名	别名	常用量	中毒症状	毒性防治	备考
水银和水银制剂(轻粉、白降丹、红升丹、三仙丹、五色灵药、朱砂)	水银的别名:汞、铅精、流珠、灵砂汞、赤汞、至宝、姹女、活宝、白澒	水银一般只做外用,不宜内服。外用也不可久用和过量	急性中毒多因吸入汞蒸气或口服汞盐所致。口服汞盐中毒者,首先出现局部刺激症状,如口腔及咽喉剧烈烧灼痛,黏膜肿胀,出血糜烂,继而恶心呕吐,吐出物为血性黏液或咖啡样物,并有剧烈腹痛,里急后重,严重者腹痛腰痛,惊厥震颤,尿少或尿闭,血尿,浮肿,黄疸,甚或昏迷,油搐,血压下降,呼吸浅表,个别患者于中毒后4~5天死于急性肾功能衰竭。汞蒸气吸入中毒者,首先出现剧烈咳嗽,呼吸窘迫,口唇发绀等呼吸道症状,继而表现为肝肾损害症状。慢性中毒主要表	内服中毒者用5%甲醛次硫酸钠溶液洗胃。应用对抗剂:每次0.06克末,用磷酸钠0.324~0.65克,再加醋酸钠0.324克,溶于半杯温水中,每小时服1次,共4~6次。应用解毒剂:二硫基丁二酸钠、二硫基丙磺酸钠,二硫基丙醇(BAL)等。剂量:每次5毫克。第一天,每次6~8小时一次;第二天,每8~12小时一次;以后每日1~2次,7日为一疗程。心衰者给予利尿剂和强心剂。高血压者选用葡萄糖酸钙缓慢静注,然后静注碳酸氢钠。酸中毒时给予乳酸钠或碳酸氢	体弱及孕妇忌服。常人也不宜久服多服
	轻粉的别名:汞粉、水银粉、腻粉、银朱、峭粉、扫盆粉	轻粉:内服,研末,0.06~0.15克,或入丸、散。外用,研末调敷或干撒适量			

续表

药名	别名	常用量	中毒症状	毒性防治	备考
	朱砂的别名:辰砂、丹砂、赤丹、丹栗、汞砂	朱砂内服:研末,0.3～0.9克;入丸散或拌染他药同煎,并作丸药之挂衣。外用:合他药研末干撒。	现为口腔炎、震颤以及精神障碍三大特点。口腔炎是早期的症状,首见牙龈酸疼和肿胀,继之口颊黏膜溃破,牙龈出血,唾液增多,齿槽脓漏,牙齿有棕黑色汞线;震颤最先见于手指、眼睑和舌体,呈对称性、细微间有粗大动作;精神障碍主要表现为头晕失眠,记忆力减退,急躁易怒,行为怪癖	纳。中药解毒可选用绿豆汤、牛奶、鸡蛋清,五倍子末时用开口花椒30克吞下,末可从大便排出。华佗解轻粉毒方:二花、紫草、山慈菇各30克,乳香、没药各15克,水煎顿饮之,取汗即愈。慢性中毒可用浓茶顿服,或土茯苓250克,水煎冷服。10剂为一疗程	

药名	别名	常用量	中毒症状	毒性防治	备考
密陀僧	没多僧、炉底、金陀僧、银池、淡银、金炉底	内服:研末0.3～0.9克,或入丸散。外用:适量撒或调涂	急性中毒症状以消化系统和神经系统为主。病者口中有金属味,流涎呕吐,腹痛(脐旁)剧烈而无阳性体征,按之痛减,泄泻灰黑便,头痛烦躁;严重者皮肤苍白,血压下降,昏迷痉挛,还可现中毒性脑病。中毒性肝炎。慢性中毒主要表现为神经衰弱症候群及失眠多梦	口服急性中毒者,用芒硝12克,沸水500毫升,调服。鸡蛋清,牛奶适量内服。鲜萝卜1000克,取汁顿服。或白砂糖水或鸭血大量服用。或大量饮绿豆汤。或鲜乌柏120克绞汁,加地浆水1千克分4次服。万能解毒汤:香附子9克,大小血藤、青木香、广木香各15克,三七粉(冲)、冰片(冲)各0.9克,金粉豉24克,可用贯	体虚、脏腑虚寒,呕吐逆及孕妇忌服。常人也不可持续内服
铅粉	官粉、宫粉、白膏粉、鹊粉、解锡、铅粉、水粉、铅白、胡粉、锡粉、瓦粉、铅白粉、光粉、流丹、华、锡丹粉	内服:研末0.9～1.5克;或入丸散。外用:研末干撒或调敷,或熬膏贴	神经痛,表现为失眠健忘乏力,头晕头痛,病情发展时,可出现四肢麻痹无力,甚至发展为腕下垂或足下垂,个别病例可有震颤抽风,呈瘫痪样发作,或类似麻痹性痴呆的表现。或有腹痛、便秘、食欲减退、贫血貌,齿眼有铅线	众解毒汤:贯众、草薢各24克煎服。众草薢汤:贯众、草薢各15克,党参15克,鸡血藤12克,水煎服。用依地酸二钠钙针剂二巯基丁二酸钠、二巯丙磺酸、青霉胺(需做过敏试验)等驱铅治疗。急性口服中毒者可用1%硫酸钠或硫酸镁溶液内服,再以清水洗胃,大量饮水	
铅丹	黄丹、广丹、红丹、铅黄、真丹、丹粉、铅华、丹砂、铅丹、国丹、朱粉、松丹、东丹、朱丹、陶丹	内服:0.3～0.6克,每天1次。作散剂或丸剂。外用:适量研末撒、调敷,或熬膏			

续表

药名	别名	常用量	中毒症状	毒性防治	备考
铜绿	铜青	内服：入丸、散剂。0.9~1.5克。外用：适量研末撒或调敷	恶心、呕吐，流涎，下痢，腹痛，便血，常因失水过多而致虚脱，脉细弱，呼吸浅弱，吸收后能大量破坏红血球，损害肝脏，引起贫血，患者体温下降。严重的可致痉挛，终因呼吸中枢麻痹而死亡。铜绿损害胃黏膜，可造成胃穿孔	高锰酸钾水洗胃，服淀粉糊，阿拉伯胶浆、牛奶等，保护胃黏膜。口服硫代硫酸钠5~10克，1日3次。口服1%铁氰化钾（黄血盐）溶液20毫升。口服D－青霉胺盐酸盐，每日1克，分3~4次（应作青霉素过敏试验）。石蒜30克或绿豆120克，甘草30克或小野鸡尾草120克，水煎服	体弱血虚者忌服

续表

药名	别名	常用量	中毒症状	毒性防治	备考
胆矾	蓝矾、石胆、毕石、黑石、君石、铜勒、基石、石液、制石液、立制石	常用量：内服：每次0.3～0.6克，每日1～2次，入丸散剂。外用适量，研末、撒或调敷患处	胆矾为催吐剂，若服后有轻度恶心、呕吐，腹部隐痛，不一定是中毒症状。中毒者多在服药后15分钟(快者5分钟)发病，初见恶心流涎、呕吐频繁(内容物为蓝色水样或血水)，或血样稀便、口腔有特殊金属味，继而出现全身发黄、小便如酱油色、肝痛、心律失常、出汗，视力不清、血压下降、虚脱，昏迷抽搐、狂躁谵妄，呼吸困难、血尿、少尿，肝坏死，急性肾功能衰竭而死亡	口服中毒者，不宜用吐法。可服蛋清，牛奶、豆浆等富含蛋白质食品。呕吐不止时，用甘草9克，贯众15克，水煎服。血压下降，呼吸困难可肌注或静注生脉针，每次2～4毫升，每日2次。出现急性溶血性黄疸者，可用乌豆衣、北黄芪各30克，当归，茵陈各15克，阿胶(烊化)12克，田三七末(冲)3克，水煎服	体虚者忌服

续表

药名	别名	常用量	中毒症状	毒性防治	备考
硇砂	气砂、北庭砂、赤砂、黄砂、狄盐、白硇砂、紫硇砂	内服：入丸散，0.3～0.9克。外用适量	恶心、呕吐、腹疼、便血、食欲减退、周身无力，有时发高烧。严重时，患者血压下降，脉搏慢而无力，昏迷	甘草15克，黄芩、生姜各9克，水煎服。凤尾草、二花各30克，甘草60克，水煎分4次服，每隔1小时服1次，酸中毒可给予乳酸钠静滴。谷氨酸钠加入糖水中静滴	体虚无实邪积聚者及孕妇忌服
明矾	白矾、矾石、生矾、云母矾、白矾君、雪矾	内服：入丸散，0.6～3克。外用适量	大量内服后，可引起牙龈溃烂及出血性胃炎	口服阿拉伯胶粉或西黄芪胶粉。陈皮、半夏、云苓各9克，白及15克，甘草6克，水煎服	阴虚胃弱，无湿热者忌服

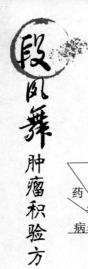

附4 临床常见癌瘤选药参考表

项目 药名 病名	首选药	次选药	辨证用药参考	随症加减
食管癌	冬凌草 黄药子 龙葵生半夏 生南星 蒟蒻 续随子 猴头菇 硼砂 石见穿 山苦瓜 雄黄 藤梨根 布袋蛇 朱砂 青礞石 紫硇砂 冰片 白砒石 蜣螂虫 火硝 狗胆汁 狗涎 牛涎 蝼蛄 地龙 水蛭 虻虫 蟾酥 斑蝥 壁虎 全虫 麝香 牛黄 狗宝 马宝 鹅血 鸭血 白马尿 六神丸 巴豆 八角莲 向日葵秆心	马钱子 山慈菇 泽漆 珍珠菜 夏枯草 蚤休 蒲公英 仙鹤草 大黄 肿节风 半枝莲 海藻 山豆根 急性子 柘木 乌骨藤 大茶药 赤灵芝 茯苓 猪苓 甘遂 芒硝 白花蛇舌草 蝮蛇毒△ 云南白药 红娘子 土鳖虫 蜈蚣 人中白 青黛 生韭菜 云南白药 阿魏 木芙蓉花 新石灰 日本鲟 紫皮大蒜 柿霜	旋覆花 射干 竹茹 代赭石 砂仁 沉香 威灵仙 丁香 柿蒂 白芥子 木香 檀香 天花粉 薤白 枳实 全瓜蒌 儿茶 厚朴 薏苡仁 芦荟 桔梗 五倍子 山楂 白术 山萸肉 人参 白蔻仁 刺五加 沙参 石斛 生牡蛎 白矾 甘草	呕吐加代赭石、半夏。吞咽困难加硼砂、乌梅。出血加白及、三七、煅花蕊石。疼痛加郁金、元胡、细辛、乳没。气滞加瓦楞子、川楝子

续表

项目 药名 病名	首选药	次选药	辨证用药参考	随症加减
胃癌 贲门癌	刺五加 猴头菇 柘木 肿节风 冬凌草 棉籽 藤梨根 石见穿 菱角 蝮蛇毒△ 喜树△ 蒲公英 蚤休 壁虎 白花蛇舌草 生半夏 向日葵秆心 生南星 白屈菜 望江南 木棉树皮 黑驴尿 鼹鼠 蟾蜍 蟾酥 蜈蚣 全虫 水蛭 蜂房 斑蝥 菝葜 乌骨藤 赤魟尾刺	大茶药 儿茶 香茶菜 茯苓 猪苓 甜瓜蒂 土鳖虫 马钱子 泽漆 野艾 八角莲 黄药子 水杨梅 薏苡仁 人参 白英 半枝莲 石竹根 旋覆花 天花粉 大蒜 青黛 莪术 桃仁 紫花地丁 山豆根 芦荟 山慈菇 半边莲 夏枯草 莙 澄茄 鹅鹕毛	砂仁 木香 丹参 厚朴 陈皮 菝葜 鸡内金 白及 瓦楞子 牡蛎 枳壳 鸡内金 白术 川楝子 山楂 麦芽 郁金 全瓜蒌 赤芍 香附 当归 枳实 蒲黄 山黄肉 昆布 海藻 甘草	疼痛加白芍、延胡索、乳香、没药、鼠妇。出血加仙鹤草、白及、三七、大黄粉。呕吐加代赭石、半夏、硼砂

项目 病名	首选药	次选药	辨证用药参考	随症加减
肠癌	猴头菇 苦参 鸦胆子 大黄 薏苡仁 大蓟 小蓟 全瓜蒌 壁虎 白花蛇 舌草 凤尾草 苦参 肿节风 红藤 白头翁 菱角 黄药子 半枝莲 半夏 天花粉 蟾酥 山豆根 儿茶 马钱子* 山慈 菇 藤梨根	汉防己 喜树△ 肿节风 珍珠 菜 香菇 黄芪 莪术 柘木 拳 参 半边莲 芦 荟 白僵蚕 石 见穿 红娘子 石竹根 蒲公 英 山萸肉 鱼 腥草* 葵树子 仙鹤草	仙鹤草 槐花 厚朴 败酱草 银花 侧柏叶 甘草 人参 茯苓	便血加槐耳、 地榆、花蕊 石、仙鹤草、 赤石脂、无 花果。腹泻 加木香、黄 连、地锦草、 禹余粮。腹 痛加制香附、 白芍、乳香、 没药
肝癌	斑蝥 蜈蚣 虻 虫 蟾蜍 喜树△ 大茶药 半枝 莲 白花蛇舌 草 半边莲 肿 节风 石见穿 茵陈 芦荟 菱 角 猫尾木 猕 猴桃根 续随 子 海藻 昆布 山慈菇 天花 粉 蚤休 三白 草 蟾酥 山萸 肉 半夏 冬凌 草 砒石	甜瓜蒂 龙葵 美登木 白英 夏 枯草 大黄 棉 籽 猪苓 人参 黄芪 三棱 莪 术 土鳖虫 壁 虎 八月札 槐 耳 仙鹤草 青 黛 薏苡仁 垂 盆草 虎杖 了 哥王 红藤 鳖 甲 漏芦 水蛭 儿茶 全瓜蒌	穿山甲 柴胡 丹参 田七 白 芍 龟板 甘草 延胡索 香附 白芍 青皮 桃 仁 川楝子 沉 香 山豆根 山 楂	疼痛加白芍、 鼠妇、全蝎、 乳香、没药、 干蟾皮。黄 疸加大黄、 鸭跖草、板 蓝根。腹水 加车前子、 马鞭草、猪 苓、夏枯草、 龙葵

药 名 项目 病名	首选药	次选药	辨证用药参考	随症加减
鼻咽癌 喉癌	石上柏 壁虎 山豆根 山慈菇 生南星 蚤休 山苦瓜 蒴藋 石竹根 硇砂 天花粉 蚤休 半夏 山萸肉 大蒜 皂角刺 芦荟 猫爪草 穿心莲 水蛭 蜈蚣 土鳖虫 地龙	汉防己 牛黄 美登木 石蒜△ 灵芝 云芝 紫草 青黛 植物血凝素△ 马钱子 昆布 板蓝根 贯仲 夏枯草 龙葵 半枝莲 儿茶 大黄 莪术 玄参 苍耳草 蜂房 金银花	辛夷花 桔梗 苍耳子 僵蚕 白蒺藜 全蝎 鱼腥草 鹅不食草 牡蛎 芡实 白芍 升麻 甘草 钩藤 全瓜蒌	头痛加蜈蚣、全蝎、白芷。鼻塞加辛夷、小蓟、地龙、桔梗、鱼脑石
肺癌	薏苡仁 白英 半枝莲 猪苓 灵芝 槲寄生 △ 天南星 生半夏 金银花 白英 白花蛇舌草 葶苈子 山慈菇 蚤休 蟾酥 仙鹤草 鸦胆子 花粉 蒲公英 青黛 芦荟 夏枯草 蜈蚣 王留行子 水蛭 土鳖虫	喜树 蟾蜍 柘木 石蒜 棉籽 黄芪 香菇 茯苓 美登木 蚤休 菱角 汉防己 鱼腥草 芦笋 山豆根 壁虎 蒴藋 防己 贯众 山萸肉 地骨皮 海藻 大黄 玄参 生地 儿茶	天门冬 麦门冬 沙参 白及 桑白皮 瓜蒌 桔梗 贝母 前胡 杏仁 旋覆花 马兜铃 百部 五味子 山海螺 丹参 牡蛎 怀山药 炮山甲 鳖甲 甘草 地骨皮 补骨脂	痰多加山海螺、桔梗、浙贝母、黄芩、杏仁。咳血加鹿含草、仙鹤草、三七粉、地榆、赤石脂、花蕊石。咳重加罂粟壳、紫菀

项目 药名 病名	首选药	次选药	辨证用药参考	随症加减
膀胱癌	山豆根 喜树△ 龙葵 白英 猪苓 茯苓 棉籽 半枝莲 半边莲 芦笋 山苦瓜 蜀葵 薏苡仁 石竹根 蚤休 天花粉 全瓜蒌 儿茶 山萸肉 半夏 山慈菇 芦荟 海金砂 蜈蚣 土茯苓 水蛭 威灵仙 土鳖 车前子 大黄 蒲黄	薏苡仁 小蓟 槲寄生 大蓟 黄芪 甘草 白花蛇舌草 土茯苓 地榆 淡竹叶 黄柏 猪殃殃 瞿麦 知母 玉米须 杠板归 凤尾草 滑石	仙鹤草 茅根 生地 丹皮 泽泻 木通 甘草 蒲黄	尿血加仙鹤草、白茅根、小蓟、炒地榆
恶性淋巴肿瘤	娃儿藤 莪术 天门冬 三棱 大蓟 小蓟 壁虎 蟾蜍 夏枯草 肿节风 天葵子 土贝母 山慈菇 羊蹄根 生牡蛎 昆布 白花蛇舌草 猫爪草 蜈蚣 蒟蒻	长春花△ 珍珠菜 漆姑草 喜树△ 大茶药 石蒜△ 三尖杉△ 香菇 了哥王 石见穿 皂角刺 乌骨藤 黄药子 芦荟 地龙 水红花子	炮山甲 皂刺 玄参 浙贝 海藻 昆布	热加金银花、栀子、黄芩、苦丁茶。肿块硬加鳖甲、炮山甲、生龙牡

项目 药名 病名	首选药	次选药	辨证用药参考	随症加减
白血病	三尖杉△ 青黛 长春花△ 牛黄 墓头回 云芝 狗舌草 紫草 根 植物血凝 素△ 猪殃殃 蟾蜍 大青叶 喜树 农吉利 白花蛇舌草 瓜蒌 山茱肉 莪术 山慈菇 斑蝥 蟾酥 儿 茶 水蛭 砒石 轻粉	肿节风 大黄 天门冬 人参 汉防己 香菇 漆姑草 蜈蚣 山豆根 蟛蛴 土茯苓 芦荟 地骨皮 地榆 补骨脂 白芍 蚤休	仙鹤草 阿胶 女贞子 鳖甲 羚羊角 生地 旱莲草	发热加黄 柏、知母、 地骨皮、水 牛角、栀 子。出血加 仙鹤草、白 茅根、三 七、地榆、 茜草。阴虚 口干加生地 黄、鲜石 斛、北沙 参、西洋参
绒毛膜上皮癌及恶性葡萄胎	穿心莲 天花 粉 山豆根 紫 草 石上柏 葵 凤尾草 农 吉利 白花蛇 舌草	长春花△ 喜 树△ 薏苡仁 苦参 半枝莲 黄芪 植物血 凝素 向日葵 秆心 水杨梅 红藤 鱼腥草 昆布 败酱草 藤梨根	五灵脂 阿胶 王不留行 白 及 蒲黄	

段风舞 肿瘤积验方

续表

项目 病名	首选药	次选药	辨证用药参考	随症加减
子宫颈癌	墓头回 苦参 白英 蜀葵 凤尾草 白英 白花蛇舌草 野百合*莪术*鸦胆子*马钱子*掌叶半夏*续随子蚤休 山慈菇 南星 天花粉 海藻 仙鹤草 水蛭 全瓜蒌 甘草 山豆根 青黛 山萸肉 蟾酥 芦荟 大黄 儿茶 紫草 土鳖虫 红豆杉	黄药子 三棱 乌骨藤 贯众 鱼腥草 蜈蚣 土茯苓 壁虎 石上柏 砒石 槐耳 半夏 斑蝥 黄芪 薏苡仁 白术 半枝莲 紫草 香菇 云芝 龙葵 䗪虫 珍珠菜 石蒜△	露蜂房 柴胡 丹参 生地 赤芍 黄柏 芡实	出血加仙鹤草、地榆、花蕊石、鹿含草、血余炭。白带多加椿根皮、木槿花、紫草、黄柏、鸡冠花、红藤
皮肤癌	野百合 信石*蓖麻子 马钱子*雄黄*蟾蜍*鸦胆子*农吉利 喜树 芦笋 砒石 苦参 全瓜蒌 蟾酥 山豆根 青黛 山萸肉 大黄 芦荟 水蛭 土鳖虫	大茶药 莪术 山慈菇 蜈蚣 黄芪 藤黄 儿茶 掌叶半夏*水仙根 猕猴桃根 地骨皮	土茯苓 丹皮 生地 白鲜皮 赤芍 象皮	溃疡加芙蓉叶、紫草、蜈蚣、茶叶、冰片

项目 药名 病名	首选药	次选药	辨证用药参考	随症加减
乳腺癌	山慈菇 野艾 天门冬 瓜蒌 夏枯草 蟾蜍 龙葵 土贝母 穿山甲 皂角刺 昆布 生牡蛎 蒲公英 白花蛇舌草 黄药子 漏芦 山豆根 青黛 山萸肉 蟾酥 芦荟 大黄 儿茶 紫草 蜈蚣 水蛭 红豆杉	半枝莲 云芝 冬凌草 棉籽 槲寄生△ 信石* 石见穿 藤黄 植物血凝素△ 露蜂房 海藻 八角莲 狼毒 山苦瓜 莪术 全瓜蒌 藤梨根	鹿角霜 香附 白芍 青皮 熟地 柴胡 王不留行	胀痛加青橘叶、小青皮、乳香、没药、三棱、莪术
卵巢癌	藤梨根 苦参 半枝莲 莪术 白英 红藤 八角莲 白花蛇舌草	夏枯草 龙葵 石见穿 海藻 穿山甲 水蛭 猫人参 墓头回 生牡蛎 忍冬藤		腹痛加鼠妇、乳香、没药、蒲黄、白芍。腹水加马鞭草、猪苓、白芥子、车前子、王不留行、半边莲

项目 药名 病名	首选药	次选药	辨证用药参考	随症加减
甲状腺癌	黄药子 南星 珍珠菜 半夏 夏枯草 山慈 菇 昆布 海藻 黄药子 莪术 穿山甲 生牡 蛎 水红花子	夏枯草 白英 土贝母 大蓟 小蓟 半枝莲 石见穿 瓜蒌 猫爪草 植物 血凝素△ 蒟蒻 云芝	海蛤壳 海藻 猫爪草 昆布 玄参 牡蛎 浙贝	颈部及咽喉 阻滞紧迫感 加苏梗、厚 朴、地龙
脑部肿瘤	天南星 蜈蚣 半夏 蒟蒻 金 剪刀草 土 茯苓	白僵蚕 葛根 露蜂房 葵树 子 夏枯草 生 牡蛎 蚤休		疼痛抽搐加 全蝎、白 芷、天麻、 青礞石、 地龙
口腔癌	金银花 黄柏 白英 山慈菇 蚤休	半枝莲 黄芩 蒲公英 龙葵 野荞麦根		口干加玄 参、北沙 参、西洋 参。出血加 白茅根、仙 鹤草
腮腺癌	金银花 昆布 生牡蛎 石见 穿 白毛夏枯 草 白花蛇 舌草	苦丁茶 黄药 子 大青叶 半 枝莲 板蓝根 紫花地丁		
胰腺癌	肿节风 青黛 大青叶 芦荟 茵陈蒿 半枝 莲 猫人参 蒲 公英	半边莲 菝葜 金钱草 郁金 藤梨根 菱角 八月札 大黄 石见穿		疼痛加鼠妇、 川楝子、乳 香、没药、 白芍、干 蟾皮

项目 药名 病名	首选药	次选药	辨证用药参考	随症加减
胆囊癌	半枝莲 柴胡 茵陈蒿 红藤 玉米须 柴胡	蒲公英 芦荟 八月札 郁金 半边莲 莪术		疼痛加川楝子、延胡索、白芍、乳香、没药。黄疸加大黄、茵陈蒿、金钱草
骨癌	寻骨风 牛膝 乌骨藤 蜈蚣 地鳖虫 白英 猫人参 补骨脂 土鳖虫 青黛 山萸肉 蟾酥 山慈菇 儿茶 水蛭	穿山甲 莪术 马钱子 硇砂 蒲公英 木瓜 露蜂房 白花蛇舌草 芦荟 大黄 山豆根 全瓜蒌		肿痛加猫爪草、全蝎、乳香、没药、木鳖子、白芍、甘草
各种肿瘤手术或放、化疗后辅助治疗	猫人参 猪苓 绞股蓝 石斛 薏苡仁 党参 八月札 白术 白花蛇舌草	枸杞 鳖甲 女贞子 灵芝 刺五加 神曲 半枝莲	气虚疲乏加人参、黄芪。阴虚口干加生地、西洋参、北沙参。血小板减少加归脾丸、红枣、赤小豆。白细胞减少加补骨脂、黄芪、当归、鳖甲。食欲不振加神曲、鸡内金。	

项目 药名 病名	首选药	次选药	辨证用药参考	随症加减
预防肿瘤	薏苡仁 白术 枸杞 红枣 山楂 大蒜 灵芝 黄芪 玉米	茶叶 萝卜 银耳 石斛 猕猴桃根		

有△符号者为注射剂始有效；有＊符号者为外用药。本表仅供临床选药参考之用。

附5　抗癌中药药性分类参考表

分　类	药　名
清热解毒抗癌药	马勃 栀子 胡黄连 水杨梅根 石上柏 草河车 青黛 漏芦 半枝莲 野葡萄藤 大蓟 木鳖子 长春花 透骨草 冬凌草 穿心莲 三尖杉 金银花 苦地丁 连翘 败酱草 黄连 板蓝根 黄柏 土茯苓 黄芩 蒲公英 牛黄 白英 藤梨根 羊蹄根 苦参 佛甲草 熊胆 白花蛇舌草 山豆根 白屈菜 扛板归
清热凉血抗癌药	凤尾草 野菊花 猪殃殃 地榆 白茅根 芙蓉叶 生地 黄犀角 丹皮 紫草 地骨皮 白头翁 紫草根
活血化瘀抗癌药	麝香 壁虎 水红花子 石见穿 王不留行 急性子 葵树子 菝葜 八角莲 生蒲黄 丹参 五灵脂 红花 蜣螂虫 白芷 丹皮 柞木 肿节风 艾叶 铁树叶 黄药子 鬼箭羽 虎杖 全蝎 蟾皮 斑蝥 当归尾 桃仁 三棱 莪术 赤芍 水蛭 虻虫 土鳖 三七 乳香 没药 茜草 炮甲 川芎 血竭 大黄
化痰软坚散结抗癌药	僵蚕 南星 半夏 柘木 蒟蒻 莱菔子 皂角刺 葶苈子 礞石 皂荚 夏枯草 海蛤壳 全瓜蒌 白芥子 贝母 黄药子 桔梗 海藻 生牡蛎 昆布 鳖甲 炮穿山甲
利水消肿抗癌药	车前子 藿香 佩兰 薏苡仁 茵陈蒿 金钱草 木通 泽泻 瞿麦 石苇 茯苓 猪苓 滑石 白蔻仁 通草 狗舌草 椶木 墓头回 了哥王 石打穿 半边莲 半枝莲 泽漆 马齿苋 木防己 香茶菜 鸭跖草 农吉利 鱼腥草 冬葵子

（左侧纵排）按药物的功效常用的抗癌药物

续表

	分类	药名
按药物的功效常用的抗癌药物	舒肝理气抗癌药	陈皮 青皮 木香 厚朴 香附 槟榔 砂仁 沉香 麝香 柴胡 佛手 川楝子 降香 郁金 甘松 香橼 枳实 枳壳
	扶正培本抗癌药	人参 党参 太子参 怀山药 黄芪 茯苓 猪苓 苍术 白术 扁豆 白蔻 薏苡仁 甘草 大枣 刺五加 绞股蓝 冬虫夏草 紫河车 香菇 银耳 灵芝 黄精 龙眼肉 阿胶 熟地 首乌 当归 白芍 鸡血藤 西洋参 沙参 天门冬 麦门冬 玉竹 天花粉 百合 石斛 山萸肉 桑葚 桑寄生 槲寄生 韭菜子 补骨脂 骨碎补 鹿茸 枸杞子 女贞子 菟丝子 肉苁蓉 淫羊藿 巴戟天 附子 肉桂 干姜 肉蔻 柏子仁 酸枣仁

本表仅供癌症病人临床辨证选药参考之用。

怀念恩师段凤舞

《中国中医药报》1997 年 11 月 21 日　赵建成

去年 9 月 17 日，我国著名中医肿瘤专家段凤舞先生驾鹤西去，给我们留下了无限的哀思和永久的怀念。段老的仙逝，使我们失去了一位中医界的老前辈、老专家，也使我失去了一位好师长。一年来，每当想起在段老身边的日子，他那亲切、慈祥的面容就浮现在我的眼前，仿佛他仍然活在我们中间。

往事如潮，历历在目。记得在 1985 年，我初到中国中医研究院广安门医院肿瘤科，跟随段老学习。我非常珍惜难得的学习机会。

初次见到段老是在他的诊室。当时，段老正在专心致志地为患者诊病，诊室内外挤满了候诊的病人。段老诊治最多的是胃癌、食管癌、肝癌、肺癌、乳腺癌和肠癌患者；许多病人都是从全国各地奔波几千里慕名而来的，有的已经属于癌症晚期，失去了手术及放化疗等治疗机会。在段老的精心治疗下，不少病人恢复了健康，重返了工作岗位，有的还被评为劳动模范、三八红旗手、优秀党团员和抗癌明星，其中有的癌症患者已存活三十年之久。

段老的精湛医术源于他的渊远家学，成于他勤奋好学、博采众长、勇于探索、自学不辍的奋斗。段老于 1920 年出生于七代中医世家，原籍在河南省滑县。早在中学二年级时，段老因为身体有病耽误了上学时间，就在家里跟随父亲学习中医。他继承祖传医术，认真实践，并博览历代医学名著，把家学与中医学精华糅合起来，使之发扬光大。1950 年，他又拜祁振华老中医为师，学习祁老先生的中医理论和临床经验，1958年他来到广安门医院，继续搞中医外科。1962年，段老和其他三位医师在广安门医院组建了中医肿瘤科，开始对肿瘤病进行专门的诊治和研究。经过三十多年的风雨坎坷，段老潜心研究用纯中药治疗肿瘤，取得了可喜的成果，使无数病人延长了生命，减轻了痛苦，获得了新生。

段老生前为中国中医研究院广安门医院肿瘤科主任医师、中央领导的保健医生，在肿瘤医学界享有很高的声誉，他还曾被评为北京市劳动模范、五一劳动奖章获得者和卫生部优秀共产党员。

段老不仅医学造诣渊深，而且医德高尚。在跟随段老学习期间，我经常聆听他老人家的教诲。他常说，医务工作者首先应有全心全意为人民服务的思想，把解除病人痛苦当作自己应尽的职责。段老在门诊坐诊的时候，由于病人多，他每天早上七点钟就上班了，往往到中午十二点还下不了班，忙起来甚至连上厕所的时间都没有。段老还利用休息时间登门为患者看病。记得有位患胃癌的老太太从东北农村来广安门医院求医，段老见她身体虚弱，在北京工作的儿子又要上班，就让她留下地址，亲自上门去诊治。有位肺癌手术出院的病人，段老一连五个月坚持按时上门为他诊治，当时段老已是60多岁高龄了，还患有高血压、心脏病。段老上门看病，有时坐公共汽车，有时骑自行车，不避寒暑，风雨不误。请段老看病的人中，既有高级干部、知名人士和国际友人，也有平民百姓。不管患者职位高低、名气大小，段老都一视同仁，精心治疗。凡经段老医治过的病人，无不对他的高尚医德和精湛医术交口称赞。

段老始终把培养接班人作为自己的重要任务，为此他花了大量心血。他还花费了不少精力和时间来培养本院医生以及来自全国各地的进修医生，并为朝鲜、越南等国家培养过中医。

段老虽然永远地离开了我们，但段老的高尚医德、丰富的治癌经验和全心全意为患者服务的精神永远是我们学习的榜样。在我们继续深入研究治疗癌肿的方法、攻克癌症的道路上，段老是一面鲜艳的旗帜，将引导和鼓舞我们攻关夺隘，不断前进。

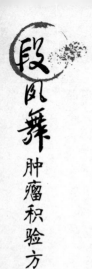

方名首字笔画索引

字母或阿拉伯数字为首字

一　画

二　画

六　画

七　画

八　画

九　画

十　画

十一画

十二画

十三画

十四画

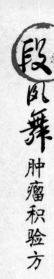